U0690605

解放军总医院临床路径汇编

普通外科临床路径

Clinical Pathways of General Surgery

主　编　陈　凛　贾宝庆

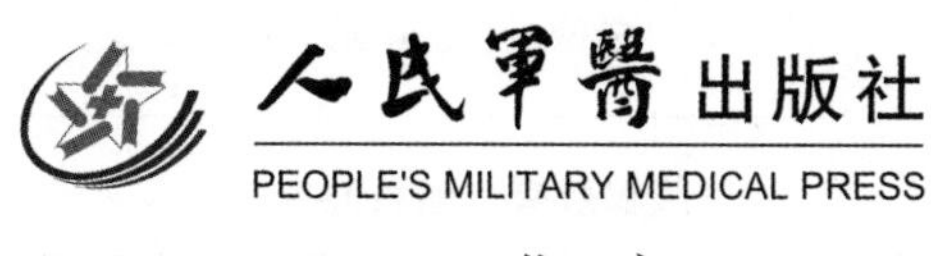

北　京

图书在版编目(CIP)数据

普通外科临床路径/陈凛,贾宝庆主编.—北京:人民军医出版社,2018.1
(解放军总医院临床路径汇编)
ISBN 978-7-5091-9276-4

Ⅰ.①普… Ⅱ.①陈… ②贾… Ⅲ.①外科—疾病—诊疗 Ⅳ.①R6

中国版本图书馆CIP数据核字(2018)第011784号

策划编辑:张 田 **文字编辑**:王月红 陈 鹏 **责任审读**:杜云祥
出版发行:人民军医出版社 **经销**:新华书店
通信地址:北京市100036信箱188分箱 **邮编**:100036
质量反馈电话:(010)51927290;(010)51927283
邮购电话:(010)51927252
策划编辑电话:(010)51927300—8225
网址:www.pmmp.com.cn

印、装:京南印刷厂
开本:787mm×1092mm 1/16
印张:26.75 **字数**:662千字
版、印次:2018年1月第1版第1次印刷
定价:210.00元

内容提要

本书为《解放军总医院临床路径汇编》第十八分册，主要是普通外科常见病、多发病的诊疗路径，共包含 57 条。普通外科病种多，疾病杂，患者个体差异性大。我科集合资源优势、针对学科疾病特点、从临床可实施性和路径可重复性出发，制定了普通外科临床路径分册。对各种普通外科疾病的临床表现、诊断要点、治疗方案与原则进行了简明阐述。

本分册路径中，在包含了常规治疗路径的同时，还包括了胃癌及结直肠癌微创诊疗（腹腔镜及机器人）的技术路径，代表了胃肠道肿瘤微创治疗的技术进展，突出了胃肠道肿瘤微创治疗的优势。本书既包含了循证医学理念，具有科学性、规范性、可操作性的特点，又融入了“以患者为中心”等现代医疗质量管理理念和模式，贴近临床、贴近患者，对于保障医疗质量与安全、规范诊疗行为、控制医疗费用具有重要的现实意义。是普通外科专业医护人员进行临床诊治的有力参考工具。

《解放军总医院临床路径汇编》编委会名单

编著者名单

主　编　陈　凛　贾宝庆

副主编　田　文　唐　云　杜晓辉　李沛雨
　　　　　卫　勃　孔庆龙　郑　伟　刘洪一

编　者　（以姓氏笔画为序）

马　冰　王　宁　王　泽　王白石　王麦换　王建东
王鑫鑫　公凤霞　卢灿荣　丛　霆　巩方明　乔　治
庄焕芝　刘　林　刘　娜　刘国晓　刘洲禄　孙　鹏
孙大川　严永峰　李　冰　李　荣　李　娟　李　晨
李　鹏　李玉坤　李则学　李松岩　李春喜　李席如
肖西平　吴　欣　宋　舟　张　勇　张　楠　张加金
张艳君　陈志达　苗　欣　周　静　周思欣　郑一琼
胡晓东　郗洪庆　夏绍友　晏　阳　徐文通　黄丽虹
黄晓天　黄晓辉　彭　正　董光龙　蔡爱珍　滕　达
穆　蕾

序

医院要发展，关键在创新。创新是医院发展的生命。

创新的同时也要善于总结。我们欣喜地看到，解放军总医院一直走在创新的前列，从创建研究型医院的管理实践，到持续开展的标准化建设，再到临床路径管理的系统梳理，创新的因子无处不在，总结的果实惠及民生。这正是一所医院不断发展壮大的强大动力与推力。

临床路径是应用循证医学证据，针对某种疾病，按照时间顺序，对入院检查、诊断、治疗、护理、饮食指导、宣教、出院计划等形成的疾病服务计划。它出现在20世纪80年代中期的美国，经过几十年的完善发展，已经成为一种行之有效的医疗管理手段。国内外实践证明，实施临床路径，对医院规范诊疗服务行为、提高工作效率、控制医疗费用、改进医疗质量、确保医疗安全、增加患者满意度都发挥着重要的作用。同时，大力推行临床路径管理是公立医院改革的重要任务之一，直接关系到部队官兵和人民群众好看病、看好病的问题，关系到能否让部队官兵和人民群众切身感受到医改带来健康实惠的问题，具有显著的政治效益、军事效益、社会效益和经济效益。

医疗质量是医院建设的永恒主题。质量决定医院的生存和发展，直接关系到患者的身心健康和生命安全。长期以来，解放军总医院在医疗质量管理方面进行着积极的探索，早在2002年就开始着手临床路径相关研究，逐渐摸索建立了一整套具有自身特色的临床路径管理体系。医院学科分类齐全，医学人才荟萃，技术手段多样，诊治疾病涉及DRGs达700多组，为研究制定临床路径提供了良好的基础，积累了宝贵的经验。《解放军总医院临床路径汇编》收录了解放军总医院多年来研究制定的28个专业1225条临床路径。路径融入了解放军总医院医疗质量管理标准化的丰富内容和要求，具有很强的医院管理特色。

该书的主要编审人员集成了院内众多知名医疗、护理以及管理专家的智慧结晶和实践经验，对全国、全军各级各类医院制定和应用临床路径，对各级医护人员改善临床思维，对医院管理人员了解诊疗重点都具有重要的参考和借鉴意义。

习主席指出，没有全民健康就没有全面小康。医院的质量建设无终极，我们的奋斗目标就无止境。质量没有一成不变的答案，只有永远的问题和追求目标。《解放军总医院临床路径汇编》为全军医院开了一个好头，希望大家继续群策群力、献计献策，不断补充、完善和丰富临床路径管理，更好地造福于广大军民，为实现伟大的中国梦提供强有力的健康支撑。

中央军委后勤保障部副部长

前 言

推进医院质量建设，坚持以病人为中心，促进医患和谐，为群众提供安全、有效、方便、廉价的医疗卫生服务，是医药卫生体制改革的出发点和立足点。临床路径作为一种既可以改进医疗质量，又能有效控制医疗成本的管理工具，得到了国家管理部门和医疗机构越来越广泛的重视和应用。

2015 年，国家卫计委下发的《进一步改善医疗服务行动计划》中提出，到 2017 年底，所有三级医院的 50%出院患者和 80%二级医院的 70%出院患者要按照临床路径管理。截至今年 9 月，国家卫计委先后发布了共 1212 条临床路径，涵盖了 30 多个临床专业。近日，国家卫计委又发布了《医疗机构临床路径管理指导原则》，对医疗机构实施临床路径管理进行了进一步规范。

解放军总医院早在 2002 年就开始着手临床路径的研究与应用，十余年的时间里，制定开发了大量的路径表单，这些表单凝结着我们广大专家的智慧和心血，它们既是总医院的宝贵财富，也是我国医疗卫生行业的共同财富。为此，我们从中精心挑选了能够涵盖大型综合性医院主要病种、诊疗方案相对成熟的临床路径汇编成书，与业内同行分享。

《解放军总医院临床路径汇编》包括心血管内科、呼吸内科、消化内科、普通外科、骨科、神经外科、胸外科、妇产科等 28 个专业分册，涉及 963 个病种，共计 1225 条临床路径，每条临床路径都包括标准住院流程和临床路径表单。在路径表单中，不仅包含疾病诊治的检查检验、用药医嘱等诊疗内容，我们还结合医院各项规章制度和医疗质量管理标准化要求，增加了各个诊疗环节需要医护人员落实的行为规范，如入出院评估、病历书写、会诊申请、查房时限等；另外，护理工作的内容也更加细化全面，更具有专科专病特点。可以说这些路径是集医疗技术和管理经验于一体，具有鲜明的总医院特色，希望对广大医务人员和医院管理者都能起到一定的参考借鉴作用。

该丛书从编写到出版，历时 6 年多时间，我院有 80 余位知名专家和来自全院医疗、护理、药学、医技、医保、管理等各个专业领域的 300 余人参与，他们查阅了海量的资料，投入了大量的时间和精力。同时，该书也得到了许多业内同行的大力指导和人民军医出版社的鼎力支持，在此一并表示诚挚的谢意。

由于医疗技术发展迅速，很多疾病的诊治手段和方法日新月异，一些疾病的诊疗方案在业内会存在不同观点；另外，本书难免有许多不足，敬请读者、专家、同行惠予指正。

2017 年 9 月于北京

目 录

第一章　胃肠道疾病

胃体贲门癌行根治性全胃切除术临床路径

一、胃体贲门癌行根治性全胃切除术临床路径标准住院流程

(一)适用对象

第一诊断为胃体贲门癌(ICD-10:C16.803)拟行根治性全胃切除术(ICD-9:43.99)的患者。

(二)诊断及临床分期依据

根据《黄家驷外科学(第7版)》(吴孟超、吴在德主编,人民卫生出版社,2008,10),《胃肠外科学》(王吉甫主编,人民卫生出版社,2000年10月第1版)。

1. 上腹疼痛或不适,与进食无明显关系。

2. 食欲减退、消瘦、乏力,需除外肝炎。

3. 恶心、呕吐,因肿瘤引起梗阻或胃肠功能紊乱所致。

4. 出血和黑粪,溃疡型胃癌侵及血管所致。

5. 依靠胃镜活检来明确诊断。

6. CT或MRI可以显示肿物侵犯程度范围与周围邻近脏器的关系。

(三)治疗方案的选择及依据

根据《黄家驷外科学(第7版)》(吴孟超、吴在德主编,人民卫生出版社,2008,10),《胃肠外科学》(王吉甫主编,人民卫生出版社,2000年10月第1版)。

1. 内镜下黏膜切除术　适用于未发生淋巴结转移的早期胃癌。

2. 根治性全胃切除术　适用于进展期胃体癌。

(四)标准住院日为10天

(五)进入路径标准

1. 第一诊断必须符合胃体贲门癌(ICD-10:C16.803)疾病诊断。

2. 当患者同时具有其他疾病诊断时,但在住院期间不需要特殊处理也不影响第一诊断的临床路径流程实施时,可以进入路径。

(六)术前准备(术前评估)1～3天

1. 术前评估　术前24小时内完成术前病情评估,完成必要的检查,做出术前小结、术前讨论。

(1)必须检查的项目

①血常规、尿常规、粪常规、血型、凝血功能检查、普通生化、血清术前八项。

②胸部X线片、心电图。

③胃肠镜(超声)、腹盆腔CT、消化道造影检查,必要时行PET-CT检查。

(2)根据患者病情可选择

①超声心动图、血气分析或肺功能(年龄>60岁,或既往有心、肺病史者)。

②有相关疾病者必要时请相关科室医师会诊。

(3)营养评估:由护士根据《解放军总医院新入院患者营养风险筛查表(NRS-2002)》为新入院患者进行营养评估,评分>3分者告知医师,必要时给予营养支持。

(4)心理评估:由心理科医师根据病情需要实施评估。

(5)疼痛评估:由医师对于病情危重患者或术前24小时、麻醉前的患者根据《VAS评分》实施疼痛评估,评估结果及应用的特殊镇痛药应当告知患者或其病情委托人,疼痛评估的结果应当记录在住院病历表格中。评分>7分、常规镇痛处理效果欠佳的顽固性疼痛患者应当及时请疼痛科医师会诊。

(6)康复评估:由护士根据《入院患者康复筛查和评估表》在新入院患者入院后24小时内进行康复筛查和评估。任何一项结果为“是”,告知医师,申请康复科医师会诊。

(7)深静脉血栓栓塞症风险评估:根据专科《深静脉血栓栓塞症评估量表》,在新入院患者入院后24小时内进行风险筛查和评估。风险结果为“高危”的,则申请血管外科或介入导管室医师会诊。

2. 术前准备

(1)术前谈话:术者应在术前1天与患者及其亲属谈话,告知手术方案、相关风险、用血计划、术后转归、置入材料、手术费用和患者及亲属权益,并履行书面知情同意手续。告知高值耗材的使用及费用。

(2)术前抗血小板药物负荷应用。

(3)通知手术室准备手术间、手术药品、手术物品及特殊耗材。

(4)护士做心理护理,交代注意事项:防压疮、防跌倒、指导患者戒烟(若患者吸烟)等,并进行术前宣教。

(5)手术部位标识:术者、第一助手或经治医师在术前1天应对手术部位做体表标识,急诊手术由接诊医师或会诊外科医师标记,标记过程应有责任护士、患者及其亲属共同参与,并记入手术安排表。

(6)术前1天麻醉医师访视:制订麻醉计划、完成评估、确定麻醉方式,并记入《麻醉术前访视记录》,告知患者及其家属麻醉适应证、麻醉目的、麻醉风险、可能出现的情况及其处理原则、替代方案等,签署《麻醉知情同意书》并归入病历。

(七)预防性抗菌药物选择与使用时机

抗菌药物:参照《抗菌药物临床应用指导原则》(卫医发[2015]43号)执行,根据患者病情不使用或选择合适抗生素及抗生素应用的具体时间。使用时间:手术前0.5～2小时、术后预防性使用2天。

(八)手术日为入院第4—5天

1. 手术安全核对:患者入手术间后由手术医师、麻醉医师、巡回护士和患者本人共同核对患者身份、手术部位与标识、手术方式。手术医师、麻醉医师、巡回护士三方按《手术安全核对表》逐项核对，共同签名。

2. 麻醉方式：全身麻醉。

3. 术中用药：麻醉常规用药、术中镇痛等。

4. 手术方式：根治性全胃切除术。

5. 手术器械：根据病变情况选择手术器械。

6. 输血：视术中出血情况而定。

7. 经治医师或手术医师应即刻完成手术记录（术者）、术后首次病程记录，观察患者术后病情变化。

（九）术后住院恢复 3～5 天

1. *术后病理*　病理检查与诊断：①标本取材；②包埋制片；③切片诊断图文报告。

2. *必须复查的检查项目*　血常规、肝肾功能、电解质、血糖、消化道肿瘤标志物。

3. *术后用药*　按照《抗菌药物临床应用指导原则》（卫医发[2015]43 号）执行，并结合患者的病情决定抗菌药物的选择与使用时间。

（十）出院标准

1. 伤口愈合好：引流管拔除、伤口无感染、无皮下积液。

2. 患者恢复经口进食，可以满足日常能量和营养素供给。

3. 没有需要住院处理的并发症。

（十一）有无变异及原因分析

1. 经评估，患者身体状态不能承受腹部大型手术或全身麻醉而未接受手术治疗者视为变异。

2. 经评估，早期胃体贲门癌可经内镜下治疗者进入相应路径。

二、胃体贲门癌行根治性全胃切除术临床路径表单

<table>
<tr><td colspan="2">适用对象</td><td colspan="3">第一诊断为胃体贲门癌（ICD-10：C16.803）拟行根治性全胃切除术（ICD-9：43.99）的患者</td></tr>
<tr><td colspan="2">患者基本信息</td><td colspan="2">姓名：____　性别：____　年龄：____　门诊号：____
住院号：______　过敏史：______
住院日期：____年____月____日
出院日期：____年____月____日</td><td>标准住院日：10 天</td></tr>
<tr><td colspan="2">时间</td><td>住院第 1—3 天</td><td>住院第 4—5 天（手术日）</td><td>住院第 7—10 天（出院日）</td></tr>
<tr><td>主要诊疗工作</td><td>制度落实</td><td>□ 入院 2 小时内经治医师或值班医师完成接诊
□ 入院 24 小时内主管医师完成检诊
□ 专科会诊（必要时）
□ 完成术前准备
□ 组织术前讨论
□ 手术部位标识</td><td>□ 三级医师查房
□ 手术安全核查</td><td>□ 手术医师查房</td></tr>
</table>

（续　表）

主要诊疗工作	病情评估		□ 经治医师询问病史与体格检查 □ 完成营养评分 □ 完成深静脉血栓栓塞症风险评分	□ 根据影像学检查拟定手术方式	□ 上级医师进行治疗效果、预后和出院评估 □ 出院宣教
	病历书写		□ 入院 8 小时内完成首次病程记录 □ 入院 24 小时内完成入院记录 □ 完成主管医师查房记录 □ 完成术前讨论、术前小结	□ 术者或第一助手 24 小时内完成手术记录（术者签字） □ 术后即刻完成术后首次病程记录	□ 出院当天病程记录（有上级医师指示出院） □ 出院后 24 小时内完成出院记录 □ 出院后 24 小时内完成病案首页
	知情同意		□ 患者或其家属在入院记录单上签名 □ 术前谈话，告知患者及其家属病情和围术期注意事项并签署《知情同意书》、《授权委托书》（患者本人不能签名时）、《自费用品、药品协议书》（必要时）、《军人目录外耗材审批单》（必要时）等文件	□ 告知患者及其家属出院后注意事项	□ 告知患者及其家属出院后注意事项（石蜡病理回报、后续靶向治疗、基因分型等，预后及复诊的时间、地点，发生紧急情况时处理等）
	手术治疗		□ 预约手术	□ 实施手术（手术安全核查记录、手术清点记录）	
	其他		□ 及时通知上级医师检诊 □ 经治医师检查、整理病历资料	□ 术后病情交接 □ 观察手术切口及引流液情况 □ 检查住院押金使用情况	□ 通知出院 □ 开具出院介绍信 □ 开具诊断证明书 □ 出院带药 □ 预约门诊复诊时间
重点医嘱	长期医嘱	护理医嘱	□ 按普外科护理常规 □ 二级护理	□ 按普外科术后护理常规 □ 一级护理	
		处置医嘱	□ 静脉抽血	□ 营养支持 □ 记出入量、引流量 □ 切口换药	
		膳食医嘱	□ 流食 □ 糖尿病饮食 □ 低盐、低脂饮食 □ 低盐、低脂、糖尿病饮食	□ 禁食水 □ 清流食 □ 流食 □ 半流食	
		药物医嘱	□ 自带药（必要时）	□ 镇痛药 □ 抑酸、镇吐	

（续　表）

<table>
<tr><td rowspan="4">重点医嘱</td><td rowspan="4">临时医嘱</td><td>检查检验</td><td>□ 血常规（含 CRP＋IL-6）
□ 尿液常规
□ 粪常规
□ 血型
□ 凝血四项
□ 普通生化
□ 血清术前八项
□ 性腺六项
□ 胸部正位 X 线片
□ 心电图检查（多导心电图）
□ 胃肠镜、腹部超声、CT、MRI
□ PET-CT（必要时）</td><td>□ 血常规（含 CRP＋IL-6）
□ 血生化
□ 凝血四项
□ 血气分析
□ 引流液细菌培养
□ X 线胸片、超声（必要时）</td><td></td></tr>
<tr><td>药物医嘱</td><td></td><td>□ 抗生素（预防）
□ 术前常规用药：如阿托品</td><td>□ 抗生素（必要时）
□ 止血
□ 镇吐
□ 静脉营养
□ 镇痛</td></tr>
<tr><td>手术医嘱</td><td></td><td>□ 常规在全身麻醉下行根治性全胃切除术</td><td></td></tr>
<tr><td>处置医嘱</td><td>□ 静脉抽血</td><td>□ 术区禁食水
□ 备皮（>30cm²）
□ 胃肠减压</td><td>□ 大换药
□ 出院</td></tr>
<tr><td rowspan="2">主要护理工作</td><td colspan="2">健康宣教</td><td>□ 入院宣教（住院环境、规章制度）
□ 进行护理安全指导
□ 进行等级护理、活动范围指导
□ 进行饮食指导
□ 进行关于疾病知识的宣教
□ 检查、检验项目的目的和意义</td><td>□ 术前宣教
□ 术后心理疏导
□ 指导术后康复训练
□ 指导术后注意事项</td><td>□ 出院宣教（康复训练方法，用药指导，换药时间及注意事项，复查时间等）</td></tr>
<tr><td colspan="2">护理处置</td><td>□ 患者身份核对
□ 佩戴腕带
□ 建立入院病历，通知医师
□ 入院介绍：介绍责任护士，病区环境、设施、规章制度、基础护理服务项目
□ 询问病史，填写护理记录单首页
□ 观察病情
□ 测量基本生命体征</td><td>□ 术前患者准备（手术前沐浴、更衣、备皮）
□ 检查术前物品准备
□ 与手术室护士交接
□ 术后观察病情
□ 测量基本生命体征
□ 心理护理与生活护理
□ 指导并监督患者治疗与康复训练
□ 遵医嘱用药</td><td>□ 观察患者情况
□ 核对患者医疗费用
□ 协助患者办理出院手续
□ 指导并监督患者康复训练
□ 整理床单位</td></tr>
</table>

（续　表）

主要护理工作	护理处置	□ 抽血、留取标本 □ 心理护理与生活护理 □ 根据评估结果采取相应的护理措施 □ 通知检查项目及注意事项	□ 根据评估结果采取相应的护理措施 □ 完成护理记录	
	护理评估	□ 一般评估：生命体征、神志、皮肤、药物过敏史等 □ 专科评估：生活自理能力 □ 风险评估：评估有无跌倒、坠床、褥疮风险 □ 心理评估 □ 营养评估 □ 疼痛评估 □ 康复评估	□ 评估术侧乳腺皮肤颜色、温度变化，并采取相应的护理措施 □ 评估伤口疼痛情况 □ 观察伤口敷料有无渗出并报告医师 □ 风险评估：评估有无跌倒、坠床、压疮、导管滑脱、液体外渗的风险	
	专科护理	□ 观察恢复情况 □ 指导肺部呼吸锻炼 □ 指导腹部绷带的使用	□ 手术后心理护理与生活护理 □ 指导功能锻炼	□ 手术后心理护理与生活护理 □ 指导功能锻炼
	饮食指导	□ 根据医嘱通知配餐员准备膳食 □ 协助患者进餐	□ 协助患者进餐	
	活动体位	□ 根据护理等级指导患者活动	□ 根据护理等级指导患者活动	
	洗浴要求	□ 协助患者洗澡、更换病员服	□ 协助患者晨、晚间护理 □ 备皮后协助患者清洁备皮部位，更换病员服 □ 告知患者切口处伤口保护方法	
病情变异记录		□ 无　□ 有，原因： □ 患者　□ 疾病　□ 医疗 □ 护理　□ 保障　□ 管理	□ 无　□ 有，原因： □ 患者　□ 疾病　□ 医疗 □ 护理　□ 保障　□ 管理	□ 无　□ 有，原因： □ 患者　□ 疾病　□ 医疗 □ 护理　□ 保障　□ 管理
护士签名		白班　小夜班　大夜班	白班　小夜班　大夜班	白班　小夜班　大夜班
医师签名				

胃窦癌行远端胃大部切除术临床路径

一、胃窦癌行远端胃大部切除术临床路径标准住院流程

(一)适用对象

第一诊断为胃窦癌(ICD-10:C16.301)拟行根治性远端胃切除术(ICD-9:43.6)的患者。

(二)诊断及临床分期依据

根据《黄家驷外科学(第7版)》(吴孟超、吴在德主编,人民卫生出版社,2008,10),《胃肠外科学》(王吉甫主编,人民卫生出版社2000年10月第1版)。

1. 上腹疼痛或不适,与进食无明显关系。

2. 食欲减退、消瘦、乏力,需除外肝炎。

3. 恶心、呕吐,因肿瘤引起梗阻或胃肠功能紊乱所致。

4. 出血和黑粪,溃疡型胃癌侵及血管所致。

5. 依靠胃镜活检来明确诊断。

6. CT或MRI可以显示肿物侵犯程度范围与周围邻近脏器的关系。

(三)治疗方案的选择及依据

根据《黄家驷外科学(第7版)》(吴孟超、吴在德主编,人民卫生出版社,2008,10),《胃肠外科学》(王吉甫主编,人民卫生出版社2000年10月第1版)。

内镜下黏膜切除术:适用于未发生淋巴结转移的早期胃癌。

根治性远端胃切除术或全胃切除术:肿物位于胃窦距离贲门较远者可行根治性远端胃切除,肿瘤边缘距离贲门较近则可行根治性全胃切除术。

(四)标准住院日为10天

(五)进入路径标准

1. 第一诊断必须符合胃窦癌(ICD-10:C16.301)疾病诊断。

2. 当患者同时具有其他疾病诊断时,但在住院期间不需要特殊处理也不影响第一诊断的临床路径流程实施时,可以进入路径。

(六)术前准备(术前评估)1～3天

1. 术前评估　术前24小时内完成术前病情评估,完成必要的检查,做出术前小结、术前讨论。

(1)必须检查的项目

①血常规、尿常规、粪常规、血型、凝血功能检查、普通生化、血清术前八项。

②胸部X线片、心电图。

③(超声)胃肠镜、腹盆腔CT、消化道造影检查,必要时行PET-CT检查。

(2)根据患者病情可选择的检查项目

①超声心动图、血气分析或肺功能(年龄＞60岁或既往有心、肺病史者)。

②有相关疾病者必要时请相关科室医师会诊。

(3)营养评估:由护士根据《解放军总医院新入院患者营养风险筛查表(NRS-2002)》为新入院患者进行营养评估,评分＞3分者告知医师,必要时给予营养支持。

(4)心理评估:由心理科医师根据病情需要实施评估。

(5)疼痛评估:由医师对于病情危重患者或术前 24 小时、麻醉前的患者根据《VAS 评分》实施疼痛评估,评估结果及应用的特殊镇痛药应当告知患者或其病情委托人,疼痛评估的结果应当记录在住院病历表格中。评分>7 分、常规镇痛处理效果欠佳的顽固性疼痛患者应当及时请疼痛科医师会诊。

(6)康复评估:由护士根据《入院患者康复筛查和评估表》在新入院患者入院后 24 小时内进行康复筛查和评估。任何一项结果为"是",告知医师,申请康复科医师会诊。

(7)深静脉血栓栓塞症风险评估:根据专科《深静脉血栓栓塞症评估量表》,在新入院患者入院后 24 小时内进行风险筛查和评估。风险结果为"高危"的,则申请血管外科或介入导管室医师会诊。

2. 术前准备

(1)术前谈话:术者应在术前 1 天与患者及其亲属谈话,告知手术方案、相关风险、用血计划、术后转归、置入材料、手术费用和患者及亲属权益,并履行书面知情同意手续。告知高值耗材的使用及费用。

(2)术前抗血小板药物负荷应用。

(3)通知手术室准备手术间、手术药品、手术物品及特殊耗材。

(4)护士做心理护理,交代注意事项:防褥疮、防跌倒、指导患者戒烟(若患者吸烟)等,并进行术前宣教。

(5)手术部位标识:术者、第一助手或经治医师在术前 1 天应对手术部位做体表标识,急诊手术由接诊医师或会诊外科医师标记,标记过程应有责任护士、患者及其亲属共同参与,并记入手术安排表。

(6)术前 1 天麻醉医师访视:制订麻醉计划、完成评估、确定麻醉方式,并记入《麻醉术前访视记录》,告知患者及其家属麻醉适应证、麻醉目的、麻醉风险、可能出现的情况及其处理原则、替代方案等,签署《麻醉知情同意书》并归入病历。

(七)预防性抗菌药物选择与使用时机

抗菌药物:参照《抗菌药物临床应用指导原则》(卫医发[2015]43 号)执行,根据患者病情不使用或选择合适抗生素及抗生素应用的具体时间。使用时间:手术前 0.5~2 小时、术后预防性使用 2 天。

(八)手术日为入院第 4—5 天

1. 手术安全核对:患者入手术间后由手术医师、麻醉医师、巡回护士和患者本人共同核对患者身份、手术部位与标识、手术方式。手术医师、麻醉医师、巡回护士三方按《手术安全核对表》逐项核对,共同签名。

2. 麻醉方式:全身麻醉。

3. 术中用药:麻醉常规用药、术中镇痛等。

4. 手术方式:根治性远端胃切除术。

5. 手术器械:根据病变情况选择手术器械。

6. 输血:视术中出血情况而定。

7. 经治医师或手术医师应即刻完成手术记录(术者)、术后首次病程记录,观察患者术后病情变化。

(九)术后住院恢复3～5天

1. 术后病理 病理检查与诊断:①标本取材;②包埋制片;③切片诊断图文报告。

2. 必须复查的检查项目 血常规、肝肾功能、电解质、血糖、消化道肿瘤标志物。

3. 术后用药 按照《抗菌药物临床应用指导原则》(卫医发[2015]43号)执行,并结合患者的病情决定抗菌药物的选择与使用时间。

(十)出院标准

1. 伤口愈合好:引流管拔除、伤口无感染、无皮下积液。

2. 患者恢复经口进食,可以满足日常能量和营养素供给。

3. 没有需要住院处理的并发症。

(十一)有无变异及原因分析

1. 经评估,患者身体状态不能承受腹部大型手术或全身麻醉而未接受手术治疗者视为变异。

2. 经评估,早期胃窦癌可经内镜下治疗者进入相应路径。

二、胃窦癌行远端胃大部切除术临床路径表单

<table>
<tr><td colspan="2">适用对象</td><td colspan="3">第一诊断为胃窦癌(ICD-10:C16.301)拟行根治性远端胃切除术(ICD-9:43.6)的患者</td></tr>
<tr><td colspan="2">患者基本信息</td><td colspan="2">姓名:____ 性别:____ 年龄:____ 门诊号:____
住院号:______ 过敏史:______
住院日期:____年____月____日
出院日期:____年____月____日</td><td>标准住院日:10天</td></tr>
<tr><td colspan="2">时间</td><td>住院第1—3天</td><td>住院第4—5天(手术日)</td><td>住院第7—10天(出院日)</td></tr>
<tr><td rowspan="3">主要诊疗工作</td><td>制度落实</td><td>□ 入院2小时内经治医师或值班医师完成接诊
□ 入院24小时内主管医师完成检诊
□ 专科会诊(必要时)
□ 完成术前准备
□ 组织术前讨论
□ 手术部位标识</td><td>□ 三级医师查房
□ 手术安全核查</td><td>□ 手术医师查房</td></tr>
<tr><td>病情评估</td><td>□ 经治医师询问病史与体格检查
□ 完成营养评分
□ 完成深静脉血栓栓塞症风险评分</td><td>□ 根据影像学检查拟定手术方式</td><td>□ 上级医师进行治疗效果、预后和出院评估
□ 出院宣教</td></tr>
<tr><td>病历书写</td><td>□ 入院8小时内完成首次病程记录
□ 入院24小时内完成入院记录
□ 完成主管医师查房记录
□ 完成术前讨论、术前小结</td><td>□ 术者或第一助手24小时内完成手术记录(术者签字)
□ 术后即刻完成术后首次病程记录</td><td>□ 出院当天病程记录(有上级医师指示出院)
□ 出院后24小时内完成出院记录
□ 出院后24小时内完成病案首页</td></tr>
</table>

（续　表）

<table>
<tr><td rowspan="3">主要诊疗工作</td><td colspan="2">知情同意</td><td>□ 患者或其家属在入院记录单上签字
□ 术前谈话，告知患者及其家属病情和围术期注意事项并签署《手术知情同意书》、《授权委托书》（患者本人不能签名时）、《自费用品协议书》（必要时）、《军人目录外耗材审批单》（必要时）等文件</td><td>□ 告知患者及其家属手术情况及术后注意事项</td><td>□ 告知患者及其家属出院后注意事项（石蜡病理回报、后续靶向治疗、基因分型等，预后及复诊的时间、地点，发生紧急情况时处理等）</td></tr>
<tr><td colspan="2">手术治疗</td><td>□ 预约手术</td><td>□ 实施手术（手术安全核查记录、手术清点记录）</td><td></td></tr>
<tr><td colspan="2">其他</td><td>□ 及时通知上级医师检诊
□ 经治医师检查、整理病历资料</td><td>□ 术后病情交接
□ 观察手术切口及引流液情况
□ 检查住院押金使用情况</td><td>□ 通知出院
□ 开具出院介绍信
□ 开具诊断证明书
□ 出院带药
□ 预约门诊复诊时间</td></tr>
<tr><td rowspan="5">重点医嘱</td><td rowspan="4">长期医嘱</td><td>护理医嘱</td><td>□ 按普外科护理常规
□ 二级护理</td><td>□ 按普外科术后护理常规
□ 一级护理</td><td></td></tr>
<tr><td>处置医嘱</td><td>□ 静脉抽血</td><td>□ 营养支持
□ 记出入量、引流量
□ 切口换药</td><td></td></tr>
<tr><td>膳食医嘱</td><td>□ 流食
□ 糖尿病饮食
□ 低盐、低脂饮食
□ 低盐、低脂、糖尿病饮食</td><td>□ 禁食水
□ 清流食
□ 流食
□ 半流食</td><td></td></tr>
<tr><td>药物医嘱</td><td>□ 自带药（必要时）</td><td>□ 镇痛药
□ 抑酸、镇吐</td><td></td></tr>
<tr><td>临时医嘱</td><td>检查检验</td><td>□ 血常规（含 CRP＋IL-6）
□ 尿常规
□ 粪常规
□ 血型
□ 凝血四项
□ 普通生化
□ 血清术前八项
□ 性腺六项
□ 胸部正位 X 线片
□ 心电图检查（多导心电图）
□ 胃肠镜、腹部超声、CT、MRI
□ PET-CT（必要时）</td><td>□ 血常规（含 CRP＋IL-6）
□ 血生化
□ 凝血四项
□ 血气分析
□ 引流液细菌培养
□ X 线胸片、超声（必要时）</td><td></td></tr>
</table>

（续　表）

<table>
<tr><td rowspan="3">重点医嘱</td><td rowspan="3">临时医嘱</td><td>药物医嘱</td><td></td><td>□ 抗生素（预防）
□ 术前常规用药：如阿托品</td><td>□ 抗生素（必要时）
□ 止血药
□ 镇吐药
□ 静脉营养
□ 镇痛药</td></tr>
<tr><td>手术医嘱</td><td></td><td>□ 常规在全身麻醉下行远端胃大部切除术</td><td></td></tr>
<tr><td>处置医嘱</td><td>□ 静脉抽血</td><td>□ 术区禁食水
□ 备皮（＞30cm²）
□ 胃肠减压</td><td>□ 大换药
□ 出院</td></tr>
<tr><td rowspan="3">主要护理工作</td><td colspan="2">健康宣教</td><td>□ 入院宣教（住院环境、规章制度）
□ 进行护理安全指导
□ 进行等级护理、活动范围指导
□ 进行饮食指导
□ 进行关于疾病知识的宣教
□ 检查、检验项目的目的和意义</td><td>□ 术前宣教
□ 术后心理疏导
□ 指导术后康复训练
□ 指导术后注意事项</td><td>□ 出院宣教（康复训练方法，用药指导，换药时间及注意事项，复查时间等）</td></tr>
<tr><td colspan="2">护理处置</td><td>□ 患者身份核对
□ 佩戴腕带
□ 建立入院病历，通知医师
□ 入院介绍：介绍责任护士，病区环境、设施、规章制度、基础护理服务项目
□ 询问病史，填写护理记录单首页
□ 观察病情
□ 测量基本生命体征
□ 抽血、留取标本
□ 心理护理与生活护理
□ 根据评估结果采取相应的护理措施
□ 通知检查项目及注意事项</td><td>□ 术前患者准备（手术前沐浴、更衣、备皮）
□ 检查术前物品准备
□ 与手术室护士交接
□ 术后观察病情
□ 测量基本生命体征
□ 心理护理与生活护理
□ 指导并监督患者治疗与康复训练
□ 遵医嘱用药
□ 根据评估结果采取相应的护理措施
□ 完成护理记录</td><td>□ 观察患者情况
□ 核对患者医疗费用
□ 协助患者办理出院手续
□ 指导并监督患者康复训练
□ 整理床单位</td></tr>
<tr><td colspan="2">护理评估</td><td>□ 一般评估：生命体征、神志、皮肤、药物过敏史等
□ 专科评估：生活自理能力
□ 风险评估：评估有无跌倒、坠床、褥疮风险
□ 心理评估
□ 营养评估
□ 疼痛评估
□ 康复评估</td><td>□ 评估术侧乳腺皮肤颜色、温度变化，并采取相应护理措施
□ 评估伤口疼痛情况
□ 观察伤口敷料有无渗出并报告医师
□ 风险评估：评估有无跌倒、坠床、褥疮、导管滑脱、液体外渗的风险</td><td></td></tr>
</table>

（续 表）

主要护理工作	专科护理	□ 观察恢复情况 □ 指导肺部呼吸锻炼 □ 指导腹部绷带的使用	□ 手术后心理与生活护理 □ 指导功能锻炼	□ 手术后心理与生活护理 □ 指导功能锻炼
	饮食指导	□ 根据医嘱通知配餐员准备膳食 □ 协助患者进餐	□ 协助患者进餐	
	活动体位	□ 根据护理等级指导患者活动	□ 根据护理等级指导患者活动	
	洗浴要求	□ 协助患者洗澡、更换病员服	□ 协助患者晨、晚间护理 □ 备皮后协助患者清洁备皮部位，更换病员服 □ 告知患者切口处伤口保护方法	
病情变异记录		□ 无 □ 有，原因： □ 患者 □ 疾病 □ 医疗 □ 护理 □ 保障 □ 管理	□ 无 □ 有，原因： □ 患者 □ 疾病 □ 医疗 □ 护理 □ 保障 □ 管理	□ 无 □ 有，原因： □ 患者 □ 疾病 □ 医疗 □ 护理 □ 保障 □ 管理
护士签名		白班 小夜班 大夜班	白班 小夜班 大夜班	白班 小夜班 大夜班
医师签名				

胃癌行胃局部切除术、胃癌根治术或扩大胃癌根治术临床路径

一、胃癌行胃局部切除术、胃癌根治术或扩大胃癌根治术临床路径标准住院流程

（一）适用对象

第一诊断为胃癌（ICD-10：C16），行胃癌根治术、姑息切除术、短路或造口术（ICD-9-CM-3：43.0-43.9）的患者。

（二）诊断依据

根据《临床诊疗指南——外科学分册》（中华医学会编著，人民卫生出版社），《临床诊疗指南——肿瘤分册》（中华医学会编著，人民卫生出版社）。

1. 临床表现：上腹不适、隐痛、贫血等。

2. 粪隐血试验多呈持续阳性。

3. 胃镜检查明确肿瘤情况，取活组织检查做出病理学诊断。

4. 影像学检查提示并了解有无淋巴结及脏器转移；行钡剂检查以了解肿瘤大小、形态和病变范围。

5. 根据上述检查结果进行临床分期。

(三)治疗方案的选择

根据《临床诊疗指南——外科学分册》(中华医学会编著,人民卫生出版社),《临床诊疗指南——肿瘤分册》(中华医学会编著,人民卫生出版社),《NCCN 胃癌临床实践指南》。

1. 胃局部切除术或胃大部切除术:早期胃癌。

2. 根治手术(胃癌根治术 D2):进展期胃癌,无远处转移,肿瘤条件允许或联合脏器切除可以根治的胃癌患者。

3. 姑息手术(胃癌姑息切除术、胃空肠吻合术或胃造口术):有远处转移或肿瘤条件不允许,但合并梗阻、出血的胃癌患者。

(四)标准住院日为 16～18 天

(五)进入路径标准

1. 第一诊断必须符合(ICD-10:C16)胃癌。

2. 术前评估肿瘤切除困难者可先行新辅助化学治疗后再次评估,符合手术条件者可以进入路径。

3. 当患者同时具有其他疾病诊断,但在住院期间不需要特殊处理也不影响第一诊断的临床路径流程实施时,可以进入路径。

(六)术前准备(术前评估)3 天

1. 必须检查的项目

(1)血常规、尿常规、粪常规+隐血试验。

(2)肝功能、肾功能、电解质、血糖、血脂、凝血功能、消化道肿瘤标志物、感染性疾病筛查(乙型病毒性肝炎、丙型病毒性肝炎、艾滋病、梅毒等)。

(3)胃镜、钡剂造影检查,胸部、腹部及盆腔 CT 检查,女性患者行妇科超声检查。

(4)心电图检查。

(5)病理学活组织检查与诊断。

2. 根据患者病情选择的检查项目

(1)血型、交叉配血实验。

(2)超声心动图、肺功能、PET-CT、超声内镜检查,以及颈部、锁骨上窝淋巴结超声等。

3. 术前准备

(1)术前谈话:术者应在术前 1 天与患者及其亲属谈话,告知手术方案、相关风险、用血计划、术后转归、置入材料、手术费用和患者及其亲属权益,并履行书面知情同意手续。告知高值耗材的使用及费用。

(2)护士做心理护理,交代注意事项。

(3)手术部位标识:术者、第一助手或经治医师在术前 1 天应对手术部位做体表标识,急诊手术由接诊医师或会诊外科医师标记,标记过程应有责任护士、患者及其亲属共同参与,并记入手术安排表。

(4)术前 1 天麻醉医师访视:制订麻醉计划、完成评估、确定麻醉方式,并记入《麻醉术前访视记录》,告知患者及其家属麻醉适应证、麻醉目的、麻醉风险,可能出现的情况及其处理原则、替代方案等,签署《麻醉知情同意书》并归入病历。

4. 营养评估　根据《解放军总医院新入院患者营养风险筛查表(NRS-2002)》为新入院患

者进行营养评估，评分≥3分者给予处置，必要时请营养科医师会诊。

5. 心理评估　根据新入院患者情况请心理科医师会诊。

6. 疼痛评估　根据《VAS评分》实施疼痛评估，评分＞7分者给予处置，必要时请疼痛科医师会诊。

7. 康复评估　根据《入院患者康复筛查和评估表》，在新入院患者入院后24小时内进行康复筛查和评估。任何一项结果为“是”，则请康复科医师会诊。

8. 深静脉血栓栓塞症风险评估　根据专科《深静脉血栓栓塞症评估量表》，在新入院患者入院后24小时内进行风险筛查和评估。风险结果为“高危”的，则请血管外科或介入导管室医师会诊。

（七）预防性抗菌药物选择与使用时机

抗菌药物使用，应按照《抗菌药物临床应用指导原则》执行，并结合患者的病情决定抗菌药物的选择与使用时间。

抗菌药物选择第一、第二代头孢菌素；如果患者对β-内酰胺类抗菌药物过敏，可用克林霉素＋氨基糖苷类，或氨基糖苷类＋甲硝唑。有效覆盖时间应包括整个手术过程。手术时间较短（＜2小时）者术前给药一次即可。如手术时间＞3小时或超过所用药物半衰期的2倍以上，或成年人出血量＞1500ml，术中应加用抗菌药物1次。预防用药时间亦为24小时，必要时延长至48小时。

（八）手术日为住院第4天

1. 麻醉方式　全身麻醉。

2. 手术耗材　吻合器和闭合器（肠道重建用）。

3. 术中用药　麻醉常规用药、术后镇痛泵的应用。

4. 术中病理　冷冻切片、石蜡切片（必要时）。

5. 输血　视术中情况而定。

（九）术后住院恢复8～10天

1. 术后病理：病理学检查与诊断 ①切片诊断（分类分型、分期、切缘、脉管侵犯、淋巴结情况）；②免疫组化；③分子生物学指标。

2. 必须复查的检查项目：血常规、肝功能、肾功能、电解质、血糖。

3. 术后用药。

（十）出院标准

1. 伤口愈合好：引流管拔除，伤口无感染、无皮下积液。

2. 患者恢复经口进食，可以满足日常能量和营养素供给。

3. 没有需要住院处理的并发症。

（十一）变异及原因分析

1. 围术期的合并症和（或）并发症，需要进行相关的诊断和治疗，导致住院时间延长、费用增加。

2. 早期胃癌可行腹腔镜下或内镜下切除。

3. 胃癌根治术中，胃的切除范围根据肿瘤部位、大小、浸润程度等决定，可分为远端胃次全切除、近端胃次全切除、全胃切除术、联合脏器切除术。

二、胃局部切除术、胃癌根治术或扩大胃癌根治术临床路径表单

<table>
<tr><td colspan="2">适用对象</td><td colspan="3">第一诊断为胃癌（ICD-10：C16），行胃局部切除术、胃癌根治术或扩大胃癌根治术（ICD-9-CM-3：43.0-43.9）的患者</td></tr>
<tr><td colspan="2">患者基本信息</td><td colspan="2">姓名：____　性别：____　年龄：____　门诊号：____
住院号：______　过敏史：______
住院日期：____年____月____日
出院日期：____年____月____日</td><td>标准住院日：16～18 天</td></tr>
<tr><td colspan="2">时间</td><td>住院第 1 天</td><td>住院第 2 天</td><td>住院第 3 天（手术准备日）</td></tr>
<tr><td rowspan="6">主要诊疗工作</td><td>制度落实</td><td>□ 经治医师询问病史及体格检查
□ 入院 2 小时内经治或值班医师完成接诊
□ 入院 24 小时内主管医师完成检诊</td><td>□ 主诊医师查房，完善诊疗方案
□ 根据体格检查、辅助检查等进行术前分期
□ 专科会诊（必要时）</td><td>□ 术前讨论，确定手术方案
□ 完成病历记录
□ 向患者及其家属交代围术期注意事项
□ 完成术前准备
□ 组织术前讨论
□ 麻醉术前访视
□ 手术部位标识</td></tr>
<tr><td>病历书写</td><td>□ 入院 8 小时内完成首次病程记录
□ 入院 24 小时内完成入院记录</td><td>□ 入院 48 小时内完成主管医师查房记录
□ 完成主诊医师查房记录</td><td>□ 完成术前讨论、术前小结</td></tr>
<tr><td>病情评估</td><td>□ 经治医师询问病史与体格检查
□ 康复评估
□ 营养评估
□ 心理评估
□ 疼痛评估
□ 深静脉血栓评估</td><td></td><td></td></tr>
<tr><td>知情同意</td><td>□ 患者或其家属在入院记录单上签字</td><td></td><td>□ 术前谈话，告知患者及其家属病情和围术期注意事项，并签署《麻醉知情同意书》《输血知情同意书》《手术知情同意书》《授权委托书》（患者本人不能签字时）、《自费用品协议书》（必要时）、《军人目录外耗材审批单》</td></tr>
<tr><td>手术治疗</td><td></td><td>□ 初步确定手术方式和日期</td><td>□ 预约手术</td></tr>
<tr><td>其他</td><td>□ 及时通知上级医师检诊
□ 经治医师检查、整理病历资料</td><td></td><td></td></tr>
</table>

（续　表）

重点医嘱	长期医嘱	护理医嘱	□ 按肿瘤外科护理常规 □ 二级护理	□ 按肿瘤外科护理常规 □ 二级护理	□ 按肿瘤外科护理常规 □ 二级护理
		处置医嘱	□ 静脉抽血		
		膳食医嘱	□ 饮食：根据患者情况	□ 饮食：根据患者情况	□ 明晨禁食、禁水
		药物医嘱		□ 患者既往基础用药 □ 术前营养支持（营养不良或幽门梗阻者） □ 纠正贫血、低蛋白血症、水及电解质紊乱（酌情）	□ 患者既往基础用药
	临时医嘱	检查检验	□ 血常规、尿常规、粪常规 □ 肝功能、肾功能、电解质、血糖、血型、凝血功能、血脂、消化道肿瘤标志物、感染性疾病筛查 □ 胃镜、钡剂造影检查，胸部、腹部及盆腔 CT 检查，女性患者行妇科超声检查 □ 心电图检查 □ 病理学活组织检查与诊断	□ 胃镜和（或）上消化道钡剂造影检查（必要时） □ 肺功能、超声心动图检查 □ PET-CT 检查（必要时）	
		药物医嘱			
		手术医嘱			□ 拟明日在全身麻醉下行 ◎胃部分切除术 ◎胃大部切除术 ◎胃癌根治术 ◎扩大胃癌根治术
		处置医嘱			□ 明晨置胃管 □ 手术区域皮肤准备 □ 肠道准备（口服药物或灌肠） □ 抗菌药物皮试 □ 备血
主要护理工作	健康宣教		□ 入院宣教（住院环境、规章制度） □ 进行护理安全指导 □ 进行等级护理、活动范围指导 □ 进行饮食指导 □ 进行关于疾病知识的宣教 □ 检查、检验项目的目的和意义	□ 进行饮食指导 □ 告知患者检查的准备及注意事项 □ 专科疾病知识指导	

（续 表）

主要护理工作	护理处置	□ 患者身份核对 □ 佩戴腕带 □ 建立入院病历，通知医师 □ 入院介绍：介绍责任护士，病区环境、设施、规章制度、基础护理服务项目 □ 询问病史，填写护理记录单首页 □ 观察病情 □ 测量基本生命体征 □ 抽血、留取标本 □ 心理护理与生活护理 □ 根据评估结果采取相应的护理措施 □ 通知检查项目及注意事项	□ 晨起空腹留取化验标本 □ 实施相应级别的护理及饮食护理 □ 告知特殊检查注意事项 □ 指导并协助患者进行检查 □ 相关治疗配合及用药指导 □ 心理疏导	□ 手术前皮肤准备、配血、抗菌药物皮试 □ 手术前肠道准备及物品准备 □ 手术前心理疏导及手术相关知识的指导 □ 告知患者术日晨禁食、禁水
	护理评估	□ 一般评估：生命体征、神志、皮肤、药物过敏史等 □ 风险评估：评估有无跌倒、坠床、褥疮、深静脉血栓等风险 □ 心理评估 □ 营养评估 □ 疼痛评估 □ 康复评估		□ 评估病情，测量生命体征 □ 评估皮肤，腹部有皮肤异常时立即报告医师处理 □ 评估患者的心理状态
	专科护理	□ 有梗阻者应遵医嘱给予胃肠减压，禁食、禁水，静脉营养治疗 □ 有出血的患者注意护理安全，遵医嘱给予止血药物处理，必要时给予静脉输血治疗		
	饮食指导	□ 根据医嘱通知配餐员准备膳食 □ 协助患者进餐	□ 根据医嘱通知配餐员准备膳食 □ 协助患者进餐	□ 协助患者进餐、指导术前饮食 □ 通知患者晚22:00后禁食，术晨禁食、禁水
	活动体位			
	洗浴要求	□ 卫生整顿		
病情变异记录		□ 无 □ 有，原因： □ 患者 □ 疾病 □ 医疗 □ 护理 □ 保障 □ 管理	□ 无 □ 有，原因： □ 患者 □ 疾病 □ 医疗 □ 护理 □ 保障 □ 管理	□ 无 □ 有，原因： □ 患者 □ 疾病 □ 医疗 □ 护理 □ 保障 □ 管理

（续　表）

<table>
<tr><td colspan="3" rowspan="2">护士签名</td><td>白班</td><td>小夜班</td><td>大夜班</td><td>白班</td><td>小夜班</td><td>大夜班</td><td>白班</td><td>小夜班</td><td>大夜班</td></tr>
<tr><td></td><td></td><td></td><td></td><td></td><td></td><td></td><td></td><td></td></tr>
<tr><td colspan="3">医师签名</td><td colspan="3"></td><td colspan="3"></td><td colspan="3"></td></tr>
<tr><td colspan="3">时间</td><td colspan="3">住院第4天(手术日)</td><td colspan="3">住院第5天(术后第1天)</td><td colspan="3">住院第6天(术后第2天)</td></tr>
<tr><td rowspan="5">主要诊疗工作</td><td colspan="2">制度落实</td><td colspan="3">□ 手术
□ 确定有无手术并发症
□ 向患者及其家属交代术中情况及术后注意事项</td><td colspan="3">□ 上级医师查房，对手术及手术切口进行评估，确定有无手术并发症和手术切口感染
□ 注意观察胃液、引流液的量、颜色、性状
□ 观察胃肠功能恢复情况</td><td colspan="3">□ 上级医师查房，进行手术及伤口评估，决定处理措施
□ 注意观察胃液、引流液的量、颜色、性状
□ 观察胃肠功能恢复情况
□ 注意观察体温、血压等生命体征</td></tr>
<tr><td colspan="2">病历书写</td><td colspan="3">□ 术者完成手术记录
□ 完成术后首次病程记录</td><td colspan="3">□ 完成上级医师查房记录</td><td colspan="3">□ 完成上级医师查房记录</td></tr>
<tr><td colspan="2">知情同意</td><td colspan="3"></td><td colspan="3"></td><td colspan="3"></td></tr>
<tr><td colspan="2">手术治疗</td><td colspan="3"></td><td colspan="3"></td><td colspan="3"></td></tr>
<tr><td colspan="2">其他</td><td colspan="3"></td><td colspan="3">□ 根据情况决定是否需要复查化验检查</td><td colspan="3">□ 根据情况决定是否需要复查化验检查</td></tr>
<tr><td rowspan="4">重点医嘱</td><td rowspan="4">长期医嘱</td><td>护理医嘱</td><td colspan="3">□ 按肿瘤外科术后护理常规
□ 一级护理</td><td colspan="3">□ 按肿瘤外科术后护理常规
□ 一级护理</td><td colspan="3">□ 按肿瘤外科术后护理常规
□ 一级护理</td></tr>
<tr><td>处置医嘱</td><td colspan="3">□ 胃肠减压管接负压吸引
□ 腹腔留置引流管接无菌袋
□ 留置尿管接无菌袋
□ 持续心电、血压、呼吸、血氧饱和度监测
□ 吸氧
□ 记出入量
□ 按大静脉穿刺置管术后护理常规
□ 大静脉营养液配制
□ 大静脉插管处换药
□ 胃管冲洗</td><td colspan="3">□ 胃肠减压管接负压吸引
□ 腹腔留置引流管接无菌袋
□ 留置尿管接无菌袋
□ 记出入量
□ 按大静脉穿刺置管术后护理常规
□ 大静脉营养液配制
□ 大静脉插管处换药
□ 胃管冲洗</td><td colspan="3">□ 胃肠减压管接负压吸引
□ 腹腔留置引流管接无菌袋
□ 留置尿管接无菌袋
□ 记出入量
□ 按大静脉穿刺置管术后护理常规
□ 大静脉营养液配制
□ 大静脉插管处换药
□ 胃管冲洗</td></tr>
<tr><td>膳食医嘱</td><td colspan="3">□ 禁食、禁水</td><td colspan="3">□ 禁食、禁水</td><td colspan="3">□ 禁食、禁水</td></tr>
<tr><td>药物医嘱</td><td colspan="3">□ 补液
□ 抗菌药物</td><td colspan="3">□ 补液
□ 抗菌药物</td><td colspan="3">□ 补液
□ 抗菌药物</td></tr>
</table>

（续 表）

<table>
<tr><td rowspan="4">重点医嘱</td><td rowspan="4">临时医嘱</td><td>检查检验</td><td></td><td>□ 血常规、血生化
□ 痰培养</td><td></td></tr>
<tr><td>药物医嘱</td><td></td><td></td><td></td></tr>
<tr><td>手术医嘱</td><td></td><td></td><td></td></tr>
<tr><td>处置医嘱</td><td>□ 更换一次性引流袋
□ 更换一次性负压引流瓶
□ 更换一次性尿袋
□ 镇痛（必要时）</td><td>□ 停持续心电、血压、呼吸、血氧饱和度监测
□ 停吸氧</td><td>□ 测心率、血压</td></tr>
<tr><td rowspan="3">主要护理工作</td><td colspan="2">健康宣教</td><td></td><td></td><td></td></tr>
<tr><td colspan="2">护理处置</td><td>□ 晨起完成术前常规准备
□ 全身麻醉复苏物品准备
□ 与医师进行术后患者的交接
□ 执行一级护理及麻醉术后护理常规，禁食、禁水
□ 观察患者病情变化，预防并发症的发生
□ 书写重症护理记录
□ 负压引流管的观察与护理</td><td>□ 执行一级护理
□ 禁食、禁水
□ 半卧位
□ 观察患者病情变化
□ 书写重症护理记录
□ 准确记录出入量
□ 各种引流管的观察与护理
□ 协助患者床上活动，促进肠蠕动恢复，预防并发症的发生
□ 用药及相关治疗指导</td><td>□ 执行一级护理
□ 禁食、禁水
□ 半卧位
□ 观察患者病情变化
□ 书写重症护理记录
□ 准确记录出入量
□ 各种引流管的观察与护理
□ 协助患者床上活动，促进肠蠕动恢复，预防并发症的发生
□ 用药及相关治疗指导</td></tr>
<tr><td colspan="2">护理评估</td><td>□ 评估病情，遵医嘱监测生命体征
□ 评估伤口疼痛情况，并采取相应的护理措施
□ 评估引流情况
□ 评估伤口情况
□ 评估出入量情况
□ 评估褥疮风险</td><td>□ 评估病情，监测生命体征、中心静脉压
□ 评估伤口疼痛情况、镇痛泵运转情况
□ 评估 CVC 或 PICC 置管及静脉输液情况
□ 评估留置胃管、尿管引流情况
□ 评估引流情况，并记录引流液的量及性状
□ 评估肺部感染、咳痰情况，有异常时立即报告医师处理
□ 评估伤口情况
□ 评估褥疮风险
□ 评估患者的心理反应</td><td>□ 评估静脉输液情况，停用镇痛泵
□ 评估胃管、尿管、腹腔引流管情况，有异常时立即报告医师处理
□ 评估伤口情况
□ 评估褥疮风险，评估功能锻炼及胃肠功能恢复情况
□ 评估患者心理状况</td></tr>
</table>

（续　表）

<table>
<tr><td rowspan="4">主要护理工作</td><td>专科护理</td><td colspan="3">□ 根据评估结果采取相应的护理措施
□ 妥善固定各种管道
□ 使用床档
□ 根据需要安排陪护 1 人
□ 观察各引流液的量、性状及颜色，特别注意胃管引流液的性状、颜色及量，妥善固定胃管，防止脱出，有异常时立即报告医师处理
□ 观察伤口敷料情况，有渗出时立即报告医师处理</td><td colspan="3">□ 根据评估结果采取相应的护理措施
□ 妥善固定各种管道
□ 使用床档
□ 空肠营养管保持通畅并妥善固定，遵医嘱配制肠内营养液
□ 腹腔冲洗管保持通畅，保持出入平衡，注意观察引流液的颜色、性状及量
□ 观察伤口敷料情况，有渗出时立即报告医师处理</td><td colspan="3">□ 根据评估结果采取相应的护理措施
□ 使用床档，陪护 1 人
□ 妥善固定各引流管及静脉输液管道
□ 皮肤护理及特殊药物输注时观察渗出情况
□ 完成肺部护理、雾化吸入、胃管冲洗护理工作
□ 应用空肠营养管输注肠内营养液时注意量、时间、速度、温度，倾听患者主诉，对症处理
□ 腹腔冲洗管保持通畅，保持出入平衡，注意观察引流液的颜色、性状及量，准确记录
□ 观察伤口敷料情况，有渗出时立即报告医师处理</td></tr>
<tr><td>饮食指导</td><td colspan="3">□ 嘱患者带胃管期间禁食、禁水，患者口干时协助其湿润口唇</td><td colspan="3">□ 嘱患者带胃管期间禁食、禁水，患者口干时协助其湿润口唇</td><td colspan="3">□ 嘱患者带胃管期间禁食、禁水，必要时可用温开水漱口</td></tr>
<tr><td>活动体位</td><td colspan="3">□ 全身麻醉清醒 6 小时后给予半卧位，指导患者掌握半卧位的意义</td><td colspan="3">□ 指导患者下床活动的方法
□ 指导患者进行床上翻身的方法
□ 指导患者卧床期间半卧位</td><td colspan="3">□ 指导患者下床活动，加大活动量，促进肠蠕动</td></tr>
<tr><td>洗浴要求</td><td colspan="3"></td><td colspan="3"></td><td colspan="3"></td></tr>
<tr><td colspan="2">病情变异记录</td><td colspan="3">□ 无　□ 有，原因：
□ 患者　□ 疾病　□ 医疗
□ 护理　□ 保障　□ 管理</td><td colspan="3">□ 无　□ 有，原因：
□ 患者　□ 疾病　□ 医疗
□ 护理　□ 保障　□ 管理</td><td colspan="3">□ 无　□ 有，原因：
□ 患者　□ 疾病　□ 医疗
□ 护理　□ 保障　□ 管理</td></tr>
<tr><td colspan="2" rowspan="2">护士签名</td><td>白班</td><td>小夜班</td><td>大夜班</td><td>白班</td><td>小夜班</td><td>大夜班</td><td>白班</td><td>小夜班</td><td>大夜班</td></tr>
<tr><td></td><td></td><td></td><td></td><td></td><td></td><td></td><td></td><td></td></tr>
<tr><td colspan="2">医师签名</td><td colspan="3"></td><td colspan="3"></td><td colspan="3"></td></tr>
</table>

（续　表）

时间			住院第 7－11 天 （术后第 3－6 天）	住院第 12－15 天 （术后第 7－10 天）	住院第 16－18 天 （出院日）
主要诊疗工作	制度落实		□ 上级医师查房，进行术后恢复及伤口评估 □ 根据腹腔引流液情况，拔除部分引流管 □ 根据胃肠功能恢复情况，决定是否拔除胃管 □ 注意观察生命体征 □ 根据情况决定是否需要复查化验等	□ 上级医师查房，进行术后恢复及伤口评估 □ 根据腹腔引流液情况，拔除部分引流管 □ 根据胃肠功能恢复情况，决定是否拔除胃管 □ 注意观察生命体征 □ 根据情况决定是否需要复查化验等	□ 上级医师查房，进行手术及伤口评估，决定是否出院 □ 根据术后病理检查结果进行最终病理分期，制订进一步的治疗计划 □ 向患者交代出院后的注意事项
	病历书写		□ 完成病历书写	□ 完成上级医师查房记录	□ 完成出院记录、病案首页、开具出院证明书等
	知情同意				
	手术治疗				
	其他				
重点医嘱	长期医嘱	护理医嘱	□ 按肿瘤外科护理常规 □ 一级护理	□ 按肿瘤外科护理常规 □ 二级护理	□ 按肿瘤外科护理常规 □ 二级护理
		处置医嘱	□ 腹腔引流管接无菌袋 □ 记出入量 □ 按大静脉穿刺置管术后护理常规 □ 大静脉营养液配制 □ 大静脉插管处换药	□ 按大静脉穿刺置管术后护理常规 □ 大静脉营养液配制 □ 大静脉插管处换药	
		膳食医嘱	□ 饮食：禁食或清流食	□ 饮食：清流食或流食	□ 饮食：流食或半流食
		药物医嘱			
	临时医嘱	检查检验			
		药物医嘱			□ 出院带药
		手术医嘱			
		处置医嘱	□ 拔除胃管者，停胃肠减压 □ 拔尿管，停记引流量	□ 伤口换药 □ 拔引流管(24 小时引流量≤50ml)	□ 伤口换药 □ 拔除大静脉插管

（续　表）

主要护理工作	健康宣教	□ 进行用药指导 □ 进行详细饮食指导 □ 指导患者活动 □ 指导患者进食后注意事项 □ 向患者指导术后早期并发症的预防及处理	□ 进行用药指导 □ 指导有氧运动，保持大便通畅 □ 进行心理指导，情绪稳定 □ 向患者讲解术后并发症及注意事项 □ 告知患者增强抵抗力，预防感染 □ 告知患者适当体育锻炼，增加活动耐力	□ 指导出院后饮食，少量多餐 □ 向患者讲解复查、后期治疗的意义 □ 告知办理出院手续流程 □ 告知办理复印病历手续流程
	护理处置	□ 遵医嘱用药 □ 遵医嘱饮食 □ 遵医嘱静脉高营养治疗		□ 指导患者术后康复 □ 出院指导 □ 协助患者办理出院手续
	护理评估	□ 评估静脉输液情况 □ 观察是否有术后并发症 □ 评估进食情况 □ 评估伤口及引流情况 □ 评估患者自理程度 □ 评估患者心理状况	□ 评估静脉输液情况 □ 评估进餐后消化情况，异常时立即报告医师处理 □ 观察伤口敷料及切口愈合情况，拔除腹腔引流管，有异常时立即报告医师处理 □ 评估心理状况、疾病知识掌握情况	
	专科护理	□ 根据评估结果采取相应的护理措施 □ 使用床档，陪护 1 人 □ 观察伤口敷料情况，有渗出时立即报告医师处理，观察腹腔引流液的颜色、性状及量 □ 观察伤口情况，大、小便次数及量，有异常时立即报告医师处理		
	饮食指导	□ 排气、拔胃管后指导患者间断、少量饮用温开水 □ 给予详细的饮食指导，协助患者进餐	□ 指导出院后饮食，少量多餐	
	活动体位	□ 指导患者下床活动，加大活动量，促进肠蠕动	□ 指导患者下床活动，加大活动量，促进肠蠕动	
	洗浴要求			

（续　表）

病情变异记录	□无　□有，原因： □患者　□疾病　□医疗 □护理　□保障　□管理			□无　□有，原因： □患者　□疾病　□医疗 □护理　□保障　□管理			□无　□有，原因： □患者　□疾病　□医疗 □护理　□保障　□管理		
护士签名	白班	小夜班	大夜班	白班	小夜班	大夜班	白班	小夜班	大夜班
医师签名									

胃间质瘤行胃间质瘤切除术或胃肠道部分切除＋消化道重建术临床路径

一、胃间质瘤行胃间质瘤切除术或胃肠道部分切除＋消化道重建术临床路径标准住院流程

（一）适用对象

第一诊断为胃间质瘤（ICD-10：D37.704，M89360/1 或 C16，M89360/3）拟行胃间质瘤切除术或胃肠道部分切除＋消化道重建术（ICD-9-CM-3：43.4－43.8）的患者。

（二）诊断依据

根据《临床医疗护理常规——外科诊疗常规（2012 年版）》和《胃肠道间质瘤诊断与治疗中国专家共识（2013 年版）》。

1. 症状及体征　腹部不适伴恶心、呕吐、黑粪。

2. 影像学检查　胃肠镜（超声）、CT、MRI、PET-CT 等检查有助于诊断。

3. 病理检查　组织病理诊断或术后复发、转移。

（三）治疗方案的选择及依据

根据《临床医疗护理常规——外科诊疗常规（2012 年版）》和《胃肠道间质瘤诊断与治疗中国专家共识（2013 年版）》。

1. 手术原则　手术目标尽量争取完全切除；肿瘤须完整切除，避免肿瘤破裂和术中播散；不必常规清扫淋巴结，除非有明确淋巴结转移。

2. 原发灶处理

（1）胃间质瘤局部切除术：切缘距离病灶 2cm，符合完全切除要求。

（2）胃肠道部分切除＋消化道重建术：胃间质瘤单病灶或多病灶巨大或同时性多发原发肿瘤（如胃间质瘤＋胃癌）等。

3. 姑息性手术或胃肠造口术　适用于肿瘤晚期无法彻底切除，同时伴有梗阻、出血、穿孔等症状。

4. 其他术式　根据术中情况，如具备手术条件，对累及周围组织、器官的患者，行扩大切除术及消化道重建术。

5. 其他治疗

（1）甲磺酸依马替尼治疗：适用于手术难度较大或不能耐受手术者。

(2)苹果酸舒尼替尼:适用于甲磺酸依马替尼治疗失败的二线选择。

(四)标准住院日为17～20天

(五)进入路径标准

1. 胃间质瘤(ICD-10:D37.704,M89360/1或C16,M89360/3)行胃间质瘤切除术(ICD-9-CM-3:43.4—43.8)。

2. 年龄:≥14岁。

3. 当患者同时具有其他疾病诊断,但在住院期间不需要特殊处理也不影响第一诊断的临床路径流程实施时,可以进入路径。

(六)术前准备(术前评估)1～6天

1. 术前评估　术前1～6天完成术前病情评估,完成必要的检查,做出术前小结、术前讨论。

(1)检查检验评估:①必须检查、检验的项目包括血常规、尿常规、粪常规、血生化检验项目、感染性疾病筛查、凝血功能、心电图、胸部X线片、胃肠镜(超声)、腹盆腔CT、消化道造影检查;②可选择的检查、检验项目包括超声心动图、血气分析或肺功能(年龄>60岁或既往有心、肺病史者),必要时行PET-CT检查。相关疾病患者必要时请相关科室医师会诊。

(2)营养评估:根据《解放军总医院新入院患者营养风险筛查表(NRS-2002)》为新入院患者进行营养评估,评分>3分者告知医师,必要时给予营养支持。

(3)心理评估:由心理科医师根据病情需要实施评估。

(4)疼痛评估:根据《视觉模拟评分(VAS)》实施疼痛评估,评分>7分者给予处置,必要时请疼痛科医师会诊。

(5)康复评估:根据《入院患者康复筛查和评估表》在患者入院后24小时内进行康复筛查和评估。任何一项结果为"是",告知医师,申请康复科医师会诊。

(6)深静脉血栓栓塞症风险评估:根据专科《深静脉血栓栓塞症评估量表》在患者入院后24小时内进行风险筛查和评估。风险结果为"高危"者,请心血管外科或介入导管室医师会诊。

2. 术前准备

(1)术前准备:术前24小时内完成术前病情评估,完成必要的检查,做出术前小结、术前讨论。

(2)术前谈话:术者应在术前1天与患者及其亲属谈话,告知手术方案、相关风险、用血计划、术后转归、置入材料、手术费用和患者及亲属权益,并履行书面知情同意手续。告知高值耗材的使用及费用。

(3)通知手术室:准备手术间、手术药品、手术物品及特殊耗材。

(4)护士做心理护理,交代注意事项:防褥疮、防跌倒、指导患者戒烟(若患者吸烟)等,并进行术前宣教。

(5)手术部位标识:术者、第一助手或经治医师在术前1天应对手术部位做体表标识,急诊手术由接诊医师或会诊外科医师标记,标记过程应有责任护士、患者及其亲属共同参与,并记入手术安排表。

(6)术前1天麻醉医师访视:制订麻醉计划、完成评估、确定麻醉方式,并记入《麻醉术前访视记录》,告知患者及其家属麻醉适应证、麻醉目的、麻醉风险、可能出现的情况及其处理原则、替代方案等,签署《麻醉知情同意书》并归入病历。

(七)药品选择及使用时机

1. 抗菌药物　按照《抗菌药物临床应用指导原则》(卫医发[2004]285号)和《关于抗菌药

物临床应用管理有关问题的通知》(卫医发[2009]38 号)执行。

2. *预防性抗菌药物应用*

(1)常规预防性应用抗生素,如手术时间超过 3 小时,视情况必要时可应用,但病程记录中需要写明应用抗生素的原因。

(2)术后 72 小时内停止使用抗菌药物。

3. *靶向药物*　甲磺酸伊马替尼片(格列卫),参照《NCCN 指南》和《胃肠道间质瘤诊断与治疗中国专家共识(2013 年版)》,根据患者病情、术后病理检查结果选择应用的具体时间(术前新辅助用药、术后辅助用药)。

(八)手术日为入院第 7 天

1. 手术安全核对:患者入手术间后由手术医师、麻醉医师、巡回护士和患者本人共同核对患者身份、手术部位与标识、手术方式。手术医师、麻醉医师、巡回护士三方按《手术安全核对表》逐项核对,共同签名。

2. 手术方式:胃间质瘤切除术或胃肠道部分切除＋消化道重建术。

3. 麻醉方式:全身麻醉。

4. 术中用药:麻醉常规用药、镇痛药等。

5. 手术器械:根据病变情况选择手术器械。

6. 输血:视术中出血情况而定。

7. 经治医师或手术医师应即刻完成手术记录(术者)、术后首次病程记录,观察患者术后病情变化。

8. 指导患者术后活动及生活注意事项。

(九)术后住院恢复 8～20 天

1. *必须复查的项目*　血常规、普通生化检验项目、C 反应蛋白、引流液细菌培养。

2. *必要时复查的项目*　腹部 CT、消化道造影、血培养等。

3. *术后用药*

(1)抗菌药物:参照《抗菌药物临床应用指导原则》(卫医发[2004]285 号)执行。

(2)其他对症药物:镇痛药、镇咳药、抗肿瘤药等。

(3)靶向药物:根据患者术后病理检查结果、基因分析情况,选择甲磺酸伊马替尼、索坦等。

4. *术后换药*　术后第 2—3 天给予清洁换药,并根据切口情况决定换药频次,无特殊情况者每 3 天 1 次;根据引流目的及引流情况决定是否拔除引流管。

5. *术后护理*　观察患者引流情况、伤口敷料有无渗出、切口疼痛、肺部呼吸音、下肢静脉血栓是否形成等情况,并在有异常时立即通知医师处理,指导患者术后咳痰、协助翻身等,术后 3 天可酌情床旁活动。

(十)出院标准

1. 患者生命体征稳定,常规化验无明显异常,进食可。

2. 查体见切口无异常,Ⅱ级或甲级愈合。

3. 无与本病相关的其他并发症及术后并发症发生。

(十一)变异及原因分析

1. *患者原因导致的变异*　如不同意治疗方案、个人原因要求出(转)院、院外服用手术禁忌药、月经期、对诊疗计划不满要求出路径、相关检查或检验院外(门诊)已做等。

2. 围术期并发症　根据患者肿瘤生长的部位和大小、是否术前靶向药物治疗、肿瘤与周围脏器的关系等，有可能出现手术相关并发症，如出血较多、感染、需多脏器联合切除、胃肠排空障碍、胃瘫等，可能造成住院时间延长和费用增加。

3. 内科合并症　部分患者通常存在很多内科合并症，如脑血管疾病或心血管疾病、糖尿病、血栓等，手术可能导致这些疾病加重而需要治疗，从而延长治疗时间和住院费用。

4. 节假日　术前患者如住院后赶上节假日，使手术推迟，延长住院时间，增加费用。

5. 辅诊科室原因导致的变异　如检查、检验、手术、病理检查（不及时、结果错报、标本不合格）等原因延长住院时间、增加费用等。

6. 管理原因导致的变异　如系统暂不支持、系统瘫痪、需要修订流程、需要修订制度等。

二、胃间质瘤行胃间质瘤切除术或胃肠道部分切除＋消化道重建术临床路径表单

<table>
<tr><td colspan="2">适用对象</td><td colspan="3">第一诊断为胃间质瘤（ICD-10：D37.704，M89360/1 或 C16，M89360/3）行胃间质瘤切除术或胃肠道部分切除＋消化道重建术（ICD-9-CM-3：43.4－43.8）的患者</td></tr>
<tr><td colspan="2">患者基本信息</td><td colspan="2">姓名：____　性别：____　年龄：____　门诊号：____
住院号：______　过敏史：______
住院日期：____年____月____日
出院日期：____年____月____日</td><td>标准住院日：17～20 天</td></tr>
<tr><td colspan="2">时间</td><td>住院第 1 天</td><td>住院第 2－6 天（术前日）</td><td>住院第 7 天（手术日）</td></tr>
<tr><td rowspan="4">主要诊疗工作</td><td>制度落实</td><td>□ 入院 2 小时内经治医师或值班医师完成接诊
□ 入院 24 小时内主管医师完成检诊
□ 专科会诊（必要时）</td><td>□ 三级医师查房
□ 组织术前讨论、术前评估和决定手术方案</td><td>□ 手术
□ 向患者及其家属简单交代手术过程及术后注意事项
□ 上级医师查房
□ 麻醉医师查房</td></tr>
<tr><td>病情评估</td><td>□ 经治医师询问病史与体格检查
□ 完成营养评分、深静脉血栓栓塞症风险评分</td><td>□ 上级医师进行术前评估</td><td>□ 观察有无术后并发症并采取相应处理</td></tr>
<tr><td>病历书写</td><td>□ 入院 8 小时内完成首次病程记录
□ 入院 24 小时内完成入院记录
□ 完成主管医师查房记录</td><td>□ 住院医师完成上级医师查房记录、术前小结、术前讨论等</td><td>□ 术者完成手术记录
□ 住院医师完成术后病程记录</td></tr>
<tr><td>知情同意</td><td>□ 患者或其家属在入院记录单上签字</td><td>□ 向患者及其家属交代围术期注意事项并签署《手术知情同意书》《自费用品协议书》《输血同意书》《委托书》（患者本人不能签名时）
□ 麻醉医师查房，向患者及其家属交代麻醉注意事项并签署《麻醉知情同意书》</td><td>□ 告知患者及其家属手术情况及术后注意事项</td></tr>
</table>

（续 表）

<table>
<tr><td rowspan="2">主要诊疗工作</td><td colspan="2">手术治疗</td><td></td><td>□ 预约手术</td><td>□ 实施手术（手术安全核查记录、手术清点记录）</td></tr>
<tr><td colspan="2">其他</td><td>□ 及时通知上级医师检诊
□ 经治医师检查、整理病历资料</td><td></td><td></td></tr>
<tr><td rowspan="9">重点医嘱</td><td rowspan="4">长期医嘱</td><td>护理医嘱</td><td>□ 按普通外科护理常规
□ 二级护理</td><td>□ 按普通外科护理常规
□ 二级护理</td><td>□ 按普通外科术后护理常规
□ 一级护理</td></tr>
<tr><td>处置医嘱</td><td></td><td>□ 营养支持</td><td>□ 心电监护、吸氧
□ 大换药
□ 记录出入量、引流情况</td></tr>
<tr><td>膳食医嘱</td><td>□ 流食
□ 糖尿病饮食
□ 低盐、低脂饮食
□ 低盐、低脂、糖尿病饮食</td><td>□ 禁食、水
□ 清流食
□ 流食
□ 半流食</td><td>□ 禁食、水
□ 营养支持</td></tr>
<tr><td>药物医嘱</td><td>□ 自带药（必要时）</td><td>□ 自带药（必要时）</td><td>□ 自带药（必要时）
□ 补液、营养支持
□ 胃黏膜保护药、抑酸药</td></tr>
<tr><td rowspan="4">临时医嘱</td><td>检查检验</td><td>□ 血常规（含 C 反应蛋白＋IL-6）
□ 尿常规
□ 粪常规
□ 血型
□ 凝血四项
□ 普通生化检验项目
□ 血清术前八项
□ 性腺功能
□ 胸部正位 X 线片
□ 心电图检查（多导心电图）
□ 胃肠镜、腹部超声、CT、MRI 检查
□ PET-CT 检查（必要时）</td><td>□ 血常规（含 C 反应蛋白＋IL-6）
□ 尿常规
□ 粪常规
□ 血型
□ 凝血四项
□ 普通生化检验项目
□ 血清术前八项
□ 性腺功能
□ 胸部正位 X 线片
□ 心电图检查（多导心电图）
□ 胃肠镜、腹部超声、CT、MRI 检查
□ PET-CT 检查（必要时）</td><td></td></tr>
<tr><td>药物医嘱</td><td></td><td>□ 抗生素（预防）</td><td>□ 抗生素
□ 止血药、镇痛药
□ 营养支持</td></tr>
<tr><td>手术医嘱</td><td></td><td>□ 术前医嘱
□ 准备明日在全身麻醉下行胃间质瘤切除术或胃肠道部分切除＋消化道重建术</td><td></td></tr>
<tr><td>处置医嘱</td><td>□ 静脉抽血送检
□ 动脉抽血送检</td><td>□ 术前禁食、水
□ 备皮（＞$30cm^2$）
□ 胃肠减压</td><td>□ 心电监护、吸氧、雾化
□ 大换药
□ 记录出入量、引流情况</td></tr>
</table>

（续　表）

主要护理工作	健康宣教	□ 入院宣教(住院环境、规章制度) □ 进行护理安全指导 □ 进行等级护理、活动范围指导 □ 进行饮食指导 □ 进行关于疾病知识的宣教 □ 检查、检验项目的目的和意义	□ 术前宣教	□ 术后心理疏导 □ 指导术后康复训练 □ 指导术后注意事项
	护理处置	□ 患者身份核对 □ 佩戴腕带 □ 建立入院病历,通知医师 □ 入院介绍:介绍责任护士,病区环境、设施、规章制度、基础护理服务项目 □ 询问病史,填写护理记录单首页 □ 观察病情变化 □ 测量基本生命体征 □ 抽血、留取标本 □ 心理护理与生活护理 □ 根据评估结果采取相应的护理措施 □ 通知检查项目及注意事项	□ 术前患者准备(手术前沐浴、更衣、备皮) □ 检查术前物品准备 □ 与手术室护士交接 □ 术后观察病情变化 □ 测量基本生命体征 □ 心理护理与生活护理 □ 指导并监督患者治疗与康复训练 □ 遵医嘱用药 □ 根据评估结果采取相应的护理措施 □ 完成护理记录	□ 观察患者情况
	护理评估	□ 一般评估:生命体征、神志、皮肤、药物过敏史等 □ 专科评估:生活自理能力 □ 风险评估:评估有无跌倒、坠床、褥疮风险 □ 心理评估 □ 营养评估 □ 疼痛评估 □ 康复评估		□ 评估伤口疼痛情况 □ 观察伤口敷料有无渗出并报告医师 □ 风险评估:评估有无跌倒、坠床、褥疮、导管滑脱、液体外渗的风险
	专科护理		□ 备皮后协助患者洗澡、更换病员服	□ 手术后心理护理与生活护理 □ 指导患者功能锻炼
	饮食指导	□ 根据医嘱通知配餐员准备膳食 □ 协助患者进餐	□ 提醒患者术前禁食、水	□ 禁食、水
	活动体位	□ 根据病情指导患者活动	□ 根据病情指导患者活动	□ 根据病情指导患者活动
	洗浴要求	□ 协助患者洗澡、更换病员服		

（续　表）

病情变异记录			□ 无　□ 有，原因： □ 患者　□ 疾病　□ 医疗 □ 护理　□ 保障　□ 管理	□ 无　□ 有，原因： □ 患者 □ 疾病 □ 医疗 □ 护理 □ 保障 □ 管理	□ 无　□ 有，原因： □ 患者 □ 疾病 □ 医疗 □ 护理 □ 保障 □ 管理
护士签名			白班　小夜班　大夜班	白班　小夜班　大夜班	白班　小夜班　大夜班
医师签名					
时间			住院第 8 天（术后第 1 天）	住院第 9 天（术后第 2 天）	住院第 10 天（术后第 3 天）
主要诊疗工作	制度落实		□ 上级医师查房	□ 上级医师查房	□ 上级医师查房
	病情评估		□ 观察伤口情况、引流量及体温等生命体征变化，并做相应处理	□ 观察伤口情况、引流量及体温等生命体征变化，并做相应处理 □ 鼓励患者床上翻身	□ 观察伤口情况、引流量及体温等生命体征变化，并做相应处理 □ 鼓励患者床旁活动
	病历书写		□ 住院医师完成上级医师查房记录	□ 住院医师完成上级医师查房记录	□ 住院医师完成上级医师查房记录
	知情同意				
	手术治疗				
	其他				
重点医嘱	长期医嘱	护理医嘱	□ 按普通外科术后护理常规 □ 一级护理	□ 按普通外科术后护理常规 □ 一级护理	□ 按普通外科术后护理常规 □ 一级护理
		处置医嘱	□ 大换药 □ 留置导尿 □ 腹腔引流管记录引流量	□ 大换药 □ 留置导尿 □ 腹腔引流管记录引流量	□ 大换药 □ 留置导尿 □ 腹腔引流管记录引流量
		膳食医嘱	□ 禁食、水	□ 禁食、水	□ 禁食、水
		药物医嘱	□ 抗生素 □ 营养支持 □ 镇痛药 □ 镇吐药	□ 抗生素 □ 镇痛药 □ 营养支持 □ 镇吐药	□ 抗生素 □ 营养支持 □ 镇痛药 □ 镇吐药
	临时医嘱	检查检验	□ 血常规（含 C 反应蛋白＋IL-6） □ 凝血四项 □ 普通生化检验项目	□ 血常规（含 C 反应蛋白＋IL-6） □ 普通生化检验项目	□ 血常规（含 C 反应蛋白＋IL-6） □ 普通生化检验项目
		药物医嘱	□ 抗生素 □ 营养支持 □ 镇痛药 □ 镇吐药	□ 抗生素 □ 营养支持 □ 镇痛药 □ 镇吐药	□ 抗生素 □ 营养支持 □ 镇痛药 □ 镇吐药
		手术医嘱			
		处置医嘱	□ 静脉抽血送检	□ 静脉抽血送检	□ 静脉抽血送检

（续　表）

<table>
<tr><td rowspan="8">主要护理工作</td><td>健康宣教</td><td colspan="3">□ 术后心理疏导
□ 指导患者术后注意事项</td><td colspan="3">□ 术后心理疏导
□ 指导患者术后注意事项</td><td colspan="3">□ 术后心理疏导
□ 指导患者术后注意事项</td></tr>
<tr><td>护理处置</td><td colspan="3">□ 心理护理与生活护理
□ 指导并监督患者治疗，遵医嘱用药
□ 根据评估结果采取相应的护理措施
□ 完成护理记录</td><td colspan="3">□ 心理护理与生活护理
□ 指导并监督患者治疗，遵医嘱用药
□ 根据评估结果采取相应的护理措施
□ 完成护理记录</td><td colspan="3">□ 心理护理与生活护理
□ 指导并监督患者治疗，遵医嘱用药
□ 根据评估结果采取相应的护理措施
□ 完成护理记录</td></tr>
<tr><td>护理评估</td><td colspan="3">□ 一般评估：生命体征、神志、皮肤、药物过敏史等
□ 专科评估：生活自理能力
□ 风险评估：评估有无跌倒、坠床、褥疮风险
□ 心理评估
□ 营养评估
□ 疼痛评估
□ 康复评估</td><td colspan="3">□ 一般评估：生命体征、神志、皮肤、药物过敏史等
□ 专科评估：生活自理能力
□ 风险评估：评估有无跌倒、坠床、褥疮风险
□ 心理评估
□ 营养评估
□ 疼痛评估
□ 康复评估</td><td colspan="3">□ 一般评估：生命体征、神志、皮肤、药物过敏史等
□ 专科评估：生活自理能力
□ 风险评估：评估有无跌倒、坠床、褥疮风险
□ 心理评估
□ 营养评估
□ 疼痛评估
□ 康复评估</td></tr>
<tr><td>专科护理</td><td colspan="3">□ 指导患者康复锻炼
□ 指导患者腹部绷带的使用方法</td><td colspan="3">□ 指导患者康复锻炼
□ 指导患者腹部绷带的使用方法</td><td colspan="3">□ 指导患者康复锻炼
□ 指导患者腹部绷带的使用方法</td></tr>
<tr><td>饮食指导</td><td colspan="3">□ 禁食、水</td><td colspan="3">□ 禁食、水</td><td colspan="3">□ 禁食、水</td></tr>
<tr><td>活动体位</td><td colspan="3">□ 根据护理等级指导患者活动</td><td colspan="3">□ 根据护理等级指导患者活动</td><td colspan="3">□ 根据护理等级指导患者活动</td></tr>
<tr><td>洗浴要求</td><td colspan="3">□ 告知患者切口处伤口保护方法</td><td colspan="3">□ 告知患者切口处伤口保护方法</td><td colspan="3">□ 告知患者切口伤口处保护方法</td></tr>
<tr><td colspan="2">病情变异记录</td><td colspan="3">□ 无　□ 有，原因：
□ 患者　□ 疾病　□ 医疗
□ 护理　□ 保障　□ 管理</td><td colspan="3">□ 无　□ 有，原因：
□ 患者　□ 疾病　□ 医疗
□ 护理　□ 保障　□ 管理</td><td colspan="3">□ 无　□ 有，原因：
□ 患者　□ 疾病　□ 医疗
□ 护理　□ 保障　□ 管理</td></tr>
<tr><td colspan="2" rowspan="2">护士签名</td><td>白班</td><td>小夜班</td><td>大夜班</td><td>白班</td><td>小夜班</td><td>大夜班</td><td>白班</td><td>小夜班</td><td>大夜班</td></tr>
<tr><td></td><td></td><td></td><td></td><td></td><td></td><td></td><td></td><td></td></tr>
<tr><td colspan="2">医师签名</td><td colspan="3"></td><td colspan="3"></td><td colspan="3"></td></tr>
</table>

（续　表）

时间			住院第 11—14 天 （术后第 4—7 天）	住院第 15—16 天 （术后第 8—9 天）	住院第 17—20 天 （出院日）
主要诊疗工作	制度落实		□ 上级医师查房	□ 上级医师查房	□ 上级医师查房
	病情评估		□ 观察伤口情况、引流量及体温等生命体征变化，并做相应处理	□ 观察伤口情况、引流量及体温等生命体征变化，并做相应处理 □ 根据情况拔除引流管	□ 上级医师进行治疗效果、预后和出院评估 □ 出院宣教
	病历书写		□ 住院医师完成上级医师查房记录	□ 住院医师完成上级医师查房记录	□ 出院当天病程记录（有上级医师指示出院） □ 出院后 24 小时内完成出院记录 □ 出院后 24 小时内完成病案首页
	知情同意				□ 告知患者及其家属出院后注意事项（指导出院后功能锻炼，复诊时间、地点，发生紧急情况时的处理等）
	手术治疗				
	其他				□通知出院 □ 开具出院介绍信 □ 开具诊断证明 □ 出院带药 □ 预约门诊复查时间
重点医嘱	长期医嘱	护理医嘱	□ 按普通外科术后护理常规 □ 二级护理	□ 按普通外科术后护理常规 □ 二级护理	□ 按普通外科术后护理常规 □ 二级护理
		处置医嘱	□ 大换药 □ 大静脉护理	□ 大换药 □ 大静脉护理	□ 大换药 □ 大静脉护理
		膳食医嘱	□ 清流食 □ 营养支持	□ 流食 □ 营养支持	□ 半流食
		药物医嘱	□ 抗生素 □ 镇痛药 □ 镇吐药 □ 营养支持	□ 镇吐药 □ 营养支持	□ 镇吐药 □ 营养支持
	临时医嘱	检查检验	□ 血常规（含 C 反应蛋白＋IL-6） □ 凝血四项 □ 普通生化检验项目	□ 血常规（含 C 反应蛋白＋IL-6） □ 普通生化检验项目	□ 血常规（含 C 反应蛋白＋IL-6） □ 普通生化检验项目
		药物医嘱			
		手术医嘱			
		处置医嘱	□ 静脉抽血送检	□ 静脉抽血送检	□ 静脉抽血送检 □ 拆线

（续　表）

<table>
<tr><td rowspan="8">主要护理工作</td><td>健康宣教</td><td colspan="3">□ 术后心理疏导
□ 指导患者术后注意事项</td><td colspan="3">□ 术后心理疏导
□ 指导患者术后注意事项</td><td colspan="3">□ 术后心理疏导
□ 指导患者出院注意事项</td></tr>
<tr><td>护理处置</td><td colspan="3">□ 心理护理与生活护理
□ 指导并监督患者治疗，遵医嘱用药
□ 根据评估结果采取相应的护理措施
□ 完成护理记录</td><td colspan="3">□ 心理护理与生活护理
□ 指导并监督患者治疗，遵医嘱用药
□ 根据评估结果采取相应的护理措施
□ 完成护理记录</td><td colspan="3">□ 心理护理与生活护理
□ 观察患者情况
□ 核对患者医疗费用
□ 协助患者办理出院手续
□ 整理床单位</td></tr>
<tr><td>护理评估</td><td colspan="3">□ 一般评估：生命体征、神志、皮肤、药物过敏史等
□ 专科评估：生活自理能力
□ 风险评估：评估有无跌倒、坠床、褥疮风险
□ 心理评估
□ 营养评估
□ 疼痛评估
□ 康复评估</td><td colspan="3">□ 一般评估：生命体征、神志、皮肤、药物过敏史等
□ 专科评估：生活自理能力
□ 风险评估：评估有无跌倒、坠床、褥疮风险
□ 心理评估
□ 营养评估
□ 疼痛评估
□ 康复评估</td><td colspan="3">□ 一般评估：生命体征、神志、皮肤、药物过敏史等
□ 专科评估：生活自理能力
□ 风险评估：评估有无跌倒、坠床、褥疮风险
□ 心理评估
□ 营养评估
□ 疼痛评估
□ 康复评估</td></tr>
<tr><td>专科护理</td><td colspan="3">□ 指导患者康复锻炼
□ 指导患者腹部绷带的使用方法</td><td colspan="3">□ 指导患者康复锻炼
□ 指导患者腹部绷带的使用方法</td><td colspan="3">□ 指导患者康复锻炼
□ 指导患者腹部绷带的使用方法</td></tr>
<tr><td>饮食指导</td><td colspan="3">□ 清流食</td><td colspan="3">□ 流食</td><td colspan="3">□ 半流食</td></tr>
<tr><td>活动体位</td><td colspan="3">□ 根据病情恢复情况指导患者活动</td><td colspan="3">□ 根据病情恢复情况指导患者活动</td><td colspan="3">□ 根据病情恢复情况指导患者活动</td></tr>
<tr><td>床上擦浴要求</td><td colspan="3">□ 告知患者切口处伤口保护方法</td><td colspan="3">□ 告知患者切口处伤口保护方法</td><td colspan="3">□ 告知患者切口处伤口保护方法</td></tr>
<tr><td colspan="2">病情变异记录</td><td colspan="3">□ 无　□ 有，原因：
□ 患者　□ 疾病　□ 医疗
□ 护理　□ 保障　□ 管理</td><td colspan="3">□ 无　□ 有，原因：
□ 患者　□ 疾病　□ 医疗
□ 护理　□ 保障　□ 管理</td><td colspan="3">□ 无　□ 有，原因：
□ 患者　□ 疾病　□ 医疗
□ 护理　□ 保障　□ 管理</td></tr>
<tr><td colspan="2" rowspan="2">护士签名</td><td>白班</td><td>小夜班</td><td>大夜班</td><td>白班</td><td>小夜班</td><td>大夜班</td><td>白班</td><td>小夜班</td><td>大夜班</td></tr>
<tr><td></td><td></td><td></td><td></td><td></td><td></td><td></td><td></td><td></td></tr>
<tr><td colspan="2">医师签名</td><td colspan="3"></td><td colspan="3"></td><td colspan="3"></td></tr>
</table>

胃平滑肌瘤行胃平滑肌瘤切除术、胃肠道部分切除＋消化道重建术临床路径

一、胃平滑肌瘤行胃平滑肌瘤切除术、胃肠道部分切除＋消化道重建术临床路径标准住院流程

(一)适用对象

第一诊断为胃平滑肌瘤(ICD-10:D13.101,M88900/0)拟行胃平滑肌瘤切除术、胃肠道部分切除＋消化道重建术(ICD-9-CM-3:43.4-43.7)的患者。

(二)诊断依据

根据《NCCN诊疗指南》。

1. 病史　早期多无症状,随着肿块增大,可出现腹部不适、腹部肿块、消化道出血等症状。

2. 体征　腹部肿块。

3. 辅助检查　B超、CT、上消化道X线钡剂检查和(或)内镜检查有助于诊断。

(三)治疗方案的选择及依据

根据《NCCN诊疗指南》,胃平滑肌瘤手术适应证:①胃平滑肌瘤直径＞5cm。②平滑肌瘤直径＜3cm者,如有消化道出血、黏膜糜烂等高度怀疑恶性的患者。

(四)标准住院日为11～30天

(五)进入路径标准

1. 第一诊断必须符合胃平滑肌瘤(ICD-10:D13.101,M88900/0)拟行胃平滑肌瘤切除术、胃肠道部分切除＋消化道重建术(ICD-9-CM-3:43.4-43.7)。

2. 当患者同时具有其他疾病诊断,但在住院期间不需要特殊处理也不影响第一诊断的临床路径流程实施时,可以进入路径。

(六)术前准备1～6天

1. 术前评估　术前24小时内完成术前病情评估,完成必要的检查,做出术前小结、术前讨论。

(1)必须检查的项目:①血常规、尿常规、粪常规、血型、凝血功能检查、普通生化检验项目、血清术前八项。②胸部X线片、心电图。③胃肠镜(超声)、腹盆腔CT、消化道造影检查,必要时行PET-CT检查。

(2)根据患者病情可选择的检查项目:①超声心动图、血气分析或肺功能(年龄＞60岁或既往有心、肺病史者)。②有相关疾病者必要时请相关科室医师会诊。

(3)营养评估:根据《解放军总医院新入院患者营养风险筛查表(NRS-2002)》为新入院患者进行营养评估,评分＞3分者告知医师,必要时给予营养支持。

(4)心理评估:由心理科医师根据病情需要实施评估。

(5)疼痛评估:根据《视觉模拟评分(VAS)》实施疼痛评估,评分＞7分者给予处置,必要时请疼痛科医师会诊。

(6)康复评估:根据《入院患者康复筛查和评估表》在患者入院后24小时内进行康复筛查

和评估。任何一项结果为“是”，告知医师，申请康复科医师会诊。

(7)深静脉血栓栓塞症风险评估：根据专科《深静脉血栓栓塞症评估量表》在患者入院后24小时内进行风险筛查和评估。风险结果为“高危”者，则申请血管外科或介入导管室医师会诊。

2. 术前准备

(1)术前谈话：术者应在术前1天与患者及其亲属谈话，告知手术方案、相关风险、用血计划、术后转归、置入材料、手术费用和患者及亲属权益，并履行书面知情同意手续。告知高值耗材的使用及费用。

(2)术前抗血小板药物负荷应用。

(3)通知手术室准备手术间、手术药品、手术物品及特殊耗材。

(4)护士做心理护理，交代注意事项：防褥疮、防跌倒、指导患者戒烟(若患者吸烟)等，并进行术前宣教。

(5)手术部位标识：术者、第一助手或经治医师在术前1天应对手术部位做体表标识，急诊手术由接诊医师或会诊外科医师标记，标记过程应有责任护士、患者及其亲属共同参与，并记入手术安排表。

(6)术前1天麻醉医师访视：制订麻醉计划、完成评估、确定麻醉方式，并记入《麻醉术前访视记录》，告知患者及其家属麻醉适应证、麻醉目的、麻醉风险、可能出现的情况及其处理原则、替代方案等，签署《麻醉知情同意书》并归入病历。

(七)药品选择及使用时机

1. 抗菌药物　参照《抗菌药物临床应用指导原则》(卫医发[2004]285号)，根据患者病情不使用或选择合适的抗生素及抗生素应用的具体时间。手术前0.5～2小时、术后预防性使用抗菌药物2天。

2. 靶向药物　甲磺酸伊马替尼片(格列卫)，参照《NCCN指南》，根据患者病情、术后病理检查结果选择应用的具体时间(术前新辅助用药、术后辅助用药)。

(八)手术日为住院第6—10天

1. 手术安全核对：患者入手术间后由手术医师、麻醉医师、巡回护士和患者本人共同核对患者身份、手术部位与标识、手术方式。手术医师、麻醉医师、巡回护士三方按《手术安全核对表》逐项核对，共同签名。

2. 麻醉方式：全身麻醉。

3. 术中用药：麻醉常规用药、镇痛药等。

4. 手术方式：胃平滑肌瘤切除术、胃肠道部分切除＋消化道重建术。

5. 手术器械：根据病变情况选择手术器械。

6. 输血：视术中出血情况而定。

7. 经治医师或手术医师应即刻完成手术记录(术者)、术后首次病程记录，观察患者术后病情变化。

(九)术后住院恢复10～20天

1. 必要时复查的项目：血常规、普通生化检验项目、C反应蛋白、引流液细菌培养。

2. 术后用药

(1)抗菌药物：参照《抗菌药物临床应用指导原则》(卫医发[2004]285号)执行。

(2)其他对症药物:镇痛药、镇咳药、抗肿瘤药等。

(3)靶向药物:根据患者术后病理检查结果、基因分析情况,选择甲磺酸伊马替尼、索坦等。

3. 上级医师在术后 3 天内至少查房 1 次,根据术中和术后情况修订术后治疗计划。

4. 麻醉医师在术后 3 天内访视患者,如有特殊情况应详细记录,及时与手术医师或重症监护室医师沟通并迅速处理。

5. 术后换药:术后第 2—3 天给予清洁换药,并根据切口情况决定换药频次,无特殊情况者每 3 天 1 次;根据引流目的及引流情况决定是否拔除引流管。

6. 术后护理:观察患者引流情况、伤口敷料有无渗出、切口疼痛、肺部呼吸音、下肢静脉血栓是否形成等情况,并在有异常时立即通知医师处理,指导患者术后咳痰、协助翻身等,术后 3 天可酌情床旁活动。

(十)出院标准

1. 患者生命体征稳定、常规化验无明显异常,进食可。

2. 切口无异常。

3. 无与本病相关的其他并发症及术后并发症发生。

(十一)变异及原因分析

1. 内科合并症　患者可能合并其他内科基础疾病,围术期需要详细检查内科情况并请相关科室医师会诊,术前准备时间需延长;同时使用相关药物,将增加住院费用。

2. 围术期并发症　根据患者肿瘤生长的部位和大小、是否术前靶向药物治疗、肿瘤与周围脏器的关系等,有可能出现手术相关并发症,如出血较多、需要多脏器联合切除、胃肠排空障碍、胃瘫等,可能造成住院时间延长和费用增加。

二、胃平滑肌瘤行胃平滑肌瘤切除术、胃肠道部分切除+消化道重建术临床路径表单

适用对象		第一诊断为胃平滑肌瘤(ICD-10:D13.101,M88900/0)拟行胃平滑肌瘤切除术、胃肠道部分切除+消化道重建术(ICD-9-CM-3:43.4-43.7)的患者		
患者基本信息		姓名:____ 性别:____ 年龄:____ 门诊号:____ 住院号:______ 过敏史:______ 住院日期:____年____月____日 出院日期:____年____月____日		标准住院日:11～30 天
时间		住院第 1—6 天	住院第 7—10 天(手术日)	住院第 11—30 天(出院日)
主要诊疗工作	制度落实	□ 入院 2 小时内经治医师或值班医师完成接诊 □ 入院 24 小时内主管医师完成检诊 □ 专科会诊(必要时) □ 完成术前准备 □ 组织术前讨论 □ 手术部位标识	□ 三级医师查房 □ 手术安全核查	□ 手术医师查房

（续　表）

主要诊疗工作	病情评估		□ 经治医师询问病史与体格检查 □ 完成营养评分 □ 完成深静脉血栓栓塞症风险评分	□ 根据影像学检查结果拟定手术方式	□ 上级医师进行治疗效果、预后和出院评估 □ 出院宣教
	病历书写		□ 入院 8 小时内完成首次病程记录 □ 入院 24 小时内完成入院记录 □ 完成主管医师查房记录 □ 完成术前讨论、术前小结	□ 术者或第一助手术后 24 小时内完成手术记录（术者签字） □ 术后即刻完成术后首次病程记录	□ 出院前一天病程记录（有上级医师指示出院） □ 出院后 24 小时内完成出院记录 □ 出院后 24 小时内完成病案首页
	知情同意		□ 患者或其家属在入院记录单上签字 □ 术前谈话，告知患者及其家属病情和围术期注意事项并签署《手术知情同意书》《授权委托书》（患者本人不能签名时）《自费用品协议书》（必要时）《军人目录外耗材审批单》（必要时）等文件	□ 告知患者及其家属手术情况及术后注意事项	□ 告知患者及其家属出院后注意事项（石蜡切片病理检查结果回报、后续靶向治疗、基因分型等，预后及复诊的时间、地点，发生紧急情况时的处理等）
	手术治疗		□ 预约手术	□ 实施手术（手术安全核查记录、手术清点记录）	
	其他		□ 及时通知上级医师检诊 □ 经治医师检查、整理病历资料	□ 术后病情交接 □ 观察手术切口及引流情况 □ 检查住院押金使用情况	□ 通知出院 □ 开具出院介绍信 □ 开具诊断证明书 □ 出院带药 □ 预约门诊复诊时间
重点医嘱	长期医嘱	护理医嘱	□ 按普通外科护理常规 □ 二级护理	□ 按普通外科术后护理常规 □ 一级护理或二级护理	
		处置医嘱	□ 静脉抽血送检	□ 营养支持 □ 记录出入量、引流量 □ 切口换药	
		膳食医嘱	□ 流食 □ 糖尿病饮食 □ 低盐、低脂饮食 □ 低盐、低脂、糖尿病饮食	□ 禁食、水 □ 清流食 □ 流食 □ 半流食	
		药物医嘱	□ 自带药（必要时）	□ 镇痛药 □ 抑酸药、镇吐药	

（续 表）

重点医嘱	临时医嘱	检查检验	□ 血常规(含C反应蛋白+IL-6) □ 尿常规 □ 粪常规 □ 血型 □ 凝血四项 □ 普通生化检验项目 □ 血清术前八项 □ 性腺功能 □ 胸部正位X线片 □ 心电图检查(多导心电图) □ 胃肠镜、腹部超声、CT、MRI检查 □ PET-CT检查(必要时)	□ 血常规(含C反应蛋白+IL-6) □ 血生化检验项目 □ 凝血常规 □ 血气分析 □ 引流液细菌培养 □ X线胸片、超声检查(必要时)	
		药物医嘱		□ 抗生素(预防) □ 术前常规用药，如阿托品	□ 抗生素(必要时) □ 止血药 □ 镇吐药 □ 静脉营养 □ 镇痛药
		手术医嘱	□ 常规明日在全身麻醉下行胃平滑肌瘤切除术、胃肠道切除+消化道重建术		
		处置医嘱	□ 静脉抽血送检	□ 术前禁食、水 □ 备皮(>30cm²) □ 胃肠减压	□ 大换药 □ 出院
主要护理工作	健康宣教		□ 入院宣教(住院环境、规章制度) □ 进行护理安全指导 □ 进行等级护理、活动范围指导 □ 进行饮食指导 □ 进行关于疾病知识的宣教 □ 检查、检验项目的目的和意义	□ 术前宣教 □ 术后心理疏导 □ 指导术后康复训练 □ 指导术后注意事项	□ 出院宣教(康复训练方法、用药指导、换药时间及注意事项、复查时间等)

（续　表）

主要护理工作	护理处置	□ 患者身份核对 □ 佩戴腕带 □ 建立入院病历，通知医师 □ 入院介绍：介绍责任护士，病区环境、设施、规章制度、基础护理服务项目 □ 询问病史，填写护理记录单首页 □ 观察病情变化 □ 测量基本生命体征 □ 抽血、留取标本 □ 心理护理与生活护理 □ 根据评估结果采取相应的护理措施 □ 通知检查项目及注意事项	□ 术前患者准备（手术前沐浴、更衣、备皮） □ 检查术前物品准备 □ 与手术室护士交接 □ 术后观察病情变化 □ 测量基本生命体征 □ 心理护理与生活护理 □ 指导并监督患者治疗与康复训练 □ 遵医嘱用药 □ 根据评估结果采取相应的护理措施 □ 完成护理记录	□ 观察患者情况 □ 核对患者医疗费用 □ 协助患者办理出院手续 □ 指导并监督患者康复训练 □ 整理床单位
	护理评估	□ 一般评估：生命体征、神志、皮肤、药物过敏史等 □ 专科评估：生活自理能力 □ 风险评估：评估有无跌倒、坠床、褥疮风险 □ 心理评估 □ 营养评估 □ 疼痛评估 □ 康复评估	□ 评估伤口疼痛情况 □ 观察伤口敷料有无渗出并报告医师 □ 风险评估：评估有无跌倒、坠床、褥疮、导管滑脱、液体外渗的风险	
	专科护理	□ 观察患者恢复情况 □ 指导患者进行肺部呼吸锻炼 □ 指导患者腹部绷带的使用方法	□ 手术后心理护理与生活护理 □ 指导患者功能锻炼	□ 手术后心理护理与生活护理 □ 指导患者功能锻炼
	饮食指导	□ 根据医嘱通知配餐员准备膳食 □ 协助患者进餐	□ 协助患者进餐	
	活动体位	□ 根据护理等级指导患者活动	□ 根据护理等级指导患者活动	
	洗浴要求	□ 协助患者洗澡、更换病员服	□ 协助患者晨、晚间护理 □ 备皮后协助患者洗澡、更换病员服 □ 告知患者切口处伤口保护方法	

（续　表）

病情变异记录	□ 无　□ 有，原因： □ 患者　□ 疾病　□ 医疗 □ 护理　□ 保障　□ 管理			□ 无　□ 有，原因： □ 患者 □ 疾病 □ 医疗 □ 护理 □ 保障 □ 管理			□ 无　□ 有，原因： □ 患者 □ 疾病 □ 医疗 □ 护理 □ 保障 □ 管理		
护士签名	白班	小夜班	大夜班	白班	小夜班	大夜班	白班	小夜班	大夜班
医师签名									

胃息肉行胃部分切除术临床路径

一、胃息肉行胃部分切除术临床路径标准住院流程

（一）适用对象

第一诊断为胃息肉（ICD-10：K31.701）拟行胃部分切除术（ICD-9-CM-3：43.4201）的患者。

（二）诊断及临床分期依据

根据《黄家驷外科学》（第 7 版）（吴孟超、吴在德主编，人民卫生出版社）和《胃肠外科学》（王吉甫主编，人民卫生出版社）。

1. 腹痛或上腹不适，常由胃酸缺乏和胃酸低下所致。
2. 恶心、厌食、消化不良，因肿瘤引起的梗阻或胃功能紊乱所致。
3. 出血、黑粪。
4. 较大的息肉阻塞于幽门管或息肉样的胃窦黏膜进入十二指肠，可出现幽门梗阻症状。
5. 依靠胃镜活检来明确诊断。
6. X 线钡剂检查显示胃内单发或多处斑点状充盈缺损。

（三）治疗方案的选择及依据

根据《黄家驷外科学》（第 7 版）（吴孟超、吴在德主编，人民卫生出版社）和《胃肠外科学》（王吉甫主编，人民卫生出版社）。

胃部分切除或全胃切除术：适于胃息肉引起疼痛、出血、胃出口梗阻或有癌变可能者。视病变部位及大小行胃部分切除术，甚至全胃切除术。

（四）标准住院日为 7～10 天

（五）进入路径标准

1. 第一诊断必须符合胃息肉（ICD-10：K31.701）拟行胃部分切除术（ICD-9-CM-3：43.4201）。

2. 当患者同时具有其他疾病诊断，但在住院期间不需要特殊处理也不影响第一诊断的临床路径流程实施时，可以进入路径。

（六）术前准备（术前评估）1～3 天

1. 术前评估　术前 24 小时内完成术前病情评估，完成必要的检查，做出术前小结、术前讨论。

(1)必须检查的项目:①血常规、尿常规、粪常规、血型、凝血功能检查、普通生化检验项目、血清术前八项。②胸部X线片、心电图。③胃肠镜(超声)、腹盆腔CT、消化道造影检查,必要时行PET-CT检查。

(2)根据患者病情可选择的检查项目:①超声心动图、血气分析或肺功能(年龄＞60岁或既往有心、肺病史者)。②有相关疾病者必要时请相关科室医师会诊。

(3)营养评估:根据《解放军总医院新入院患者营养风险筛查表(NRS-2002)》为新入院患者进行营养评估,评分＞3分者告知医师,必要时给予营养支持。

(4)心理评估:由心理科医师根据病情需要实施评估。

(5)疼痛评估:根据《视觉模拟评分(VAS)》实施疼痛评估,评分＞7分者给予处置,必要时请疼痛科医师会诊。

(6)康复评估:根据《入院患者康复筛查和评估表》在患者入院后24小时内进行康复筛查和评估。任何一项结果为"是",告知医师,申请康复科医师会诊。

(7)深静脉血栓栓塞症风险评估:根据专科《深静脉血栓栓塞症评估量表》,在患者入院后24小时内进行风险筛查和评估。风险结果为"高危"者,则申请血管外科或介入导管室医师会诊。

2. 术前准备

(1)术前谈话:术者应在术前1天与患者及其亲属谈话,告知手术方案、相关风险、用血计划、术后转归、置入材料、手术费用和患者及亲属权益,并履行书面知情同意手续。告知高值耗材的使用及费用。

(2)术前抗血小板药物负荷应用。

(3)通知手术室准备手术间、手术药品、手术物品及特殊耗材。

(4)护士做心理护理,交代注意事项:防褥疮、防跌倒、指导患者戒烟(若患者吸烟)等,并进行术前宣教。

(5)手术部位标识:术者、第一助手或经治医师在术前1天应对手术部位做体表标识,急诊手术由接诊医师或会诊外科医师标记,标记过程应有责任护士、患者及其亲属共同参与,并记入手术安排表。

(6)术前1天麻醉医师访视:制订麻醉计划、完成评估、确定麻醉方式,并记入《麻醉术前访视记录》,告知患者及其家属麻醉适应证、麻醉目的、麻醉风险、可能出现的情况及其处理原则、替代方案等,签署《麻醉知情同意书》并归入病历。

(七)预防性抗菌药物选择与使用时机

1. 抗菌药物　参照《抗菌药物临床应用指导原则》(卫医发[2004]285号),根据患者病情不使用或选择合适的抗生素及抗生素应用的具体时间。

2. 使用时机　手术前0.5～2小时、术后预防性使用2天。

(八)手术日为住院第4—5天

1. 手术安全核对:患者入手术间后由手术医师、麻醉医师、巡回护士和患者本人共同核对患者身份、手术部位与标识、手术方式。手术医师、麻醉医师、巡回护士三方按《手术安全核对表》逐项核对,共同签名。

2. 麻醉方式:全身麻醉。

3. 术中用药:麻醉常规用药、镇痛药等。

4. 手术方式:胃部分切除术。

5. 手术器械：根据病变情况选择手术器械。

6. 输血：视术中出血情况而定。

7. 经治医师或手术医师应即刻完成手术记录（术者）、术后首次病程记录，观察患者术后病情变化。

（九）术后住院恢复3～5天

1. 术后病理检查与诊断　①标本取材；②包埋制片；③切片诊断图文报告。

2. 必须复查的检查项目　血常规、肝功能、肾功能、电解质、血糖、消化道肿瘤标志物。

3. 术后用药　按照《抗菌药物临床应用指导原则》（卫医发［2004］285号）执行，并结合患者的病情决定抗菌药物的选择与使用时间。

（十）出院标准

1. 患者伤口愈合好，引流管拔除，伤口无感染，无皮下积液。

2. 患者恢复经口进食，可以满足日常能量和营养素供给。

3. 没有需要住院处理的并发症。

（十一）变异及原因分析

1. 经评估，患者身体状态不能承受腹部大型手术或全身麻醉而未接受手术治疗者视为变异。

2. 经评估，息肉较小、可在内镜辅助下治疗者进入相应路径。

二、胃息肉行胃部分切除术临床路径表单

<table>
<tr><td colspan="2">适用对象</td><td colspan="3">第一诊断为胃息肉（ICD-10：K31.701）拟行胃部分切除术（ICD-9-CM-3：43.4201）的患者</td></tr>
<tr><td colspan="2">患者基本信息</td><td colspan="2">姓名：____　性别：____　年龄：____　门诊号：____
住院号：______　过敏史：______
住院日期：____年____月____日
出院日期：____年____月____日</td><td>标准住院日：7～10天</td></tr>
<tr><td colspan="2">时间</td><td>住院第1—3天</td><td>住院第4—5天（手术日）</td><td>住院第6—10天（出院日）</td></tr>
<tr><td rowspan="2">主要诊疗工作</td><td>制度落实</td><td>□ 入院2小时内经治医师或值班医师完成接诊
□ 入院24小时内主管医师完成检诊
□ 专科会诊（必要时）
□ 完成术前准备
□ 组织术前讨论
□ 手术部位标识</td><td>□ 三级医师查房
□ 手术安全核查</td><td>□ 手术医师查房</td></tr>
<tr><td>病情评估</td><td>□ 经治医师询问病史与体格检查
□ 完成营养评分
□ 完成深静脉血栓栓塞症风险评分</td><td>□ 根据影像学检查结果拟定手术方案</td><td>□ 上级医师进行治疗效果、预后和出院评估
□ 出院宣教</td></tr>
</table>

（续 表）

<table>
<tr><td rowspan="4">主要诊疗工作</td><td colspan="2">病历书写</td><td>□ 入院 8 小时内完成首次病程记录
□ 入院 24 小时内完成入院记录
□ 完成主管医师查房记录
□ 完成术前讨论、术前小结</td><td>□ 术者或第一助手术后 24 小时内完成手术记录（术者签名）
□ 术后即刻完成术后首次病程记录</td><td>□ 出院前 1 天病程记录（有上级医师指示出院）
□ 出院后 24 小时内完成出院记录
□ 出院后 24 小时内完成病案首页</td></tr>
<tr><td colspan="2">知情同意</td><td>□ 患者或其家属在入院记录单上签字
□ 术前谈话，告知患者及其家属病情和围术期注意事项并签署《手术知情同意书》《授权委托书》（患者本人不能签名时）《自费用品协议书》（必要时）《军人目录外耗材审批单》（必要时）等文件</td><td>□ 告知患者及其家属手术情况及术后注意事项</td><td>□ 告知患者及其家属出院后注意事项（石蜡切片病理检查结果回报、后续靶向治疗、基因分型等，预后及复诊的时间、地点，发生紧急情况时的处理等）</td></tr>
<tr><td colspan="2">手术治疗</td><td>□ 预约手术</td><td>□ 实施手术（手术安全核查记录、手术清点记录）</td><td></td></tr>
<tr><td colspan="2">其他</td><td>□ 及时通知上级医师检诊
□ 经治医师检查、整理病历资料</td><td>□ 术后病情交接
□ 观察手术切口及引流情况
□ 检查住院押金</td><td>□ 通知出院
□ 开具出院介绍信
□ 开具诊断证明书
□ 出院带药
□ 预约门诊复诊时间</td></tr>
<tr><td rowspan="4">重点医嘱</td><td rowspan="4">长期医嘱</td><td>护理医嘱</td><td>□ 按普通外科护理常规
□ 二级护理</td><td>□ 按普通外科术后护理常规
□ 一级护理或二级护理</td><td></td></tr>
<tr><td>处置医嘱</td><td>□ 静脉抽血送检</td><td>□ 营养支持
□ 记录出入量、引流量
□ 切口换药</td><td></td></tr>
<tr><td>膳食医嘱</td><td>□ 流食
□ 糖尿病饮食
□ 低盐、低脂饮食
□ 低盐、低脂、糖尿病饮食</td><td>□ 禁食、水
□ 清流食
□ 流食
□ 半流食</td><td></td></tr>
<tr><td>药物医嘱</td><td>□ 自带药（必要时）</td><td>□ 镇痛药
□ 抑酸药、镇吐药</td><td></td></tr>
</table>

（续　表）

重点医嘱	临时医嘱	检查检验	□ 血常规(含C反应蛋白+IL-6) □ 尿常规 □ 粪常规 □ 血型 □ 凝血四项 □ 普通生化检验项目 □ 血清术前八项 □ 性腺功能 □ 胸部正位X线片 □ 心电图检查(多导心电图) □ 胃肠镜、腹部超声、CT、MRI检查 □ PET-CT检查(必要时)	□ 血常规(含C反应蛋白+IL-6) □ 血生化检验项目 □ 凝血常规 □ 血气分析 □ 引流液细菌培养 □ X线胸片、超声检查(必要时)	
		药物医嘱		□ 抗生素(预防) □ 术前常规用药，如阿托品	□ 抗生素(必要时) □ 止血药 □ 镇吐药 □ 静脉营养 □ 镇痛药
		手术医嘱	□ 常规明日在全身麻醉下行胃部分切除术		
		处置医嘱	□ 静脉抽血送检	□ 术前禁食、水 □ 备皮(>30cm^2) □ 胃肠减压	□ 大换药 □ 出院
主要护理工作	健康宣教		□ 入院宣教(住院环境、规章制度) □ 进行护理安全指导 □ 进行等级护理、活动范围指导 □ 进行饮食指导 □ 进行关于疾病知识的宣教 □ 检查、检验项目的目的和意义	□ 术前宣教 □ 术后心理疏导 □ 指导术后康复训练 □ 指导术后注意事项	□ 出院宣教(康复训练方法、用药指导、换药时间及注意事项、复查时间等)
	护理处置		□ 患者身份核对 □ 佩戴腕带 □ 建立入院病历，通知医师 □ 入院介绍：介绍责任护士，病区环境、设施、规章制度、基础护理服务项目 □ 询问病史，填写护理记录单首页 □ 观察病情变化	□ 术前患者准备(手术前沐浴、更衣、备皮) □ 检查术前物品准备 □ 与手术室护士交接 □ 术后观察病情变化 □ 测量基本生命体征 □ 心理护理与生活护理 □ 指导并监督患者治疗与康复训练	□ 观察患者情况 □ 核对患者医疗费用 □ 协助患者办理出院手续 □ 指导并监督患者康复训练 □ 整理床单位

（续 表）

主要护理工作	护理处置	□ 测量基本生命体征 □ 抽血、留取标本 □ 心理护理与生活护理 □ 根据评估结果采取相应的护理措施 □ 通知检查项目及注意事项	□ 遵医嘱用药 □ 根据评估结果采取相应的护理措施 □ 完成护理记录	
	护理评估	□ 一般评估：生命体征、神志、皮肤、药物过敏史等 □ 专科评估：生活自理能力、 □ 风险评估：评估有无跌倒、坠床、褥疮风险 □ 心理评估 □ 营养评估 □ 疼痛评估 □ 康复评估	□ 评估伤口疼痛情况 □ 观察伤口敷料有无渗出并报告医师 □ 风险评估：评估有无跌倒、坠床、褥疮、导管滑脱、液体外渗的风险	
	专科护理		□ 手术后心理护理与生活护理 □ 指导患者功能锻炼	□ 手术后心理护理与生活护理 □ 指导患者功能锻炼 □ 观察患者恢复情况 □ 指导患者进行肺部呼吸锻炼 □ 指导患者腹部绷带的使用方法
	饮食指导	□ 根据医嘱通知配餐员准备膳食 □ 协助患者进餐	□ 协助患者进餐	
	活动体位	□ 根据护理等级指导患者活动	□ 根据护理等级指导患者活动	
	洗浴要求	□ 协助患者洗澡、更换病员服	□ 协助患者晨、晚间护理 □ 备皮后协助患者洗澡、更换病员服 □ 告知患者切口处伤口保护方法	
病情变异记录		□ 无 □ 有，原因： □ 患者 □ 疾病 □ 医疗 □ 护理 □ 保障 □ 管理	□ 无 □ 有，原因： □ 患者 □ 疾病 □ 医疗 □ 护理 □ 保障 □ 管理	□ 无 □ 有，原因： □ 患者 □ 疾病 □ 医疗 □ 护理 □ 保障 □ 管理
护士签名		白班 小夜班 大夜班	白班 小夜班 大夜班	白班 小夜班 大夜班
医师签名				

胃十二指肠溃疡行胃大部切除术、迷走神经切断＋胃窦切除术、胃空肠吻合＋迷走神经切断术临床路径

一、胃十二指肠溃疡行胃大部切除术、迷走神经切断＋胃窦切除术、胃空肠吻合＋迷走神经切断术临床路径标准住院流程

(一)适用对象

第一诊断为胃十二指肠溃疡(ICD-10:K27)行胃大部切除术、迷走神经切断＋胃窦切除术、胃空肠吻合＋迷走神经切断术(ICD-9-CM-3:43.4-43.7,44.0)的患者。

(二)诊断依据

根据《临床诊疗指南——外科学分册》(中华医学会编著,人民卫生出版社)和《外科学》(第7版,人民卫生出版社)及《胃肠外科学》(人民卫生出版社)。

1. 病史　慢性、节律性和周期性的上腹疼痛伴消化不良症状。

2. 体征　上腹局限性轻压痛。

3. 辅助检查　幽门螺杆菌检测试验阳性,上消化道X线钡剂检查和(或)内镜检查明确诊断。

(三)治疗方案的选择及依据

根据《临床诊疗指南——外科学分册》(中华医学会编著,人民卫生出版社)和《外科学》(第7版,人民卫生出版社)及《胃肠外科学》(人民卫生出版社)。

胃十二指肠溃疡患者手术适应证如下。

1. 严格内科治疗(包括根治幽门螺旋杆菌措施)无效的顽固性溃疡,表现为溃疡不愈合或短期内复发。

2. 胃溃疡巨大(直径＞2.5cm)或高位溃疡。

3. 胃十二指肠复合性溃疡。

4. 溃疡不能除外恶变者。

(四)标准住院日为9～14天

(五)进入路径标准

1. 第一诊断必须符合胃十二指肠溃疡(ICD-10:K27)行胃大部切除术、迷走神经切断＋胃窦切除术、胃空肠吻合＋迷走神经切断术(ICD-9-CM-3:43.4-43.7,44.0)。

2. 当患者同时具有其他疾病诊断,但在住院期间不需要特殊处理也不影响第一诊断的临床路径流程实施时,可以进入路径。

(六)术前准备1～4天

1. 术前评估

(1)必须检查的项目:①血常规、尿常规、粪常规、血型、凝血功能检查、普通生化检验项目、血清术前八项。②胸部X线片、心电图。③胃肠镜(超声)、腹盆腔CT、消化道造影检查,必要

时行 PET-CT 检查。

(2)根据患者病情可选择的检查项目:①超声心动图、血气分析或肺功能(年龄>60 岁或既往有心、肺病史者)。②有相关疾病者必要时请相关科室医师会诊。

(3)营养评估:根据《解放军总医院新入院患者营养风险筛查表(NRS-2002)》为新入院患者进行营养评估,评分>3 分者告知医师,必要时给予营养支持。

(4)心理评估:由心理科医师根据病情需要实施评估。

(5)疼痛评估:根据《视觉模拟评分(VAS)》实施疼痛评估,评分>7 分者给予处置,必要时请疼痛科医师会诊。

(6)康复评估:根据《入院患者康复筛查和评估表》在患者入院后 24 小时内进行康复筛查和评估。任何一项结果为“是”,告知医师,申请康复科医师会诊。

(7)深静脉血栓栓塞症风险评估:根据专科《深静脉血栓栓塞症评估量表》,在患者入院后 24 小时内进行风险筛查和评估。风险结果为“高危”者,则申请血管外科或介入导管室医师会诊。

2. 术前准备

(1)术前谈话:术者应在术前 1 天与患者及其亲属谈话,告知手术方案、相关风险、用血计划、术后转归、置入材料、手术费用和患者及亲属权益,并履行书面知情同意手续。告知高值耗材的使用及费用。

(2)术前抗血小板药物负荷应用。

(3)通知手术室准备手术间、手术药品、手术物品及特殊耗材。

(4)护士做心理护理,交代注意事项:防褥疮、防跌倒、指导患者戒烟(若患者吸烟)等,并进行术前宣教。

(5)手术部位标识:术者、第一助手或经治医师在术前 1 天应对手术部位做体表标识,急诊手术由接诊医师或会诊外科医师标记,标记过程应有责任护士、患者及其亲属共同参与,并记入手术安排表。

(6)术前 1 天麻醉医师访视:制订麻醉计划、完成评估、确定麻醉方式,并记入《麻醉术前访视记录》,告知患者及其家属麻醉适应证、麻醉目的、麻醉风险、可能出现的情况及其处理原则、替代方案等,签署《麻醉知情同意书》并归入病历。

(七)药品选择与使用时机

1. 口服制酸药　H_2受体拮抗药或质子泵抑制药,胃黏膜保护药。

2. 抗菌药物　按照《抗菌药物临床应用指导原则》(卫医发[2004]285 号)执行,并结合患者的病情决定抗菌药物的选择。

(八)手术日为住院第 5—8 天

1. 手术安全核对:患者入手术间后由手术医师、麻醉医师、巡回护士和患者本人共同核对患者身份、手术部位与标识、手术方式。手术医师、麻醉医师、巡回护士三方按《手术安全核对表》逐项核对,共同签名。

2. 麻醉方式:全身麻醉。

3. 术中用药:麻醉常规用药、镇痛药等。

4. 手术方式:行胃大部切除术、迷走神经切断+胃窦切除术、胃空肠吻合+迷走神经切断术。

5. 手术器械：根据病变情况选择手术器械。

6. 输血：视术中出血情况而定。

7. 经治医师或手术医师应即刻完成手术记录（术者）、术后首次病程记录，观察患者术后病情变化。

（九）术后住院恢复 1～6 天

1. 必须复查的检查项目

（1）血常规、肝功能、肾功能、电解质。

（2）出院 1 个月后门诊复诊。

（3）出院 3 个月后复查胃镜。

2. 术后用药

（1）抗菌药物：参照《抗菌药物临床应用指导原则》（卫医发[2004]285 号）执行。

（2）其他对症药物：镇痛药、镇咳药、抗肿瘤药等。

（3）靶向药物：根据患者术后病理检查结果、基因分析情况，选择甲磺酸伊马替尼、索坦等。

3. 上级医师在术后 3 天内至少查房 1 次，根据术中和术后情况修订术后治疗计划。

4. 麻醉医师术后 3 天内访视患者，如有特殊情况应详细记录，及时与手术医师或重症监护室医师沟通并迅速处理。

5. 术后换药：术后第 2—3 天给予清洁换药，并根据切口情况决定换药频次，无特殊情况者每 3 天 1 次；根据引流目的及引流情况决定是否拔除引流管。

6. 术后护理：观察患者引流情况、伤口敷料有无渗出、切口疼痛、肺部呼吸音、下肢静脉血栓是否形成等情况，并在有异常时立即通知医师处理，指导患者术后咳痰、协助翻身等可酌情床旁活动。

（十）出院标准

1. 患者生命体征稳定，常规化验无明显异常，进食可。

2. 切口无异常。

3. 无与本病相关的其他并发症及术后并发症发生。

（十一）变异及原因分析

1. 术前合并其他基础疾病影响手术的患者，需要进行相关的诊断和治疗。

2. 术前需确定手术方式（迷走神经切断＋胃引流术、胃大部切除术），视术中情况定胃肠道重建方式。

3. 胃溃疡患者术中活检提示胃癌，则按胃癌处理，进入相应路径。

4. 有并发症（穿孔、瘢痕性幽门梗阻、出血、恶性变等）的胃十二指肠溃疡患者，则转入相应临床路径。

二、胃十二指肠溃疡行胃大部切除术、迷走神经切断＋胃窦切除术、胃空肠吻合＋迷走神经切断术临床路径表单

适用对象		第一诊断为胃十二指肠溃疡（ICD-10：K27）行胃大部切除术、迷走神经切断＋胃窦切除术、胃空肠吻合＋迷走神经切断术（ICD-9-CM-3：43.4-43.7，44.0）的患者		
患者基本信息		姓名：____ 性别：____ 年龄：____ 门诊号：____ 住院号：______ 过敏史：______ 住院日期：____年____月____日 出院日期：____年____月____日		标准住院日：9～14 天
时间		住院第 1－4 天	住院第 5－8 天 （手术日）	住院第 9－14 天 （出院日）
主要诊疗工作	制度落实	□ 入院 2 小时内经治医师或值班医师完成接诊 □ 入院 24 小时内主管医师完成检诊 □ 专科会诊（必要时） □ 完成术前准备 □ 组织术前讨论 □ 手术部位标识	□ 三级医师查房 □ 手术安全核查	□ 手术医师查房
	病情评估	□ 经治医师询问病史与体格检查 □ 完成营养评分 □ 完成深静脉血栓栓塞症风险评分	□ 根据影像学检查结果拟定手术方式	□ 上级医师进行治疗效果、预后和出院评估 □ 出院宣教
	病历书写	□ 入院 8 小时内完成首次病程记录 □ 入院 24 小时内完成入院记录 □ 完成主管医师查房记录 □ 完成术前讨论、术前小结	□ 术者或第一助手术后 24 小时内完成手术记录（术者签名） □ 术后即刻完成术后首次病程记录	□ 出院前 1 天病程记录（有上级医师指示出院） □ 出院后 24 小时内完成出院记录 □ 出院后 24 小时内完成病案首页
	知情同意	□ 患者或其家属在入院记录单上签字 □ 术前谈话，告知患者及其家属病情和围术期注意事项并签署《手术知情同意书》《授权委托书》（患者本人不能签名时）《自费用品协议书》（必要时）《军人目录外耗材审批单》（必要时）等文件	□ 告知患者及其家属手术情况及术后注意事项	□ 告知患者及其家属出院后注意事项（石蜡切片病理检查结果回报、后续靶向治疗、基因分型等，预后及复诊的时间、地点，发生紧急情况时的处理等）

（续　表）

<table>
<tr><td rowspan="2">主要诊疗工作</td><td colspan="2">手术治疗</td><td>□ 预约手术</td><td>□ 实施手术（手术安全核查记录、手术清点记录）</td><td></td></tr>
<tr><td colspan="2">其他</td><td>□ 及时通知上级医师检诊
□ 经治医师检查、整理病历资料</td><td>□ 术后病情交接
□ 观察手术切口及引流情况
□ 检查住院押金</td><td>□ 通知出院
□ 开具出院介绍信
□ 开具诊断证明书
□ 出院带药
□ 预约门诊复诊时间</td></tr>
<tr><td rowspan="8">重点医嘱</td><td rowspan="4">长期医嘱</td><td>护理医嘱</td><td>□ 按普通外科护理常规
□ 二级护理</td><td>□ 按普通外科术后护理常规
□ 一级护理或二级护理</td><td></td></tr>
<tr><td>处置医嘱</td><td>□ 静脉抽血送检</td><td>□ 营养支持
□ 记录出入量、引流量
□ 切口换药</td><td></td></tr>
<tr><td>膳食医嘱</td><td>□ 流食
□ 糖尿病饮食
□ 低盐、低脂饮食
□ 低盐、低脂、糖尿病饮食</td><td>□ 禁食、水
□ 清流食
□ 流食
□ 半流食</td><td></td></tr>
<tr><td>药物医嘱</td><td>□ 自带药（必要时）</td><td>□ 镇痛药
□ 抑酸药、镇吐药</td><td></td></tr>
<tr><td rowspan="4">临时医嘱</td><td>检查检验</td><td>□ 血常规（含 C 反应蛋白＋IL-6）
□ 尿常规
□ 粪常规
□ 血型
□ 凝血四项
□ 普通生化检验项目
□ 血清术前八项
□ 性腺功能
□ 胸部正位 X 线片
□ 心电图检查（多导心电图）
□ 胃肠镜、腹部超声、CT、MRI 检查
□ PET-CT 检查（必要时）</td><td>□ 血常规（含 C 反应蛋白＋IL-6）
□ 血生化检查项目
□ 凝血常规
□ 血气分析
□ 引流液细菌培养
□ X 线胸片、超声检查（必要时）</td><td></td></tr>
<tr><td>药物医嘱</td><td></td><td>□ 抗生素（预防）
□ 术前常规用药，如阿托品</td><td>□ 抗生素（必要时）
□ 止血药
□ 镇吐药
□ 静脉营养
□ 镇痛药</td></tr>
<tr><td>手术医嘱</td><td>□ 常规明日在全身麻醉下行胃大部切除术、迷走神经切断＋胃窦切除术、胃空肠吻合＋迷走神经切断术</td><td></td><td></td></tr>
<tr><td>处置医嘱</td><td>□ 静脉抽血送检</td><td>□ 术前禁食、水
□ 备皮（＞30cm²）
□ 胃肠减压</td><td>□ 大换药
□ 出院</td></tr>
</table>

（续　表）

主要护理工作	健康宣教	□ 入院宣教（住院环境、规章制度） □ 进行护理安全指导 □ 进行等级护理、活动范围指导 □ 进行饮食指导 □ 进行关于疾病知识的宣教 □ 检查、检验项目的目的和意义	□ 术后心理疏导 □ 指导术后康复训练 □ 指导术后注意事项	□ 出院宣教（康复训练方法、用药指导、换药时间及注意事项、复查时间等）
	护理处置	□ 患者身份核对 □ 佩戴腕带 □ 建立入院病历，通知医师 □ 入院介绍：介绍责任护士，病区环境、设施、规章制度、基础护理服务项目 □ 询问病史，填写护理记录单首页 □ 观察病情变化 □ 测量基本生命体征 □ 抽血、留取标本 □ 心理护理与生活护理 □ 根据评估结果采取相应的护理措施 □ 通知检查项目及注意事项	□ 检查术前物品准备 □ 与手术室护士交接 □ 术后观察病情变化 □ 测量基本生命体征 □ 心理护理与生活护理 □ 指导并监督患者治疗与康复训练 □ 遵医嘱用药 □ 根据评估结果采取相应的护理措施 □ 完成护理记录	□ 观察患者情况 □ 核对患者医疗费用 □ 协助患者办理出院手续 □ 指导并监督患者康复训练 □ 整理床单位
	护理评估	□ 一般评估：生命体征、神志、皮肤、药物过敏史等 □ 专科评估：生活自理能力 □ 风险评估：评估有无跌倒、坠床、褥疮风险 □ 心理评估 □ 营养评估 □ 疼痛评估 □ 康复评估	□ 评估伤口疼痛情况 □ 观察伤口敷料有无渗出并报告医师 □ 风险评估：评估有无跌倒、坠床、褥疮、导管滑脱、液体外渗的风险	
	专科护理		□ 手术后心理护理与生活护理 □ 指导患者功能锻炼	□ 手术后心理护理与生活护理 □ 指导患者功能锻炼
	饮食指导	□ 根据医嘱通知配餐员准备膳食 □ 协助患者进餐	□ 协助患者进餐	
	活动体位	□ 根据护理等级指导患者活动	□ 根据护理等级指导患者活动	

（续　表）

主要护理工作	洗浴要求	□ 协助患者洗澡、更换病员服			□ 协助患者晨、晚间护理 □ 备皮后协助患者洗澡、更换病员服 □ 告知患者切口处伤口保护方法					
病情变异记录		□ 无　□ 有，原因： □ 患者　□ 疾病　□ 医疗 □ 护理　□ 保障　□ 管理			□ 无　□ 有，原因： □ 患者　□ 疾病　□ 医疗 □ 护理　□ 保障　□ 管理			□ 无　□ 有，原因： □ 患者　□ 疾病　□ 医疗 □ 护理　□ 保障　□ 管理		
护士签名		白班	小夜班	大夜班	白班	小夜班	大夜班	白班	小夜班	大夜班
医师签名										

十二指肠间质瘤行十二指肠间质瘤切除术、十二指肠部分切除＋消化道重建术、胰十二指肠切除术临床路径

一、十二指肠间质瘤行十二指肠间质瘤切除术、十二指肠部分切除＋消化道重建术、胰十二指肠切除术临床路径标准住院流程

（一）适用对象

第一诊断为十二指肠间质瘤（ICD-10：D37.704，M89360/1 或 C17.001，M89360/3）拟行十二指肠间质瘤切除术、十二指肠部分切除＋消化道重建术、胰十二指肠切除术（ICD-9-CM-3：45.6202/45.3101/52.7　01/45.9102/45.9105）的患者。

（二）诊断依据

根据《临床医疗护理常规——外科诊疗常规》（中华医学会编著，人民卫生出版社，2007 年）。

1. 病史　腹部不适伴恶心、呕吐、黑粪。

2. 体格检查　腹部触及或未触及肿物。

3. 辅助检查　胃肠镜、超声胃肠镜、CT、MRI、PET-CT 等有助于协助诊断，最终诊断依靠病理检查。

（三）治疗方案的选择及依据

根据《临床医疗护理常规——外科诊疗常规》（中华医学会编著，人民卫生出版社，2007 年）。

1. 符合十二指肠间质瘤诊断。

2. 征得患者和家属的同意，无严重的合并症，全身状况允许手术。

3. 行十二指肠间质瘤切除术，备胰十二指肠切除术。

4. 术后选择生物靶向药物治疗。

（四）标准住院日为 11～30 天

（五）进入路径标准

1. 第一诊断必须符合十二指肠间质瘤（ICD-10：D37.704，M89360/1 或 C17.001，

M89360/3)，拟行十二指肠间质瘤切除术、十二指肠部分切除＋消化道重建术、胰十二指肠切除术(ICD-9-CM-3：45.6202/45.3101/52.7　01/45.9102/45.9105)。

2. 排除其他胃肿瘤，如十二指肠平滑肌瘤、十二指肠神经内分泌肿瘤等。

3. 排除间质瘤广泛腹腔转移、肝转移不能手术等。

4. 除外对手术治疗有较大影响的合并症（如心脑血管疾病）。

(六)术前准备(术前评估)1～6 天

1. *术前评估*　术前 24 小时内完成术前病情评估，完成必要的检查，做出术前小结、术前讨论。

(1)必须检查的项目：①血常规、尿常规、粪常规、血型、凝血功能检查、普通生化检验项目、血清术前八项。②胸部 X 线片、心电图。③胃肠镜(超声)、腹盆腔 CT、消化道造影检查，必要时行 PET-CT 检查。

(2)根据患者病情可选择的检查项目：①超声心动图、血气分析或肺功能(年龄＞60 岁或既往有心、肺病史者)。②有相关疾病者必要时请相关科室医师会诊。

(3)营养评估：根据《解放军总医院新入院患者营养风险筛查表(NRS-2002)》为新入院患者进行营养评估，评分＞3 分者告知医师，必要时给予营养支持。

(4)心理评估：由心理科医师根据病情需要实施评估。

(5)疼痛评估：根据《视觉模拟评分(VAS)》实施疼痛评估，评分＞7 分者给予处置，必要时请疼痛科医师会诊。

(6)康复评估：根据《入院患者康复筛查和评估表》在患者入院后 24 小时内进行康复筛查和评估。任何一项结果为“是”，告知医师，申请康复科医师会诊。

(7)深静脉血栓栓塞症风险评估：根据专科《深静脉血栓栓塞症评估量表》在患者入院后 24 小时内进行风险筛查和评估。风险结果为“高危”者，则申请血管外科或介入导管室医师会诊。

2. *术前准备*

(1)术前谈话：术者应在术前 1 天与患者及其亲属谈话，告知手术方案、相关风险、用血计划、术后转归、置入材料、手术费用和患者及亲属权益，并履行书面知情同意手续。告知高值耗材的使用及费用。

(2)术前抗血小板药物负荷应用。

(3)通知手术室准备手术间、手术药品、手术物品及特殊耗材。

(4)护士做心理护理，交代注意事项：防褥疮、防跌倒、指导患者戒烟(若患者吸烟)等，并进行术前宣教。

(5)手术部位标识：术者、第一助手或经治医师在术前 1 天应对手术部位做体表标识，急诊手术由接诊医师或会诊外科医师标记，标记过程应有责任护士、患者及其亲属共同参与，并记入手术安排表。

(6)术前 1 天麻醉医师访视：制订麻醉计划、完成评估、确定麻醉方式，并记入《麻醉术前访视记录》，告知患者及其家属麻醉适应证、麻醉目的、麻醉风险、可能出现的情况及其处理原则、替代方案等，签署《麻醉知情同意书》并归入病历。

(七)药品选择及使用时机

1. *抗菌药物*　参照《抗菌药物临床应用指导原则》(卫医发[2004]285 号)，根据患者病情不使用或选择合适的抗生素及抗生素应用的具体时间。手术前 0.5～2 小时、术后预防性使用抗菌药物 2 天。

2. 靶向药物　甲磺酸伊马替尼片（格列卫），参照《NCCN 指南》和《胃肠道间质瘤诊断与治疗中国专家共识》，根据患者病情、术后病理检查结果选择应用的具体时间（术前新辅助用药、术后辅助用药）。

（八）手术日为住院第 7—10 天

1. 手术安全核对：患者入手术间后由手术医师、麻醉医师、巡回护士和患者本人共同核对患者身份、手术部位与标识、手术方式。手术医师、麻醉医师、巡回护士三方按《手术安全核对表》逐项核对，共同签名。

2. 麻醉方式：全身麻醉。

3. 术中用药：麻醉常规用药、镇痛药等。

4. 手术方式：十二指肠间质瘤切除术、十二指肠部分切除＋消化道重建术、胰十二指肠切除术等。

5. 手术器械：根据病变情况选择手术器械。

6. 输血：视术中出血情况而定。

7. 经治医师或手术医师应即刻完成手术记录（术者）、术后首次病程记录，观察患者术后病情变化。

（九）术后住院恢复 1～20 天

1. 必要时复查的项目：血常规、普通生化检验项目、C 反应蛋白、引流液细菌培养。

2. 术后用药

（1）抗菌药物：参照《抗菌药物临床应用指导原则》（卫医发［2004］285 号）执行。

（2）其他对症药物：镇痛药、镇咳药、抗肿瘤药等。

（3）靶向药物：根据患者术后病理检查结果、基因分析情况选择：甲磺酸伊马替尼片、索坦等。

3. 上级医师在术后 3 天内至少查房 1 次，根据术中和术后情况修订术后治疗计划。

4. 麻醉医师在术后 3 天内访视患者，如有特殊情况应详细记录，及时与手术医师或重症监护室医师沟通并迅速处理。

5. 术后换药：术后第 2—3 天给予清洁换药，并根据切口情况决定换药频次，无特殊情况者每 3 天 1 次；根据引流目的及引流情况决定是否拔除引流管。

6. 术后护理：观察患者引流情况、伤口敷料有无渗出、切口疼痛、肺部呼吸音、下肢静脉血栓是否形成等情况，并在有异常时立即通知医师处理，指导患者术后咳痰、协助翻身等，术后 3 天可酌情下床活动。

（十）出院标准

1. 患者生命体征稳定，常规化验无明显异常，进食可。

2. 切口无异常。

3. 无与本病相关的其他并发症及术后并发症发生。

（十一）变异及原因分析

1. 内科合并症　患者可能合并其他内科基础疾病，围术期需要详细检查内科情况并请相关科室医师会诊，术前准备时间需延长；同时使用相关药物，将增加住院费用。

2. 围术期并发症　根据患者肿瘤生长的部位和大小、是否术前靶向药物治疗、肿瘤与周围脏器的关系等，有可能出现手术相关并发症，如出血较多、需多脏器联合切除、胃肠排空障碍、胃瘫等，可能造成住院时间延长和费用增加。

二、十二指肠间质瘤行十二指肠间质瘤切除术、十二指肠部分切除＋消化道重建术、胰十二指肠切除术临床路径表单

<table>
<tr><td colspan="2">适用对象</td><td colspan="3">第一诊断为十二指肠间质瘤（ICD-10：D37.704，M89360/1 或 C17.001，M89360/3）行十二指肠间质瘤切除术、十二指肠部分切除＋消化道重建术、胰十二指肠切除术（ICD-9-CM-3：45.6202/45.3101/52.7　01/45.9102/45.9105）的患者</td></tr>
<tr><td colspan="2">患者基本信息</td><td colspan="2">姓名：____　性别：____　年龄：____　门诊号：____
住院号：______　过敏史：______
住院日期：____年____月____日
出院日期：____年____月____日</td><td>标准住院日：11～30 天</td></tr>
<tr><td colspan="2">时间</td><td>住院第 1－6 天（术前日）</td><td>住院第 6－10 天（手术日）</td><td>住院第 11－30 天（出院日）</td></tr>
<tr><td rowspan="4">主要诊疗工作</td><td>制度落实</td><td>□ 入院 2 小时内经治医师或值班医师完成接诊
□ 入院 24 小时内主管医师完成检诊
□ 专科会诊（必要时）
□ 完成术前准备
□ 组织术前讨论
□ 手术部位标识</td><td>□ 三级医师查房
□ 手术安全核查</td><td>□ 手术医师查房</td></tr>
<tr><td>病情评估</td><td>□ 经治医师询问病史与体格检查
□ 完成营养评分
□ 完成深静脉血栓栓塞症风险评分</td><td>□ 根据影像学检查拟定手术方式</td><td>□ 上级医师进行治疗效果、预后和出院评估
□ 出院宣教</td></tr>
<tr><td>病历书写</td><td>□ 入院 8 小时内完成首次病程记录
□ 入院 24 小时内完成入院记录
□ 完成主管医师查房记录
□ 完成术前讨论、术前小结</td><td>□ 术者或第一助手术后 24 小时内完成手术记录（术者签字）
□ 术后即刻完成术后首次病程记录</td><td>□ 出院前 1 天病程记录（有上级医师指示出院）
□ 出院后 24 小时内完成出院记录
□ 出院后 24 小时内完成病案首页</td></tr>
<tr><td>知情同意</td><td>□ 患者或其家属在入院记录单上签字
□ 术前谈话，告知患者及其家属病情和围术期注意事项并签署《手术知情同意书》《授权委托书》（患者本人不能签名时）《自费用品协议书》（必要时）《军人目录外耗材审批单》（必要时）等文件</td><td>□ 告知患者及其家属手术情况及术后注意事项</td><td>□ 告知患者及其家属出院后注意事项（石蜡切片病理检查结果回报、后续靶向治疗、基因分型等，预后及复诊的时间、地点，发生紧急情况时的处理等）</td></tr>
</table>

（续　表）

主要诊疗工作	手术治疗		□ 预约手术	□ 实施手术（手术安全核查记录、手术清点记录）	
	其他		□ 及时通知上级医师检诊 □ 经治医师检查、整理病历资料	□ 术后病情交接 □ 观察手术切口及引流液情况 □ 检查住院押金	□ 通知出院 □ 开具出院介绍信 □ 开具诊断证明书 □ 出院带药 □ 预约门诊复诊时间
重点医嘱	长期医嘱	护理医嘱	□ 按普通外科护理常规 □ 二级护理	□ 按普通外科术后护理常规 □ 一级护理或二级护理	
		处置医嘱	□ 静脉抽血送检	□ 营养支持 □ 记出入量、引流量 □ 切口换药	
		膳食医嘱	□ 流食 □ 糖尿病饮食 □ 低盐、低脂饮食 □ 低盐、低脂、糖尿病饮食	□ 禁食、水 □ 清流食 □ 流食 □ 半流食	
		药物医嘱	□ 自带药（必要时）	□ 镇痛药 □ 抑酸药、镇吐药	
	临时医嘱	检查检验	□ 血常规(含C反应蛋白+IL-6) □ 尿常规 □ 粪常规 □ 血型 □ 凝血四项 □ 普通生化检验项目 □ 血清术前八项 □ 性腺功能 □ 胸部正位X线片 □ 心电图检查（多导心电图） □ 胃肠镜、腹部超声、CT、MRI检查 □ PET-CT（必要时）	□ 血常规（含C反应蛋白+IL-6） □ 血生化检验项目 □ 凝血常规 □ 血气分析 □ 引流液细菌培养 □ X线胸片、超声检查（必要时）	
		药物医嘱		□ 抗生素（预防） □ 术前常规用药，如阿托品	□ 抗生素（必要时） □ 止血药 □ 镇吐药 □ 静脉营养 □ 镇痛药
		手术医嘱	□ 常规明日在全身麻醉下行十二指肠间质瘤切除术、十二指肠部分切除+消化道重建术、胰十二指肠切除术		
		处置医嘱	□ 静脉抽血送检 □ 术前禁食、水 □ 备皮（$>30cm^2$）	□ 胃肠减压	□ 大换药 □ 出院

（续　表）

主要护理工作	健康宣教	□ 入院宣教(住院环境、规章制度) □ 进行护理安全指导 □ 进行等级护理、活动范围指导 □ 进行饮食指导 □ 进行关于疾病知识的宣教 □ 检查、检验项目的目的和意义	□ 术前宣教 □ 术后心理疏导 □ 指导术后康复训练 □ 指导术后注意事项	□ 出院宣教(康复训练方法、用药指导、换药时间及注意事项、复查时间等)
	护理处置	□ 患者身份核对 □ 佩戴腕带 □ 建立入院病历,通知医师 □ 入院介绍:介绍责任护士,病区环境、设施、规章制度、基础护理服务项目 □ 询问病史,填写护理记录单首页 □ 观察病情变化 □ 测量基本生命体征 □ 抽血、留取标本 □ 心理护理与生活护理 □ 根据评估结果采取相应的护理措施 □ 通知检查项目及注意事项	□ 检查术前物品准备 □ 与手术室护士交接 □ 术后观察病情变化 □ 测量基本生命体征 □ 心理护理与生活护理 □ 指导并监督患者治疗与康复训练 □ 遵医嘱用药 □ 根据评估结果采取相应的护理措施 □ 完成护理记录	□ 观察患者情况 □ 核对患者医疗费用 □ 协助患者办理出院手续 □ 指导并监督患者康复训练 □ 整理床单位
	护理评估	□ 一般评估:生命体征、神志、皮肤、药物过敏史等 □ 专科评估:生活自理能力 □ 风险评估:评估有无跌倒、坠床、褥疮风险 □ 心理评估 □ 营养评估 □ 疼痛评估 □ 康复评估	□ 评估伤口疼痛情况 □ 观察伤口敷料有无渗出并报告医师 □ 风险评估:评估有无跌倒、坠床、褥疮、导管滑脱、液体外渗的风险	
	专科护理	□ 指导患者进行肺部呼吸锻炼 □ 指导患者腹部绷带的使用方法	□ 手术后心理护理与生活护理 □ 指导患者功能锻炼	□ 手术后心理护理与生活护理 □ 指导患者功能锻炼
	饮食指导	□ 根据医嘱通知配餐员准备膳食 □ 协助患者进餐	□ 协助患者进餐	
	活动体位	□ 根据护理等级指导患者活动	□ 根据护理等级指导患者活动	

（续　表）

<table>
<tr><td>主要护理工作</td><td>洗浴要求</td><td colspan="3">□ 协助患者洗澡、更换病员服</td><td colspan="3">□ 协助患者晨、晚间护理
□ 协助患者洗澡、更换病员服
□ 告知患者切口处伤口保护方法</td><td colspan="3"></td></tr>
<tr><td colspan="2">病情变异记录</td><td colspan="3">□ 无　□ 有，原因：
□ 患者　□ 疾病　□ 医疗
□ 护理　□ 保障　□ 管理</td><td colspan="3">□ 无　□ 有，原因：
□ 患者 □ 疾病 □ 医疗
□ 护理 □ 保障 □ 管理</td><td colspan="3">□ 无　□ 有，原因：
□ 患者 □ 疾病 □ 医疗
□ 护理 □ 保障 □ 管理</td></tr>
<tr><td colspan="2" rowspan="2">护士签名</td><td>白班</td><td>小夜班</td><td>大夜班</td><td>白班</td><td>小夜班</td><td>大夜班</td><td>白班</td><td>小夜班</td><td>大夜班</td></tr>
<tr><td></td><td></td><td></td><td></td><td></td><td></td><td></td><td></td><td></td></tr>
<tr><td colspan="2">医师签名</td><td colspan="3"></td><td colspan="3"></td><td colspan="3"></td></tr>
</table>

十二指肠平滑肌瘤行十二指肠平滑肌瘤切除术、十二指肠乳头切除术、十二指肠部分切除＋消化道重建术、胰十二指肠切除术临床路径

一、十二指肠平滑肌瘤行十二指肠平滑肌瘤切除术、十二指肠乳头切除术、十二指肠部分切除＋消化道重建术、胰十二指肠切除术临床路径标准住院流程

（一）适用对象

第一诊断为十二指肠平滑肌瘤（ICD-10：D13.201，M88900/0）行十二指肠平滑肌瘤切除术、十二指肠乳头切除术、十二指肠部分切除＋消化道重建术、胰十二指肠切除术（ICD-9-CM-3：45.6202/45.3101/52.9604/45.9102/45.9105）的患者。

（二）诊断依据

根据《NCCN 诊疗指南》。

1. *病史*　早期多无症状，随着肿块增大，可出现腹部不适、腹部肿块、消化道出血等症状。

2. *体征*　腹部肿块。

3. *辅助检查*　B 超、CT、MRI、PET-CT、上消化道 X 线钡剂检查和（或）内镜检查有助于诊断，明确诊断靠病理检查。

（三）治疗方案的选择及依据

根据《NCCN 诊疗指南》，十二指肠平滑肌瘤手术适应证：①平滑肌瘤肿块直径＞2cm。②直径＜2cm 者，如有消化道出血、黏膜糜烂等高度怀疑恶性的患者。

（四）标准住院日为 11～30 天

（五）进入路径标准

1. 第一诊断必须符合十二指肠平滑肌瘤（ICD-10：D13.201，M88900/0）行十二指肠平滑肌瘤切除术、十二指肠乳头切除术、十二指肠部分切除＋消化道重建术、胰十二指肠切除术

(ICD-9-CM-3:45.6202/45.3101/52.9604/45.9102/45.9105)。

2. 排除其他胃肿瘤,如十二指肠间质瘤、十二指肠神经内分泌肿瘤等。

3. 排除十二指肠平滑肌瘤广泛腹腔转移、肝转移不能手术等。

4. 除外对手术治疗有较大影响的合并症,如心脑血管疾病。

(六)术前准备 1~6 天

1. 术前评估　术前 24 小时内完成术前病情评估,完成必要的检查,做出术前小结、术前讨论。

(1)必须检查的项目:①血常规、尿常规、粪常规、血型、凝血功能检查、普通生化检验项目、血清术前八项。②胸部 X 线片、心电图。③胃肠镜(超声)、腹盆腔 CT、消化道造影检查,必要时行 PET-CT 检查。

(2)根据患者病情可选择的检查项目:①超声心动图、血气分析或肺功能(年龄>60 岁或既往有心、肺病史者)。②有相关疾病者必要时请相关科室医师会诊。

(3)营养评估:根据《解放军总医院新入院患者营养风险筛查表(NRS-2002)》为新入院患者进行营养评估,评分>3 分者告知医师,必要时给予营养支持。

(4)心理评估:由心理科医师根据病情需要实施评估。

(5)疼痛评估:根据《视觉模拟评分(VAS)》实施疼痛评估,评分>7 分者给予处置,必要时请疼痛科医师会诊。

(6)康复评估:根据《入院患者康复筛查和评估表》在患者入院后 24 小时内进行康复筛查和评估。任何一项结果为“是”,告知医师,申请康复科医师会诊。

(7)深静脉血栓栓塞症风险评估:根据专科《深静脉血栓栓塞症评估量表》在患者入院后 24 小时内进行风险筛查和评估。风险结果为“高危”者,则申请血管外科或介入导管室医师会诊。

2. 术前准备

(1)术前谈话:术者应在术前 1 天与患者及其亲属谈话,告知手术方案、相关风险、用血计划、术后转归、置入材料、手术费用和患者及亲属权益,并履行书面知情同意手续。告知高值耗材的使用及费用。

(2)术前抗血小板药物负荷应用。

(3)通知手术室准备手术间、手术药品、手术物品及特殊耗材。

(4)护士做心理护理,交代注意事项:防褥疮、防跌倒、指导患者戒烟(若患者吸烟)等,并进行术前宣教。

(5)手术部位标识:术者、第一助手或经治医师在术前 1 天应对手术部位做体表标识,急诊手术由接诊医师或会诊外科医师标记,标记过程应有责任护士、患者及其亲属共同参与,并记入手术安排表。

(6)术前 1 天麻醉医师访视:制订麻醉计划、完成评估、确定麻醉方式,并记入《麻醉术前访视记录》,告知患者及其家属麻醉适应证、麻醉目的、麻醉风险、可能出现的情况及其处理原则、替代方案等,签署《麻醉知情同意书》并归入病历。

(七)药品选择及使用时机

1. 抗菌药物　参照《抗菌药物临床应用指导原则》(卫医发[2004]285 号),根据患者病情不使用或选择合适的抗生素及抗生素应用的具体时间。手术前 0.5~2 小时、术后预防性使用抗菌药物 2 天。

2. 靶向药物　甲磺酸伊马替尼片,参照《NCCN 指南》和《胃肠道间质瘤诊断与治疗中国专家共识》，根据患者病情、术后病理检查结果选择应用的具体时间（术前新辅助用药、术后辅助用药）。

（八）手术日为住院第7—10天

1. 手术安全核对：患者入手术间后由手术医师、麻醉医师、巡回护士和患者本人共同核对患者身份、手术部位与标识、手术方式。手术医师、麻醉医师、巡回护士三方按《手术安全核对表》逐项核对，共同签名。

2. 麻醉方式：全身麻醉。

3. 术中用药：麻醉常规用药、镇痛药等。

4. 手术方式：十二指肠平滑肌瘤切除术、十二指肠乳头切除术、十二指肠部分切除＋消化道重建术、胰十二指肠切除术等。

5. 手术器械：根据病变情况选择手术器械。

6. 输血：视术中出血情况而定。

7. 经治医师或手术医师应即刻完成手术记录（术者）、术后首次病程记录，观察患者术后病情变化。

（九）术后住院恢复10～20天

1. 必要时复查的项目：血常规、普通生化检验项目、C反应蛋白、引流液细菌培养。

2. 术后用药

（1）抗菌药物：参照《抗菌药物临床应用指导原则》（卫医发［2004］285号）执行。

（2）其他对症药物：镇痛药、镇咳药、抗肿瘤药等。

（3）靶向药物：根据患者术后病理检查结果、基因分析情况选择甲磺酸伊马替尼片、索坦等。

3. 上级医师在术后3天内至少查房1次，根据术中和术后情况修订术后治疗计划。

4. 麻醉医师在术后3天内访视患者，如有特殊情况应详细记录，及时与手术医师或重症监护室医师沟通并迅速处理。

5. 术后换药：术后第2—3天给予清洁换药，并根据切口情况决定换药频次，无特殊情况者每3天1次；根据引流目的及引流情况决定是否拔除引流管。

6. 术后护理：观察患者引流情况、伤口敷料有无渗出、切口疼痛、肺部呼吸音、下肢静脉血栓是否形成等情况，并在有异常时立即通知医师处理，指导患者术后咳痰、协助翻身等，术后3天可酌情床旁活动。

（十）出院标准

1. 患者生命体征稳定，常规化验无明显异常，进食可。

2. 切口无异常。

3. 无与本病相关的其他并发症及术后并发症发生。

（十一）变异及原因分析

1. *内科合并症*　患者可能合并其他内科基础疾病，围术期需要详细检查内科情况并请相关科室医师会诊，术前准备时间需延长；同时使用相关药物，将增加住院费用。

2. *围术期并发症*　根据患者肿瘤生长的部位和大小、是否术前靶向药物治疗、肿瘤与周围脏器的关系等，有可能出现手术相关并发症，如出血较多、需多脏器联合切除、胃肠排空障碍、胃瘫等，可能造成住院时间延长和费用增加。

二、十二指肠平滑肌瘤行十二指肠平滑肌瘤切除术、十二指肠乳头切除术、十二指肠部分切除＋消化道重建术、胰十二指肠切除术临床路径表单

<table>
<tr><td colspan="2">适用对象</td><td colspan="3">第一诊断为十二指肠平滑肌瘤（ICD-10：D13.201，M88900/0）行十二指肠平滑肌瘤切除术、十二指肠乳头切除术、十二指肠部分切除＋消化道重建术、胰十二指肠切除术（ICD-9-CM-3：45.6202/45.3101/52.9604/45.9102/45.9105）的患者</td></tr>
<tr><td colspan="2">患者基本信息</td><td colspan="2">姓名：____　性别：____　年龄：____　门诊号：____
住院号：______　过敏史：______
住院日期：____年____月____日
出院日期：____年____月____日</td><td>标准住院日：11～30 天</td></tr>
<tr><td colspan="2">时间</td><td>住院第 1－6 天（术前日）</td><td>住院第 7－10 天（手术日）</td><td>住院第 11－30 天（出院日）</td></tr>
<tr><td rowspan="4">主要诊疗工作</td><td>制度落实</td><td>□ 入院 2 小时内经治医师或值班医师完成接诊
□ 入院 24 小时内主管医师完成检诊
□ 专科会诊（必要时）
□ 完成术前准备
□ 组织术前讨论
□ 手术部位标识</td><td>□ 三级医师查房
□ 手术安全核查</td><td>□ 手术医师查房</td></tr>
<tr><td>病情评估</td><td>□ 经治医师询问病史与体格检查
□ 完成营养评分
□ 完成深静脉血栓栓塞症风险评分</td><td>□ 根据影像学检查拟定手术方式</td><td>□ 上级医师进行治疗效果、预后和出院评估
□ 出院宣教</td></tr>
<tr><td>病历书写</td><td>□ 入院 8 小时内完成首次病程记录
□ 入院 24 小时内完成入院记录
□ 完成主管医师查房记录
□ 完成术前讨论、术前小结</td><td>□ 术者或第一助手术后 24 小时内完成手术记录（术者签名）
□ 术后即刻完成术后首次病程记录</td><td>□ 出院前 1 天病程记录（有上级医师指示出院）
□ 出院后 24 小时内完成出院记录
□ 出院后 24 小时内完成病案首页</td></tr>
<tr><td>知情同意</td><td>□ 患者或其家属在入院记录单上签字
□ 术前谈话，告知患者及其家属病情和围术期注意事项并签署《手术知情同意书》《授权委托书》（患者本人不能签名时）《自费用品协议书》（必要时）《军人目录外耗材审批单》（必要时）等文件</td><td>□ 告知患者及其家属手术情况及术后注意事项</td><td>□ 告知患者及其家属出院后注意事项（石蜡切片病理检查结果回报、后续靶向治疗、基因分型等，预后及复诊的时间、地点，发生紧急情况时的处理等）</td></tr>
</table>

（续　表）

<table>
<tr><td rowspan="2">主要诊疗工作</td><td colspan="2">手术治疗</td><td>□ 预约手术</td><td>□ 实施手术（手术安全核查记录、手术清点记录）</td><td></td></tr>
<tr><td colspan="2">其他</td><td>□ 及时通知上级医师检诊
□ 经治医师检查、整理病历资料</td><td>□ 术后病情交接
□ 观察手术切口及引流液情况
□ 检查住院押金使用情况</td><td>□ 通知出院
□ 开具出院介绍信
□ 开具诊断证明书
□ 出院带药
□ 预约门诊复诊时间</td></tr>
<tr><td rowspan="7">重点医嘱</td><td rowspan="4">长期医嘱</td><td>护理医嘱</td><td>□ 按普通外科护理常规
□ 二级护理</td><td>□ 按普通外科术后护理常规
□ 一级护理或二级护理</td><td></td></tr>
<tr><td>处置医嘱</td><td>□ 静脉抽血送检</td><td>□ 营养支持
□ 记出入量、引流量
□ 切口换药</td><td></td></tr>
<tr><td>膳食医嘱</td><td>□ 流食
□ 糖尿病饮食
□ 低盐、低脂饮食
□ 低盐、低脂、糖尿病饮食</td><td>□ 禁食、水
□ 清流食
□ 流食
□ 半流食</td><td></td></tr>
<tr><td>药物医嘱</td><td>□ 自带药（必要时）</td><td>□ 镇痛药
□ 抑酸药、镇吐药</td><td></td></tr>
<tr><td rowspan="3">临时医嘱</td><td>检查检验</td><td>□ 血常规（含 C 反应蛋白＋IL-6）
□ 尿常规
□ 粪常规
□ 血型
□ 凝血四项
□ 普通生化检验项目
□ 血清术前八项
□ 性腺功能
□ 胸部正位 X 线片
□ 心电图检查（多导心电图）
□ 胃肠镜、腹部超声、CT、MRI 检查
□ PET-CT（必要时）</td><td>□ 血常规（含 C 反应蛋白＋IL-6）
□ 血生化检验项目
□ 凝血常规
□ 血气分析
□ 引流液细菌培养
□ X 线胸片、超声检查（必要时）</td><td></td></tr>
<tr><td>药物医嘱</td><td></td><td>□ 抗生素（预防）
□ 术前常规用药，如阿托品</td><td>□ 抗生素（必要时）
□ 止血药
□ 镇吐药
□ 静脉营养
□ 镇痛药</td></tr>
<tr><td>手术医嘱</td><td>□ 常规明日在全身麻醉下行十二指肠平滑肌瘤切除术、十二指肠乳头切除术、十二指肠部分切除＋消化道重建术、胰十二指肠切除术</td><td></td><td></td></tr>
</table>

（续　表）

<table>
<tr><td>重点医嘱</td><td>临时医嘱</td><td>处置医嘱</td><td>□ 静脉抽血送检</td><td>□ 术前禁食、水
□ 备皮（>30cm²）
□ 胃肠减压</td><td>□ 大换药
□ 出院</td></tr>
<tr><td rowspan="4">主要护理工作</td><td colspan="2">健康宣教</td><td>□ 入院宣教（住院环境、规章制度）
□ 进行护理安全指导
□ 进行等级护理、活动范围指导
□ 进行饮食指导
□ 进行关于疾病知识的宣教
□ 检查、检验项目的目的和意义</td><td>□ 术前宣教
□ 术后心理疏导
□ 指导术后康复训练
□ 指导术后注意事项</td><td>□ 出院宣教（康复训练方法、用药指导、换药时间及注意事项、复查时间等）</td></tr>
<tr><td colspan="2">护理处置</td><td>□ 患者身份核对
□ 佩戴腕带
□ 建立入院病历，通知医师
□ 入院介绍：介绍责任护士，病区环境、设施、规章制度、基础护理服务项目
□ 询问病史，填写护理记录单首页
□ 观察病情变化
□ 测量基本生命体征
□ 抽血、留取标本
□ 心理护理与生活护理
□ 根据评估结果采取相应的护理措施
□ 通知检查项目及注意事项</td><td>□ 检查术前物品准备
□ 与手术室护士交接
□ 术后观察病情变化
□ 测量基本生命体征
□ 心理护理与生活护理
□ 指导并监督患者治疗与康复训练
□ 遵医嘱用药
□ 根据评估结果采取相应的护理措施
□ 完成护理记录</td><td>□ 观察患者情况
□ 核对患者医疗费用
□ 协助患者办理出院手续
□ 指导并监督患者康复训练
□ 整理床单位</td></tr>
<tr><td colspan="2">护理评估</td><td>□ 一般评估：生命体征、神志、皮肤、药物过敏史等
□ 专科评估：生活自理能力
□ 风险评估：评估有无跌倒、坠床、褥疮风险
□ 心理评估
□ 营养评估
□ 疼痛评估
□ 康复评估</td><td>□ 评估伤口疼痛情况
□ 观察伤口敷料有无渗出并报告医师
□ 风险评估：评估有无跌倒、坠床、褥疮、导管滑脱、液体外渗的风险</td><td></td></tr>
<tr><td colspan="2">专科护理</td><td>□ 指导患者进行肺部呼吸锻炼
□ 指导患者腹部绷带的使用方法</td><td>□ 手术后心理护理与生活护理
□ 指导患者功能锻炼</td><td>□ 手术后心理护理与生活护理
□ 指导患者功能锻炼</td></tr>
</table>

（续　表）

<table>
<tr><td rowspan="3">主要护理工作</td><td>饮食指导</td><td colspan="3">□ 根据医嘱通知配餐员准备膳食
□ 协助患者进餐</td><td colspan="3">□ 协助患者进餐</td><td colspan="3"></td></tr>
<tr><td>活动体位</td><td colspan="3">□ 根据护理等级指导患者活动</td><td colspan="3">□ 根据护理等级指导患者活动</td><td colspan="3"></td></tr>
<tr><td>洗浴要求</td><td colspan="3">□ 协助患者洗澡、更换病员服</td><td colspan="3">□ 协助患者晨、晚间护理
□ 协助患者洗澡、更换病员服
□ 告知患者切口处伤口保护方法</td><td colspan="3"></td></tr>
<tr><td colspan="2">病情变异记录</td><td colspan="3">□ 无　□ 有，原因：
□ 患者　□ 疾病　□ 医疗
□ 护理　□ 保障　□ 管理</td><td colspan="3">□ 无　□ 有，原因：
□ 患者　□ 疾病　□ 医疗
□ 护理　□ 保障　□ 管理</td><td colspan="3">□ 无　□ 有，原因：
□ 患者　□ 疾病　□ 医疗
□ 护理　□ 保障　□ 管理</td></tr>
<tr><td colspan="2" rowspan="2">护士签名</td><td>白班</td><td>小夜班</td><td>大夜班</td><td>白班</td><td>小夜班</td><td>大夜班</td><td>白班</td><td>小夜班</td><td>大夜班</td></tr>
<tr><td></td><td></td><td></td><td></td><td></td><td></td><td></td><td></td><td></td></tr>
<tr><td colspan="2">医师签名</td><td colspan="3"></td><td colspan="3"></td><td colspan="3"></td></tr>
</table>

十二指肠平滑肌肉瘤行十二指肠平滑肌肉瘤切除术、十二指肠乳头切除术、十二指肠部分切除＋消化道重建术、胰十二指肠切除术临床路径

一、十二指肠平滑肌肉瘤行十二指肠平滑肌肉瘤切除术、十二指肠乳头切除术、十二指肠部分切除＋消化道重建术、胰十二指肠切除术临床路径标准住院流程

（一）适用对象

第一诊断为十二指肠平滑肌肉瘤（ICD-10：C17.001，M88900/3）行十二指肠平滑肌肉瘤切除术、十二指肠乳头切除术、十二指肠部分切除＋消化道重建术、胰十二指肠切除术（ICD-9-CM-3：45.6202/45.3101/52.9604/45.9102/45.9105）的患者。

（二）诊断依据

根据《NCCN 诊疗指南》。

1. 病史　早期多无症状，随着肿块增大，可出现腹部不适、腹部肿块、消化道出血等症状。

2. 体征　腹部肿块。

3. 辅助检查　B 超、CT、MRI、PET-CT、上消化道 X 线钡剂检查和（或）内镜检查有助于诊断，明确诊断依靠病理检查。

（三）治疗方案的选择及依据

根据《NCCN 诊疗指南》，十二指肠平滑肌肉瘤手术适应证：①符合十二指肠平滑肌肉瘤

诊断;②平滑肌肉瘤直径>2cm;③平滑肌肉瘤直径<2cm 者,如有消化道出血、黏膜糜烂等高度怀疑恶性的患者。

(四)标准住院日为 11~30 天

(五)进入路径标准

1. 第一诊断必须符合十二指肠平滑肌肉瘤(ICD-10:C17.001,M88900/3)行十二指肠平滑肌肉瘤切除术、十二指肠乳头切除术、十二指肠部分切除+消化道重建术、胰十二指肠切除术(ICD-9-CM-3:45.6202/45.3101/52.9604/45.9102/45.9105)。

2. 当患者同时具有其他疾病诊断,但在住院期间不需要特殊处理也不影响第一诊断的临床路径流程实施时,可以进入路径。

(六)术前准备 1~6 天

1. 术前评估　术前 24 小时内完成术前病情评估,完成必要的检查,做出术前小结、术前讨论。

(1)必须检查的项目:①血常规、尿常规、粪常规、血型、凝血功能检查、普通生化检验项目、血清术前八项。②胸部 X 线片、心电图。③胃肠镜(超声)、腹盆腔 CT、消化道造影检查,必要时行 PET-CT 检查。

(2)根据患者病情可选择的检查项目:①超声心动图、血气分析或肺功能(年龄>60 岁或既往有心、肺病史者)。②有相关疾病者必要时请相关科室医师会诊。

(3)营养评估:根据《解放军总医院新入院患者营养风险筛查表(NRS-2002)》为新入院患者进行营养评估,评分>3 分者告知医师,必要时给予营养支持。

(4)心理评估:由心理科医师根据病情需要实施评估。

(5)疼痛评估:根据《视觉模拟评分(VAS)》实施疼痛评估,评分>7 分者给予处置,必要时请疼痛科医师会诊。

(6)康复评估:根据《入院患者康复筛查和评估表》在患者入院后 24 小时内进行康复筛查和评估。任何一项结果为"是",告知医师,申请康复科医师会诊。

(7)深静脉血栓栓塞症风险评估:根据专科《深静脉血栓栓塞症评估量表》在患者入院后 24 小时内进行风险筛查和评估。风险结果为"高危"者,则申请血管外科或介入导管室医师会诊。

2. 术前准备

(1)术前谈话:术者应在术前 1 天与患者及其亲属谈话,告知手术方案、相关风险、用血计划、术后转归、置入材料、手术费用和患者及亲属权益,并履行书面知情同意手续。告知高值耗材的使用及费用。

(2)术前抗血小板药物负荷应用。

(3)通知手术室准备手术间、手术药品、手术物品及特殊耗材。

(4)护士做心理护理,交代注意事项:防褥疮、防跌倒、指导患者戒烟(若患者吸烟)等,并进行术前宣教。

(5)手术部位标识:术者、第一助手或经治医师在术前 1 天应对手术部位做体表标识,急诊手术由接诊医师或会诊外科医师标记,标记过程应有责任护士、患者及其亲属共同参与,并记入手术安排表。

(6)术前 1 天麻醉医师访视:制订麻醉计划、完成评估、确定麻醉方式,并记入《麻醉术前访视记录》,告知患者及其家属麻醉适应证、麻醉目的、麻醉风险、可能出现的情况及其处理原则、替代方案等,签署《麻醉知情同意书》并归入病历。

(七)药品选择及使用时机

1. 抗菌药物 参照《抗菌药物临床应用指导原则》(卫医发[2004]285号),根据患者病情不使用或选择合适的抗生素及抗生素应用的具体时间。手术前0.5~2小时、术后预防性使用抗菌药物2天。

2. 靶向药物 甲磺酸伊马替尼片,参照《NCCN指南》和《胃肠道间质瘤诊断与治疗中国专家共识》,根据患者病情、术后病理检查结果选择应用的具体时间(术前新辅助用药、术后辅助用药)。

(八)手术日为住院第7—10天

1. 手术安全核对:患者入手术间后由手术医师、麻醉医师、巡回护士和患者本人共同核对患者身份、手术部位与标识、手术方式。手术医师、麻醉医师、巡回护士三方按《手术安全核对表》逐项核对,共同签名。

2. 麻醉方式:全身麻醉。

3. 术中用药:麻醉常规用药、镇痛药等。

4. 手术方式:十二指肠平滑肌肉瘤切除术、十二指肠乳头切除术、十二指肠部分切除+消化道重建术、胰十二指肠切除术等。

5. 手术器械:根据病变情况选择手术器械。

6. 输血:视术中出血情况而定。

7. 经治医师或手术医师应即刻完成手术记录(术者)、术后首次病程记录,观察患者术后病情变化。

(九)术后住院恢复11~20天

1. 必要时复查的项目:血常规、普通生化检验项目、C反应蛋白、引流液细菌培养。

2. 术后用药

(1)抗菌药物:参照《抗菌药物临床应用指导原则》(卫医发[2004]285号)执行。

(2)其他对症药物:镇痛药、镇咳药、抗肿瘤药等。

(3)靶向药物:根据患者术后病理检查结果、基因分析情况选择甲磺酸伊马替尼片、索坦等。

3. 上级医师在术后3天内至少查房1次,根据术中和术后情况修订术后治疗计划。

4. 麻醉医师在术后3天内访视患者,如有特殊情况应详细记录,及时与手术医师或重症监护室医师沟通并迅速处理。

5. 术后换药:术后第2—3天给予清洁换药,并根据切口情况决定换药频次,无特殊情况者每3天1次;根据引流目的及引流情况决定是否拔除引流管。

6. 术后护理:观察患者引流情况、伤口敷料有无渗出、切口疼痛、肺部呼吸音、下肢静脉血栓是否形成等情况,并在有异常时立即通知医师处理,指导患者术后咳痰、协助翻身等,术后3天可酌情下床活动。

(十)出院标准

1. 患者生命体征稳定,常规化验无明显异常,进食可。

2. 切口无异常。

3. 无与本病相关的其他并发症及术后并发症发生。

(十一)变异及原因分析

1. 内科合并症 患者可能合并其他内科基础疾病,围术期需要详细检查内科情况并请相关科室医师会诊,术前准备时间需延长;同时使用相关药物,将增加住院费用。

2. 围术期并发症 根据患者肿瘤生长的部位和大小、是否术前靶向药物治疗、肿瘤与周围脏器的关系等，有可能出现手术相关并发症，如出血较多、需要多脏器联合切除、胃肠排空障碍、胃瘫等，可能造成住院时间延长和费用增加。

二、十二指肠平滑肌肉瘤行十二指肠平滑肌肉瘤切除术、十二指肠乳头切除术、十二指肠部分切除＋消化道重建术，胰十二指肠切除术临床路径表单

<table>
<tr><td colspan="2">适用对象</td><td colspan="3">第一诊断为十二指肠平滑肌肉瘤（ICD-10：C17.001，M88900/3）行十二指肠平滑肌肉瘤切除术、十二指肠乳头切除术、十二指肠部分切除＋消化道重建术、胰十二指肠切除术（ICD-9-CM-3：45.6202/45.3101/52.9604/45.9102/45.9105）的患者</td></tr>
<tr><td colspan="2">患者基本信息</td><td colspan="2">姓名：____ 性别：____ 年龄：____ 门诊号：____
住院号：______ 过敏史：______
住院日期：____年____月____日
出院日期：____年____月____日</td><td>标准住院日：11～30 天</td></tr>
<tr><td colspan="2">时间</td><td>住院第 1—6 天（术前日）</td><td>住院第 7—10 天（手术日）</td><td>住院第 11—30 天（出院日）</td></tr>
<tr><td rowspan="4">主要诊疗工作</td><td>制度落实</td><td>☐ 入院 2 小时内经治医师或值班医师完成接诊
☐ 入院 24 小时内主管医师完成检诊
☐ 专科会诊（必要时）
☐ 完成术前准备
☐ 组织术前讨论
☐ 手术部位标识</td><td>☐ 三级医师查房
☐ 手术安全核查</td><td>☐ 手术医师查房</td></tr>
<tr><td>病情评估</td><td>☐ 经治医师询问病史与体格检查
☐ 完成营养评分
☐ 完成深静脉血栓栓塞症风险评分</td><td>☐ 根据影像学检查结果拟定手术方式</td><td>☐ 上级医师进行治疗效果、预后和出院评估
☐ 出院宣教</td></tr>
<tr><td>病历书写</td><td>☐ 入院 8 小时内完成首次病程记录
☐ 入院 24 小时内完成入院记录
☐ 完成主管医师查房记录
☐ 完成术前讨论、术前小结</td><td>☐ 术者或第一助手术后 24 小时内完成手术记录（术者签名）
☐ 术后即刻完成术后首次病程记录</td><td>☐ 出院前 1 天病程记录（有上级医师指示出院）
☐ 出院后 24 小时内完成出院记录
☐ 出院后 24 小时内完成病案首页</td></tr>
<tr><td>知情同意</td><td>☐ 患者或其家属在入院记录单上签字
☐ 术前谈话，告知患者及其家属病情和围术期注意事项并签署《手术知情同意书》《授权委托书》（患者本人不能签名时）《自费用品协议书》（必要时）《军人目录外耗材审批单》（必要时）等文件</td><td>☐ 告知患者及其家属手术情况及术后注意事项</td><td>☐ 告知患者及其家属出院后注意事项（石蜡切片病理检查结果回报、后续靶向治疗、基因分型等，预后及复诊的时间、地点，发生紧急情况时的处理等）</td></tr>
</table>

（续　表）

<table>
<tr><td rowspan="2">主要诊疗工作</td><td colspan="2">手术治疗</td><td>□ 预约手术</td><td>□ 实施手术（手术安全核查记录、手术清点记录）</td><td></td></tr>
<tr><td colspan="2">其他</td><td>□ 及时通知上级医师检诊
□ 经治医师检查、整理病历资料</td><td>□ 术后病情交接
□ 观察手术切口及引流液情况
□ 检查住院押金使用情况</td><td>□ 通知出院
□ 开具出院介绍信
□ 开具诊断证明书
□ 出院带药
□ 预约门诊复诊时间</td></tr>
<tr><td rowspan="6">重点医嘱</td><td rowspan="4">长期医嘱</td><td>护理医嘱</td><td>□ 按普通外科护理常规
□ 二级护理</td><td>□ 按普通外科术后护理常规
□ 一级护理或二级护理</td><td></td></tr>
<tr><td>处置医嘱</td><td>□ 静脉抽血送检</td><td>□ 营养支持
□ 记录出入量、引流量
□ 切口换药</td><td></td></tr>
<tr><td>膳食医嘱</td><td>□ 流食
□ 糖尿病饮食
□ 低盐、低脂饮食
□ 低盐、低脂、糖尿病饮食</td><td>□ 禁食、水
□ 清流食
□ 流食
□ 半流食</td><td></td></tr>
<tr><td>药物医嘱</td><td>□ 自带药（必要时）</td><td>□ 镇痛药
□ 抑酸药、镇吐药</td><td></td></tr>
<tr><td rowspan="2">临时医嘱</td><td>检查检验</td><td>□ 血常规（含 C 反应蛋白＋IL-6）
□ 尿常规
□ 粪常规
□ 血型
□ 凝血四项
□ 普通生化检验项目
□ 血清术前八项
□ 性腺功能
□ 胸部正位 X 线片
□ 心电图检查（多导心电图）
□ 胃肠镜、腹部超声、CT、MRI 检查
□ PET-CT 检查（必要时）</td><td>□ 血常规（含 C 反应蛋白＋IL-6）
□ 血生化检验项目
□ 凝血常规
□ 血气分析
□ 引流液细菌培养
□ X 线胸片、超声检查（必要时）</td><td></td></tr>
<tr><td>药物医嘱</td><td></td><td>□ 抗生素（预防）
□ 术前常规用药，如阿托品</td><td>□ 抗生素（必要时）
□ 止血药
□ 镇吐药
□ 静脉营养
□ 镇痛药</td></tr>
</table>

（续 表）

重点医嘱	临时医嘱	手术医嘱	□ 常规明日在全身麻醉下行十二指肠平滑肌肉瘤切除术、十二指肠乳头切除术、十二指肠部分切除＋消化道重建术、胰十二指肠切除术		
		处置医嘱	□ 静脉抽血送检	□ 术前禁食、水 □ 备皮（＞$30cm^2$） □ 胃肠减压	□ 大换药 □ 出院
主要护理工作	健康宣教		□ 入院宣教（住院环境、规章制度） □ 进行护理安全指导 □ 进行等级护理、活动范围指导 □ 进行饮食指导 □ 进行关于疾病知识的宣教 □ 检查、检验项目的目的和意义	□ 术后心理疏导 □ 指导术后康复训练 □ 指导术后注意事项	□ 出院宣教（康复训练方法、用药指导、换药时间及注意事项、复查时间等）
	护理处置		□ 患者身份核对 □ 佩戴腕带 □ 建立入院病历，通知医师 □ 入院介绍：介绍责任护士，病区环境、设施、规章制度、基础护理服务项目 □ 询问病史，填写护理记录单首页 □ 观察病情变化 □ 测量基本生命体征 □ 抽血、留取标本 □ 心理护理与生活护理 □ 根据评估结果采取相应的护理措施 □ 通知检查项目及注意事项	□ 检查术前物品准备 □ 与手术室护士交接 □ 术后观察病情变化 □ 测量基本生命体征 □ 心理护理与生活护理 □ 指导并监督患者治疗与康复训练 □ 遵医嘱用药 □ 根据评估结果采取相应的护理措施 □ 完成护理记录	□ 观察患者情况 □ 核对患者医疗费用 □ 协助患者办理出院手续 □ 指导并监督患者康复训练 □ 整理床单位
	护理评估		□ 一般评估：生命体征、神志、皮肤、药物过敏史等 □ 专科评估：生活自理能力 □ 风险评估：评估有无跌倒、坠床、褥疮风险 □ 心理评估 □ 营养评估 □ 疼痛评估 □ 康复评估	□ 评估伤口疼痛情况 □ 观察伤口敷料有无渗出并报告医师 □ 风险评估：评估有无跌倒、坠床、褥疮、导管滑脱、液体外渗的风险	

（续　表）

主要护理工作	专科护理	□ 指导患者进行肺部呼吸锻炼 □ 指导患者腹部绷带的使用方法	□ 手术后心理护理与生活护理 □ 指导患者功能锻炼	□ 手术后心理护理与生活护理 □ 指导患者功能锻炼
	饮食指导	□ 根据医嘱通知配餐员准备膳食 □ 协助患者进餐	□ 协助患者进餐	
	活动体位	□ 根据护理等级指导患者活动	□ 根据护理等级指导患者活动	
	洗浴要求	□ 协助患者洗澡、更换病员服	□ 协助患者晨、晚间护理 □ 协助患者洗澡、更换病员服 □ 告知患者切口处伤口保护方法	
病情变异记录		□ 无　□ 有，原因： □ 患者　□ 疾病　□ 医疗 □ 护理　□ 保障　□ 管理	□ 无　□ 有，原因： □ 患者　□ 疾病　□ 医疗 □ 护理　□ 保障　□ 管理	□ 无　□ 有，原因： □ 患者　□ 疾病　□ 医疗 □ 护理　□ 保障　□ 管理
护士签名		白班　小夜班　大夜班	白班　小夜班　大夜班	白班　小夜班　大夜班
医师签名				

小肠间质瘤行小肠间质瘤切除术、肠道部分切除术＋消化道重建术临床路径

一、小肠间质瘤行小肠间质瘤切除术、肠道部分切除术＋消化道重建术临床路径标准住院流程

（一）适用对象

第一诊断为小肠间质瘤（ICD-10：D37.201，M89360/1 或 C17.901，M89360/3）拟行小肠间质瘤切除术、肠道部分切除术＋消化道重建术（ICD-9-CM-3：45.3301/45.9103）的患者。

（二）诊断依据

根据《临床医疗护理常规——外科诊疗常规（2012 年版）》和《胃肠道间质瘤诊断与治疗中国专家共识（2013 年版）》。

1. 症状及体征　腹部不适伴恶心、呕吐、黑粪。
2. 影像学检查　胃肠镜（超声）、CT、MRI、PET-CT 等检查有助于诊断。
3. 病理检查　组织病理诊断或术后复发、转移。

(三)治疗方案的选择及依据

根据《临床医疗护理常规——外科诊疗常规(2012年版)》和《胃肠道间质瘤诊断与治疗中国专家共识(2013年版)》。

1. 手术原则　手术目标尽量争取完全切除;肿瘤需完整切除,避免肿瘤破裂和术中播散;不必常规清扫淋巴结,除非有明确淋巴结转移。

2. 原发灶处理

(1)小肠间质瘤局部切除术:切缘距离病灶2cm,符合完全切除要求。

(2)肠道部分切除＋消化道重建术:小肠间质瘤单病灶或多病灶巨大或同时性多发原发肿瘤(如小肠间质瘤＋胃癌)等。

3. 姑息性手术或肠造口术　适用于肿瘤晚期无法彻底切除,同时伴有梗阻、出血、穿孔等症状。

4. 其他术式　根据术中情况,如具备手术条件,对累及周围组织、器官的患者,行扩大切除术及消化道重建术。

5. 其他治疗

(1)甲磺酸依马替尼治疗:适用于手术难度较大或不能耐受手术者。

(2)苹果酸舒尼替尼:适用于甲磺酸依马替尼治疗失败的二线选择。

(四)标准住院日为17～20天

(五)进入路径标准

1. 第一诊断为小肠间质瘤(ICD-10:D37.201,M89360/1或C17.901,M89360/3)拟行小肠间质瘤切除术、肠道部分切除术＋消化道重建术(ICD-9-CM-3:45.3301/45.9103)。

2. 年龄:≥14岁。

3. 当患者同时具有其他疾病诊断,但在住院期间不需要特殊处理也不影响第一诊断的临床路径流程实施时,可以进入路径。

(六)术前准备(术前评估)1～6天

1. 术前评估　术前1～6天完成术前病情评估,完成必要的检查,做出术前小结、术前讨论。

(1)检查检验评估:①必须检查、检验的项目包括血常规、尿常规、粪常规、血生化检验项目、感染性疾病筛查、凝血功能、心电图、胸部X线片、胃肠镜(超声)、腹盆腔CT、消化道造影检查;②可选择的检查、检验项目包括超声心动图、血气分析或肺功能(年龄＞60岁或既往有心、肺病史者),必要时行PET-CT检查。相关疾病患者必要时请相关科室医师会诊。

(2)营养评估:根据《解放军总医院新入院患者营养风险筛查表(NRS-2002)》为新入院患者进行营养评估,评分＞3分者告知医师,必要时给予营养支持。

(3)心理评估:由心理科医师根据病情需要实施评估。

(4)疼痛评估:根据《视觉模拟评分(VAS)》实施疼痛评估,评分＞7分者给予处置,必要时请疼痛科医师会诊。

(5)康复评估:根据《入院患者康复筛查和评估表》在患者入院后24小时内进行康复筛查和评估。任何一项结果为“是”,告知医师,申请康复科医师会诊。

(6)深静脉血栓栓塞症风险评估:根据专科《深静脉血栓栓塞症评估量表》,在患者入院后24小时内进行风险筛查和评估。风险结果为“高危”者,请心血管外科或介入导管室医师会诊。

2. 术前准备

(1)术前准备:术前 24 小时内完成术前病情评估,完成必要的检查,做出术前小结、术前讨论。

(2)术前谈话:术者应在术前 1 天与患者及其亲属谈话,告知手术方案、相关风险、用血计划、术后转归、置入材料、手术费用和患者及亲属权益,并履行书面知情同意手续。告知高值耗材的使用及费用。

(3)通知手术室:准备手术间、手术药品、手术物品及特殊耗材。

(4)护士做心理护理,交代注意事项:防褥疮、防跌倒、指导患者戒烟(若患者吸烟)等,并进行术前宣教。

(5)手术部位标识:术者、第一助手或经治医师在术前 1 天应对手术部位做体表标识,急诊手术由接诊医师或会诊外科医师标记,标记过程应有责任护士、患者及其亲属共同参与,并记入手术安排表。

(6)术前 1 天麻醉医师访视:制订麻醉计划、完成评估、确定麻醉方式,并记入《麻醉术前访视记录》,告知患者及其家属麻醉适应证、麻醉目的、麻醉风险、可能出现的情况及其处理原则、替代方案等,签署《麻醉知情同意书》并归入病历。

(七)药品选择及使用时机

1. 抗菌药物 应按照《抗菌药物临床应用指导原则》(卫医发[2004]285 号)和《关于抗菌药物临床应用管理有关问题的通知》(卫医发[2009]38 号)执行。

2. 预防性抗菌药物应用

(1)常规预防性应用抗生素,如手术时间超过 3 小时,视情况必要时可应用,但病程记录中需要写明应用抗生素的原因。

(2)术后 72 小时内停止使用抗菌药物。

3. 靶向药物 甲磺酸伊马替尼片(格列卫),参照《NCCN 指南》和《胃肠道间质瘤诊断与治疗中国专家共识(2013 年版)》,根据患者病情、术后病理检查结果选择应用的具体时间(术前新辅助用药、术后辅助用药)。

(八)手术日为住院第 7 天

1. 手术安全核对:患者入手术间后由手术医师、麻醉医师、巡回护士和患者本人共同核对患者身份、手术部位与标识、手术方式。手术医师、麻醉医师、巡回护士三方按《手术安全核对表》逐项核对,共同签名。

2. 手术方式:小肠间质瘤切除术、肠道部分切除术+消化道重建术。

3. 麻醉方式:全身麻醉。

4. 术中用药:麻醉常规用药、镇痛药等。

5. 手术器械:根据病变情况选择手术器械。

6. 输血:视术中出血情况而定。

7. 经治医师或手术医师应即刻完成手术记录(术者)、术后首次病程记录,观察患者术后病情变化。

8. 指导患者术后活动及生活注意事项。

(九)术后住院恢复10～13天

1. 必须复查的项目　血常规、普通生化检验项目、C反应蛋白、引流液细菌培养。

2. 必要时复查的项目　腹部CT、消化道造影、血培养等。

3. 术后用药

(1)抗菌药物:参照《抗菌药物临床应用指导原则》(卫医发[2004]285号)执行。

(2)其他对症药物:镇痛药、镇咳药、抗肿瘤药等。

(3)靶向药物:根据患者术后病理检查结果、基因分析情况,选择甲磺酸伊马替尼、索坦等。

4. 术后换药　术后第2—3天给予清洁换药,并根据切口情况决定换药频次,无特殊情况者每3天1次;根据引流目的及引流情况决定是否拔除引流管。

5. 术后护理　观察患者引流情况、伤口敷料有无渗出、切口疼痛、肺部呼吸音、下肢静脉血栓是否形成等情况,并在有异常时立即通知医师处理,指导患者术后咳痰、协助翻身等,术后3天可酌情床旁活动。

(十)出院标准

1. 患者生命体征稳定,常规化验无明显异常,进食可。

2. 查体见切口无异常,Ⅱ级或甲级愈合。

3. 无与本病相关的其他并发症及术后并发症发生。

(十一)变异及原因分析

1. 患者原因导致的变异　如不同意治疗方案、个人原因要求出(转)院、院外服用手术禁忌药、月经期、对诊疗计划不满要求出路径、相关检查或检验院外(门诊)已做等。

2. 围术期并发症　根据患者肿瘤生长的部位和大小、是否术前靶向药物治疗、肿瘤与周围脏器的关系等,有可能出现手术相关并发症,如出血较多、感染、需要多脏器联合切除、胃肠排空障碍、胃瘫等,可能造成住院时间延长和费用增加。

3. 内科合并症　部分患者通常存在很多内科合并症,如脑血管疾病或心血管疾病、糖尿病、血栓等,手术可能导致这些疾病加重而需要治疗,从而延长治疗时间和住院费用。

4. 节假日　术前患者如住院后赶上节假日,使手术推迟,延长住院时间,增加费用。

5. 辅诊科室原因导致的变异　如检查、检验、手术、病理检查(不及时、结果错报、标本不合格)等原因延长住院时间、增加费用等。

6. 管理原因导致的变异　如系统暂不支持、系统瘫痪、需要修订流程、需要修订制度等。

二、小肠间质瘤行小肠间质瘤切除术、肠道部分切除术+消化道重建术临床路径表单

<table>
<tr><td colspan="2">适用对象</td><td colspan="3">第一诊断为小肠间质瘤(ICD-10:D37.201,M89360/1 或 C17.901,M89360/3)行小肠间质瘤切除术、肠道部分切除术+消化道重建术(ICD-9-CM-3:45.3301/45.9103)的患者</td></tr>
<tr><td colspan="2">患者基本信息</td><td colspan="2">姓名:____ 性别:____ 年龄:____ 门诊号:____
住院号:______ 过敏史:______
住院日期:____年____月____日
出院日期:____年____月____日</td><td>标准住院日:17～20 天</td></tr>
<tr><td colspan="2">时间</td><td>住院第 1 天</td><td>住院第 2—6 天(术前日)</td><td>住院第 7 天(手术日)</td></tr>
<tr><td rowspan="6">主要诊疗工作</td><td>制度落实</td><td>□ 入院 2 小时内经治医师或值班医师完成接诊
□ 入院 24 小时内主管医师完成检诊
□ 专科会诊(必要时)</td><td>□ 三级医师查房
□ 组织术前讨论、术前评估和决定手术方案</td><td>□ 手术
□ 向患者及其家属简单交代手术过程及术后注意事项
□ 上级医师查房
□ 麻醉医师查房</td></tr>
<tr><td>病情评估</td><td>□ 经治医师询问病史与体格检查
□ 完成营养评分、深静脉血栓栓塞症风险评分</td><td>□ 上级医师进行术前评估</td><td>□ 观察有无术后并发症并采取相应处理</td></tr>
<tr><td>病历书写</td><td>□ 入院 8 小时内完成首次病程记录
□ 入院 24 小时内完成入院记录
□ 完成主管医师查房记录</td><td>□ 住院医师完成上级医师查房记录、术前小结、术前讨论等</td><td>□ 术者完成手术记录
□ 住院医师完成术后病程记录</td></tr>
<tr><td>知情同意</td><td>□ 患者或其家属在入院记录单上签名</td><td>□ 向患者及其家属交代围术期注意事项并签署《手术知情同意书》《自费用品协议书》《输血同意书》《委托书》(患者本人不能签名时)
□ 麻醉医师查房,向患者及其家属交代麻醉注意事项并签署《麻醉知情同意书》</td><td>□ 告知患者及其家属手术情况及术后注意事项</td></tr>
<tr><td>手术治疗</td><td></td><td>□ 预约手术</td><td>□ 实施手术(手术安全核查记录、手术清点记录)</td></tr>
<tr><td>其他</td><td>□ 及时通知上级医师检诊
□ 经治医师检查、整理病历资料</td><td></td><td></td></tr>
</table>

（续　表）

<table>
<tr><td rowspan="10">重点医嘱</td><td rowspan="4">长期医嘱</td><td>护理医嘱</td><td>□ 按普通外科护理常规
□ 二级护理</td><td>□ 按普通外科护理常规
□ 二级护理</td><td>□ 按普通外科术后护理常规
□ 一级护理</td></tr>
<tr><td>处置医嘱</td><td>□ 静脉抽血送检</td><td>□ 营养支持
□ 记出入量、引流量
□ 切口换药</td><td>□ 心电监护、吸氧、雾化
□ 大换药
□ 记录出入量、引流情况</td></tr>
<tr><td>膳食医嘱</td><td>□ 流食
□ 糖尿病饮食
□ 低盐、低脂饮食
□ 低盐、低脂、糖尿病饮食</td><td>□ 禁食、水
□ 清流食
□ 流食
□ 半流食</td><td>□ 禁食、水
□ 营养支持</td></tr>
<tr><td>药物医嘱</td><td>□ 自带药（必要时）</td><td>□ 自带药（必要时）</td><td>□ 自带药（必要时）
□ 补液、营养支持
□ 胃黏膜保护药、抑酸药</td></tr>
<tr><td rowspan="4">临时医嘱</td><td>检查检验</td><td>□ 血常规（含C反应蛋白＋IL-6）
□ 尿常规
□ 粪常规
□ 血型
□ 凝血四项
□ 普通生化检验项目
□ 血清术前八项
□ 性腺功能
□ 胸部正位X线片
□ 心电图检查（多导心电图）
□ 胃肠镜、腹部超声、CT、MRI检查
□ PET-CT检查（必要时）</td><td>□ 血常规（含C反应蛋白＋IL-6）
□ 尿常规
□ 粪常规
□ 血型
□ 凝血四项
□ 普通生化检验项目
□ 血清术前八项
□ 性腺功能
□ 胸部正位X线片
□ 心电图检查（多导心电图）
□ 胃肠镜、腹部超声、CT、MRI检查
□ PET-CT检查（必要时）</td><td></td></tr>
<tr><td>药物医嘱</td><td></td><td>□ 抗生素（预防）</td><td>□ 抗生素
□ 止血药、镇痛药
□ 营养支持</td></tr>
<tr><td>手术医嘱</td><td>□ 术前医嘱
□ 准备明日在全身麻醉下行小肠间质瘤切除术、肠道部分切除术＋消化道重建术</td><td></td><td></td></tr>
<tr><td>处置医嘱</td><td>□ 静脉抽血送检</td><td>□ 术前禁食、水
□ 备皮（$>30cm^2$）
□ 胃肠减压</td><td>□ 心电监护、吸氧、雾化
□ 大换药
□ 记录出入量、引流情况</td></tr>
</table>

（续　表）

主要护理工作	健康宣教	□ 入院宣教（住院环境、规章制度） □ 进行护理安全指导 □ 进行等级护理、活动范围指导 □ 进行饮食指导 □ 进行关于疾病知识的宣教 □ 检查、检验项目的目的和意义	□ 术前宣教 □ 术后心理疏导 □ 指导术后康复训练 □ 指导术后注意事项	
	护理处置	□ 患者身份核对 □ 佩戴腕带 □ 建立入院病历，通知医师 □ 入院介绍：介绍责任护士，病区环境、设施、规章制度、基础护理服务项目 □ 询问病史，填写护理记录单首页 □ 观察病情变化 □ 测量基本生命体征 □ 抽血、留取标本 □ 心理护理与生活护理 □ 根据评估结果采取相应的护理措施 □ 通知检查项目及注意事项	□ 术前患者准备（手术前沐浴、更衣、备皮） □ 检查术前物品准备 □ 与手术室护士交接 □ 术后观察病情变化 □ 测量基本生命体征 □ 心理护理与生活护理 □ 指导并监督患者治疗与康复训练 □ 遵医嘱用药 □ 根据评估结果采取相应的护理措施 □ 完成护理记录	□ 观察患者情况
	护理评估	□ 一般评估：生命体征、神志、皮肤、药物过敏史等 □ 专科评估：生活自理能力 □ 风险评估：评估有无跌倒、坠床、褥疮风险 □ 心理评估 □ 营养评估 □ 疼痛评估 □ 康复评估	□ 评估伤口疼痛情况 □ 观察伤口敷料有无渗出并报告医师 □ 风险评估：评估有无跌倒、坠床、褥疮、导管滑脱、液体外渗的风险	
	专科护理		□ 备皮后协助患者洗澡、更换病员服	□ 手术后心理护理与生活护理 □ 指导患者功能锻炼
	饮食指导	□ 根据医嘱通知配餐员准备膳食 □ 协助患者进餐	□ 提醒患者术前禁食、水	□ 禁食、水
	活动体位	□ 根据护理等级指导患者活动	□ 根据护理等级指导患者活动	□ 根据护理等级指导患者活动
	洗浴要求	□ 协助患者洗澡、更换病员服		

（续　表）

病情变异记录			□ 无　□ 有，原因： □ 患者　□ 疾病　□ 医疗 □ 护理　□ 保障　□ 管理	□ 无　□ 有，原因： □ 患者 □ 疾病 □ 医疗 □ 护理 □ 保障 □ 管理	□ 无　□ 有，原因： □ 患者 □ 疾病 □ 医疗 □ 护理 □ 保障 □ 管理
护士签名			白班　小夜班　大夜班	白班　小夜班　大夜班	白班　小夜班　大夜班
医师签名					
时间			住院第 8 天（术后第 1 天）	住院第 9 天（术后第 2 天）	住院第 10 天（术后第 3 天）
主要诊疗工作	制度落实		□ 上级医师查房	□ 上级医师查房	□ 上级医师查房
	病情评估		□ 观察伤口情况、引流量及体温等生命体征变化，并做相应处理	□ 观察伤口情况、引流量及体温等生命体征变化，并做相应处理 □ 鼓励患者床上翻身	□ 观察伤口情况、引流量及体温等生命体征变化，并做相应处理 □ 鼓励患者床旁活动
	病历书写		□ 住院医师完成上级医师查房记录	□ 住院医师完成上级医师查房记录	□ 住院医师完成上级医师查房记录
	知情同意				
	手术治疗				
	其他				
重点医嘱	长期医嘱	护理医嘱	□ 按普通外科术后护理常规 □ 一级护理	□ 按普通外科术后护理常规 □ 一级护理	□ 按普通外科术后护理常规 □ 一级护理
		处置医嘱	□ 静脉抽血送检 □ 营养支持	□ 营养支持 □ 静脉抽血送检	□ 静脉抽血送检 □ 营养支持
		膳食医嘱	□ 禁食、水 □ 营养支持	□ 禁食、水 □ 营养支持	□ 禁食、水 □ 营养支持
		药物医嘱	□ 抗生素 □ 镇痛药 □ 镇吐药	□ 抗生素 □ 镇痛药 □ 镇吐药	□ 抗生素 □ 镇痛药 □ 镇吐药
	临时医嘱	检查检验	□ 血常规（含 C 反应蛋白＋IL-6） □ 凝血四项 □ 普通生化检验项目	□ 血常规（含 C 反应蛋白＋IL-6） □ 普通生化检验项目	□ 血常规（含 C 反应蛋白＋IL-6） □ 普通生化检验项目
		药物医嘱	□ 抗生素 □ 镇痛药 □ 镇吐药	□ 抗生素 □ 镇痛药 □ 镇吐药	□ 抗生素 □ 镇痛药 □ 镇吐药
		手术医嘱			
		处置医嘱	□ 静脉抽血送检	□ 静脉抽血送检	□ 静脉抽血送检

（续　表）

<table>
<tr><td rowspan="8">主要护理工作</td><td>健康宣教</td><td colspan="3">□ 术后心理疏导
□ 指导患者术后注意事项</td><td colspan="3">□ 术后心理疏导
□ 指导患者术后注意事项</td><td colspan="3">□ 术后心理疏导
□ 指导患者术后注意事项</td></tr>
<tr><td>护理处置</td><td colspan="3">□ 心理护理与生活护理
□ 指导并监督患者治疗，遵医嘱用药
□ 根据评估结果采取相应的护理措施
□ 完成护理记录</td><td colspan="3">□ 心理护理与生活护理
□ 指导并监督患者治疗，遵医嘱用药
□ 根据评估结果采取相应的护理措施
□ 完成护理记录</td><td colspan="3">□ 心理护理与生活护理
□ 指导并监督患者治疗，遵医嘱用药
□ 根据评估结果采取相应的护理措施
□ 完成护理记录</td></tr>
<tr><td>护理评估</td><td colspan="3">□ 一般评估：生命体征、神志、皮肤、药物过敏史等
□ 专科评估：生活自理能力
□ 风险评估：评估有无跌倒、坠床、褥疮风险
□ 心理评估
□ 营养评估
□ 疼痛评估
□ 康复评估</td><td colspan="3">□ 一般评估：生命体征、神志、皮肤、药物过敏史等
□ 专科评估：生活自理能力
□ 风险评估：评估有无跌倒、坠床、褥疮风险
□ 心理评估
□ 营养评估
□ 疼痛评估
□ 康复评估</td><td colspan="3">□ 一般评估：生命体征、神志、皮肤、药物过敏史等
□ 专科评估：生活自理能力
□ 风险评估：评估有无跌倒、坠床、褥疮风险
□ 心理评估
□ 营养评估
□ 疼痛评估
□ 康复评估</td></tr>
<tr><td>专科护理</td><td colspan="3">□ 指导患者康复锻炼
□ 指导患者腹部绷带的使用方法</td><td colspan="3">□ 指导患者康复锻炼
□ 指导患者腹部绷带的使用方法</td><td colspan="3">□ 指导患者康复锻炼
□ 指导患者腹部绷带的使用方法</td></tr>
<tr><td>饮食指导</td><td colspan="3">□ 禁食、水</td><td colspan="3">□ 禁食、水</td><td colspan="3">□ 禁食、水</td></tr>
<tr><td>活动体位</td><td colspan="3">□ 根据护理等级指导患者活动</td><td colspan="3">□ 根据护理等级指导患者活动</td><td colspan="3">□ 根据护理等级指导患者活动</td></tr>
<tr><td>洗浴要求</td><td colspan="3">□ 告知患者切口处伤口保护方法</td><td colspan="3">□ 告知患者切口处伤口保护方法</td><td colspan="3">□ 告知患者切口处伤口保护方法</td></tr>
<tr><td colspan="10"></td></tr>
<tr><td colspan="2">病情变异记录</td><td colspan="3">□ 无　□ 有，原因：
□ 患者　□ 疾病　□ 医疗
□ 护理　□ 保障　□ 管理</td><td colspan="3">□ 无　□ 有，原因：
□ 患者　□ 疾病　□ 医疗
□ 护理　□ 保障　□ 管理</td><td colspan="3">□ 无　□ 有，原因：
□ 患者　□ 疾病　□ 医疗
□ 护理　□ 保障　□ 管理</td></tr>
<tr><td colspan="2" rowspan="2">护士签名</td><td>白班</td><td>小夜班</td><td>大夜班</td><td>白班</td><td>小夜班</td><td>大夜班</td><td>白班</td><td>小夜班</td><td>大夜班</td></tr>
<tr><td></td><td></td><td></td><td></td><td></td><td></td><td></td><td></td><td></td></tr>
<tr><td colspan="2">医师签名</td><td colspan="3"></td><td colspan="3"></td><td colspan="3"></td></tr>
</table>

（续　表）

时间			住院第 11—14 天 （术后第 4—7 天）	住院第 15—16 天 （术后第 8—9 天）	住院第 17—20 天 （出院日）
主要诊疗工作	制度落实		□ 上级医师查房	□ 上级医师查房	□ 上级医师查房
	病情评估		□ 观察伤口情况、引流量及体温等生命体征变化，并做相应处理	□ 观察伤口情况、引流量及体温等生命体征变化，并做相应处理 □ 根据情况拔除引流管	□ 上级医师进行治疗效果、预后和出院评估 □ 出院宣教
	病历书写		□ 住院医师完成上级医师查房记录	□ 住院医师完成上级医师查房记录	□ 出院当天病程记录（有上级医师指示出院） □ 出院后 24 小时内完成出院记录 □ 出院后 24 小时内完成病案首页
	知情同意				□ 告知患者及其家属出院后注意事项（指导出院后功能锻炼，复诊时间、地点，发生紧急情况时的处理等）
	手术治疗				
	其他				□ 通知出院 □ 开具出院介绍信 □ 开具诊断证明 □ 出院带药 □ 预约门诊复查时间
重点医嘱	长期医嘱	护理医嘱	□ 按普通外科术后护理常规 □ 二级护理	□ 按普通外科术后护理常规 □ 二级护理	□ 按普通外科术后护理常规 □ 二级护理
		处置医嘱	□ 静脉抽血送检 □ 营养支持	□ 营养支持 □ 静脉抽血送检	□ 静脉抽血送检
		膳食医嘱	□ 清流食 □ 营养支持	□ 流食 □ 营养支持	□ 半流食
		药物医嘱	□ 抗生素 □ 镇痛药 □ 镇吐药		
	临时医嘱	检查检验	□ 血常规（含 C 反应蛋白＋IL-6） □ 凝血四项 □ 普通生化检验项目	□ 血常规（含 C 反应蛋白＋IL-6） □ 普通生化检验项目	□ 血常规（含 C 反应蛋白＋IL-6） □ 普通生化检验项目
		药物医嘱			
		手术医嘱			
		处置医嘱	□ 静脉抽血送检 □ 换药	□ 静脉抽血送检 □ 换药	□ 静脉抽血送检 □ 拆线

（续　表）

主要护理工作	健康宣教	□ 术后心理疏导 □ 指导患者术后注意事项	□ 术后心理疏导 □ 指导患者术后注意事项	□ 术后心理疏导 □ 指导患者出院注意事项
	护理处置	□ 心理护理与生活护理 □ 指导并监督患者治疗，遵医嘱用药 □ 根据评估结果采取相应的护理措施 □ 完成护理记录	□ 心理护理与生活护理 □ 指导并监督患者治疗，遵医嘱用药 □ 根据评估结果采取相应的护理措施 □ 完成护理记录	□ 心理护理与生活护理 □ 观察患者情况 □ 核对患者医疗费用 □ 协助患者办理出院手续 □ 整理床单位
	护理评估	□ 一般评估：生命体征、神志、皮肤、药物过敏史等 □ 专科评估：生活自理能力 □ 风险评估：评估有无跌倒、坠床、褥疮风险 □ 心理评估 □ 营养评估 □ 疼痛评估 □ 康复评估	□ 一般评估：生命体征、神志、皮肤、药物过敏史等 □ 专科评估：生活自理能力 □ 风险评估：评估有无跌倒、坠床、褥疮风险 □ 心理评估 □ 营养评估 □ 疼痛评估 □ 康复评估	
	专科护理	□ 指导患者康复锻炼 □ 指导患者腹部绷带的使用方法	□ 指导患者康复锻炼 □ 指导患者腹部绷带的使用方法	□ 指导患者康复锻炼 □ 指导患者腹部绷带的使用方法
	饮食指导	□ 清流食	□ 流食	□ 半流食
	活动体位	□ 根据护理等级指导患者活动	□ 根据护理等级指导患者活动	□ 根据护理等级指导患者活动
	洗浴要求	□ 告知患者切口处伤口保护方法	□ 告知患者切口处伤口保护方法	□ 告知患者切口处伤口保护方法
病情变异记录		□ 无　□ 有，原因： □ 患者　□ 疾病　□ 医疗 □ 护理　□ 保障　□ 管理	□ 无　□ 有，原因： □ 患者　□ 疾病　□ 医疗 □ 护理　□ 保障　□ 管理	□ 无　□ 有，原因： □ 患者　□ 疾病　□ 医疗 □ 护理　□ 保障　□ 管理
护士签名		白班　小夜班　大夜班	白班　小夜班　大夜班	白班　小夜班　大夜班
医师签名				

结肠癌根治术临床路径

一、结肠癌根治术临床路径标准住院流程

(一)适用对象

第一诊断为结肠癌(ICD-10:C18)行结肠癌根治术(腹腔镜下或机器人下)、局部切除(或结肠曲段切除)、姑息切除术+短路(或造口术)(ICD-9-CM-3:45.4,45.72-45.8,46.10-46.23,00.3504)的患者。

(二)诊断依据

根据《临床诊疗指南——外科学分册》(中华医学会编著,人民卫生出版社),《临床技术操作规范——外科学分册》(中华医学会编著,人民卫生出版社),《NC CN 结肠癌临床实践指南》。

1. 腹胀、腹痛、排便习惯改变、便血、贫血等临床表现,体格检查发现腹部肿物。

2. 粪隐血试验多呈持续阳性。

3. 影像学检查提示并了解有无器官和淋巴结转移。

4. 纤维结肠镜检查明确肿瘤情况,取活组织检查做出病理诊断。

5. 术前应判断是早期结肠癌还是进展期结肠癌,并根据上述检查结果进行临床分期。

(三)治疗方案的选择

根据《临床诊疗指南——外科学分册》(中华医学会编著,人民卫生出版社),《临床技术操作规范——外科学分册》(中华医学会编著,人民卫生出版社),《NC CN 结肠癌临床实践指南》。

1. 局部切除术或结肠区段切除手术:早期结肠癌。

2. 根治手术(结肠癌根治术):进展期结肠癌,无远处转移,肿瘤条件允许或联合脏器切除可以根治的结肠癌患者。

3. 腹腔镜或机器人下结肠癌根治术。

4. 姑息手术(结肠癌姑息切除术、短路或造口术):有远处转移或肿瘤条件不允许,但合并梗阻、出血的结肠癌患者。

(四)标准住院日为 13～14 天

(五)进入路径标准

1. 第一诊断必须符合(ICD-10:C18)结肠癌。

2. 术前评估肿瘤切除困难或有其他脏器转移者可先行新辅助化学治疗(化疗)后再次评估,符合手术条件者可以进入路径。

3. 当患者同时具有其他疾病诊断,但在住院期间不需要特殊处理也不影响第一诊断的临床路径流程实施时,可以进入路径。

(六)术前准备(术前评估)1～3 天

1. 术前检查

(1)必须检查的项目

①血常规、尿常规、粪常规。

②肝功能、肾功能、电解质、血糖、血型、凝血功能、血脂、消化道肿瘤标志物、感染性疾病筛

查(乙型病毒性肝炎、丙型病毒性肝炎、艾滋病、梅毒等)。

③心电图。

④结肠镜和(或)钡剂灌肠造影,胸部、腹部、盆腔 CT 检查。

⑤病理学活组织检查与诊断。

(2)根据患者病情,必要时行超声心动图、肺功能、PET-CT 等检查。

2. 术前准备

(1)术前谈话:术者应在术前 1 天与患者及其亲属谈话,告知手术方案、相关风险、用血计划、术后转归、置入材料、手术费用和患者及其亲属权益,并履行书面知情同意手续。告知高值耗材的使用及费用。

(2)护士做心理护理,交代注意事项。

(3)手术部位标识:术者、第一助手或经治医师在术前 1 天应对手术部位做体表标识,急诊手术由接诊医师或外科医师标记,标记过程应有责任护士、患者及其亲属共同参与,并记入手术安排表。

(4)术前 1 天麻醉医师访视:制订麻醉计划、完成评估、确定麻醉方式,并记入《麻醉术前访视记录》,告知患者及其家属麻醉适应证、麻醉目的、麻醉风险、可能出现的情况及其处理原则、替代方案等,签署《麻醉知情同意书》并归入病历。

3. 营养评估 根据《解放军总医院新入院患者营养风险筛查表(NRS-2002)》为新入院患者进行营养评估,评分≥3 分者给予处置,必要时请营养科医师会诊。

4. 心理评估 根据新入院患者情况请心理科医师会诊。

5. 疼痛评估 根据《VAS 评分》实施疼痛评估,评分>7 分者给予处置,必要时请疼痛科医师会诊。

6. 康复评估 根据《入院患者康复筛查和评估表》,在新入院患者入院后 24 小时内进行康复筛查和评估。任何一项结果为"是",则请康复科医师会诊。

7. 深静脉血栓栓塞症风险评估 根据专科《深静脉血栓栓塞症评估量表》在新入院患者入院后 24 小时内进行风险筛查和评估。风险结果为"高危"的,则请血管外科或介入导管室医师会诊。

(七)预防性抗菌药物选择与使用时机

抗菌药物使用,应按照《抗菌药物临床应用指导原则》执行,并结合患者的病情决定抗菌药物的选择与使用时间。抗菌药物的有效覆盖时间应包括整个手术过程。手术时间较短(<2 小时)者术前给药一次即可。如手术时间>3 小时或超过所用药物半衰期的 2 倍以上,或成年人出血量>1500ml,术中应加用抗菌药物 1 次。预防用药时间亦为 24 小时,必要时延长至 48 小时。第一、第二代头孢菌素±甲硝唑或头孢曲松±甲硝唑。

(八)手术日为住院第 5 天

1. 麻醉方式 全身麻醉或连续硬膜外麻醉。

2. 手术耗材 吻合器和闭合器(重建肠道用)。

3. 术中用药 麻醉常规用药。

4. 术中病理 冷冻切片、石蜡切片(必要时)。

5. 输血 视术中情况而定。

(九)术后住院恢复≤10天

1. 术后病理　病理学检查与诊断：① 切片诊断(分类分型、分期、切缘、脉管侵犯、淋巴结数目)；② 免疫组化；③ 分子生物学指标。

2. 必须复查的检查项目　血常规、肝功能、肾功能、电解质、血糖、消化道肿瘤标志物。

3. 术后用药　按照《抗菌药物临床应用指导原则》执行，并结合患者的病情决定抗菌药物的选择与使用时间。

(十)出院标准

1. 引流管拔除，伤口无感染(或门诊可以处理)。

2. 没有需要住院处理的并发症。

(十一)变异及原因分析

1. 围术期的合并症和(或)并发症，需要进行相关的诊断和治疗，导致住院时间延长、费用增加。

2. 结肠癌根治术中，结肠的切除范围根据肿瘤部位、大小、浸润程度等决定，可分为右半结肠切除术、横结肠切除术、左半结肠切除术、乙状结肠切除术、全结肠切除术、联合脏器切除术等。

二、结肠癌根治术临床路径表单

<table>
<tr><td colspan="2">适用对象</td><td colspan="3">第一诊断为结肠癌(ICD-10：C18)，行结肠癌根治术(或腹腔镜下)、局部切除(或结肠曲段切除)、姑息切除术＋短路(或造口术)(ICD-9-CM-3：45.4，45.72-45.8，46.10-46.23，00.3504)的患者</td></tr>
<tr><td colspan="2">患者基本信息</td><td colspan="2">姓名：______ 性别：____ 年龄：____
门诊号：______ 住院号：______ 过敏史：______
住院日期：____年__月__日 出院日期：____年__月__日</td><td>标准住院日：13～14天</td></tr>
<tr><td colspan="2">时间</td><td>住院第1天</td><td>住院第2－3天</td><td>住院第4天(手术准备日)</td></tr>
<tr><td rowspan="2">主要诊疗工作</td><td>制度落实</td><td>□ 经治医师询问病史及体格检查
□ 入院2小时内经治医师或值班医师完成接诊
□ 入院24小时内主管医师完成检诊</td><td>□ 主诊医师查房，完善诊疗方案
□ 根据体格检查、辅助检查等进行术前分期
□ 专科会诊(必要时)</td><td>□ 术前讨论，确定手术方案
□ 完成病历记录
□ 向患者及其家属交代围术期注意事项
□ 完成术前准备
□ 组织术前讨论
□ 麻醉术前访视
□ 手术部位标识</td></tr>
<tr><td>病情评估</td><td>□ 经治医师询问病史与体格检查
□ 康复评估
□ 营养评估
□ 心理评估
□ 疼痛评估
□ 深静脉血栓评估</td><td></td><td></td></tr>
</table>

（续　表）

主要诊疗工作	病历书写		□ 入院8小时内完成首次病程记录 □ 入院24小时内完成入院记录	□ 入院48小时内完成主管医师查房记录 □ 完成主诊医师查房记录	□ 完成术前讨论、术前小结
	知情同意		□ 患者或家属在入院记录单上签字		□ 术前谈话，告知患者及其家属病情和围术期注意事项并签署《麻醉知情同意书》《输血知情同意书》《手术知情同意书》《授权委托书》（患者本人不能签字时）、《自费用品协议书》（必要时）、《军人目录外耗材审批单》
	手术治疗			□ 初步确定手术方式和日期	□ 预约手术
	其他		□ 及时通知上级医师检诊 □ 经治医师检查、整理病历资料		
重点医嘱	长期医嘱	护理医嘱	□ 按肿瘤外科护理常规 □ 二级护理	□ 按肿瘤外科护理常规 □ 二级护理	
		处置医嘱	□ 静脉抽血		
		膳食医嘱	□ 饮食：根据患者情况	□ 饮食：根据患者情况	□ 明晨禁食、禁水
		药物医嘱		□ 患者既往基础用药	□ 患者既往基础用药
	临时医嘱	检查检验	□ 血常规、尿常规、粪常规 □ 肝功能、肾功能、电解质、血糖、血型、凝血功能、血脂、消化道肿瘤标志物、感染性疾病筛查 □ 心电图，胸、腹、盆腔CT □ 肺功能、超声心动图 □ 结肠镜和（或）钡剂灌肠造影	□ 结肠镜和（或）钡剂灌肠造影（必要时） □ 肺功能、超声心动图检查（必要时） □ PET-CT检查（必要时）	
		药物医嘱			
		手术医嘱			□ 常规准备明日在全身麻醉下行结肠癌根治术

（续　表）

<table>
<tr><td>重点医嘱</td><td>临时医嘱</td><td>处置医嘱</td><td></td><td></td><td>□ 明晨置胃管
□ 手术区域皮肤准备
□ 肠道准备（口服药物或灌肠）
□ 抗菌药物皮试
□ 备血</td></tr>
<tr><td rowspan="3">主要护理工作</td><td colspan="2">健康宣教</td><td>□ 入院宣教（住院环境、规章制度）
□ 进行护理安全指导
□ 进行等级护理、活动范围指导
□ 进行饮食指导
□ 进行关于疾病知识的宣教
□ 检查、检验项目的目的和意义</td><td>□ 进行饮食指导
□ 告知患者检查的准备及注意事项
□ 专科疾病知识指导</td><td></td></tr>
<tr><td colspan="2">护理处置</td><td>□ 患者身份核对
□ 佩戴腕带
□ 建立入院病历，通知医师
□ 入院介绍：介绍责任护士，病区环境、设施、规章制度、基础护理服务项目
□ 询问病史，填写护理记录单首页
□ 观察病情
□ 测量基本生命体征
□ 抽血、留取标本
□ 心理护理与生活护理
□ 根据评估结果采取相应的护理措施</td><td>□ 晨起空腹留取化验标本
□ 实施相应级别护理及饮食护理
□ 告知特殊检查注意事项
□ 指导并协助患者进行检查
□ 相关治疗配合及用药指导
□ 心理疏导</td><td>□ 手术前皮肤准备、配血、抗菌药物皮试
□ 手术前肠道准备及物品准备
□ 手术前心理疏导及手术相关知识的指导
□ 告知患者术日晨禁食、禁水</td></tr>
<tr><td colspan="2">护理评估</td><td>□ 一般评估：生命体征、神志、皮肤、药物过敏史等
□ 风险评估：评估有无跌倒、坠床、褥疮、深静脉血栓等风险
□ 心理评估
□ 营养评估
□ 疼痛评估
□ 康复评估</td><td></td><td>□ 评估病情，测量生命体征
□ 评估皮肤，腹部皮肤有异常时立即报告医师处理
□ 评估患者心理状态</td></tr>
</table>

（续　表）

主要护理工作	专科护理	□ 有梗阻者应遵医嘱给予胃肠减压，禁食、禁水，静脉营养治疗 □ 有出血的患者注意护理安全，遵医嘱给予止血药物处理，必要时给予静脉输血治疗		
	饮食指导	□ 根据医嘱通知配餐员准备膳食 □ 协助患者进餐	□ 根据医嘱通知配餐员准备膳食 □ 协助患者进餐	□ 协助患者进餐、指导术前饮食 □ 通知患者晚 22:00 后禁食，术晨禁食、禁水
	活动体位			
	洗浴要求	□ 卫生整顿		
病情变异记录		□ 无　□ 有，原因： □ 患者　□ 疾病　□ 医疗 □ 护理　□ 保障　□ 管理	□ 无　□ 有，原因： □ 患者　□ 疾病　□ 医疗 □ 护理　□ 保障　□ 管理	□ 无　□ 有，原因： □ 患者　□ 疾病　□ 医疗 □ 护理　□ 保障　□ 管理
护士签名		白班　小夜班　大夜班	白班　小夜班　大夜班	白班　小夜班　大夜班
医师签名				
时间		住院第 5 天（手术日）	住院第 6 天（术后第 1 天）	住院第 7 天（术后第 2 天）
主要诊疗工作	制度落实	□ 手术 □ 确定有无手术并发症 □ 向患者及其家属交代术中情况及术后注意事项	□ 上级医师查房，对手术及手术切口进行评估，确定有无手术并发症和手术切口感染 □ 注意观察胃液、引流液的量、颜色、性状 □ 观察胃肠功能恢复情况	□ 上级医师查房，进行手术及伤口评估，决定处理措施 □ 注意观察胃液、引流液的量、颜色、性状 □ 观察胃肠功能恢复情况 □ 注意观察体温、血压等生命体征
	病历书写	□ 术者完成手术记录 □ 完成术后首次病程记录	□ 完成上级医师查房记录	□ 完成上级医师查房记录
	知情同意			
	手术治疗			
	其他		□ 根据情况决定是否需要复查化验检查	□ 根据情况决定是否需要复查化验检查

（续　表）

重点医嘱	长期医嘱	护理医嘱	□ 按肿瘤外科术后护理常规 □ 一级护理	□ 按肿瘤外科术后护理常规 □ 一级护理	□ 按肿瘤外科术后护理常规 □ 一级护理
		处置医嘱	□ 胃肠减压管接负压吸引 □ 腹腔引流管接无菌袋 □ 留置尿管接无菌袋 □ 持续心电、血压、呼吸、血氧饱和度监测 □ 吸氧 □ 记出入量 □ 按大静脉穿刺置管术后护理常规 □ 大静脉营养液配制 □ 大静脉插管处换药 □ 胃管冲洗	□ 胃肠减压管接负压吸引 □ 腹腔引流管接无菌袋 □ 留置尿管接无菌袋 □ 记出入量 □ 按大静脉穿刺置管术后护理常规 □ 大静脉营养液配制 □ 大静脉插管处换药 □ 胃管冲洗	□ 胃肠减压管接负压吸引 □ 腹腔引流管接无菌袋 □ 留置尿管接无菌袋 □ 记出入量 □ 按大静脉穿刺置管术后护理常规 □ 大静脉营养液配制 □ 大静脉插管处换药 □ 胃管冲洗
		膳食医嘱	□ 禁食、禁水	□ 禁食、禁水	□ 禁食、禁水
		药物医嘱	□ 补液 □ 抗菌药物	□ 补液 □ 抗菌药物	□ 补液 □ 抗菌药物
	临时医嘱	检查检验		□ 血常规、血生化 □ 痰培养	
		药物医嘱	□ 补液		
		手术医嘱			
		处置医嘱	□ 更换一次性引流袋 □ 更换一次性负压引流瓶 □ 更换一次性尿袋 □ 镇痛(必要时)	□ 停持续心电、血压、呼吸、血氧饱和度监测 □ 停吸氧	□ 测心率、血压
主要护理工作	健康宣教				
	护理处置		□ 晨起完成术前常规准备 □ 全身麻醉复苏物品准备 □ 与医师进行术后患者的交接 □ 执行一级护理及麻醉术后护理常规，禁食、禁水 □ 观察患者病情变化，预防并发症的发生 □ 书写重症护理记录 □ 负压引流管的观察与护理	□ 执行一级护理 □ 禁食、禁水 □ 半卧位 □ 观察患者病情变化，书写重症护理记录 □ 准确记录出入量 □ 各种引流管的观察与护理 □ 协助患者床上活动，促进肠蠕动恢复，预防并发症的发生 □ 用药及相关治疗指导	□ 执行一级护理 □ 禁食、禁水 □ 半卧位 □ 观察患者病情变化，书写重症护理记录 □ 准确记录出入量 □ 各种引流管的观察与护理 □ 协助患者床上活动，促进肠蠕动恢复，预防并发症的发生 □ 用药及相关治疗指导

(续 表)

主要护理工作	护理评估	□ 评估病情,遵医嘱监测生命体征 □ 评估伤口疼痛情况,并采取相应的护理措施 □ 评估引流情况 □ 评估伤口情况 □ 评估出入量情况 □ 评估褥疮风险	□ 评估病情,监测生命体征、中心静脉压 □ 评估伤口疼痛情况、镇痛泵运转情况 □ 评估中心静脉导管(CVC)或经外周静脉穿刺中心静脉置管(PICC)及静脉输液情况 □ 评估留置胃管、尿管引流情况 □ 评估引流情况,并记录引流液的量及性状 □ 评估肺部感染、咳痰情况,有异常时立即报告医师处理 □ 评估伤口情况 □ 评估褥疮风险 □ 评估患者的心理反应	□ 评估静脉输液情况,停用镇痛泵 □ 评估胃管、尿管、腹腔引流管情况,异常时立即报告医师处理 □ 评估伤口情况 □ 评估褥疮风险,评估功能锻炼及胃肠功能恢复情况 □ 评估患者心理状况
	专科护理	□ 根据评估结果采取相应的护理措施 □ 妥善固定各种管道 □ 使用床档 □ 根据需要安排陪护 1 人 □ 观察各引流液的量、性状及颜色,特别注意胃管引流性状、颜色及量,妥善固定,防止脱出,有异常时立即报告医师处理 □ 观察伤口敷料,有渗出时立即报告医师处理	□ 根据评估结果采取相应的护理措施 □ 妥善固定各种管道 □ 使用床档 □ 空肠营养管保持通畅,妥善固定,遵医嘱配制肠内营养液 □ 腹腔冲洗保持通畅,保持出入平衡,注意观察引流液的颜色、性状及量 □ 观察伤口敷料,有渗出时立即报告医师处理	□ 根据评估结果采取相应的护理措施 □ 使用床档,陪护 1 人 □ 妥善固定各引流管及静脉输液管道 □ 皮肤护理及特殊药物输注时观察渗出情况 □ 完成肺部护理、雾化吸入、胃管冲洗护理工作 □ 空肠营养管输注肠内营养液时注意量、时间、速度、温度,倾听患者的主诉,对症处理 □ 腹腔冲洗保持通畅,保持出入量平衡,注意观察引流液的颜色、性状及量,准确记录 □ 观察伤口敷料,有渗出时立即报告医师处理
	饮食指导	□ 嘱患者带胃管期间禁食、禁水,患者口干时协助其湿润口唇	□ 嘱患者带胃管期间禁食、禁水,患者口干时协助其湿润口唇	□ 带管期间禁食、禁水,必要时可温开水漱口
	活动体位	□ 全身麻醉清醒 6 小时后给予半卧位,指导患者掌握半卧位意义	□ 指导患者下床活动的方法 □ 指导患者进行床上翻身的方法 □ 指导患者卧床期间半卧位	□ 指导患者下床活动,加大活动量,促进肠蠕动
	洗浴要求			

（续　表）

<table>
<tr><td colspan="3">病情变异记录</td><td colspan="3">□ 无　□ 有，原因：
□ 患者　□ 疾病　□ 医疗
□ 护理　□ 保障　□ 管理</td><td colspan="3">□ 无　□ 有，原因：
□ 患者　□ 疾病　□ 医疗
□ 护理　□ 保障　□ 管理</td><td colspan="3">□ 无　□ 有，原因：
□ 患者　□ 疾病　□ 医疗
□ 护理　□ 保障　□ 管理</td></tr>
<tr><td colspan="3" rowspan="2">护士签名</td><td>白班</td><td>小夜班</td><td>大夜班</td><td>白班</td><td>小夜班</td><td>大夜班</td><td>白班</td><td>小夜班</td><td>大夜班</td></tr>
<tr><td></td><td></td><td></td><td></td><td></td><td></td><td></td><td></td><td></td></tr>
<tr><td colspan="3">医师签名</td><td colspan="3"></td><td colspan="3"></td><td colspan="3"></td></tr>
<tr><td colspan="3">时间</td><td colspan="3">住院第 8－10 天
（术后第 3－5 天）</td><td colspan="3">住院第 11－12 天
（术后第 6－7 天）</td><td colspan="3">住院第 13－14 天
（出院日）</td></tr>
<tr><td rowspan="5">主要诊疗工作</td><td colspan="2">制度落实</td><td colspan="3">□ 上级医师查房，进行术后恢复及伤口评估
□ 根据腹腔引流液情况，拔除部分引流管
□ 根据胃肠功能恢复情况，决定是否拔除胃管
□ 注意观察生命体征
□ 根据情况决定是否需要复查化验等</td><td colspan="3">□ 上级医师查房，进行术后恢复及伤口评估
□ 根据腹腔引流液情况，拔除部分引流管
□ 根据胃肠功能恢复情况，决定是否拔除胃管
□ 注意观察生命体征
□ 根据情况决定是否需要复查化验等</td><td colspan="3">□ 上级医师查房，进行手术及伤口评估，决定是否出院
□ 根据术后病理检查结果进行最终病理分期，制订进一步的治疗计划
□ 向患者交代出院后的注意事项</td></tr>
<tr><td colspan="2">病历书写</td><td colspan="3">□ 完成病历书写</td><td colspan="3">□ 完成上级医师查房记录</td><td colspan="3">□ 完成出院记录、病案首页、出院证明书等</td></tr>
<tr><td colspan="2">知情同意</td><td colspan="3"></td><td colspan="3"></td><td colspan="3"></td></tr>
<tr><td colspan="2">手术治疗</td><td colspan="3"></td><td colspan="3"></td><td colspan="3"></td></tr>
<tr><td colspan="2">其他</td><td colspan="3"></td><td colspan="3"></td><td colspan="3"></td></tr>
<tr><td rowspan="8">重点医嘱</td><td rowspan="4">长期医嘱</td><td>护理医嘱</td><td colspan="3">□ 按肿瘤外科护理常规
□ 一级护理</td><td colspan="3">□ 按肿瘤外科护理常规
□ 二级护理</td><td colspan="3">□ 按肿瘤外科护理常规
□ 二级护理</td></tr>
<tr><td>处置医嘱</td><td colspan="3">□ 腹腔引流管接无菌袋
□ 记出入量
□ 按大静脉穿刺置管术后护理常规
□ 大静脉营养液配制
□ 大静脉插管处换药</td><td colspan="3">□ 按大静脉穿刺置管术后护理常规
□ 大静脉营养液配制
□ 大静脉插管处换药</td><td colspan="3"></td></tr>
<tr><td>膳食医嘱</td><td colspan="3">□ 饮食：禁食或清流食</td><td colspan="3">□ 饮食：清流食或流食</td><td colspan="3">□ 饮食：流食或半流食</td></tr>
<tr><td>药物医嘱</td><td colspan="3"></td><td colspan="3">□ 患者既往基础用药</td><td colspan="3">□ 患者既往基础用药</td></tr>
<tr><td rowspan="4">临时医嘱</td><td>检查检验</td><td colspan="3"></td><td colspan="3"></td><td colspan="3"></td></tr>
<tr><td>药物医嘱</td><td colspan="3"></td><td colspan="3"></td><td colspan="3">□ 出院带药</td></tr>
<tr><td>手术医嘱</td><td colspan="3"></td><td colspan="3"></td><td colspan="3"></td></tr>
<tr><td>处置医嘱</td><td colspan="3">□ 拔除胃管者，停胃肠减压
□ 拔除尿管，停记引流量</td><td colspan="3">□ 伤口换药
□ 拔除引流管（24 小时引流量≤50ml）</td><td colspan="3">□ 伤口换药
□ 拔除大静脉插管</td></tr>
</table>

（续　表）

主要护理工作	健康宣教	□ 进行用药指导 □ 进行详细饮食指导 □ 指导患者活动 □ 指导患者进食后注意事项 □ 向患者指导术后早期并发症的预防及处理	□ 进行用药指导 □ 指导有氧运动，保持大便通畅 □ 进行心理指导，情绪稳定 □ 向患者讲解术后并发症及注意事项 □ 告知患者增强抵抗力，预防感染 □ 告知患者适当体育锻炼，增加活动耐力	□ 指导出院后饮食，少量多餐 □ 向患者讲解复查、后期治疗的意义 □ 告知办理出院手续流程 □ 告知办理复印病历手续流程
	护理处置	□ 遵医嘱用药 □ 遵医嘱饮食 □ 遵医嘱静脉高营养治疗		□ 指导患者术后康复 □ 出院指导 □ 协助患者办理出院手续
	护理评估	□ 评估静脉输液情况 □ 观察是否有术后并发症 □ 评估进食情况 □ 评估伤口及引流情况 □ 评估患者自理程度 □ 评估患者心理状况	□ 评估静脉输液情况 □ 评估患者进食后消化情况，有异常时立即报告医师处理 □ 观察伤口敷料及切口愈合情况，拔除腹腔引流管，有异常时立即报告医师处理 □ 评估心理状况及疾病知识掌握情况	
	专科护理	□ 根据评估结果采取相应的护理措施 □ 使用床档，陪护 1 人 □ 观察伤口敷料情况，有渗出时立即报告医师处理；观察腹腔引流液的颜色、性状及量 □ 观察伤口情况，大、小便次数及量，有异常时立即报告医师处理		
	饮食指导	□ 排气 □ 拔胃管后指导患者间断、少量饮用温开水 □ 给予详细的饮食指导，协助患者进餐	□ 指导出院后饮食，少量多餐	
	活动体位	□ 指导患者下床活动，加大活动量，促进肠蠕动	□ 指导患者下床活动，加大活动量，促进肠蠕动	
	洗浴要求			

（续 表）

病情变异记录	□ 无 □ 有，原因： □ 患者 □ 疾病 □ 医疗 □ 护理 □ 保障 □ 管理			□ 无 □ 有，原因： □ 患者 □ 疾病 □ 医疗 □ 护理 □ 保障 □ 管理			□ 无 □ 有，原因： □ 患者 □ 疾病 □ 医疗 □ 护理 □ 保障 □ 管理		
护士签名	白班	小夜班	大夜班	白班	小夜班	大夜班	白班	小夜班	大夜班
医师签名									

结肠间质瘤行结肠间质瘤切除术、肠道部分切除术＋消化道重建术临床路径

一、结肠间质瘤行结肠间质瘤切除术、肠道部分切除术＋消化道重建术临床路径标准住院流程

（一）适用对象

第一诊断为结肠间质瘤（ICD-10：D37.401，M89360/1 或 C18，M89360/3）拟行结肠间质瘤切除术、肠道部分切除术＋消化道重建术（ICD-9-CM-3：45.4106/45.9403/45.9412/45.9505）的患者。

（二）诊断依据

根据《临床医疗护理常规——外科诊疗常规（2012 年版）》和《胃肠道间质瘤诊断与治疗中国专家共识（2013 年版）》。

1. 症状及体征　腹部不适伴恶心、呕吐、黑粪。

2. 影像学检查　超声或胃肠镜、CT、MRI、PET-CT 等检查有助于诊断。

3. 病理检查　组织病理诊断或术后复发、转移。

（三）治疗方案的选择及依据

根据《临床医疗护理常规——外科诊疗常规（2012 年版）》和《胃肠道间质瘤诊断与治疗中国专家共识（2013 版）》

1. 手术原则　手术目标尽量争取完全切除；肿瘤需完整切除，避免肿瘤破裂和术中播散；不必常规清扫淋巴结，除非有明确淋巴结转移。

2. 原发灶处理

（1）结肠间质瘤局部切除术：切缘离病灶 2cm，符合完全切除要求。

（2）肠道部分切除＋消化道重建术。结肠间质瘤单病灶或多病灶巨大或同时性多发原发肿瘤（如结肠间质瘤＋结肠癌）等。

3. 姑息性手术或肠造口术　适用于肿瘤晚期无法彻底切除同时伴有梗阻、出血、穿孔等症状。

4. 其他术式　根据术中情况，如具备手术条件，对累及周围组织、器官的患者，行扩大切除术及消化道重建术。

5. 其他治疗

(1)甲磺酸依马替尼治疗：适用于手术难度较大或不能耐受手术者。

(2)苹果酸舒尼替尼：适用于甲磺酸依马替尼治疗失败的二线选择。

(四)标准住院日为 17～20 天

(五)进入路径标准

1. 结肠间质瘤(ICD-10：D37.401，M89360/1 或 C18，M89360/3)行结肠间质瘤切除术(ICD-9-CM-3：45.4106/45.9403/45.9412/45.9505)。

2. 年龄：≥14 岁。

3. 当患者同时具有其他疾病诊断，但在住院期间不需要特殊处理也不影响第一诊断的临床路径流程实施时，可以进入路径。

(六)术前准备(术前评估)1～6 天

1. 术前评估 术前 1～6 天完成术前病情评估，完成必要的检查，做出术前小结、术前讨论。

(1)检查或检验评估：①必须检查、检验的项目包括血常规、尿常规、粪常规、血生化检验项目、感染性疾病筛查、凝血功能、心电图、胸部 X 线片、超声或胃肠镜、腹盆腔 CT、消化道造影检查；②可选择的检查或检验项目包括超声心动图、血气分析或肺功能(年龄＞60 岁或既往有心、肺病史者)，必要时行 PET-CT 检查。相关疾病患者必要时请相关科室医师会诊。

(2)营养评估：根据《解放军总医院新入院患者营养风险筛查表(NRS-2002)》为新入院患者进行营养评估，评分＞3 分者告知医师，必要时给予营养支持。

(3)心理评估：由心理科医师根据病情需要实施评估。

(4)疼痛评估：根据《视觉模拟评分(VAS)》实施疼痛评估，评分＞7 分者给予处置，必要时请疼痛科医师会诊。

(5)康复评估：根据《入院患者康复筛查和评估表》在患者入院后 24 小时内进行康复筛查和评估。任何一项结果为“是”，告知医师，申请康复科医师会诊。

(6)深静脉血栓栓塞症风险评估：根据专科《深静脉血栓栓塞症评估量表》，在患者入院后 24 小时内进行风险筛查和评估。风险结果为“高危”者，请心血管外科或介入导管室医师会诊。

2. 术前准备

(1)术前准备：术前 24 小时内完成术前病情评估，完成必要的检查，做出术前小结、术前讨论。

(2)术前谈话：术者应在术前 1 天与患者及其亲属谈话，告知手术方案、相关风险、用血计划、术后转归、置入材料、手术费用和患者及亲属权益，并履行书面知情同意手续。告知高值耗材的使用及费用。

(3)通知手术室：准备手术间、手术药品、手术物品及特殊耗材。

(4)护士做心理护理，交代注意事项：防褥疮、防跌倒、指导患者戒烟(若患者吸烟)等，并进行术前宣教。

(5)手术部位标识：术者、第一助手或经治医师在术前 1 天应对手术部位做体表标识，急诊手术由接诊医师或会诊外科医师标记，标记过程应有责任护士、患者及其亲属共同参与，并记入手术安排表。

(6)术前1天麻醉医师访视:制订麻醉计划、完成评估、确定麻醉方式,并记入《麻醉术前访视记录》,告知患者及其家属麻醉适应证、麻醉目的、麻醉风险、可能出现的情况及其处理原则、替代方案等,签署《麻醉知情同意书》并归入病历。

(七)药品选择及使用时机

1. 抗菌药物应用,按照《抗菌药物临床应用指导原则》(卫医发[2004]285号)和《关于抗菌药物临床应用管理有关问题的通知》(卫医发[2009]38号)执行。

2. 预防性抗菌药物应用

(1)常规预防性应用抗生素:如手术时间超过3小时,视情况必要时可加用,但病程记录中需要写明应用抗生素的原因。

(2)术后72小时内停止使用抗菌药物。

3. 靶向药物:甲磺酸伊马替尼片(格列卫),参照《NCCN指南》和《胃肠道间质瘤诊断与治疗中国专家共识(2013年版)》,根据患者病情、术后病理检查结果选择应用的具体时间(术前新辅助用药、术后辅助用药)。

(八)手术日为住院第7天

1. 手术安全核对:患者入手术间后由手术医师、麻醉医师、巡回护士和患者本人共同核对患者身份、手术部位与标识、手术方式。手术医师、麻醉医师、巡回护士三方按《手术安全核对表》逐项核对,共同签名。

2. 手术方式:结肠间质瘤切除术、肠道部分切除术+消化道重建术。

3. 麻醉方式:全身麻醉。

4. 术中用药:麻醉常规用药、镇痛药等。

5. 手术器械:根据病变情况选择手术器械。

6. 输血:视术中出血情况而定。

7. 经治医师或手术医师应即刻完成手术记录(术者)、术后首次病程记录,观察患者术后病情变化。

8. 指导患者术后活动及生活注意事项。

(九)术后住院恢复10～13天

1. *必须复查的项目*　血常规、普通生化检验项目、C反应蛋白、引流液细菌培养。

2. *必要时复查的项目*　腹部CT、消化道造影、血培养等。

3. *术后用药*

(1)抗菌药物:参照《抗菌药物临床应用指导原则》(卫医发[2004]285号)执行。

(2)其他对症药物:镇痛药、镇咳药、抗肿瘤药等。

(3)靶向药物:根据患者术后病理检查结果、基因分析情况选择甲磺酸伊马替尼片等。

4. *术后换药*　术后第2—3天给予清洁换药,并根据切口情况决定换药频次,无特殊情况者每3天1次;根据引流目的及引流情况决定是否拔除引流管。

5. *术后护理*　观察患者引流液情况、伤口敷料有无渗出、切口疼痛、肺部呼吸音、下肢静脉血栓是否形成等情况,并在异常时立即通知医师处理,指导患者术后咳痰、协助其翻身等,术后3天可酌情下床活动。

(十)出院标准

1. 患者生命体征稳定、常规化验无明显异常,进食可。

2. 体格检查见切口无异常，Ⅱ级或甲级愈合。

3. 没有与本病相关的其他并发症及术后并发症发生。

(十一)变异及原因分析

1. 患者原因导致的变异 如不同意治疗方案、个人原因要求出(转)院、院外服用手术禁忌药、月经期、对诊疗计划不满要求出路径、相关检查或检验院外(门诊)已做等。

2. 围术期并发症 根据患者肿瘤生长的部位、大小，是否术前靶向药物治疗，肿瘤与周围脏器关系等，有可能出现手术相关并发症，如出血较多、感染、需多脏器联合切除、胃肠排空障碍、胃瘫等，可能造成住院时间延长和费用增加。

3. 内科合并症 部分患者通常存在很多内科合并症，如脑血管疾病或心血管疾病、糖尿病、血栓等，手术可能导致这些疾病加重而需要治疗，从而延长治疗时间和住院费用。

4. 节假日 术前患者如住院后赶上节假日，使手术推迟，延长住院时间，增加费用。

5. 辅诊科室原因导致的变异 如检查、检验、手术、病理检查(不及时、结果错报、标本不合格)等原因延长住院时间、增加费用等。

6. 管理原因导致的变异 如系统暂不支持、系统瘫痪、需要修订流程、需要修订制度等。

二、结肠间质瘤行结肠间质瘤切除术、肠道部分切除术＋消化道重建术临床路径表单

适用对象		第一诊断为结肠间质瘤(ICD-10：D37.401，M89360/1 或 C18，M89360/3)行结肠间质瘤切除术、肠道部分切除术＋消化道重建术(ICD-9-CM-3：45.4106/45.9403/45.9412/45.9505)的患者		
患者基本信息		姓名：____ 性别：____ 年龄：____ 门诊号：____ 住院号：______ 过敏史：______ 住院日期：____年____月____日 出院日期：____年____月____日		标准住院日：17～20 天
时间		住院第 1 天	住院第 2－6 天(术前日)	住院第 7 天(手术日)
主要诊疗工作	制度落实	□ 入院 2 小时内经治医师或值班医师完成接诊 □ 入院 24 小时内主管医师完成检诊 □ 专科会诊(必要时)	□ 三级医师查房 □ 组织术前讨论、术前评估和决定手术方案	□ 手术 □ 向患者及其家属交代手术过程及术后注意事项 □ 上级医师查房 □ 麻醉医师查房
	病情评估	□ 经治医师询问病史与体格检查 □ 完成营养评分、深静脉血栓栓塞症风险评分	□ 上级医师进行术前评估	□ 观察有无术后并发症并采取相应处理
	病历书写	□ 入院 8 小时内完成首次病程记录 □ 入院 24 小时内完成入院记录 □ 完成主管医师查房记录	□ 住院医师完成上级医师查房记录、术前小结、术前讨论等	□ 术者完成手术记录 □ 住院医师完成术后病程记录

（续　表）

<table>
<tr><td rowspan="3">主要诊疗工作</td><td colspan="2">知情同意</td><td>□ 患者或其家属在入院记录单上签名</td><td>□ 向患者及其家属交代围术期注意事项并签署《手术知情同意书》《自费用品协议书》《输血同意书》《委托书》(患者本人不能签名时)
□ 麻醉医师查房，向患者及其家属交代麻醉注意事项并签署《麻醉知情同意书》</td><td>□ 告知患者及其家属手术情况及术后注意事项</td></tr>
<tr><td colspan="2">手术治疗</td><td></td><td>□ 预约手术</td><td>□ 实施手术(手术安全核查记录、手术清点记录)</td></tr>
<tr><td colspan="2">其他</td><td>□ 及时通知上级医师检诊
□ 经治医师检查、整理病历资料</td><td></td><td></td></tr>
<tr><td rowspan="5">重点医嘱</td><td rowspan="4">长期医嘱</td><td>护理医嘱</td><td>□ 按普通外科护理常规
□ 二级护理</td><td>□ 按普通外科护理常规
□ 二级护理</td><td>□ 按普通外科术后护理常规
□ 一级护理</td></tr>
<tr><td>处置医嘱</td><td>□ 静脉抽血送检</td><td>□ 营养支持</td><td>□ 心电监护、吸氧、雾化
□ 大换药
□ 记录出入量、引流情况</td></tr>
<tr><td>膳食医嘱</td><td>□ 普食
□ 糖尿病饮食
□ 低盐、低脂饮食
□ 低盐、低脂、糖尿病饮食</td><td>□ 禁食、水
□ 清流食
□ 流食
□ 半流食</td><td>□ 禁食、水
□ 营养支持</td></tr>
<tr><td>药物医嘱</td><td>□ 自带药(必要时)</td><td>□ 自带药(必要时)</td><td>□ 自带药(必要时)
□ 补液、营养支持
□ 胃黏膜保护药、抑酸药</td></tr>
<tr><td>临时医嘱</td><td>检查检验</td><td>□ 血常规(含C反应蛋白＋IL-6)
□ 尿常规
□ 粪常规
□ 血型
□ 凝血四项
□ 普通生化检验项目
□ 血清术前八项
□ 性腺功能
□ 胸部正位X线片
□ 心电图检查(多导心电图)
□ 胃肠镜、腹部超声、CT、MRI
□ PET-CT(必要时)</td><td>□ 血常规(含C反应蛋白＋IL-6)
□ 尿常规
□ 粪常规
□ 血型
□ 凝血四项
□ 普通生化检验项目
□ 血清术前八项
□ 性腺功能
□ 胸部正位X线片
□ 心电图检查(多导心电图)
□ 胃肠镜、腹部超声、CT、MRI
□ PET-CT(必要时)</td><td></td></tr>
</table>

（续　表）

<table>
<tr><td rowspan="3">重点医嘱</td><td rowspan="3">临时医嘱</td><td>药物医嘱</td><td></td><td>□ 抗生素（预防性应用）</td><td>□ 抗生素
□ 止血药、镇痛药
□ 营养支持</td></tr>
<tr><td>手术医嘱</td><td></td><td>□ 准备明日在全身麻醉下行结肠间质瘤切除术、肠道部分切除术＋消化道重建术</td><td></td></tr>
<tr><td>处置医嘱</td><td>□ 静脉抽血送检</td><td>□ 术前禁食、水
□ 备皮（>30cm²）
□ 胃肠减压</td><td>□ 心电监护、吸氧、雾化
□ 大换药
□ 记录出入量、引流情况</td></tr>
<tr><td rowspan="3">主要护理工作</td><td colspan="2">健康宣教</td><td>□ 入院宣教（住院环境、规章制度）
□ 进行护理安全指导
□ 进行等级护理、活动范围指导
□ 进行饮食指导
□ 进行关于疾病知识的宣教
□ 检查、检验项目的目的和意义</td><td>□ 术前宣教</td><td>□ 术后心理疏导
□ 指导术后康复训练
□ 指导术后注意事项</td></tr>
<tr><td colspan="2">护理处置</td><td>□ 患者身份核对
□ 佩戴腕带
□ 建立入院病历，通知医师
□ 入院介绍：介绍责任护士，病区环境、设施、规章制度、基础护理服务项目
□ 询问病史，填写护理记录单首页
□ 观察病情
□ 测量基本生命体征
□ 抽血、留取标本
□ 心理护理与生活护理
□ 根据评估结果采取相应的护理措施
□ 通知检查项目及注意事项</td><td>□ 术前患者准备（手术前沐浴、更衣、备皮）
□ 检查术前物品准备</td><td>□ 与手术室护士交接
□ 术后观察病情
□ 测量基本生命体征
□ 心理护理与生活护理
□ 指导并监督患者治疗与康复训练
□ 遵医嘱用药
□ 根据评估结果采取相应的护理措施
□ 完成护理记录</td></tr>
<tr><td colspan="2">护理评估</td><td>□ 一般评估：生命体征、神志、皮肤、药物过敏史等
□ 专科评估：生活自理能力
□ 风险评估：评估有无跌倒、坠床、褥疮风险
□ 心理评估
□ 营养评估
□ 疼痛评估
□ 康复评估</td><td></td><td></td></tr>
</table>

（续 表）

<table>
<tr><td rowspan="4">主要护理工作</td><td colspan="2">专科护理</td><td colspan="3"></td><td colspan="3">□ 协助患者洗澡、更换病员服</td><td colspan="3">□ 手术后心理护理与生活护理
□ 指导患者功能锻炼</td></tr>
<tr><td colspan="2">饮食指导</td><td colspan="3">□ 根据医嘱通知配餐员准备膳食
□ 协助患者进餐</td><td colspan="3">□ 提醒患者术前禁食、水</td><td colspan="3">□ 禁食、水</td></tr>
<tr><td colspan="2">活动体位</td><td colspan="3">□ 根据护理等级指导患者活动</td><td colspan="3">□ 根据护理等级指导患者活动</td><td colspan="3">□ 根据护理等级指导患者活动</td></tr>
<tr><td colspan="2">洗浴要求</td><td colspan="3">□ 协助患者洗澡、更换病员服</td><td colspan="3"></td><td colspan="3"></td></tr>
<tr><td colspan="3">病情变异记录</td><td colspan="3">□ 无 □ 有，原因：
□ 患者 □ 疾病 □ 医疗
□ 护理 □ 保障 □ 管理</td><td colspan="3">□ 无 □ 有，原因：
□ 患者 □ 疾病 □ 医疗
□ 护理 □ 保障 □ 管理</td><td colspan="3">□ 无 □ 有，原因：
□ 患者 □ 疾病 □ 医疗
□ 护理 □ 保障 □ 管理</td></tr>
<tr><td colspan="3" rowspan="2">护士签名</td><td>白班</td><td>小夜班</td><td>大夜班</td><td>白班</td><td>小夜班</td><td>大夜班</td><td>白班</td><td>小夜班</td><td>大夜班</td></tr>
<tr><td></td><td></td><td></td><td></td><td></td><td></td><td></td><td></td><td></td></tr>
<tr><td colspan="3">医师签名</td><td colspan="3"></td><td colspan="3"></td><td colspan="3"></td></tr>
<tr><td colspan="3">时间</td><td colspan="3">住院第 8 天（术后第 1 天）</td><td colspan="3">住院第 9 天（术后第 2 天）</td><td colspan="3">住院第 10 天（术后第 3 天）</td></tr>
<tr><td rowspan="6">主要诊疗工作</td><td colspan="2">制度落实</td><td colspan="3">□ 上级医师查房</td><td colspan="3">□ 上级医师查房</td><td colspan="3">□ 上级医师查房</td></tr>
<tr><td colspan="2">病情评估</td><td colspan="3">□ 观察伤口情况、引流量及体温等生命体征变化，并做相应处理</td><td colspan="3">□ 观察伤口情况、引流量及体温等生命体征变化，并做相应处理
□ 鼓励患者床上翻身</td><td colspan="3">□ 观察伤口情况、引流量及体温等生命体征变化，并做相应处理
□ 鼓励患者床旁活动</td></tr>
<tr><td colspan="2">病历书写</td><td colspan="3">□ 住院医师完成上级医师查房记录</td><td colspan="3">□ 住院医师完成上级医师查房记录</td><td colspan="3">□ 住院医师完成上级医师查房记录</td></tr>
<tr><td colspan="2">知情同意</td><td colspan="3"></td><td colspan="3"></td><td colspan="3"></td></tr>
<tr><td colspan="2">手术治疗</td><td colspan="3"></td><td colspan="3"></td><td colspan="3"></td></tr>
<tr><td colspan="2">其他</td><td colspan="3"></td><td colspan="3"></td><td colspan="3"></td></tr>
<tr><td rowspan="4">重点医嘱</td><td rowspan="4">长期医嘱</td><td>护理医嘱</td><td colspan="3">□ 按普通外科术后护理常规
□ 一级护理</td><td colspan="3">□ 按普通外科术后护理常规
□ 一级护理</td><td colspan="3">□ 按普通外科术后护理常规
□ 一级护理</td></tr>
<tr><td>处置医嘱</td><td colspan="3">□ 静脉抽血送检
□ 营养支持</td><td colspan="3">□ 营养支持
□ 静脉抽血送检</td><td colspan="3">□ 静脉抽血送检
□ 营养支持</td></tr>
<tr><td>膳食医嘱</td><td colspan="3">□ 禁食、水
□ 营养支持</td><td colspan="3">□ 禁食、水
□ 营养支持</td><td colspan="3">□ 禁食、水
□ 营养支持</td></tr>
<tr><td>药物医嘱</td><td colspan="3">□ 抗生素
□ 镇痛药
□ 镇吐药</td><td colspan="3">□ 抗生素
□ 镇痛药
□ 镇吐药</td><td colspan="3">□ 抗生素
□ 镇痛药
□ 镇吐药</td></tr>
</table>

（续 表）

<table>
<tr><td rowspan="4">重点医嘱</td><td rowspan="4">临时医嘱</td><td>检查检验</td><td colspan="3">□ 血常规(含C反应蛋白＋IL-6)
□ 凝血四项
□ 普通生化检验项目</td><td colspan="3">□ 血常规(含C反应蛋白＋IL-6)
□ 普通生化检验项目</td><td colspan="3">□ 血常规(含C反应蛋白＋IL-6)
□ 普通生化检验项目</td></tr>
<tr><td>药物医嘱</td><td colspan="3">□ 抗生素
□ 镇痛药
□ 镇吐药</td><td colspan="3">□ 抗生素
□ 镇痛药
□ 镇吐药</td><td colspan="3">□ 抗生素
□ 镇痛药
□ 镇吐药</td></tr>
<tr><td>手术医嘱</td><td colspan="3"></td><td colspan="3"></td><td colspan="3"></td></tr>
<tr><td>处置医嘱</td><td colspan="3">□ 静脉抽血送检</td><td colspan="3">□ 静脉抽血送检</td><td colspan="3">□ 静脉抽血送检</td></tr>
<tr><td rowspan="3">主要护理工作</td><td colspan="2">健康宣教</td><td colspan="3">□ 术后心理疏导
□ 指导术后注意事项</td><td colspan="3">□ 术后心理疏导
□ 指导术后注意事项</td><td colspan="3">□ 术后心理疏导
□ 指导术后注意事项</td></tr>
<tr><td colspan="2">护理处置</td><td colspan="3">□ 心理护理与生活护理
□ 指导并监督患者治疗，遵医嘱用药</td><td colspan="3">□ 心理护理与生活护理
□ 指导并监督患者治疗，遵医嘱用药
□ 完成护理记录</td><td colspan="3">□ 心理护理与生活护理
□ 指导并监督患者治疗，遵医嘱用药
□ 完成护理记录</td></tr>
<tr><td colspan="2">护理评估</td><td colspan="3">□ 一般评估：生命体征、神志、皮肤、药物过敏史等
□ 专科评估：生活自理能力
□ 风险评估：评估有无跌倒、坠床、褥疮风险
□ 心理评估
□ 营养评估
□ 疼痛评估
□ 康复评估</td><td colspan="3">□ 一般评估：生命体征、神志、皮肤、药物过敏史等
□ 专科评估：生活自理能力
□ 风险评估：评估有无跌倒、坠床、褥疮风险
□ 心理评估
□ 营养评估
□ 疼痛评估
□ 康复评估</td><td colspan="3">□ 一般评估：生命体征、神志、皮肤、药物过敏史等
□ 专科评估：生活自理能力
□ 风险评估：评估有无跌倒、坠床、褥疮风险
□ 心理评估
□ 营养评估
□ 疼痛评估
□ 康复评估</td></tr>
<tr><td rowspan="4">主要护理工作</td><td colspan="2">专科护理</td><td colspan="3">□ 指导患者康复锻炼
□ 指导患者腹部绷带的使用</td><td colspan="3">□ 指导患者康复锻炼
□ 指导患者腹部绷带的使用</td><td colspan="3">□ 指导患者康复锻炼
□ 指导患者腹部绷带的使用</td></tr>
<tr><td colspan="2">饮食指导</td><td colspan="3">□ 禁食、水</td><td colspan="3">□ 禁食、水</td><td colspan="3">□ 禁食、水</td></tr>
<tr><td colspan="2">活动体位</td><td colspan="3">□ 根据护理等级指导患者活动</td><td colspan="3">□ 根据护理等级指导患者活动</td><td colspan="3">□ 根据护理等级指导患者活动</td></tr>
<tr><td colspan="2">洗浴要求</td><td colspan="3">□ 告知患者切口处伤口保护方法</td><td colspan="3">□ 告知患者切口处伤口保护方法</td><td colspan="3">□ 告知患者切口处伤口保护方法</td></tr>
<tr><td colspan="3">病情变异记录</td><td colspan="3">□ 无 □ 有，原因：
□ 患者 □ 疾病 □ 医疗
□ 护理 □ 保障 □ 管理</td><td colspan="3">□ 无 □ 有，原因：
□ 患者 □ 疾病 □ 医疗
□ 护理 □ 保障 □ 管理</td><td colspan="3">□ 无 □ 有，原因：
□ 患者 □ 疾病 □ 医疗
□ 护理 □ 保障 □ 管理</td></tr>
<tr><td colspan="3" rowspan="2">护士签名</td><td>白班</td><td>小夜班</td><td>大夜班</td><td>白班</td><td>小夜班</td><td>大夜班</td><td>白班</td><td>小夜班</td><td>大夜班</td></tr>
<tr><td></td><td></td><td></td><td></td><td></td><td></td><td></td><td></td><td></td></tr>
<tr><td colspan="3">医师签名</td><td colspan="3"></td><td colspan="3"></td><td colspan="3"></td></tr>
</table>

（续　表）

时间			住院第 11－14 天 （术后第 4－7 天）	住院第 15－16 天 （术后第 8－9 天）	住院第 17－20 天 （出院日）
主要诊疗工作	制度落实		□ 上级医师查房	□ 上级医师查房	□ 上级医师查房
	病情评估		□ 观察伤口情况、引流量及体温等生命体征变化，并做相应处理	□ 观察伤口情况、引流量及体温等生命体征变化，并做相应处理 □ 根据情况拔除引流管	□ 上级医师进行治疗效果、预后和出院评估 □ 出院宣教
	病历书写		□ 住院医师完成上级医师查房记录	□ 住院医师完成上级医师查房记录	□ 出院当天病程记录（有上级医师指示出院） □ 出院后 24 小时内完成出院记录 □ 出院后 24 小时内完成病案首页
	知情同意				□ 告知患者及其家属出院后注意事项（指导出院后功能锻炼，复诊的时间、地点，发生紧急情况时的处理等）
	手术治疗				
	其他				□ 通知出院 □ 开具出院介绍信 □ 开具诊断证明 □ 出院带药 □ 预约门诊复查时间
重点医嘱	长期医嘱	护理医嘱	□ 按普通外科术后护理常规 □ 二级护理	□ 按普通外科术后护理常规 □ 二级护理	□ 按普通外科术后护理常规 □ 二级护理
		处置医嘱	□ 静脉抽血送检 □ 营养支持	□ 营养支持 □ 静脉抽血送检	□ 静脉抽血送检
		膳食医嘱	□ 流食 □ 营养支持	□ 流食 □ 营养支持	□ 半流食
		药物医嘱	□ 抗生素 □ 镇痛药 □ 镇吐药		
	临时医嘱	检查检验	□ 血常规（含 C 反应蛋白＋IL-6） □ 凝血四项 □ 普通生化检验项目	□ 血常规（含 C 反应蛋白＋IL-6） □ 普通生化检验项目	□ 血常规（含 C 反应蛋白＋IL-6） □ 普通生化检验项目
		药物医嘱			
		手术医嘱			
		处置医嘱	□ 静脉抽血送检 □ 换药	□ 静脉抽血送检 □ 换药	□ 静脉抽血送检 □ 拆线

（续　表）

主要护理工作	健康宣教	□ 术后心理疏导 □ 指导术后注意事项			□ 术后心理疏导 □ 指导术后注意事项			□ 术后心理疏导 □ 指导出院注意事项		
	护理处置	□ 心理护理与生活护理 □ 指导并监督患者治疗，遵医嘱用药			□ 心理护理与生活护理 □ 指导并监督患者治疗，遵医嘱用药 □ 完成护理记录			□ 心理护理与生活护理 □ 观察患者情况 □ 核对患者医疗费用 □ 协助患者办理出院手续 □ 整理床单位		
	护理评估	□ 一般评估：生命体征、神志、皮肤、药物过敏史等 □ 专科评估：生活自理能力 □ 风险评估：评估有无跌倒、坠床、褥疮风险 □ 心理评估 □ 营养评估 □ 疼痛评估 □ 康复评估			□ 一般评估：生命体征、神志、皮肤、药物过敏史等 □ 专科评估：生活自理能力 □ 风险评估：评估有无跌倒、坠床、褥疮风险 □ 心理评估 □ 营养评估 □ 疼痛评估 □ 康复评估					
	专科护理	□ 指导患者康复锻炼 □ 指导患者腹部绷带的使用			□ 指导患者康复锻炼 □ 指导患者腹部绷带的使用			□ 指导患者康复锻炼 □ 指导患者腹部绷带的使用		
	饮食指导	□ 清流食			□ 流食			□ 半流食		
	活动体位	□ 根据护理等级指导患者活动			□ 根据护理等级指导患者活动			□ 根据护理等级指导患者活动		
	洗浴要求	□ 告知患者切口处伤口保护方法			□ 告知患者切口处伤口保护方法			□ 告知患者切口处伤口保护方法		
病情变异记录		□ 无　□ 有，原因： □ 患者　□ 疾病　□ 医疗 □ 护理　□ 保障　□ 管理			□ 无　□ 有，原因： □ 患者　□ 疾病　□ 医疗 □ 护理　□ 保障　□ 管理			□ 无　□ 有，原因： □ 患者　□ 疾病　□ 医疗 □ 护理　□ 保障　□ 管理		
护士签名		白班	小夜班	大夜班	白班	小夜班	大夜班	白班	小夜班	大夜班
医师签名										

升结肠癌行右半结肠根治性切除术临床路径

一、升结肠癌行右半结肠根治性切除术临床路径标准住院流程

(一)适用对象

第一诊断为升结肠癌(ICD-10:C18.201)拟行右半结肠根治性切除术(ICD-9:45.7304)的患者。

(二)诊断及临床分期依据

根据《黄家驷外科学(第7版)》(吴孟超、吴在德主编,人民卫生出版社,2008,10),《胃肠外科学》(王吉甫主编,人民卫生出版社2000年10月第1版)。

1. 腹部隐痛不适。
2. 贫血、乏力、疲劳,与肿物远端坏死、破溃、出血有关。
3. 发热,与肿物远端坏死破溃后发生感染有关。
4. 食欲减退、消瘦、消化不良。
5. 晚期患者可以在右侧腹触及质硬肿块。
6. 肠镜下取病理活检可以确诊。
7. CT或MRI可以显示肿物侵犯程度范围与周围邻近脏器的关系。

(三)治疗方案的选择及依据

根据《黄家驷外科学(第7版)》(吴孟超、吴在德主编,人民卫生出版社,2008,10),《胃肠外科学》(王吉甫主编,人民卫生出版社2000年10月第1版)。

右半结肠根治性切除术适用于进展期升结肠癌。

(四)标准住院日为10天

(五)进入路径标准

1. 第一诊断必须符合升结肠癌(ICD-10:C18.201)疾病诊断。
2. 当患者同时具有其他疾病诊断时,但在住院期间不需要特殊处理也不影响第一诊断的临床路径流程实施时,可以进入路径。

(六)术前准备(术前评估)1～3天

1. *术前评估* 术前24小时内完成术前病情评估,完成必要的检查,做出术前小结、术前讨论。

(1)必须检查的项目

①血常规、尿常规、粪常规、血型、凝血功能检查、普通生化、血清术前八项。

②胸部X线片、心电图。

③胃肠镜(超声)、腹盆腔CT、消化道造影检查,必要时行PET-CT检查。

(2)根据患者病情可选择:

①超声心动图、血气分析或肺功能(年龄＞60岁或既往有心、肺病史者)。

②有相关疾病者必要时请相关科室医师会诊。

(3)营养评估：由护士根据《解放军总医院新入院患者营养风险筛查表(NRS-2002)》为新入院患者进行营养评估，评分>3分者告知医师，必要时给予营养支持。

(4)心理评估：由心理科医师根据病情需要实施评估。

(5)疼痛评估：由医师对于病情危重患者或术前24小时、麻醉前的患者根据《VAS评分》实施疼痛评估，评估结果及应用的特殊镇痛药应当告知患者或其病情委托人，疼痛评估的结果应当记录在住院病历表格中。评分>7分、常规镇痛处理效果欠佳的顽固性疼痛患者应当及时请疼痛科医师会诊。

(6)康复评估：由护士根据《入院患者康复筛查和评估表》在新入院患者入院后24小时内进行康复筛查和评估。任何一项结果为“是”，告知医师，申请康复科医师会诊。

(7)深静脉血栓栓塞症风险评估：根据专科《深静脉血栓栓塞症评估量表》，在新入院患者入院后24小时内进行风险筛查和评估。风险结果为“高危”的，则申请血管外科或介入导管室医师会诊。

2. 术前准备

(1)术前谈话：术者应在术前1天与患者及其亲属谈话，告知手术方案、相关风险、用血计划、术后转归、置入材料、手术费用和患者及亲属权益，并履行书面知情同意手续。告知高值耗材的使用及费用。

(2)术前抗血小板药物负荷应用。

(3)通知手术室准备手术间、手术药品、手术物品及特殊耗材。

(4)护士做心理护理，交代注意事项：防褥疮、防跌倒、指导患者戒烟(若患者吸烟)等，并进行术前宣教。

(5)手术部位标识：术者、第一助手或经治医师在术前1天应对手术部位做体表标识，急诊手术由接诊医师或会诊外科医师标记，标记过程应有责任护士、患者及其亲属共同参与，并记入手术安排表。

(6)术前1天麻醉医师访视：制订麻醉计划、完成评估、确定麻醉方式，并记入《麻醉术前访视记录》，告知患者及其家属麻醉适应证、麻醉目的、麻醉风险、可能出现的情况及其处理原则、替代方案等，签署《麻醉知情同意书》并归入病历。

(七)预防性抗菌药物选择与使用时机

抗菌药物：参照《抗菌药物临床应用指导原则》(卫医发[2015]43号)执行，根据患者病情不使用或选择合适抗生素及抗生素应用的具体时间。使用时间：手术前0.5～2小时、术后预防性使用2天。

(八)手术日为入院第4—5天

1. 手术安全核对：患者入手术间后由手术医师、麻醉医师、巡回护士和患者本人共同核对患者身份、手术部位与标识、手术方式。手术医师、麻醉医师、巡回护士三方按《手术安全核对表》逐项核对，共同签名。

2. 麻醉方式：全身麻醉。

3. 术中用药：麻醉常规用药、术中镇痛等。

4. 手术方式：右半结肠根治性切除术。

5. 手术器械：根据病变情况选择手术器械。

6. 输血：视术中出血情况而定。

7. 经治医师或手术医师应即刻完成手术记录（术者）、术后首次病程记录，观察患者术后病情变化。

（九）术后住院恢复 3～5 天

1. *术后病理* 病理检查与诊断：①标本取材；②包埋制片；③切片诊断图文报告。

2. *必须复查的检查项目* 血常规、肝肾功能、电解质、血糖、消化道肿瘤标志物。

3. *术后用药* 按照《抗菌药物临床应用指导原则》（卫医发[2015]43 号）执行，并结合患者的病情决定抗菌药物的选择与使用时间。

（十）出院标准

1. 伤口愈合好：引流管拔除、伤口无感染、无皮下积液。

2. 患者恢复经口进食，可以满足日常能量和营养素供给。

3. 没有需要住院处理的并发症。

（十一）有无变异及原因分析

1. 经评估，患者身体状态不能承受腹部大型手术或全身麻醉而未接受手术治疗者视为变异。

2. 经评估，早期升结肠癌（ICD10：C18.200）可经内镜下治疗者进入相应路径。

3. 经评估，升结肠癌（ICD10：C18.200）导致肠梗阻且局部已无法切除进入相应临床路径。

二、升结肠癌行右半结肠根治性切除术临床路径表单

适用对象		第一诊断为升结肠癌（ICD-10：C18.201）拟行右半结肠根治性切除术（ICD-9：45.7304）的患者		
患者基本信息		姓名：____ 性别：____ 年龄：____ 门诊号：____ 住院号：______ 过敏史：______ 住院日期：____年____月____日 出院日期：____年____月____日		标准住院日：10 天
时间		住院第 1－3 天	住院第 4－5 天（手术日）	住院第 7－10 天（出院日）
主要诊疗工作	制度落实	□ 入院 2 小时内经治医师或值班医师完成接诊 □ 入院 24 小时内主管医师完成检诊 □ 专科会诊（必要时） □ 完成术前准备 □ 组织术前讨论 □ 手术部位标识	□ 三级医师查房 □ 手术安全核查	□ 手术医师查房

（续 表）

主要诊疗工作	病情评估		□ 经治医师询问病史与体格检查 □ 完成营养评分 □ 完成深静脉血栓栓塞症风险评分	□ 根据影像学检查拟定手术方式	□ 上级医师进行治疗效果、预后和出院评估 □ 出院宣教
	病历书写		□ 入院8小时内完成首次病程记录 □ 入院24小时内完成入院记录 □ 完成主管医师查房记录 □ 完成术前讨论、术前小结	□ 术者或第一助手术后24小时内完成手术记录(术者签字) □ 术后即刻完成术后首次病程记录	□ 出院当天病程记录(有上级医师指示出院) □ 出院后24小时内完成出院记录 □ 出院后24小时内完成病案首页
	知情同意		□ 患者或其家属在入院记录单上签字 □ 术前谈话，告知患者及其家属病情和围术期注意事项并签署《知情同意书》、《授权委托书》(患者本人不能签名时)、《自费用品、药品协议书》(必要时)、《军人目录外耗材审批单》(必要时)等文件	□ 告知患者及其家属手术情况及术后注意事项	□ 告知患者及其家属出院后注意事项(石蜡病理回报、后续靶向治疗、基因分型等，预后及复诊的时间、地点，发生紧急情况时处理等)
	手术治疗		□ 预约手术	□ 实施手术(手术安全核查记录、手术清点记录)	
	其他		□ 及时通知上级医师检诊 □ 经治医师检查、整理病历资料	□ 术后病情交接 □ 观察手术切口及引流液情况 □ 检查住院押金使用情况	□ 通知出院 □ 开具出院介绍信 □ 开具诊断证明书 □ 出院带药 □ 预约门诊复诊时间
重点医嘱	长期医嘱	护理医嘱	□ 按普外科护理常规 □ 二级护理	□ 按普外科术后护理常规 □ 一级护理	
		处置医嘱	□ 静脉抽血	□ 营养支持 □ 记出入量、引流量 □ 切口换药	
		膳食医嘱	□ 流食 □ 糖尿病饮食 □ 低盐、低脂饮食 □ 低盐、低脂、糖尿病饮食	□ 禁食水 □ 清流食 □ 流食 □ 半流食	
		药物医嘱	□ 自带药(必要时)	□ 镇痛药 □ 抑酸药、镇吐药	

（续　表）

重点医嘱	临时医嘱	检查检验	□ 血常规(含 CRP＋IL-6) □ 尿常规 □ 粪常规 □ 血型 □ 凝血四项 □ 普通生化 □ 血清术前八项 □ 性腺六项 □ 胸部正位 X 线片 □ 心电图检查(多导心电图) □ 胃肠镜、腹部超声、CT、MRI □ PET-CT(必要时)	□ 血常规(含 CRP＋IL-6) □ 血生化 □ 凝血四项 □ 血气分析 □ 引流液细菌培养 □ X 线胸片、超声(必要时)	
		药物医嘱		□ 抗生素(预防) □ 术前常规用药:如阿托品	□ 抗生素(必要时) □ 止血药 □ 镇吐药 □ 静脉营养 □ 镇痛药
		手术医嘱		□ 常规在全身麻醉下行右半结肠根治性切除术	
		处置医嘱	□ 静脉抽血	□ 术区禁食水 □ 备皮(＞30cm^2) □ 胃肠减压	□ 大换药 □ 出院
主要护理工作	健康宣教		□ 入院宣教(住院环境、规章制度) □ 进行护理安全指导 □ 进行等级护理、活动范围指导 □ 进行饮食指导 □ 进行关于疾病知识的宣教 □ 检查、检验项目的目的和意义	□ 术前宣教 □ 术后心理疏导 □ 指导术后康复训练 □ 指导术后注意事项	□ 出院宣教(康复训练方法,用药指导,换药时间及注意事项,复查时间等)
	护理处置		□ 患者身份核对 □ 佩戴腕带 □ 建立入院病历,通知医师 □ 入院介绍:介绍责任护士,病区环境、设施、规章制度、基础护理服务项目 □ 询问病史,填写护理记录单首页 □ 观察病情 □ 测量基本生命体征	□ 术前患者准备(手术前沐浴、更衣、备皮) □ 检查术前物品准备 □ 与手术室护士交接 □ 术后观察病情 □ 测量基本生命体征 □ 心理护理与生活护理 □ 指导并监督患者治疗与康复训练 □ 遵医嘱用药	□ 观察患者情况 □ 核对患者医疗费用 □ 协助患者办理出院手续 □ 指导并监督患者康复训练 □ 整理床单位

（续　表）

<table>
<tr><td rowspan="6">主要护理工作</td><td>护理处置</td><td colspan="3">□ 抽血、留取标本
□ 心理护理与生活护理
□ 根据评估结果采取相应的护理措施
□ 通知检查项目及注意事项</td><td colspan="3">□ 根据评估结果采取相应的护理措施
□ 完成护理记录</td><td colspan="3"></td></tr>
<tr><td>护理评估</td><td colspan="3">□ 一般评估：生命体征、神志、皮肤、药物过敏史等
□ 专科评估：生活自理能力
□ 风险评估：评估有无跌倒、坠床、褥疮风险
□ 心理评估
□ 营养评估
□ 疼痛评估
□ 康复评估</td><td colspan="3">□ 评估术侧乳腺皮肤颜色、温度变化，并采取相应的护理措施
□ 评估伤口疼痛情况
□ 观察伤口敷料有无渗出并报告医师
□ 风险评估：评估有无跌倒、坠床、褥疮、导管滑脱、液体外渗的风险</td><td colspan="3"></td></tr>
<tr><td>专科护理</td><td colspan="3">□ 观察恢复情况
□ 指导肺部呼吸锻炼
□ 指导腹部绷带的使用</td><td colspan="3">□ 手术后心理与生活护理
□ 指导功能锻炼</td><td colspan="3">□ 手术后心理与生活护理
□ 指导功能锻炼</td></tr>
<tr><td>饮食指导</td><td colspan="3">□ 根据医嘱通知配餐员准备膳食
□ 协助患者进餐</td><td colspan="3">□ 协助患者进餐</td><td colspan="3"></td></tr>
<tr><td>活动体位</td><td colspan="3">□ 根据护理等级指导患者活动</td><td colspan="3">□ 根据护理等级指导患者活动</td><td colspan="3"></td></tr>
<tr><td>洗浴要求</td><td colspan="3">□ 协助患者洗澡、更换病员服</td><td colspan="3">□ 协助患者晨、晚间护理
□ 备皮后协助患者清洁备皮部位，更换病员服
□ 告知患者切口处伤口保护方法</td><td colspan="3"></td></tr>
<tr><td colspan="2">病情变异记录</td><td colspan="3">□ 无　□ 有，原因：
□ 患者　□ 疾病　□ 医疗
□ 护理　□ 保障　□ 管理</td><td colspan="3">□ 无　□ 有，原因：
□ 患者　□ 疾病　□ 医疗
□ 护理　□ 保障　□ 管理</td><td colspan="3">□ 无　□ 有，原因：
□ 患者　□ 疾病　□ 医疗
□ 护理　□ 保障　□ 管理</td></tr>
<tr><td colspan="2" rowspan="2">护士签名</td><td>白班</td><td>小夜班</td><td>大夜班</td><td>白班</td><td>小夜班</td><td>大夜班</td><td>白班</td><td>小夜班</td><td>大夜班</td></tr>
<tr><td></td><td></td><td></td><td></td><td></td><td></td><td></td><td></td><td></td></tr>
<tr><td colspan="2">医师签名</td><td colspan="3"></td><td colspan="3"></td><td colspan="3"></td></tr>
</table>

降结肠癌行左半结肠根治性切除术临床路径

一、降结肠癌行左半结肠根治性切除术临床路径标准住院流程

(一)适用对象

第一诊断为降结肠癌(ICD-10:C18.601)拟行左半结肠根治性切除术(ICD-9:45.75)的患者。

(二)诊断及临床分期依据

根据《黄家驷外科学(第7版)》(吴孟超、吴在德主编,人民卫生出版社,2008,10),《胃肠外科学》(王吉甫主编,人民卫生出版社2000年10月第1版)。

1. 腹部隐痛不适。
2. 便血、黏液血便,血液与粪便相混合。
3. 食欲减退、消瘦、消化不良。
4. 肿瘤侵及浆膜层后出现腹痛,多为隐痛,梗阻出现以后可以出现绞痛。
5. 晚期患者可以在左侧腹触及质硬肿块。
6. 肠镜下取病理活检可以确诊。
7. CT或MRI可以显示肿物侵犯程度范围与周围邻近脏器的关系。

(三)治疗方案的选择及依据

根据《黄家驷外科学(第7版)》(吴孟超、吴在德主编,人民卫生出版社,2008,10),《胃肠外科学》(王吉甫主编,人民卫生出版社2000年10月第1版)。

左半结肠根治性切除术适用于进展期可切除的降结肠癌患者。

(四)标准住院日为10天

(五)进入路径标准

1. 第一诊断必须符合降结肠癌(ICD-10:C18.601)疾病诊断。
2. 当患者同时具有其他疾病诊断时,但在住院期间不需要特殊处理也不影响第一诊断的临床路径流程实施时,可以进入路径。

(六)术前准备(术前评估)1～3天

1. 术前评估　术前24小时内完成术前病情评估,完成必要的检查,做出术前小结、术前讨论。

(1)必须检查的项目

①血常规、尿常规、粪常规、血型、凝血功能检查、普通生化、血清术前八项。

②胸部X线片、心电图。

③胃肠镜(超声)、腹盆腔CT、消化道造影检查,必要时行PET-CT检查。

(2)根据患者病情可选择

①超声心动图、血气分析或肺功能(年龄＞60岁或既往有心、肺病史者)。

②有相关疾病者必要时请相关科室医师会诊。

(3)营养评估:由护士根据《解放军总医院新入院患者营养风险筛查表(NRS-2002)》为新入院患者进行营养评估,评分>3 分者告知医师,必要时给予营养支持。

(4)心理评估:由心理科医师根据病情需要实施评估。

(5)疼痛评估:由医师对于病情危重患者或术前 24 小时、麻醉前的患者根据《VAS 评分》实施疼痛评估,评估结果及应用的特殊镇痛药应当告知患者或其病情委托人,疼痛评估的结果应当记录在住院病历表格中。评分>7 分、常规镇痛处理效果欠佳的顽固性疼痛患者应当及时请疼痛科医师会诊。

(6)康复评估:由护士根据《入院患者康复筛查和评估表》在新入院患者入院后 24 小时内进行康复筛查和评估。任何一项结果为"是",告知医师,申请康复科医师会诊。

(7)深静脉血栓栓塞症风险评估:根据专科《深静脉血栓栓塞症评估量表》,在新入院患者入院后 24 小时内进行风险筛查和评估。风险结果为"高危"的,则申请血管外科或介入导管室医师会诊。

2. 术前准备

(1)术前谈话:术者应在术前 1 天与患者及其亲属谈话,告知手术方案、相关风险、用血计划、术后转归、置入材料、手术费用和患者及亲属权益,并履行书面知情同意手续。告知高值耗材的使用及费用。

(2)术前抗血小板药物负荷应用。

(3)通知手术室准备手术间、手术药品、手术物品及特殊耗材。

(4)护士做心理护理,交代注意事项:防褥疮、防跌倒、指导患者戒烟(若患者吸烟)等,并进行术前宣教。

(5)手术部位标识:术者、第一助手或经治医师在术前 1 天应对手术部位做体表标识,急诊手术由接诊医师或会诊外科医师标记,标记过程应有责任护士、患者及其亲属共同参与,并记入手术安排表。

(6)术前 1 天麻醉医师访视:制订麻醉计划、完成评估、确定麻醉方式,并记入《麻醉术前访视记录》,告知患者及其家属麻醉适应证、麻醉目的、麻醉风险、可能出现的情况及其处理原则、替代方案等,签署《麻醉知情同意书》并归入病历。

(七)预防性抗菌药物选择与使用时机

抗菌药物:参照《抗菌药物临床应用指导原则》(卫医发[2015]43 号)执行,根据患者病情不使用或选择合适抗生素及抗生素应用的具体时间。使用时间:手术前 0.5～2 小时、术后预防性使用 2 天。

(八)手术日为入院第 4—5 天

1. 手术安全核对:患者入手术间后由手术医师、麻醉医师、巡回护士和患者本人共同核对患者身份、手术部位与标识、手术方式。手术医师、麻醉医师、巡回护士三方按《手术安全核对表》逐项核对,共同签名。

2. 麻醉方式:全身麻醉。

3. 术中用药:麻醉常规用药、术中镇痛等。

4. 手术方式:左半结肠根治性切除术。

5. 手术器械:根据病变情况选择手术器械。

6. 输血：视术中出血情况而定。

7. 经治医师或手术医师应即刻完成手术记录（术者）、术后首次病程记录，观察患者术后病情变化。

（九）术后住院恢复3～5天

1. 术后病理　病理检查与诊断：①标本取材；②包埋制片；③切片诊断图文报告。

2. 必须复查的检查项目　血常规、肝肾功能、电解质、血糖、消化道肿瘤标志物。

3. 术后用药　按照《抗菌药物临床应用指导原则》（卫医发[2015]43号）执行，并结合患者的病情决定抗菌药物的选择与使用时间。

（十）出院标准

1. 伤口愈合好：引流管拔除、伤口无感染、无皮下积液。

2. 患者恢复经口进食，可以满足日常能量和营养素供给。

3. 没有需要住院处理的并发症。

（十一）有无变异及原因分析

1. 经评估，患者身体状态不能承受腹部大型手术或全身麻醉而未接受手术治疗者视为变异。

2. 经评估，早期降结肠癌可经内镜下治疗者进入相应路径。

3. 经评估，降结肠癌导致肠梗阻且局部已无法切除进入相应临床路径。

二、降结肠癌行左半结肠根治性切除术临床路径表单

<table>
<tr><td colspan="2">适用对象</td><td colspan="3">第一诊断为降结肠癌（ICD-10：C18.601）拟行左半结肠根治性切除术（ICD-9：45.75）的患者</td></tr>
<tr><td colspan="2">患者基本信息</td><td colspan="2">姓名：____　性别：____　年龄：____　门诊号：____
住院号：______　过敏史：______
住院日期：____年____月____日
出院日期：____年____月____日</td><td>标准住院日：10天</td></tr>
<tr><td colspan="2">时间</td><td>住院第1—3天</td><td>住院第4—5天（手术日）</td><td>住院第7—10天（出院日）</td></tr>
<tr><td>主要诊疗工作</td><td>制度落实</td><td>□ 入院2小时内经治医师或值班医师完成接诊
□ 入院24小时内主管医师完成检诊
□ 专科会诊（必要时）
□ 完成术前准备
□ 组织术前讨论
□ 手术部位标识</td><td>□ 三级医师查房
□ 手术安全核查</td><td>□ 手术医师查房</td></tr>
</table>

（续　表）

主要诊疗工作	病情评估		□ 经治医师询问病史与体格检查 □ 完成营养评分 □ 完成深静脉血栓栓塞症风险评分	□ 根据影像学检查拟定手术方式	□ 上级医师进行治疗效果、预后和出院评估 □ 出院宣教
	病历书写		□ 入院 8 小时内完成首次病程记录 □ 入院 24 小时内完成入院记录 □ 完成主管医师查房记录 □ 完成术前讨论、术前小结	□ 术者或第一助手术后 24 小时内完成手术记录(术者签字) □ 术后即刻完成术后首次病程记录	□ 出院当天病程记录(有上级医师指示出院) □ 出院后 24 小时内完成出院记录 □ 出院后 24 小时内完成病案首页
	知情同意		□ 患者或其家属在入院记录单上签字 □ 术前谈话，告知患者及其家属病情和围术期注意事项并签署《知情同意书》、《授权委托书》(患者本人不能签名时)、《自费用品、药品协议书》(必要时)、《军人目录外耗材审批单》(必要时)等文件	□ 告知患者及其家属手术情况及术后注意事项	□ 告知患者及其家属出院后注意事项(石蜡病理回报、后续靶向治疗、基因分型等，预后及复诊的时间、地点，发生紧急情况时处理等)
	手术治疗		□ 预约手术	□ 实施手术(手术安全核查记录、手术清点记录)	
	其他		□ 及时通知上级医师检诊 □ 经治医师检查、整理病历资料	□ 术后病情交接 □ 观察手术切口及引流液情况 □ 检查住院押金使用情况	□ 通知出院 □ 开具出院介绍信 □ 开具诊断证明书 □ 出院带药 □ 预约门诊复诊时间
重点医嘱	长期医嘱	护理医嘱	□ 按普外科护理常规 □ 二级护理	□ 按普外科术后护理常规 □ 一级护理	
		处置医嘱	□ 静脉抽血	□ 营养支持 □ 记出入量、引流量 □ 切口换药	
		膳食医嘱	□ 流食 □ 糖尿病饮食 □ 低盐、低脂饮食 □ 低盐、低脂、糖尿病饮食	□ 禁食水 □ 清流食 □ 流食 □ 半流食	
		药物医嘱	□ 自带药(必要时)	□ 镇痛药 □ 抑酸药、镇吐药	

（续　表）

<table>
<tr><td rowspan="4">重点医嘱</td><td rowspan="4">临时医嘱</td><td>检查检验</td><td>□ 血常规（含 CRP＋IL-6）
□ 尿常规
□ 粪常规
□ 血型
□ 凝血四项
□ 普通生化
□ 血清术前八项
□ 性腺六项
□ 胸部正位 X 线片
□ 心电图检查（多导心电图）
□ 胃肠镜、腹部超声、CT、MRI
□ PET-CT（必要时）</td><td>□ 血常规（含 CRP＋IL-6）
□ 血生化
□ 凝血四项
□ 血气分析
□ 引流液细菌培养
□ X 线胸片、超声（必要时）</td><td></td></tr>
<tr><td>药物医嘱</td><td></td><td>□ 抗生素（预防）
□ 术前常规用药：如阿托品</td><td>□ 抗生素（必要时）
□ 止血药
□ 镇吐药
□ 静脉营养
□ 镇痛药</td></tr>
<tr><td>手术医嘱</td><td></td><td>□ 常规在全身麻醉下行左半结肠根治性切除术</td><td></td></tr>
<tr><td>处置医嘱</td><td>□ 静脉抽血</td><td>□ 术区禁食水
□ 备皮（＞$30cm^2$）
□ 胃肠减压</td><td>□ 大换药
□ 出院</td></tr>
<tr><td rowspan="2">主要护理工作</td><td colspan="2">健康宣教</td><td>□ 入院宣教（住院环境、规章制度）
□ 进行护理安全指导
□ 进行等级护理、活动范围指导
□ 进行饮食指导
□ 进行关于疾病知识的宣教
□ 检查、检验项目的目的和意义</td><td>□ 术前宣教
□ 术后心理疏导
□ 指导术后康复训练
□ 指导术后注意事项</td><td>□ 出院宣教（康复训练方法，用药指导，换药时间及注意事项，复查时间等）</td></tr>
<tr><td colspan="2">护理处置</td><td>□ 患者身份核对
□ 佩戴腕带
□ 建立入院病历，通知医师
□ 入院介绍：介绍责任护士，病区环境、设施、规章制度、基础护理服务项目
□ 询问病史，填写护理记录单首页
□ 观察病情
□ 测量基本生命体征</td><td>□ 术前患者准备（手术前沐浴、更衣、备皮）
□ 检查术前物品准备
□ 与手术室护士交接
□ 术后观察病情
□ 测量基本生命体征
□ 心理护理与生活护理
□ 指导并监督患者治疗与康复训练
□ 遵医嘱用药</td><td>□ 观察患者情况
□ 核对患者医疗费用
□ 协助患者办理出院手续
□ 指导并监督患者康复训练
□ 整理床单位</td></tr>
</table>

（续　表）

<table>
<tr><td rowspan="6">主要护理工作</td><td>护理处置</td><td colspan="3">□ 抽血、留取标本
□ 心理护理与生活护理
□ 根据评估结果采取相应的护理措施
□ 通知检查项目及注意事项</td><td colspan="3">□ 根据评估结果采取相应的护理措施
□ 完成护理记录</td><td colspan="3"></td></tr>
<tr><td>护理评估</td><td colspan="3">□ 一般评估：生命体征、神志、皮肤、药物过敏史等
□ 专科评估：生活自理能力
□ 风险评估：评估有无跌倒、坠床、褥疮风险
□ 心理评估
□ 营养评估
□ 疼痛评估
□ 康复评估</td><td colspan="3">□ 评估术侧乳腺皮肤颜色、温度变化，并采取相应的护理措施
□ 评估伤口疼痛情况
□ 观察伤口敷料有无渗出并报告医师
□ 风险评估：评估有无跌倒、坠床、压疮、导管滑脱、液体外渗的风险</td><td colspan="3"></td></tr>
<tr><td>专科护理</td><td colspan="3">□ 观察恢复情况
□ 指导肺部呼吸锻炼
□ 指导腹部绷带的使用</td><td colspan="3">□ 手术后心理与生活护理
□ 指导功能锻炼</td><td colspan="3">□ 手术后心理与生活护理
□ 指导功能锻炼</td></tr>
<tr><td>饮食指导</td><td colspan="3">□ 根据医嘱通知配餐员准备膳食
□ 协助患者进餐</td><td colspan="3">□ 协助患者进餐</td><td colspan="3"></td></tr>
<tr><td>活动体位</td><td colspan="3">□ 根据护理等级指导患者活动</td><td colspan="3">□ 根据护理等级指导患者活动</td><td colspan="3"></td></tr>
<tr><td>洗浴要求</td><td colspan="3">□ 协助患者洗澡、更换病员服</td><td colspan="3">□ 协助患者晨、晚间护理
□ 备皮后协助患者清洁备皮部位，更换病员服
□ 告知患者切口处伤口保护方法</td><td colspan="3"></td></tr>
<tr><td colspan="2">病情变异记录</td><td colspan="3">□ 无　□ 有，原因：
□ 患者　□ 疾病　□ 医疗
□ 护理　□ 保障　□ 管理</td><td colspan="3">□ 无　□ 有，原因：
□ 患者　□ 疾病　□ 医疗
□ 护理　□ 保障　□ 管理</td><td colspan="3">□ 无　□ 有，原因：
□ 患者　□ 疾病　□ 医疗
□ 护理　□ 保障　□ 管理</td></tr>
<tr><td colspan="2" rowspan="2">护士签名</td><td>白班</td><td>小夜班</td><td>大夜班</td><td>白班</td><td>小夜班</td><td>大夜班</td><td>白班</td><td>小夜班</td><td>大夜班</td></tr>
<tr><td></td><td></td><td></td><td></td><td></td><td></td><td></td><td></td><td></td></tr>
<tr><td colspan="2">医师签名</td><td colspan="3"></td><td colspan="3"></td><td colspan="3"></td></tr>
</table>

直肠癌行腹腔镜下直肠癌根治术临床路径

一、直肠癌行腹腔镜下直肠癌根治术临床路径标准住院流程

（一）适用对象

第一诊断为直肠癌（ICD-10：C20　01）拟行腹腔镜下直肠癌根治术（ICD-9：48.69）的患者。

（二）诊断及临床分期依据

根据《黄家驷外科学（第7版）》（吴孟超、吴在德主编，人民卫生出版社，2008，10），《胃肠外科学》（王吉甫主编，人民卫生出版社2000年10月第1版）。

1. 直肠刺激症状：排便习惯改变，肛门下坠感、里急后重、排便不尽感。

2. 肠管狭窄：初始粪便变形变细，严重者出现肠梗阻表现。

3. 粪便表面带血及黏液，甚至脓血便，与癌肿破溃感染有关。

4. 晚期患者可以出现下腹痛。

5. 低位直肠癌者指检可触及。

6. 内镜检查取病理活检有助于明确诊断：CT或MRI可以显示肿物侵犯程度范围与周围邻近脏器的关系。

（三）治疗方案的选择及依据

根据《黄家驷外科学（第7版）》（吴孟超、吴在德主编，人民卫生出版社，2008，10），《胃肠外科学》（王吉甫主编，人民卫生出版社2000年10月第1版）。

腹腔镜下直肠根治术适用于进展期可切除的直肠癌。

（四）标准住院日为10天

（五）进入路径标准

1. 第一诊断必须符合直肠癌（ICD10：C20　01）疾病诊断。

2. 当患者同时具有其他疾病诊断时，但在住院期间不需要特殊处理也不影响第一诊断的临床路径流程实施时，可以进入路径。

（六）术前准备（术前评估）1～3天

1. 术前评估　术前24小时内完成术前病情评估，完成必要的检查，做出术前小结、术前讨论。

（1）必须检查的项目

①血常规、尿常规、粪常规、血型、凝血功能检查、普通生化、血清术前八项。

②胸部X线片、心电图。

③胃肠镜（超声）、腹盆腔CT、消化道造影检查，必要时行PET-CT检查。

（2）根据患者病情可选择

①超声心动图、血气分析或肺功能（年龄＞60岁或既往有心、肺病史者）。

②有相关疾病者必要时请相关科室医师会诊。

(3)营养评估：由护士根据《解放军总医院新入院患者营养风险筛查表(NRS-2002)》为新入院患者进行营养评估，评分>3分者告知医师，必要时给予营养支持。

(4)心理评估：由心理科医师根据病情需要实施评估。

(5)疼痛评估：由医师对于病情危重患者或术前24小时、麻醉前的患者根据《VAS评分》实施疼痛评估，评估结果及应用的特殊镇痛药应当告知患者或其病情委托人，疼痛评估的结果应当记录在住院病历表格中。评分>7分、常规镇痛处理效果欠佳的顽固性疼痛患者应当及时请疼痛科医师会诊。

(6)康复评估：由护士根据《入院患者康复筛查和评估表》在新入院患者入院后24小时内进行康复筛查和评估。任何一项结果为"是"，告知医师，申请康复科医师会诊。

(7)深静脉血栓栓塞症风险评估：根据专科《深静脉血栓栓塞症评估量表》，在新入院患者入院后24小时内进行风险筛查和评估。风险结果为"高危"的，则申请血管外科或介入导管室医师会诊。

2. 术前准备

(1)术前谈话：术者应在术前1天与患者及其亲属谈话，告知手术方案、相关风险、用血计划、术后转归、置入材料、手术费用和患者及亲属权益，并履行书面知情同意手续。告知高值耗材的使用及费用。

(2)术前抗血小板药物负荷应用。

(3)通知手术室准备手术间、手术药品、手术物品及特殊耗材。

(4)护士做心理护理，交代注意事项：防褥疮、防跌倒、指导患者戒烟(若患者吸烟)等，并进行术前宣教。

(5)手术部位标识：术者、第一助手或经治医师在术前1天应对手术部位做体表标识，急诊手术由接诊医师或会诊外科医师标记，标记过程应有责任护士、患者及其亲属共同参与，并记入手术安排表。

(6)术前1天麻醉医师访视：制订麻醉计划、完成评估、确定麻醉方式，并记入《麻醉术前访视记录》，告知患者及其家属麻醉适应证、麻醉目的、麻醉风险、可能出现的情况及其处理原则、替代方案等，签署《麻醉知情同意书》并归入病历。

(七)预防性抗菌药物选择与使用时机

抗菌药物参照《抗菌药物临床应用指导原则》(卫医发[2015]43号)执行，根据患者病情不使用或选择合适抗生素及抗生素应用的具体时间。使用时间：手术前0.5～2小时、术后预防性使用2天。

(八)手术日为入院第4—5天

1. 手术安全核对：患者入手术间后由手术医师、麻醉医师、巡回护士和患者本人共同核对患者身份、手术部位与标识、手术方式。手术医师、麻醉医师、巡回护士三方按《手术安全核对表》逐项核对，共同签名。

2. 麻醉方式：全身麻醉。

3. 术中用药：麻醉常规用药、术中镇痛等。

4. 手术方式：腹腔镜下直肠癌根治术。

5. 手术器械：根据病变情况选择手术器械。

6. 输血：视术中出血情况而定。

7. 经治医师或手术医师应即刻完成手术记录（术者）、术后首次病程记录，观察患者术后病情变化。

（九）术后住院恢复 3～5 天

1. 术后病理　病理检查与诊断：①标本取材；②包埋制片；③切片诊断图文报告。

2. 必须复查的检查项目　血常规、肝肾功能、电解质、血糖、消化道肿瘤标志物。

3. 术后用药　按照《抗菌药物临床应用指导原则》（卫医发[2015]43 号）执行，并结合患者的病情决定抗菌药物的选择与使用时间。

（十）出院标准

1. 伤口愈合好：引流管拔除、伤口无感染、无皮下积液。

2. 患者恢复经口进食，可以满足日常能量和营养素供给。

3. 没有需要住院处理的并发症。

（十一）有无变异及原因分析

1. 经评估，患者身体状态不能承受腹部大型手术或全身麻醉而未接受手术治疗者视为变异。

2. 经评估，早期直肠癌可经内镜下治疗者进入相应路径。

3. 经评估，直肠癌导致肠梗阻且局部已无法切除进入相应临床路径。

二、直肠癌行腹腔镜下直肠癌根治术临床路径表单

适用对象		第一诊断为直肠癌（ICD-10：C20　01）拟行腹腔镜下直肠根治术（ICD-9：48.69）的患者		
患者基本信息		姓名：____　性别：____　年龄：____　门诊号：____ 住院号：______　过敏史：______ 住院日期：____年____月____日 出院日期：____年____月____日		标准住院日：10 天
时间		住院第 1—3 天	住院第 4—5 天（手术日）	住院第 7—10 天（出院日）
主要诊疗工作	制度落实	□ 入院 2 小时内经治医师或值班医师完成接诊 □ 入院 24 小时内主管医师完成检诊 □ 专科会诊（必要时） □ 完成术前准备 □ 组织术前讨论 □ 手术部位标识	□ 三级医师查房 □ 手术安全核查	□ 手术医师查房

（续　表）

<table>
<tr><td rowspan="5">主要诊疗工作</td><td colspan="2">病情评估</td><td>□ 经治医师询问病史与体格检查
□ 完成营养评分
□ 完成深静脉血栓栓塞症风险评分</td><td>□ 根据影像学检查拟定手术方式</td><td>□ 上级医师进行治疗效果、预后和出院评估
□ 出院宣教</td></tr>
<tr><td colspan="2">病历书写</td><td>□ 入院 8 小时内完成首次病程记录
□ 入院 24 小时内完成入院记录
□ 完成主管医师查房记录
□ 完成术前讨论、术前小结</td><td>□ 术者或第一助手术后 24 小时内完成手术记录（术者签字）
□ 术后即刻完成术后首次病程记录</td><td>□ 出院当天病程记录（有上级医师指示出院）
□ 出院后 24 小时内完成出院记录
□ 出院后 24 小时内完成病案首页</td></tr>
<tr><td colspan="2">知情同意</td><td>□ 患者或其家属在入院记录单上签字
□ 术前谈话，告知患者及其家属病情和围术期注意事项并签署《知情同意书》、《授权委托书》（患者本人不能签名时）、《自费用品、药品协议书》（必要时）、《军人目录外耗材审批单》（必要时）等文件</td><td>□ 告知患者及其家属手术情况及术后注意事项</td><td>□ 告知患者及其家属出院后注意事项（石蜡病理回报、后续靶向治疗、基因分型等，预后及复诊的时间、地点，发生紧急情况时处理等）</td></tr>
<tr><td colspan="2">手术治疗</td><td>□ 预约手术</td><td>□ 实施手术（手术安全核查记录、手术清点记录）</td><td></td></tr>
<tr><td colspan="2">其他</td><td>□ 及时通知上级医师检诊
□ 经治医师检查、整理病历资料</td><td>□ 术后病情交接
□ 观察手术切口及引流液情况
□ 检查住院押金使用情况</td><td>□ 通知出院
□ 开具出院介绍信
□ 开具诊断证明书
□ 出院带药
□ 预约门诊复诊时间</td></tr>
<tr><td rowspan="4">重点医嘱</td><td rowspan="4">长期医嘱</td><td>护理医嘱</td><td>□ 按普外科术后护理常规
□ 二级护理</td><td>□ 按普外科术后护理常规
□ 一级护理或二级护理</td><td></td></tr>
<tr><td>处置医嘱</td><td>□ 静脉抽血</td><td>□ 营养支持
□ 记出入量、引流量
□ 切口换药</td><td></td></tr>
<tr><td>膳食医嘱</td><td>□ 流食
□ 糖尿病饮食
□ 低盐、低脂饮食
□ 低盐、低脂、糖尿病饮食</td><td>□ 禁食水
□ 清流食
□ 流食
□ 半流食</td><td></td></tr>
<tr><td>药物医嘱</td><td>□ 自带药（必要时）</td><td>□ 镇痛药
□ 抑酸药、镇吐药</td><td></td></tr>
</table>

（续　表）

重点医嘱	临时医嘱	检查检验	□ 血常规（含 CRP+IL-6） □ 尿常规 □ 粪常规 □ 血型 □ 凝血四项 □ 普通生化 □ 血清术前八项 □ 性腺六项 □ 胸部正位 X 线片 □ 心电图检查（多导心电图） □ 胃肠镜、腹部超声、CT、MRI □ PET-CT（必要时）	□ 血常规（含 CRP+IL-6） □ 血生化 □ 凝血四项 □ 血气分析 □ 引流液细菌培养 □ X 线胸片、超声（必要时）	
		药物医嘱		□ 抗生素（预防） □ 术前常规用药：如阿托品	□ 抗生素（必要时） □ 止血药 □ 镇吐药 □ 静脉营养 □ 镇痛药
		手术医嘱		□ 常规在全身麻醉下行腹腔镜下直肠癌根治术	
		处置医嘱	□ 静脉抽血	□ 术区禁食水 □ 备皮（>30cm²） □ 胃肠减压	□ 大换药 □ 出院
主要护理工作	健康宣教		□ 入院宣教（住院环境、规章制度） □ 进行护理安全指导 □ 进行等级护理、活动范围指导 □ 进行饮食指导 □ 进行关于疾病知识的宣教 □ 检查、检验项目的目的和意义	□ 术前宣教 □ 术后心理疏导 □ 指导术后康复训练 □ 指导术后注意事项	□ 出院宣教（康复训练方法，用药指导，换药时间及注意事项，复查时间等）
	护理处置		□ 患者身份核对 □ 佩戴腕带 □ 建立入院病历，通知医师 □ 入院介绍：介绍责任护士，病区环境、设施、规章制度、基础护理服务项目 □ 询问病史，填写护理记录单首页 □ 观察病情 □ 测量基本生命体征	□ 术前患者准备（手术前沐浴、更衣、备皮） □ 检查术前物品准备 □ 与手术室护士交接 □ 术后观察病情 □ 测量基本生命体征 □ 心理护理与生活护理 □ 指导并监督患者治疗与康复训练 □ 遵医嘱用药	□ 观察患者情况 □ 核对患者医疗费用 □ 协助患者办理出院手续 □ 指导并监督患者康复训练 □ 整理床单位

（续 表）

<table>
<tr><td rowspan="6">主要护理工作</td><td>护理处置</td><td colspan="3">□ 抽血、留取标本
□ 心理护理与生活护理
□ 根据评估结果采取相应的护理措施
□ 通知检查项目及注意事项</td><td colspan="3">□ 根据评估结果采取相应的护理措施
□ 完成护理记录</td><td colspan="3"></td></tr>
<tr><td>护理评估</td><td colspan="3">□ 一般评估：生命体征、神志、皮肤、药物过敏史等
□ 专科评估：生活自理能力
□ 风险评估：评估有无跌倒、坠床、褥疮风险
□ 心理评估
□ 营养评估
□ 疼痛评估
□ 康复评估</td><td colspan="3">□ 评估术侧乳腺皮肤颜色、温度变化，并采取相应的护理措施
□ 评估伤口疼痛情况
□ 观察伤口敷料有无渗出并报告医师
□ 风险评估：评估有无跌倒、坠床、压疮、导管滑脱、液体外渗的风险</td><td colspan="3"></td></tr>
<tr><td>专科护理</td><td colspan="3">□ 观察恢复情况
□ 指导肺部呼吸锻炼
□ 指导腹部绷带的使用</td><td colspan="3">□ 手术后心理护理与生活护理
□ 指导功能锻炼</td><td colspan="3">□ 手术后心理护理与生活护理
□ 指导功能锻炼</td></tr>
<tr><td>饮食指导</td><td colspan="3">□ 根据医嘱通知配餐员准备膳食
□ 协助患者进餐</td><td colspan="3">□ 协助患者进餐</td><td colspan="3"></td></tr>
<tr><td>活动体位</td><td colspan="3">□ 根据护理等级指导患者活动</td><td colspan="3">□ 根据护理等级指导患者活动</td><td colspan="3"></td></tr>
<tr><td>洗浴要求</td><td colspan="3">□ 协助患者洗澡、更换病员服</td><td colspan="3">□ 协助患者晨、晚间护理
□ 备皮后协助患者清洁备皮部位，更换病员服
□ 告知患者切口处伤口保护方法</td><td colspan="3"></td></tr>
<tr><td colspan="2">病情变异记录</td><td colspan="3">□ 无 □ 有，原因：
□ 患者 □ 疾病 □ 医疗
□ 护理 □ 保障 □ 管理</td><td colspan="3">□ 无 □ 有，原因：
□ 患者 □ 疾病 □ 医疗
□ 护理 □ 保障 □ 管理</td><td colspan="3">□ 无 □ 有，原因：
□ 患者 □ 疾病 □ 医疗
□ 护理 □ 保障 □ 管理</td></tr>
<tr><td colspan="2" rowspan="2">护士签名</td><td>白班</td><td>小夜班</td><td>大夜班</td><td>白班</td><td>小夜班</td><td>大夜班</td><td>白班</td><td>小夜班</td><td>大夜班</td></tr>
<tr><td></td><td></td><td></td><td></td><td></td><td></td><td></td><td></td><td></td></tr>
<tr><td colspan="2">医师签名</td><td colspan="3"></td><td colspan="3"></td><td colspan="3"></td></tr>
</table>

食管裂孔疝行腹腔镜辅助食管裂孔疝修补术或达芬奇机器人辅助食管裂孔疝修补术临床路径

一、食管裂孔疝行腹腔镜辅助食管裂孔疝修补术或达芬奇机器人辅助食管裂孔疝修补术临床路径标准住院流程

(一)适用对象

第一诊断为食管裂孔疝(ICD-10:K44.901),行腹腔镜辅助下食管裂孔疝修补术或达芬奇机器人辅助下食管裂孔疝修补术(ICD-9-CM-3:53.7 03 伴 00.3504)的患者。

(二)诊断依据

根据《临床诊疗指南——外科学分册》(中华医学会编著,人民卫生出版社)和《外科学》(第8版,人民卫生出版社)及《胃肠外科学》(人民卫生出版社)食管裂孔疝诊断标准。

1. 病史 慢性、背部及上腹疼痛,餐后胸闷伴消化不良症状。

2. 体征 上腹局限性轻压痛。

3. 辅助检查 上消化道X线钡剂检查、内镜检查、食管测压、食管24小时pH测定。

(三)治疗方案的选择及依据

根据《临床诊疗指南——外科学分册》(中华医学会编著,人民卫生出版社)和《外科学》(第8版,人民卫生出版社)及《胃肠外科学》(人民卫生出版社)选择行腹腔镜辅助下食管裂孔疝修补术或达芬奇机器人辅助下食管裂孔疝修补术。

1. 既往慢性、背部及上腹疼痛,餐后胸闷伴消化不良症状。

2. 无明确手术禁忌证。

3. 患者及其家属知情同意。

(四)标准住院日为10天

(五)进入路径标准

1. 第一诊断必须符合食管裂孔疝(ICD-10:K44.901),行腹腔镜辅助下食管裂孔疝修补术或达芬奇机器人辅助下食管裂孔疝修补术(ICD-9-CM-3:53.7 03 伴 00.3504)。

2. 专科指征:慢性、背部及上腹疼痛,餐后胸闷伴消化不良症状,长期内科治疗无效且伴有严重反流症状或胃肠等疝内容物疝入胸腔导致机械性呼吸障碍症状。上消化道X线钡剂检查、内镜检查、食管测压、食管24小时pH测定证实有食管裂孔疝存在。

3. 合并严重高血压、心脏病、糖尿病、呼吸功能衰竭等内科疾病为手术禁忌证不宜入路径。当患者同时具有其他疾病诊断,但在住院期间不需要特殊处理也不影响第一诊断的临床路径流程实施时,可以进入路径。

(六)术前准备(术前评估)1～4天

1. 术前评估

(1)检查或检验评估:①血常规、尿常规、粪常规＋隐血试验;②肝功能、肾功能、电解质、凝血功能、血型、感染性疾病筛查(乙型病毒性肝炎、丙型病毒性肝炎、艾滋病、梅毒等);③胃镜检查(可门诊完成)、腹部超声、上消化道钡剂造影(必要时门诊完成)、食管测压(可门诊完成)、24

小时食管动态 pH 测定(可门诊完成);④心电图、胸部正位 X 线片;⑤根据患者病情可选择血气分析、肺功能测定、超声心动图、动态心电图等检查。

(2)营养评估:根据《解放军总医院新入院患者营养风险筛查表(NRS-2002)》为新入院患者进行营养评估,评分≥3 分的给予处置,必要时申请营养科医师会诊。

(3)心理评估:根据新入院患者情况申请心理科医师会诊。

(4)疼痛评估:根据《视觉模拟评分(VAS)》实施疼痛评估,评分>7 分者给予处置,必要时请疼痛科医师会诊。

(5)康复评估:根据《入院患者康复筛查和评估表》,在患者入院后 24 小时内进行康复筛查和评估。任何一项结果为"是",则申请康复科医师会诊。

(6)深静脉血栓栓塞症风险评估:根据专科《深静脉血栓栓塞症评估量表》,在患者入院后 24 小时内进行风险筛查和评估。风险结果为"高危"者,则申请血管外科或介入导管室医师会诊。

2. 术前准备

(1)术前准备:术前 24 小时内完成术前病情评估,完成必要的检查,做出术前小结、术前讨论。

(2)术前谈话:术者应在术前 1 天与患者及其亲属谈话,告知手术方案、相关风险、用血计划、术后转归、置入材料、手术费用和患者及亲属权益,并履行书面知情同意手续。告知高值耗材的使用及费用。

(3)通知手术室:准备手术间、手术药品、手术物品及特殊耗材。

(4)护士做心理护理,交代注意事项:防褥疮、防跌倒、指导患者戒烟(若患者吸烟)等,并进行术前宣教。

(5)手术部位标识:术者、第一助手或经治医师在术前 1 天应对手术部位做体表标识,急诊手术由接诊医师或会诊外科医师标记,标记过程应有责任护士、患者及其亲属共同参与,并记入手术安排表。

(6)术前 1 天麻醉医师访视:制订麻醉计划、完成评估、确定麻醉方式,并记入《麻醉术前访视记录》,告知患者及其家属麻醉适应证、麻醉目的、麻醉风险、可能出现的情况及其处理原则、替代方案等,签署《麻醉知情同意书》并归入病历。

(七)药品选择及使用时机

1. 抑酸药　选用 H_2受体拮抗药或质子泵抑制药,术前口服,术后静脉滴注以控制反流症状。

2. 止血药　术后存在出血可能或高危出血风险患者可选用。

3. 镇痛药　术后疼痛时应用。

4. 抗菌药物　一般不常规预防性使用抗菌药物,病情复杂、手术时间较长或有胃肠道损伤时可选择应用,应按照《抗菌药物临床应用指导原则》(卫医发[2004]285 号)和《关于抗菌药物临床应用管理有关问题的通知》(卫办医政发[2009]38 号)执行,术后 72 小时内停止使用抗菌药物。

(八)手术日为住院第 5 天

1. 手术安全核对　患者入手术间后由手术医师、麻醉医师、巡回护士和患者本人共同核对患者身份、手术部位与标识、手术方式。手术医师、麻醉医师、巡回护士三方按《手术安全核对表》逐项核对,共同签字。

2. 手术方式　腹腔镜辅助下食管裂孔疝修补术或达芬奇机器人辅助下食管裂孔疝修补术。

3. 麻醉方式　全身麻醉。

4. 手术植入物　食管裂孔疝补片。

5. 术中用药　麻醉常规用药,术后镇痛泵的应用。

6. 其他　经治医师或手术医师应即刻完成术后首次病程记录,观察患者术后病情变化。

(九)术后住院恢复5天

1. 必须复查的检查或检验项目:血常规、肝功能、肾功能、电解质。

2. 术后用药

(1)抗菌药物:如病情较复杂或出现胃肠道损伤,则按照《抗菌药物临床应用指导原则》(卫医发[2004]285号)选用抗菌药物,应用时间一般不超过72小时。

(2)镇痛药:术后疼痛时应用。

(3)止血药:术后存在出血的可能或高危出血风险患者可选用。

(4)抑酸药:恢复饮食前静脉滴注,饮食恢复后可改为口服。

3. 术后局部用腹带加压包扎,定期换药。

(十)出院标准

1. 患者无发热,恢复肛门排气、排便,进食无明显不适。

2. 切口愈合良好。

3. 复查血常规、肝功能、肾功能、电解质无明显异常。

4. 没有需要住院处理的并发症或合并症。

(十一)变异及原因分析

1. 医疗原因导致的变异　如术前相关科室会诊评估改变诊疗方案、转科治疗等。

2. 患者原因导致的变异　如不同意治疗方案、个人原因要求出(转)院、服用手术禁忌药、月经期等。

3. 并发症原因导致的变异　如切口感染、幽门梗阻、腹腔广泛粘连、出血等。

4. 病情原因导致的变异　如基础疾病复杂、病情恶化等。

5. 辅诊科室原因导致的变异　如检查、检验等(不及时)、报告(不及时)等原因延长住院时间、增加费用等。

6. 管理原因导致的变异　如系统瘫痪等。

二、食管裂孔疝行腹腔镜辅助食管裂孔疝修补术或达芬奇机器人辅助食管裂孔疝修补术临床路径表单

适用对象		第一诊断为食管裂孔疝(ICD-10:K44.901)行腹腔镜辅助食管裂孔疝修补术或达芬奇机器人辅助食管裂孔疝修补术(ICD-9-CM-3:53.7 03 伴 00.3504)的患者		
患者基本信息		姓名:____　性别:____　年龄:____　门诊号:____ 住院号:______　过敏史:______ 住院日期:____年____月____日 出院日期:____年____月____日		标准住院日:10 天
时间		住院第 1—4 天(术前日)	住院第 5 天(手术日)	住院第 6 天(术后第 1 天)
主要诊疗工作	制度落实	□ 入院 2 小时内经治医师或值班医师完成接诊 □ 入院 24 小时内主管医师完成检诊 □ 上级医师查房 □ 组织术前讨论、术前评估和决定手术方案	□ 手术 □ 向患者或其家属交代手术过程及术后注意事项 □ 三级医师查房 □ 麻醉医师查房	□ 术者或上级医师查房
	病情评估	□ 检查或检验评估 □ 营养评估 □ 心理评估 □ 疼痛评估 □ 康复评估 □ 深静脉血栓栓塞症风险评估	□ 观察有无术后并发症并做相应处理	□ 观察有无术后并发症并做相应处理 □ 注意观察生命体征 □ 观察胃管引流量及性状 □ 观察肠功能恢复情况 □ 观察切口情况
	病历书写	□ 入院 8 小时内完成首次病程记录 □ 入院 24 小时内完成入院记录 □ 完成主管医师查房记录 □ 住院医师完成上级医师查房记录、术前小结、术前讨论等	□ 术后即刻完成术后首次病程记录 □ 术者或第一助手 24 小时内完成手术记录	□ 术后连续 3 天病程记录 □ 病情稳定患者每 3 天 1 个病程记录 □ 主管医师查房记录每周 1 次 □ 主诊医师查房记录每周 1 次
	知情同意	□ 患者或其家属在入院记录单上签字 □ 向患者或其家属交代围术期注意事项并签署《手术知情同意书》《自费用品协议书》《输血同意书》《委托书》(患者本人不能签名时) □ 麻醉医师查房,向患者或其家属交代麻醉注意事项并签署《麻醉知情同意书》	□ 告知患者及其家属手术情况及术后注意事项	

（续　表）

主要诊疗工作	手术治疗		□ 预约手术	□ 实施手术（手术安全核查记录、手术清点记录）	
	其他		□ 及时通知上级医师检诊 □ 经治医师检查、整理病历资料	□ 麻醉诱导 □ 观察术中出血量、输液量等 □ 记录 24 小时出入量 □ 留置胃管、胃肠减压并记录液体量	□ 术后病情交接 □ 观察手术切口及周围情况
重点医嘱	长期医嘱	护理医嘱	□ 按普通外科术后护理常规 □ 三级护理	□ 按普通外科术后护理常规 □ 一级护理	□ 按普通外科术后护理常规 □ 一级护理
		处置医嘱		□ 麻醉诱导 □ 观察术中出血量、输液量等 □ 记录 24 小时出入量 □ 留置胃管、胃肠减压并记录液体量 □ 心电监护、吸氧	□ 记录 24 小时出入量 □ 留置胃管、胃肠减压、胃管护理记量 □ 留置尿管并记录尿量 □ 心电监护、吸氧
		膳食医嘱	□ 半流食	□ 禁食、禁水	□ 禁食、禁水
		药物医嘱	□ 自带药（必要时） □ 口服抑酸药	□ 自带药（必要时） □ 静脉滴注抑酸药 □ 补液	□ 自带药（必要时） □ 补液 □ 静脉滴注抑酸药
	临时医嘱	检查检验	□ 血常规、尿常规、粪常规＋隐血试验 □ 肝功能、肾功能、电解质、凝血功能、血型、感染性疾病筛查 □ 胃镜、腹部超声、上消化道钡剂造影 □ 食管测压、24 小时食管动态 pH 测定 □ X 线胸片、心电图 □ 血气分析、肺功能、超声心动图、动态心电图（必要时）	□ 血常规 □ 肝功能、肾功能 □ 电解质	□ 血常规 □ 肝功能、肾功能 □ 电解质
		药物医嘱	□ 预防性抗菌药物（必要时） □ 术前常规用药，如阿托品	□ 镇痛药（必要时） □ 止血药（必要时） □ 抗菌药物（必要时）	□ 镇痛药（必要时） □ 止血药（必要时） □ 抗菌药物（必要时）

（续　表）

重点医嘱	临时医嘱	手术医嘱	□ 准备明日在全身麻醉下行腹腔镜辅助下食管裂孔疝修补术或达芬奇机器人辅助食管裂孔疝修补术 □ 术前禁食、禁水 □ 术前用抗生素皮试(必要时) □ 留置胃管 □ 留置尿管		
		处置医嘱	□ 静脉抽血送检 □ 术区备皮	□ 吸氧 □ 静脉抽血送检 □ 局部用腹带加压包扎	□ 换药
主要护理工作	健康宣教		□ 入院宣教(住院环境、规章制度) □ 进行护理安全指导 □ 进行等级护理、活动范围指导 □ 进行饮食指导 □ 进行关于疾病知识的宣教 □ 检查、检验项目的目的和意义 □ 术前宣教		□ 观察患者病情变化并及时报告医师 □ 术后心理疏导 □ 指导术后注意事项
	护理处置				
	护理评估				
	专科护理				
	饮食指导				
	活动体位				
	洗浴要求				
病情变异记录			□ 无　□ 有，原因： □ 患者　□ 疾病　□ 医疗 □ 护理　□ 保障　□ 管理	□ 无　□ 有，原因： □ 患者　□ 疾病　□ 医疗 □ 护理　□ 保障　□ 管理	□ 无　□ 有，原因： □ 患者　□ 疾病　□ 医疗 □ 护理　□ 保障　□ 管理
护士签名			白班　小夜班　大夜班	白班　小夜班　大夜班	白班　小夜班　大夜班
医师签名					

时间		住院第 7—9 天(术后第 2—4 天)	住院第 10 天(出院日)
主要诊疗工作	制度落实	□ 上级医师查房	□ 上级医师查房
	病情评估	□ 观察有无术后并发症并做相应处理	□ 上级医师进行治疗效果、预后和出院评估 □ 出院宣教
	病历书写	□ 术后连续 3 天病程记录 □ 病情稳定患者每 3 天记录 1 次病程记录 □ 主管医师查房记录每周记录 1 次 □ 主诊医师查房记录每周记录 1 次	□ 出院前 1 天病程记录(有上级医师指示出院) □ 出院后 24 小时内完成出院记录 □ 出院后 24 小时内完成病案首页

（续　表）

主要诊疗工作	知情同意			□ 告知患者及其家属出院后注意事项（指导出院后功能锻炼，复诊的时间、地点，发生紧急情况时的处理等）
	手术治疗			
	其他		□ 观察手术切口及周围情况 □ 观察胃管引流量及性状 □ 观察肠功能恢复情况	□ 通知出院 □ 开具出院介绍信 □ 开具诊断证明书 □ 出院带药 □ 预约门诊复诊时间
重点医嘱	长期医嘱	护理医嘱	□ 按普通外科术后护理常规 □ 二级护理	□ 按普通外科术后护理常规 □ 二级护理
		处置医嘱		
		膳食医嘱	□ 流食	□ 半流食
		药物医嘱	□ 自带药（必要时） □ 口服抑酸药	
	临时医嘱	检查检验	□ 血常规（必要时复查） □ 肝功能、肾功能（必要时复查） □ 电解质（必要时复查）	
		药物医嘱	□ 抗菌药物（必要时）	
		手术医嘱		
		处置医嘱	□ 静脉抽血送检（必要时） □ 换药 □ 视患者情况早期拔除胃管、尿管	□ 换药 □ 出院
主要护理工作	健康宣教		□ 术后心理疏导 □ 指导术后注意事项	□ 出院宣教（康复训练方法、用药指导、换药时间及注意事项、复查时间等）
	护理处置		□ 心理护理与生活护理 □ 指导并监督患者治疗，遵医嘱用药 □ 根据评估结果采取相应的护理措施 □ 完成护理记录	□ 观察患者情况 □ 核对患者医疗费用 □ 协助患者办理出院手续 □ 整理床单位
	护理评估		□ 评估伤口疼痛情况 □ 观察伤口敷料有无渗出并报告医师	
	专科护理		□ 手术后心理护理与生活护理	□ 手术后心理护理与生活护理
	饮食指导		□ 协助患者进餐	
	活动体位		□ 根据护理等级指导患者活动	
	洗浴要求		□ 告知患者切口处伤口保护方法	
病情变异记录			□ 无　□ 有，原因： □ 患者　□ 疾病　□ 医疗 □ 护理　□ 保障　□ 管理	□ 无　□ 有，原因： □ 患者　□ 疾病　□ 医疗 □ 护理　□ 保障　□ 管理
护士签名			白班　小夜班　大夜班	白班　小夜班　大夜班
医师签名				

直肠间质瘤行直肠间质瘤切除术、直肠前切除术、肠道部分切除术＋消化道重建术、腹会阴联合直肠肿物切除术临床路径

一、直肠间质瘤行直肠间质瘤切除术、直肠前切除术、肠道部分切除术＋消化道重建术、腹会阴联合直肠肿物切除术临床路径标准住院流程

(一)适用对象

第一诊断为直肠间质瘤(ICD-10:D37.501,M89360/1 或 C20　01,M89360/3)拟行直肠间质瘤切除术、直肠前切除术、肠道部分切除术＋消化道重建术、腹会阴联合直肠肿物切除术(ICD-9-CM-3:48.35/48.7401/48.5　03)的患者。

(二)诊断依据

根据《临床医疗护理常规——外科诊疗常规(2012 年版)》和《胃肠道间质瘤诊断与治疗中国专家共识(2013 年版)》。

1. 症状及体征　腹部不适伴恶心、呕吐、黑粪。

2. 影像学检查　胃肠镜(超声)、CT、MRI、PET-CT 等检查有助于诊断。

3. 病理检查　组织病理诊断或术后复发、转移。

(三)治疗方案的选择及依据

根据《临床医疗护理常规——外科诊疗常规(2012 年版)》和《胃肠道间质瘤诊断与治疗中国专家共识(2013 年版)》。

1. 手术原则　手术目标尽量争取完全切除;肿瘤需完整切除,避免肿瘤破裂和术中播散;不必常规清扫淋巴结,除非有明确淋巴结转移。

2. 原发灶处理

(1)直肠间质瘤局部切除术:完整切除肿瘤,符合完全切除要求。

(2)肠道部分切除术＋消化道重建术:直肠间质瘤单病灶或多病灶巨大或同时性多发原发肿瘤(如直肠间质瘤＋直肠癌)等。

3. 姑息性手术或肠造口术　适用于肿瘤晚期无法彻底切除,同时伴有梗阻、出血、穿孔等症状。

4. 其他术式　根据术中情况,如具备手术条件,对累及周围组织、器官的患者,行扩大切除术及消化道重建术。

5. 其他治疗

(1)甲磺酸依马替尼治疗:适用于手术难度较大或不能耐受手术者。

(2)苹果酸舒尼替尼:适用于甲磺酸依马替尼治疗失败的二线选择。

(四)标准住院日为 17～20 天

(五)进入路径标准

1. 第一诊断符合直肠间质瘤(ICD-10:D37.501,M89360/1 或 C20　01,M89360/3)拟行

直肠间质瘤切除术、直肠前切除术、肠道部分切除术＋消化道重建术、腹会阴联合直肠肿物切除术(ICD-9-CM-3:48.35/48.7401/48.5　03)。

2. 年龄:≥14 岁。

3. 当患者同时具有其他疾病诊断,但在住院期间不需要特殊处理也不影响第一诊断的临床路径流程实施时,可以进入路径。

(六)术前准备(术前评估)1～6 天

1. 术前评估　术前 1～6 天完成术前病情评估,完成必要的检查,做出术前小结、术前讨论。

(1)检查、检验评估:①必须检查、检验的项目包括血常规、尿常规、粪常规、血生化检验项目、感染性疾病筛查、凝血功能、心电图、胸部 X 线片、胃肠镜(超声)、腹盆腔 CT、消化道造影检查;②可选择的检查、检验项目包括超声心动图、血气分析或肺功能(年龄＞60 岁或既往有心、肺病史者),必要时行 PET-CT 检查。相关疾病患者必要时请相关科室医师会诊。

(2)营养评估:根据《解放军总医院新入院患者营养风险筛查表(NRS-2002)》为新入院患者进行营养评估,评分＞3 分者告知医师,必要时给予营养支持。

(3)心理评估:由心理科医师根据病情需要实施评估。

(4)疼痛评估:根据《视觉模拟评分(VAS)》实施疼痛评估,评分＞7 分者给予处置,必要时请疼痛科医师会诊。

(5)康复评估:根据《入院患者康复筛查和评估表》在患者入院后 24 小时内进行康复筛查和评估。任何一项结果为"是",告知医师,申请康复科医师会诊。

(6)深静脉血栓栓塞症风险评估:根据专科《深静脉血栓栓塞症评估量表》,在患者入院后 24 小时内进行风险筛查和评估。风险结果为"高危"者,请心血管外科或介入导管室医师会诊。

2. 术前准备

(1)术前准备:术前 24 小时内完成术前病情评估,完成必要的检查,做出术前小结、术前讨论。

(2)术前谈话:术者应在术前 1 天与患者及其亲属谈话,告知手术方案、相关风险、用血计划、术后转归、手术费用和患者及亲属权益,并履行书面知情同意手续。告知高值耗材的使用及费用。

(3)通知手术室:准备手术间、手术药品、手术物品及特殊耗材。

(4)护士做心理护理,交代注意事项:防褥疮、防跌倒、指导患者戒烟(若患者吸烟)等,并进行术前宣教。

(5)手术部位标识:术者、第一助手或经治医师在术前 1 天应对手术部位做体表标识,急诊手术由接诊医师或会诊外科医师标记,标记过程应有责任护士、患者及其亲属共同参与,并记入手术安排表。

(6)术前 1 天麻醉医师访视:制订麻醉计划、完成评估、确定麻醉方式,并记入《麻醉术前访视记录》,告知患者及其家属麻醉适应证、麻醉目的、麻醉风险、可能出现的情况及其处理原则、替代方案等,签署《麻醉知情同意书》并归入病历。

(七)药品选择及使用时机

1. 抗菌药物　应按照《抗菌药物临床应用指导原则》(卫医发[2004]285 号)和《关于抗菌

药物临床应用管理有关问题的通知》(卫医发[2009]38号)执行。

2. 预防性抗菌药物应用

(1)常规预防性应用抗生素,如手术时间超过3小时,视情况必要时可应用,但病程记录中需要写明应用抗生素的原因。

(2)术后72小时内停止使用抗菌药物。

3. 靶向药物　甲磺酸伊马替尼片(格列卫),参照《NCCN指南》和《胃肠道间质瘤诊断与治疗中国专家共识(2013年版)》,根据患者病情、术后病理检查结果选择应用的具体时间(术前新辅助用药、术后辅助用药)。

(八)手术日为住院第7天

1. 手术安全核对:患者入手术间后由手术医师、麻醉医师、巡回护士和患者本人共同核对患者身份、手术部位与标识、手术方式。手术医师、麻醉医师、巡回护士三方按《手术安全核对表》逐项核对,共同签名。

2. 手术方式:直肠间质瘤切除术、直肠前切除术、肠道部分切除术+消化道重建术、腹会阴联合直肠肿物切除术。

3. 麻醉方式:全身麻醉。

4. 术中用药:麻醉常规用药、镇痛药等。

5. 手术器械:根据病变情况选择手术器械。

6. 输血:视术中出血情况而定。

7. 经治医师或手术医师应即刻完成手术记录(术者)、术后首次病程记录,观察患者术后病情变化。

8. 指导患者术后活动及生活注意事项。

(九)术后住院恢复10～13天

1. 必须复查的项目　血常规、普通生化检验项目、C反应蛋白、引流液细菌培养。

2. 必要时复查的项目　腹部CT、消化道造影、血培养等。

3. 术后用药

(1)抗菌药物:参照《抗菌药物临床应用指导原则》(卫医发[2004]285号)执行。

(2)其他对症药物:镇痛药、镇咳药、抗肿瘤药等。

(3)靶向药物:根据患者术后病理检查结果、基因分析情况,选择甲磺酸伊马替尼、索坦等。

4. 术后换药　术后第2—3天给予清洁换药,并根据切口情况决定换药频次,无特殊情况者每3天1次;根据引流目的及引流情况决定是否拔除引流管。

5. 术后护理　观察患者引流情况、伤口敷料有无渗出、切口疼痛、肺部呼吸音、下肢静脉血栓是否形成等情况,并在有异常时立即通知医师处理,指导患者术后咳痰、协助翻身等,术后3天可酌情下床活动。

(十)出院标准

1. 患者生命体征稳定,常规化验无明显异常,进食可。

2. 查体见切口无异常,Ⅱ级或甲级愈合。

3. 无与本病相关的其他并发症及术后并发症发生。

(十一)变异及原因分析

1. 患者原因导致的变异　如不同意治疗方案、个人原因要求出(转)院、院外服用手术禁忌药、月经期、对诊疗计划不满要求出路径、相关检查或检验院外(门诊)已做等。

2. 围术期并发症　根据患者肿瘤生长的部位和大小、是否术前靶向药物治疗、肿瘤与周围脏器的关系等,有可能出现手术相关并发症,如出血较多、感染、需要多脏器联合切除、胃肠排空障碍、胃瘫等,可能造成住院时间延长和费用增加。

3. 内科合并症　部分患者通常存在很多内科合并症,如脑血管疾病或心血管疾病、糖尿病、血栓等,手术可能导致这些疾病加重而需要治疗,从而延长治疗时间和住院费用。

4. 节假日　术前患者如住院后赶上节假日,使手术推迟,延长住院时间,增加费用。

5. 辅诊科室原因导致的变异　如检查、检验、手术、病理检查(不及时、结果错报、标本不合格)等原因延长住院时间、增加费用等。

6. 管理原因导致的变异　如系统暂不支持、系统瘫痪、需要修订流程、需要修订制度等。

二、直肠间质瘤行直肠间质瘤切除术、直肠前切除术、肠道部分切除术＋消化道重建术、腹会阴联合直肠肿物切除术临床路径表单

适用对象		第一诊断为直肠间质瘤(ICD-10:D37.501,M89360/1 或 C20　01,M89360/3)行直肠间质瘤切除术、直肠前切除术、肠道部分切除术＋消化道重建术、腹会阴联合直肠肿物切除术(ICD-9-CM-3:48.35/48.7401/48.5　03)的患者		
患者基本信息		姓名:____　性别:____　年龄:____　门诊号:____ 住院号:______　过敏史:______ 住院日期:____年____月____日 出院日期:____年____月____日		标准住院日:17～20天
时间		住院第1天	住院第2－6天(术前日)	住院第7天(手术日)
主要诊疗工作	制度落实	□ 入院2小时内经治医师或值班医师完成接诊 □ 入院24小时内主管医师完成检诊 □ 专科会诊(必要时)	□ 三级医师查房 □ 组织术前讨论、术前评估和决定手术方案	□ 手术 □ 向患者及其家属简单交代手术过程及术后注意事项 □ 上级医师查房 □ 麻醉医师查房
	病情评估	□ 经治医师询问病史与体格检查 □ 完成营养评分、深静脉血栓栓塞症风险评分	□ 上级医师进行术前评估	□ 观察有无术后并发症并做相应处理
	病历书写	□ 入院8小时内完成首次病程记录 □ 入院24小时内完成入院记录 □ 完成主管医师查房记录	□ 住院医师完成上级医师查房记录、术前小结、术前讨论等	□ 术者完成手术记录 □ 住院医师完成术后病程记录

（续　表）

<table>
<tr><td rowspan="3">主要诊疗工作</td><td colspan="2">知情同意</td><td>□ 患者或其家属在入院记录单上签名</td><td>□ 向患者及其家属交代围术期注意事项并签署《手术知情同意书》《自费用品协议书》《输血同意书》《委托书》(患者本人不能签名时)
□ 麻醉医师查房，向患者及其家属交代麻醉注意事项并签署《麻醉知情同意书》</td><td>□ 告知患者及其家属手术情况及术后注意事项</td></tr>
<tr><td colspan="2">手术治疗</td><td></td><td>□ 预约手术</td><td>□ 实施手术(手术安全核查记录、手术清点记录)</td></tr>
<tr><td colspan="2">其他</td><td>□ 及时通知上级医师检诊
□ 经治医师检查、整理病历资料</td><td></td><td></td></tr>
<tr><td rowspan="5">重点医嘱</td><td rowspan="4">长期医嘱</td><td>护理类医嘱</td><td>□ 按普通外科护理常规
□ 二级护理</td><td>□ 按普通外科护理常规
□ 二级护理</td><td>□ 按普通外科术后护理常规
□ 一级护理</td></tr>
<tr><td>处置医嘱</td><td>□ 静脉抽血送检</td><td>□ 营养支持
□ 记录出入量、引流量
□ 切口换药</td><td>□ 心电监护、吸氧、雾化
□ 大换药
□ 记录出入量、引流情况</td></tr>
<tr><td>膳食医嘱</td><td>□ 流食
□ 糖尿病饮食
□ 低盐、低脂饮食
□ 低盐、低脂、糖尿病饮食</td><td>□ 禁食、水
□ 清流食
□ 流食
□ 半流食</td><td>□ 禁食、水
□ 营养支持</td></tr>
<tr><td>药物医嘱</td><td>□ 自带药(必要时)</td><td>□ 自带药(必要时)</td><td>□ 自带药(必要时)
□ 补液、营养支持
□ 胃黏膜保护药、抑酸药</td></tr>
<tr><td>临时医嘱</td><td>检查检验</td><td>□ 血常规(含C反应蛋白+IL-6)
□ 尿常规
□ 粪常规
□ 血型
□ 凝血四项
□ 普通生化检验项目
□ 血清术前八项
□ 性腺功能
□ 胸部正位X线片
□ 心电图检查(多导心电图)
□ 胃肠镜、腹部超声、CT、MRI检查
□ PET-CT检查(必要时)</td><td></td><td></td></tr>
</table>

（续　表）

重点医嘱	临时医嘱	药物医嘱		□ 抗生素（预防）	□ 抗生素 □ 止血药、镇痛药 □ 营养支持
		手术医嘱		□ 术前医嘱 □ 准备明日在全身麻醉下行直肠间质瘤切除术、直肠前切除术、肠道部分切除术＋消化道重建术、腹会阴联合直肠肿物切除术	
		处置医嘱	□ 静脉抽血送检	□ 术前禁食、水 □ 备皮（$>30\text{cm}^2$） □ 胃肠减压	□ 心电监护、吸氧、雾化 □ 大换药 □ 记录出入量、引流情况
主要护理工作	健康宣教		□ 入院宣教（住院环境、规章制度） □ 进行护理安全指导 □ 进行等级护理、活动范围指导 □ 进行饮食指导 □ 进行关于疾病知识的宣教 □ 检查、检验项目的目的和意义	□ 术前宣教	□ 术后心理疏导 □ 指导术后康复训练 □ 指导术后注意事项
	护理处置		□ 患者身份核对 □ 佩戴腕带 □ 建立入院病历，通知医师 □ 入院介绍：介绍责任护士，病区环境、设施、规章制度、基础护理服务项目 □ 询问病史，填写护理记录单首页 □ 观察患者病情变化 □ 测量基本生命体征 □ 抽血、留取标本 □ 心理护理与生活护理 □ 根据评估结果采取相应的护理措施 □ 通知检查项目及注意事项	□ 术前患者准备（手术前沐浴、更衣、备皮） □ 检查术前物品准备	□ 观察患者情况 □ 核对患者医疗费用 □ 协助患者办理出院手续 □ 指导并监督患者康复训练 □ 整理床单位 □ 与手术室护士交接 □ 术后观察病情变化 □ 测量基本生命体征 □ 心理护理与生活护理 □ 指导并监督患者治疗与康复训练 □ 遵医嘱用药 □ 根据评估结果采取相应的护理措施 □ 完成护理记录

（续　表）

<table>
<tr><td rowspan="5">主要护理工作</td><td>护理评估</td><td colspan="3">□ 一般评估：生命体征、神志、皮肤、药物过敏史等
□ 专科评估：生活自理能力
□ 风险评估：评估有无跌倒、坠床、褥疮风险
□ 心理评估
□ 营养评估
□ 疼痛评估
□ 康复评估</td><td colspan="3"></td><td colspan="3">□ 评估伤口疼痛情况
□ 观察伤口敷料有无渗出并报告医师
□ 风险评估：评估有无跌倒、坠床、褥疮、导管滑脱、液体外渗的风险</td></tr>
<tr><td>专科护理</td><td colspan="3"></td><td colspan="3">□ 备皮后协助患者洗澡、更换病员服</td><td colspan="3">□ 手术后心理护理与生活护理
□ 指导患者功能锻炼</td></tr>
<tr><td>饮食指导</td><td colspan="3">□ 根据医嘱通知配餐员准备膳食
□ 协助患者进餐</td><td colspan="3">□ 提醒术前禁食、水</td><td colspan="3">□ 禁食、水</td></tr>
<tr><td>活动体位</td><td colspan="3">□ 根据护理等级指导患者活动</td><td colspan="3">□ 根据护理等级指导患者活动</td><td colspan="3">□ 根据护理等级指导患者活动</td></tr>
<tr><td>洗浴要求</td><td colspan="3">□ 协助患者洗澡、更换病员服</td><td colspan="3"></td><td colspan="3"></td></tr>
<tr><td colspan="2">病情变异记录</td><td colspan="3">□ 无　□ 有，原因：
□ 患者　□ 疾病　□ 医疗
□ 护理　□ 保障　□ 管理</td><td colspan="3">□ 无　□ 有，原因：
□ 患者　□ 疾病　□ 医疗
□ 护理　□ 保障　□ 管理</td><td colspan="3">□ 无　□ 有，原因：
□ 患者　□ 疾病　□ 医疗
□ 护理　□ 保障　□ 管理</td></tr>
<tr><td colspan="2" rowspan="2">护士签名</td><td>白班</td><td>小夜班</td><td>大夜班</td><td>白班</td><td>小夜班</td><td>大夜班</td><td>白班</td><td>小夜班</td><td>大夜班</td></tr>
<tr><td></td><td></td><td></td><td></td><td></td><td></td><td></td><td></td><td></td></tr>
<tr><td colspan="2">医师签名</td><td colspan="3"></td><td colspan="3"></td><td colspan="3"></td></tr>
<tr><td colspan="2">时间</td><td colspan="3">住院第 8 天（术后第 1 天）</td><td colspan="3">住院第 9 天（术前第 2 天）</td><td colspan="3">住院第 10 天（术后第 3 天）</td></tr>
<tr><td rowspan="6">主要诊疗工作</td><td>制度落实</td><td colspan="3">□ 上级医师查房</td><td colspan="3">□ 上级医师查房</td><td colspan="3">□ 上级医师查房</td></tr>
<tr><td>病情评估</td><td colspan="3">□ 观察伤口情况、引流量及体温等生命体征变化，并做相应处理</td><td colspan="3">□ 观察伤口情况、引流量及体温等生命体征变化，并做相应处理
□ 鼓励患者床上翻身</td><td colspan="3">□ 观察伤口情况、引流量及体温等生命体征变化，并做相应处理
□ 鼓励患者床旁活动</td></tr>
<tr><td>病历书写</td><td colspan="3">□ 住院医师完成上级医师查房记录</td><td colspan="3">□ 住院医师完成上级医师查房记录</td><td colspan="3">□ 住院医师完成上级医师查房记录</td></tr>
<tr><td>知情同意</td><td colspan="3"></td><td colspan="3"></td><td colspan="3"></td></tr>
<tr><td>手术治疗</td><td colspan="3"></td><td colspan="3"></td><td colspan="3"></td></tr>
<tr><td>其他</td><td colspan="3"></td><td colspan="3"></td><td colspan="3"></td></tr>
</table>

（续　表）

重点医嘱	长期医嘱	护理医嘱	□ 按普通外科术后护理常规 □ 一级护理	□ 按普通外科术后护理常规 □ 一级护理	□ 按普通外科术后护理常规 □ 一级护理
		处置医嘱	□ 静脉抽血送检 □ 营养支持	□ 营养支持 □ 静脉抽血送检	□ 静脉抽血送检 □ 营养支持
		膳食医嘱	□ 禁食、水 □ 营养支持	□ 禁食、水 □ 营养支持	□ 禁食、水 □ 营养支持
		药物医嘱	□ 抗生素 □ 镇痛药 □ 镇吐药	□ 抗生素 □ 镇痛药 □ 镇吐药	□ 抗生素 □ 镇痛药 □ 镇吐药
	临时医嘱	检查检验	□ 血常规(含 C 反应蛋白＋IL-6) □ 凝血四项 □ 普通生化检验项目	□ 血常规(含 C 反应蛋白＋IL-6) □ 普通生化检验项目	□ 血常规(含 C 反应蛋白＋IL-6) □ 普通生化检验项目
		药物医嘱	□ 抗生素 □ 镇痛药 □ 镇吐药	□ 抗生素 □ 镇痛药 □ 镇吐药	□ 抗生素 □ 镇痛药 □ 镇吐药
		手术医嘱			
		处置医嘱	□ 静脉抽血送检	□ 静脉抽血送检	□ 静脉抽血送检
主要护理工作	健康宣教		□ 术后心理疏导 □ 指导患者术后注意事项	□ 术后心理疏导 □ 指导患者术后注意事项	□ 术后心理疏导 □ 指导患者术后注意事项
	护理处置		□ 心理护理与生活护理 □ 指导并监督患者治疗，遵医嘱用药 □ 根据评估结果采取相应的护理措施 □ 完成护理记录	□ 心理护理与生活护理 □ 指导并监督患者治疗，遵医嘱用药 □ 根据评估结果采取相应的护理措施 □ 完成护理记录	□ 心理护理与生活护理 □ 指导并监督患者治疗，遵医嘱用药 □ 根据评估结果采取相应的护理措施 □ 完成护理记录
	护理评估		□ 一般评估：生命体征、神志、皮肤、药物过敏史等 □ 专科评估：生活自理能力 □ 风险评估：评估有无跌倒、坠床、褥疮风险 □ 心理评估 □ 营养评估 □ 疼痛评估 □ 康复评估	□ 一般评估：生命体征、神志、皮肤、药物过敏史等 □ 专科评估：生活自理能力 □ 风险评估：评估有无跌倒、坠床、褥疮风险 □ 心理评估 □ 营养评估 □ 疼痛评估 □ 康复评估	□ 一般评估：生命体征、神志、皮肤、药物过敏史等 □ 专科评估：生活自理能力 □ 风险评估：评估有无跌倒、坠床、褥疮风险 □ 心理评估 □ 营养评估 □ 疼痛评估 □ 康复评估

（续　表）

主要护理工作	专科护理	□ 指导患者康复锻炼 □ 指导患者腹部绷带的使用方法			□ 指导患者康复锻炼 □ 指导患者腹部绷带的使用方法			□ 指导患者康复锻炼 □ 指导患者腹部绷带的使用方法		
	饮食指导	□ 禁食、水			□ 禁食、水			□ 禁食、水		
	活动体位	□ 根据护理等级指导患者活动			□ 根据护理等级指导患者活动			□ 根据护理等级指导患者活动		
	洗浴要求	□ 告知患者切口处伤口保护方法			□ 告知患者切口处伤口保护方法			□ 告知患者切口处伤口保护方法		
病情变异记录		□ 无　□ 有，原因： □ 患者　□ 疾病　□ 医疗 □ 护理　□ 保障　□ 管理			□ 无　□ 有，原因： □ 患者　□ 疾病　□ 医疗 □ 护理　□ 保障　□ 管理			□ 无　□ 有，原因： □ 患者　□ 疾病　□ 医疗 □ 护理　□ 保障　□ 管理		
护士签名		白班	小夜班	大夜班	白班	小夜班	大夜班	白班	小夜班	大夜班
医师签名										
时间		住院第 11—14 天 （术后第 4—7 天）			住院第 15—16 天 （术后第 8—9 天）			住院第 17—20 天 （出院日）		
主要诊疗工作	制度落实	□ 上级医师查房			□ 上级医师查房			□ 上级医师查房		
	病情评估	□ 观察伤口情况、引流量及体温等生命体征变化，并做相应处理			□ 观察伤口情况、引流量及体温等生命体征变化，并做相应处理 □ 根据情况拔除引流管			□ 上级医师进行治疗效果、预后和出院评估 □ 出院宣教		
	病历书写	□ 住院医师完成上级医师查房记录			□ 住院医师完成上级医师查房记录			□ 出院当天病程记录（有上级医师指示出院） □ 出院后 24 小时内完成出院记录 □ 出院后 24 小时内完成病案首页		
	知情同意							□ 告知患者及其家属出院后注意事项（指导出院后功能锻炼，复诊时间、地点，发生紧急情况时的处理等）		
	手术治疗									
	其他							□ 通知出院 □ 开具出院介绍信 □ 开具诊断证明 □ 出院带药 □ 预约门诊复查时间		

（续　表）

重点医嘱	长期医嘱	护理医嘱	□ 按普通外科术后护理常规 □ 二级护理	□ 按普通外科术后护理常规 □ 二级护理	□ 按普通外科术后护理常规 □ 二级护理
		处置医嘱	□ 静脉抽血送检 □ 营养支持	□ 营养支持 □ 静脉抽血送检	□ 静脉抽血送检
		膳食医嘱	□ 清流食 □ 营养支持	□ 流食 □ 营养支持	□ 半流食
		药物医嘱	□ 抗生素 □ 镇痛药 □ 镇吐药		
	临时医嘱	检查检验	□ 血常规(含C反应蛋白+IL-6) □ 凝血四项 □ 普通生化检验项目	□ 血常规(含C反应蛋白+IL-6) □ 普通生化检验项目	□ 血常规(含C反应蛋白+IL-6) □ 普通生化检验项目
		药物医嘱			
		手术医嘱			
		处置医嘱	□ 静脉抽血送检 □ 换药	□ 静脉抽血送检 □ 换药	□ 静脉抽血送检 □ 拆线
主要护理工作	健康宣教		□ 术后心理疏导 □ 指导患者术后注意事项	□ 术后心理疏导 □ 指导患者术后注意事项	□ 术后心理疏导 □ 指导患者出院注意事项
	护理处置		□ 心理护理与生活护理 □ 指导并监督患者治疗，遵医嘱用药 □ 根据评估结果采取相应的护理措施 □ 完成护理记录	□ 心理护理与生活护理 □ 指导并监督患者治疗，遵医嘱用药 □ 根据评估结果采取相应的护理措施 □ 完成护理记录	□ 心理护理与生活护理 □ 观察患者情况 □ 核对患者医疗费用 □ 协助患者办理出院手续 □ 整理床单位
	护理评估		□ 一般评估：生命体征、神志、皮肤、药物过敏史等 □ 专科评估：生活自理能力 □ 风险评估：评估有无跌倒、坠床、褥疮风险 □ 心理评估 □ 营养评估 □ 疼痛评估 □ 康复评估	□ 一般评估：生命体征、神志、皮肤、药物过敏史等 □ 专科评估：生活自理能力 □ 风险评估：评估有无跌倒、坠床、褥疮风险 □ 心理评估 □ 营养评估 □ 疼痛评估 □ 康复评估	

（续　表）

<table>
<tr><td rowspan="4">主要护理工作</td><td>专科护理</td><td colspan="3">□ 指导患者康复锻炼
□ 指导患者腹部绷带的使用方法</td><td colspan="3">□ 指导患者康复锻炼
□ 指导患者腹部绷带的使用方法</td><td colspan="3">□ 指导患者康复锻炼
□ 指导患者腹部绷带的使用方法</td></tr>
<tr><td>饮食指导</td><td colspan="3">□ 清流食</td><td colspan="3">□ 流食</td><td colspan="3">□ 半流食</td></tr>
<tr><td>活动体位</td><td colspan="3">□ 根据护理等级指导患者活动</td><td colspan="3">□ 根据护理等级指导患者活动</td><td colspan="3">□ 根据护理等级指导患者活动</td></tr>
<tr><td>洗浴要求</td><td colspan="3">□ 告知患者切口处伤口保护方法</td><td colspan="3">□ 告知患者切口处伤口保护方法</td><td colspan="3">□ 告知患者切口处伤口保护方法</td></tr>
<tr><td colspan="2">病情变异记录</td><td colspan="3">□ 无　□ 有，原因：
□ 患者　□ 疾病　□ 医疗
□ 护理　□ 保障　□ 管理</td><td colspan="3">□ 无　□ 有，原因：
□ 患者　□ 疾病　□ 医疗
□ 护理　□ 保障　□ 管理</td><td colspan="3">□ 无　□ 有，原因：
□ 患者　□ 疾病　□ 医疗
□ 护理　□ 保障　□ 管理</td></tr>
<tr><td colspan="2" rowspan="2">护士签名</td><td>白班</td><td>小夜班</td><td>大夜班</td><td>白班</td><td>小夜班</td><td>大夜班</td><td>白班</td><td>小夜班</td><td>大夜班</td></tr>
<tr><td></td><td></td><td></td><td></td><td></td><td></td><td></td><td></td><td></td></tr>
<tr><td colspan="2">医师签名</td><td colspan="3"></td><td colspan="3"></td><td colspan="3"></td></tr>
</table>

第二章　腹膜后肿瘤

腹膜后脂肪肉瘤行腹膜后脂肪肉瘤切除术或合并联合脏器切除或血管重建临床路径

一、腹膜后脂肪肉瘤行腹膜后脂肪肉瘤切除术或合并联合脏器切除或血管重建临床路径标准住院流程

(一)适用对象

第一诊断为腹膜后脂肪肉瘤(ICD-10:C48.001,M88500/3)行腹膜后脂肪肉瘤切除术或合并联合脏器切除或血管重建(ICD-9-CM-3:54.4 04/54.4 15)的患者。

(二)诊断依据

根据《临床诊疗指南——外科学分册》(中华医学会编著,人民卫生出版社)和《黄家驷外科学》(第7版,人民卫生出版社)。

1. 症状

(1)局部症状:腹膜后脂肪肉瘤常体积巨大,最常见的为对脏器压迫产生的刺激症状,如恶心、呕吐,排便次数增多,尿频、尿急,严重时可出现肠梗阻、肾盂积水症状;压迫或侵犯神经可出现疼痛、麻木;压迫静脉及淋巴管可引起回流障碍。

(2)全身症状:腹膜后脂肪肉瘤一般多无明显全身症状,但发展到一定阶段也会出现体重减轻、食欲下降、发热、乏力,甚至恶病质。

2. 体征　取决于肿瘤部位和病期的早晚,患者就诊时最常发现的体征为腹部包块。

3. 实验室检查　一般多无特殊改变。

4. 特殊检查　CT扫描检查定位最为确切,B超检查对于确定肿瘤的位置有帮助,X线胃肠钡剂造影或钡剂灌肠及泌尿系统造影,根据肠管、输尿管及膀胱的移位受压,可帮助确定肿瘤位于腹膜后,CT血管造影(CTA)、磁共振血管造影(MRA)有助于了解肿瘤与大血管的关系及肿瘤血供情况。

(三)治疗方案的选择及依据

根据《临床诊疗指南——外科学分册》(中华医学会编著,人民卫生出版社)和《黄家驷外科学》(第7版,人民卫生出版社)。

1. 手术切除是腹膜后脂肪肉瘤最主要的治疗方法。

2. 对于有条件的医院,术中放射治疗加术后辅助放射治疗有一定效果,药物治疗一般效果不佳。

（四）标准住院日为 11～14 天

（五）进入路径标准

1. 第一诊断为腹膜后脂肪肉瘤（ICD-10：C48.001，M88500/3）行腹膜后脂肪肉瘤切除术或合并联合脏器切除或血管重建（ICD-9-CM-3：54.4 04/54.4 15）。

2. 有手术适应证，无手术治疗禁忌证。

3. 当患者同时具有其他疾病诊断，但在住院期间不需要特殊处理也不影响第一诊断的临床路径流程实施时，可以进入路径。合并比较严重的或复杂的疾病除外，如合并严重糖尿病、心脑血管疾病需要同时处理者。

（六）术前准备（术前评估）1～3 天

1. *术前评估*　术前 1～3 天完成术前病情评估，完成必要的检查，做出术前小结、术前讨论。

（1）检查检验评估：①血常规、尿常规、粪常规＋隐血试验；②肝功能、肾功能、电解质、血型、凝血功能、肿瘤标志物、感染性疾病筛查；③X 线胸片、心电图、腹部超声、消化道造影、静脉肾盂造影、CT（增强及血管重建）和（或）MRA、血管造影、供瘤动脉栓塞；④根据患者情况选择核素心肝血流比、超声心动图和肺功能或 PET 等检查。

（2）营养评估：根据《解放军总医院新入院患者营养风险筛查表（NRS-2002）》为新入院患者进行营养评估，评分＞3 分者告知医师，必要时申请营养科医师会诊。

（3）心理评估：根据新入院患者情况申请心理科医师会诊。

（4）疼痛评估：根据《视觉模拟评分（VAS）》实施疼痛评估，评分＞7 分者给予处置，必要时请疼痛科医师会诊。

（5）康复评估：根据《入院患者康复筛查和评估表》，在患者入院后 24 小时内进行康复筛查和评估。任何一项结果为“是”，告知医师，申请康复科医师会诊。

（6）深静脉血栓栓塞症风险评估：根据专科《深静脉血栓栓塞症评估量表》，在患者入院后 24 小时内进行风险筛查和评估。风险结果为“高危”者，则申请血管外科或介入导管室医师会诊。

2. *术前准备*

（1）术前准备：术前 24 小时内完成术前病情评估，完成必要的检查，做出术前小结、术前讨论。

（2）术前谈话：术者应在术前 1 天与患者及其亲属谈话，告知手术方案、相关风险、用血计划、术后转归、手术费用和患者及亲属权益，并履行书面知情同意手续。告知高值耗材的使用及费用。

（3）通知手术室：准备手术间、手术药品、手术物品及特殊耗材。

（4）护士做心理护理，交代注意事项：防褥疮、防跌倒、指导患者戒烟（若患者吸烟）等，并进行术前宣教。

（5）手术部位标识：术者、第一助手或经治医师在术前 1 天应对手术部位做体表标识，急诊手术由接诊医师或会诊外科医师标记，标记过程应有责任护士、患者及其亲属共同参与，并记入手术安排表。

（6）术前 1 天麻醉医师访视：制订麻醉计划、完成评估、确定麻醉方式，并记入《麻醉术前访视记录》，告知患者及其家属麻醉适应证、麻醉目的、麻醉风险、可能出现的情况及其处理原则、替代方案等，签署《麻醉知情同意书》并归入病历。

(七)抗菌药物选择用药

应用抗菌药物，应按照《抗菌药物临床应用指导原则》(卫医发[2004]285 号)和《关于抗菌药物临床应用管理有关问题的通知》(卫办医政发[2009]38 号)执行。

(八)手术日为住院第 4 天

1. 手术安全核对：患者入手术间后由手术医师、麻醉医师、巡回护士和患者本人共同核对患者身份、手术部位与标识、手术方式。手术医师、麻醉医师、巡回护士三方按《手术安全核对表》逐项核对，共同签名。

2. 手术方式：根据术中探查情况制订相应的手术方式。必要时合并联合脏器切除或血管重建。

3. 麻醉方式：全身麻醉。

4. 术中用药：麻醉常规用药、镇痛药等。

5. 手术器械：根据肿瘤部位及可能损伤的邻近脏器，需要准备肠道吻合器、闭合器；输尿管支架；人造血管及各种止血材料。

6. 指导患者活动及生活注意事项。

7. 经治医师或手术医师应即刻完成术后首次病程记录，观察患者术后病情变化。

(九)术后住院恢复 7～10 天

1. 复查的项目　血常规、肝功能、肾功能、电解质，必要时复查 CT、MRI。

2. 术后用药

(1)抗菌药物：按照《抗菌药物临床应用指导原则》(卫医发[2004]285 号)选择抗菌药物，并结合患者的病情决定抗菌药物的选择和使用时间。

(2)止血药：视术后出血情况而定。

(3)根据患者情况使用抑酸药、氨基酸、脂肪乳、白蛋白等营养支持药物。

3. 术后换药　术后第 1 天及出院当天给予清洁换药；其他时间根据拔除引流管时间给予清洁换药。

4. 术后护理　观察患者伤口敷料有无渗出、疼痛情况，并在有异常时立即通知医师处理。

(十)出院标准

1. 患者一般情况好，体温正常，排气、排便正常，可进食。

2. 没有需住院处理的并发症和(或)合并症。

(十一)变异及原因分析

1. 患者原因导致的变异　如不同意治疗方案、个人原因要求出(转)院、院外服用手术禁忌药、月经期、对诊疗计划不满要求出路径、相关检查或检验院外(门诊)已做等。

2. 围术期并发症　出血、切口感染、神经损伤等造成住院时间延长和费用增加。

3. 内科合并症　部分患者常存在很多内科合并症，如脑血管病或心血管病、糖尿病、血栓等，手术可能导致这些疾病加重而需要治疗，从而延长治疗时间和增加住院费用。

4. 节假日　术前患者如住院后赶上节假日，使手术推迟，延长住院时间，增加费用。

5. 辅诊科室原因导致的变异　如检查、检验、手术、病理检查等(不及时、结果错报、操作部位或方式错误、标本不合格)原因延长住院天数、增加费用等。

6. 管理原因导致的变异　如系统暂不支持、系统瘫痪、需要修订流程、需要修订制度等。

二、腹膜后脂肪肉瘤行腹膜后脂肪肉瘤切除术或合并联合脏器切除或血管重建临床路径表单

<table>
<tr><td colspan="2">适用对象</td><td colspan="3">第一诊断为腹膜后脂肪肉瘤(ICD-10:C48.001,M88500/3)行腹膜后脂肪肉瘤切除术或合并联合脏器切除或血管重建(ICD-9-CM-3:54.4 04/54.4 15)的患者</td></tr>
<tr><td colspan="2">患者基本信息</td><td colspan="2">姓名:____　性别:____　年龄:____　门诊号:____
住院号:______　过敏史:______
住院日期:____年____月____日
出院日期:____年____月____日</td><td>标准住院日:11～14 天</td></tr>
<tr><td colspan="2">时间</td><td>住院第 1—2 天</td><td>住院第 3 天(术前日)</td><td>住院第 4 天(手术日)</td></tr>
<tr><td rowspan="6">主要诊疗工作</td><td>制度落实</td><td>□ 入院 2 小时内经治医师或值班医师完成接诊
□ 入院 24 小时内主管医师完成检诊</td><td>□ 上级医师查房
□ 组织术前讨论、术前评估和决定手术方案</td><td>□ 手术
□ 向患者或其家属交代手术过程及术后注意事项
□ 上级医师查房
□ 麻醉医师查房</td></tr>
<tr><td>病情评估</td><td>□ 经治医师询问病史与体格检查
□ 完成深静脉血栓栓塞症风险评分</td><td>□ 上级医师进行治疗效果、预后和出院评估</td><td>□ 观察有无术后并发症并做相应处理</td></tr>
<tr><td>病历书写</td><td>□ 入院 8 小时内完成首次病程记录
□ 入院 24 小时内完成入院记录
□ 完成主管医师查房记录</td><td>□ 住院医师完成上级医师查房记录、术前小结、术前讨论等</td><td>□ 术者完成手术记录
□ 住院医师完成术后病程记录</td></tr>
<tr><td>知情同意</td><td>□ 患者或其家属在入院记录单上签字</td><td>□ 向患者或其家属交代围术期注意事项并签署《手术知情同意书》《自费用品协议书》《输血同意书》《委托书》(患者本人不能签名时)
□ 麻醉医师查房,向患者或其家属交代麻醉注意事项并签署《麻醉知情同意书》</td><td>□ 告知患者及其家属手术情况及术后注意事项</td></tr>
<tr><td>手术治疗</td><td></td><td>□ 预约手术</td><td>□ 实施手术(手术安全核查记录、手术清点记录)</td></tr>
<tr><td>其他</td><td>□ 及时通知上级医师检诊
□ 经治医师检查、整理病历资料</td><td></td><td>□ 术后病情交接
□ 观察手术切口及周围情况</td></tr>
</table>

（续　表）

<table>
<tr><td rowspan="9">重点医嘱</td><td rowspan="4">长期医嘱</td><td>护理医嘱</td><td>□ 按普通外科护理常规
□ 三级护理</td><td>□ 按普通外科护理常规
□ 三级护理</td><td>□ 按普通外科术后护理常规
□ 一级护理</td></tr>
<tr><td>处置医嘱</td><td></td><td>□ 静脉抽血送检
□ 留置引流管并记录引流量</td><td>□ 腹部引流并记录引流量
□ 留置尿管并记录尿量
□ 心电、血压、血氧饱和度监测
□ 吸氧
□ 静脉输液</td></tr>
<tr><td>膳食医嘱</td><td>□ 普食
□ 糖尿病饮食
□ 低盐、低脂饮食
□ 低盐、低脂、糖尿病饮食</td><td>□ 流食</td><td>□ 禁食、水</td></tr>
<tr><td>药物医嘱</td><td>□ 自带药（必要时）</td><td>□ 自带药（必要时）</td><td>□ 自带药（必要时）
□ 预防性抗菌药物应用
□ 肠外营养
□ 抑酸药
□ 辅助用药</td></tr>
<tr><td rowspan="4">临时医嘱</td><td>检查检验</td><td>□ 血常规、尿常规、粪常规、血生化检验项目、凝血四项、血清术前八项、X 线胸片、心电图
□ 血气分析、肺功能、超声心动、ECT 等
□ 腹部超声、腹部 CT、盆腔 CT
□ 消化道造影、血管造影（必要时）</td><td></td><td></td></tr>
<tr><td>药物医嘱</td><td></td><td>□ 肠道准备相关药物</td><td></td></tr>
<tr><td>手术医嘱</td><td></td><td>□ 在全身麻醉下行腹膜后脂肪肉瘤切除术或合并联合脏器切除或血管重建</td><td></td></tr>
<tr><td>处置医嘱</td><td>□ 静脉抽血送检</td><td>□ 静脉抽血送检
□ 术区备皮</td><td></td></tr>
<tr><td>主要护理工作</td><td colspan="2">健康宣教</td><td>□ 入院宣教（住院环境、规章制度）
□ 进行护理安全指导
□ 进行等级护理、活动范围指导
□ 进行饮食指导
□ 进行关于疾病知识的宣教
□ 检查、检验项目的目的和意义</td><td>□ 术前宣教</td><td>□ 观察患者病情变化并及时报告医师
□ 术后心理疏导
□ 指导术后注意事项</td></tr>
</table>

（续　表）

<table>
<tr><td rowspan="7">主要护理工作</td><td>护理处置</td><td colspan="3">□ 患者身份核对
□ 佩戴腕带
□ 建立入院病历，通知医师
□ 入院介绍：介绍责任护士，病区环境、设施、规章制度、基础护理服务项目
□ 询问病史，填写护理记录单首页
□ 观察病情
□ 测量基本生命体征
□ 抽血、留取标本
□ 心理护理与生活护理
□ 根据评估结果采取相应的护理措施
□ 通知检查项目及注意事项</td><td colspan="3">□ 做好备皮等术前准备，交代注意事项
□ 提醒患者术前禁食、水
□ 术前心理护理</td><td colspan="3">□ 与手术室护士交接
□ 术后观察病情变化
□ 测量基本生命体征
□ 心理护理与生活护理
□ 指导并监督患者治疗，遵医嘱用药
□ 根据评估结果采取相应的护理措施
□ 完成护理记录</td></tr>
<tr><td>护理评估</td><td colspan="3">□ 一般评估：生命体征、神志、皮肤、药物过敏史等
□ 专科评估：生活自理能力，足背动脉搏动、肤温、指(趾)端末梢感觉情况
□ 风险评估：评估有无跌倒、坠床、褥疮风险
□ 心理评估
□ 营养评估
□ 疼痛评估
□ 康复评估</td><td colspan="3">□ 进行术前护理评估</td><td colspan="3">□ 评估伤口疼痛情况
□ 观察伤口敷料有无渗出并报告医师
□ 风险评估：评估有无跌倒、坠床、引流管滑脱、液体外渗的风险</td></tr>
<tr><td>专科护理</td><td colspan="3">□ 观察腹部情况
□ 指导患者戒烟(吸烟者)</td><td colspan="3">□ 协助患者洗澡、更换病员服</td><td colspan="3">□ 手术后心理护理与生活护理</td></tr>
<tr><td>饮食指导</td><td colspan="3">□ 根据医嘱通知配餐员准备膳食
□ 协助患者进餐</td><td colspan="3">□ 提醒患者术前禁食、水</td><td colspan="3">□ 禁食、水</td></tr>
<tr><td>活动体位</td><td colspan="3"></td><td colspan="3">□ 根据护理等级指导患者活动</td><td colspan="3">□ 根据护理等级指导患者活动</td></tr>
<tr><td>洗浴要求</td><td colspan="3">□ 协助患者洗澡、更换病员服</td><td colspan="3"></td><td colspan="3"></td></tr>
<tr><td colspan="2">病情变异记录</td><td colspan="3">□ 无　□ 有，原因：
□ 患者　□ 疾病　□ 医疗
□ 护理　□ 保障　□ 管理</td><td colspan="3">□ 无　□ 有，原因：
□ 患者　□ 疾病　□ 医疗
□ 护理　□ 保障　□ 管理</td><td colspan="3">□ 无　□ 有，原因：
□ 患者　□ 疾病　□ 医疗
□ 护理　□ 保障　□ 管理</td></tr>
<tr><td colspan="2" rowspan="2">护士签名</td><td>白班</td><td>小夜班</td><td>大夜班</td><td>白班</td><td>小夜班</td><td>大夜班</td><td>白班</td><td>小夜班</td><td>大夜班</td></tr>
<tr><td></td><td></td><td></td><td></td><td></td><td></td><td></td><td></td><td></td></tr>
<tr><td colspan="2">医师签名</td><td colspan="3"></td><td colspan="3"></td><td colspan="3"></td></tr>
</table>

（续 表）

时间			住院第5—6天 （术后第1—2天）	住院第7—8天 （术后第3—4天）	住院第9—10天 （术后第5—6天）
主要诊疗工作	制度落实		□ 上级医师查房	□ 上级医师查房	□ 手术医师查房
	病情评估		□ 观察伤口情况、引流量和体温等生命体征情况，并做出相应处理 □ 鼓励患者早期下床活动	□ 观察伤口情况及引流量	□ 观察伤口情况及引流量
	病历书写		□ 住院医师完成上级医师查房记录	□ 住院医师完成上级医师查房记录	□ 住院医师完成上级医师查房记录
	知情同意				
	手术治疗				
	其他				
重点医嘱	长期医嘱	护理医嘱		□ 二级护理	
		处置医嘱			
		膳食医嘱		□ 根据病情评估患者进食情况	□ 根据病情指导患者进食半流食
		药物医嘱			□ 调整肠外营养 □ 停止抑酸药 □ 调整辅助用药
	临时医嘱	检查检验	□ 血常规 □ 血生化检验项目		□ 血常规 □ 血生化检验项目 □ 必要时复查B超或CT
		药物医嘱			
		手术医嘱			
		处置医嘱	□ 切口换药	□ 根据病情停心电监护 □ 根据病情拔除尿管	□ 切口换药
主要护理工作	健康宣教		□ 术后心理疏导 □ 指导术后注意事项	□ 术后心理疏导 □ 指导术后注意事项	□ 术后心理疏导 □ 指导术后注意事项
	护理处置		□ 心理护理与生活护理 □ 指导并监督患者治疗，遵医嘱用药 □ 根据评估结果采取相应的护理措施 □ 完成护理记录	□ 心理护理与生活护理 □ 指导并监督患者治疗，遵医嘱用药 □ 根据评估结果采取相应的护理措施 □ 完成护理记录	□ 心理护理与生活护理 □ 指导并监督患者治疗，遵医嘱用药 □ 根据评估结果采取相应的护理措施 □ 完成护理记录
	护理评估		□ 评估伤口疼痛情况 □ 观察伤口敷料有无渗出并报告医师	□ 评估伤口疼痛情况 □ 观察伤口敷料有无渗出并报告医师	□ 评估伤口疼痛情况 □ 观察伤口敷料有无渗出并报告医师

（续　表）

主要护理工作	专科护理	□ 手术后心理护理与生活护理	□ 手术后心理护理与生活护理	□ 手术后心理护理与生活护理
	饮食指导	□ 协助患者进餐	□ 协助患者进餐	□ 协助患者进餐
	活动体位	□ 根据护理等级指导患者活动	□ 根据护理等级指导患者活动	□ 根据护理等级指导患者活动
	洗浴要求	□ 告知患者切口处伤口保护方法	□ 告知患者切口处伤口保护方法	□ 告知患者切口处伤口保护方法
病情变异记录		□ 无　□ 有，原因： □ 患者　□ 疾病　□ 医疗 □ 护理　□ 保障　□ 管理	□ 无　□ 有，原因： □ 患者　□ 疾病　□ 医疗 □ 护理　□ 保障　□ 管理	□ 无　□ 有，原因： □ 患者　□ 疾病　□ 医疗 □ 护理　□ 保障　□ 管理
护士签名		白班　小夜班　大夜班	白班　小夜班　大夜班	白班　小夜班　大夜班
医师签名				
时间		住院第 11—12 天 （术后第 7—8 天）	住院第 13 天 （术后第 9 天）	住院第 14 天 （出院日）
主要诊疗工作	制度落实	□ 上级医师查房	□ 上级医师查房	□ 手术医师查房
	病情评估	□ 上级医师查房，进行手术及切口评估，确定有无手术并发症和切口愈合不良情况，根据引流情况明确是否拔除引流管，明确是否出院	□ 上级医师查房，进行手术及切口评估，确定有无手术并发症和切口愈合不良情况，根据引流情况明确是否拔除引流管，明确是否出院	□ 上级医师进行治疗效果、预后和出院评估 □ 出院宣教
	病历书写	□ 住院医师完成上级医师查房记录	□ 住院医师完成上级医师查房记录	□ 出院前 1 天病程记录（有上级医师指示出院） □ 出院后 24 小时内完成出院记录 □ 出院后 24 小时内完成病案首页
	知情同意			□ 告知患者及其家属出院后注意事项（指导出院后功能锻炼，复诊的时间、地点，发生紧急情况时的处理等）
	手术治疗			
	其他			□ 通知出院 □ 开具出院介绍信 □ 开具诊断证明书 □ 出院带药 □ 预约门诊复诊时间

（续　表）

<table>
<tr><td rowspan="8">重点医嘱</td><td rowspan="4">长期医嘱</td><td>护理医嘱</td><td></td><td></td><td></td></tr>
<tr><td>处置医嘱</td><td></td><td></td><td></td></tr>
<tr><td>膳食医嘱</td><td>□ 根据病情进食流质饮食</td><td>□ 根据病情进食普食</td><td>□ 普食</td></tr>
<tr><td>药物医嘱</td><td>□ 调整肠外营养
□ 根据病情调整抗生素</td><td></td><td></td></tr>
<tr><td rowspan="4">临时医嘱</td><td>检查检验</td><td></td><td>□ 复查血常规、血生化检验项目，必要时复查B超或CT</td><td></td></tr>
<tr><td>药物医嘱</td><td></td><td></td><td></td></tr>
<tr><td>手术医嘱</td><td></td><td></td><td></td></tr>
<tr><td>处置医嘱</td><td>□ 根据病情拔除引流管</td><td>□ 切口换药</td><td>□ 大换药
□ 出院</td></tr>
<tr><td rowspan="7">主要护理工作</td><td colspan="2">健康宣教</td><td>□ 术后心理疏导
□ 指导术后注意事项</td><td>□ 术后心理疏导
□ 指导术后注意事项</td><td>□ 出院宣教(康复训练方法、用药指导、换药时间及注意事项、复查时间等)</td></tr>
<tr><td colspan="2">护理处置</td><td>□ 心理护理与生活护理
□ 指导并监督患者治疗，遵医嘱用药
□ 根据评估结果采取相应的护理措施
□ 完成护理记录</td><td>□ 心理护理与生活护理
□ 指导并监督患者治疗，遵医嘱用药
□ 根据评估结果采取相应的护理措施
□ 完成护理记录</td><td>□ 观察患者情况
□ 核对患者医疗费用
□ 协助患者办理出院手续
□ 整理床单位</td></tr>
<tr><td colspan="2">护理评估</td><td>□ 评估伤口疼痛情况
□ 观察伤口敷料有无渗出并报告医师</td><td>□ 评估伤口疼痛情况
□ 观察伤口敷料有无渗出并报告医师</td><td></td></tr>
<tr><td colspan="2">专科护理</td><td>□ 手术后心理护理与生活护理</td><td>□ 手术后心理护理与生活护理</td><td>□ 手术后心理护理与生活护理</td></tr>
<tr><td colspan="2">饮食指导</td><td>□ 协助患者进餐</td><td>□ 协助患者进餐</td><td></td></tr>
<tr><td colspan="2">活动体位</td><td>□ 根据护理等级指导患者活动</td><td>□ 根据护理等级指导患者活动</td><td></td></tr>
<tr><td colspan="2">洗浴要求</td><td>□ 告知患者切口处伤口保护方法</td><td>□ 告知患者切口处伤口保护方法</td><td></td></tr>
<tr><td colspan="3">病情变异记录</td><td>□ 无　□ 有，原因：
□ 患者　□ 疾病　□ 医疗
□ 护理　□ 保障　□ 管理</td><td>□ 无　□ 有，原因：
□ 患者　□ 疾病　□ 医疗
□ 护理　□ 保障　□ 管理</td><td>□ 无　□ 有，原因：
□ 患者　□ 疾病　□ 医疗
□ 护理　□ 保障　□ 管理</td></tr>
<tr><td colspan="3" rowspan="2">护士签名</td><td>白班　小夜班　大夜班</td><td>白班　小夜班　大夜班</td><td>白班　小夜班　大夜班</td></tr>
<tr><td></td><td></td><td></td></tr>
<tr><td colspan="3">医师签名</td><td></td><td></td><td></td></tr>
</table>

腹膜后肿瘤行腹膜后肿瘤切除术或合并联合脏器切除或血管重建临床路径

一、腹膜后肿瘤行腹膜后肿瘤切除术或合并联合脏器切除或血管重建临床路径标准住院流程

（一）适用对象

第一诊断为腹膜后肿瘤（ICD-10：C48.001）行腹膜后肿瘤切除术或合并联合脏器切除或血管重建（ICD-9-CM-3：54.4 04/54.4 15）的患者。

（二）诊断依据

根据《临床诊疗指南——外科学分册》（中华医学会编著，人民卫生出版社）和《黄家驷外科学》（第 7 版，人民卫生出版社）。

1. 症状

（1）占位症状：因肿瘤体积较大，易产生腹部胀满感，多偏于一侧，上腹部巨大肿瘤可影响呼吸；有时肿瘤内出血、坏死，瘤体可突然增大，症状加剧，并可出现剧烈疼痛。

（2）压迫症状：最常见的为对脏器压迫产生的刺激症状，如恶心、呕吐，排便次数增多，尿频、尿急，严重时可出现肠梗阻、肾盂积水症状；压迫或侵犯脏器和神经可出现疼痛、麻木；压迫静脉及淋巴管可引起回流障碍。

（3）全身症状：腹膜后肿瘤发展到一定阶段也会出现体重减轻、食欲下降、发热、乏力，甚至恶病质。

2. 体征　取决于肿瘤的病理性质、部位和病期的早晚，患者就诊时最常发现的体征为腹部包块。

3. 实验室检查　一般多无特殊改变。

4. 特殊检查　CT 扫描检查定位最为确切，B 超检查对于确定肿瘤的位置及是否囊性有帮助，X 线胃肠钡剂造影或钡剂灌肠及泌尿系统造影，根据肠管、输尿管及膀胱的移位受压，可帮助确定肿瘤位于腹膜后，CTA、MRA 有助于了解肿瘤与大血管的关系及肿瘤血供情况。

（三）治疗方案的选择及依据

根据《临床诊疗指南——外科学分册》（中华医学会编著，人民卫生出版社）和《黄家驷外科学》（第 7 版，人民卫生出版社）。

1. 对大多数腹膜后肿瘤而言，手术切除仍是主要的治疗方法。根据术中探查情况制订相应的手术方案。

2. 对一些原发的未分化癌、恶性淋巴瘤等，放射治疗有一定效果，药物治疗除恶性淋巴瘤外一般效果不佳。

（四）标准住院日为 11～14 天

（五）进入路径标准

1. 第一诊断为腹膜后肿瘤（ICD-10：C48.001）行腹膜后肿瘤切除术或合并联合脏器切除或血管重建（ICD-9-CM-3：54.4 04/54.4 15）。

2. 需行手术治疗者，无手术治疗禁忌证。

3．当患者同时具有其他疾病诊断，但在住院期间不需要特殊处理也不影响第一诊断的临床路径流程实施时，可以进入路径。合并比较严重的或复杂的疾病除外，如合并严重糖尿病、心脑血管疾病需要同时处理者。

（六）术前准备（术前评估）1～3 天

1．术前评估　术前 1～3 天完成术前病情评估，完成必要的检查，做出术前小结、术前讨论。

（1）检查检验评估：①血常规、尿常规、粪常规＋隐血试验；②肝功能、肾功能、电解质、血型、凝血功能、肿瘤标志物、感染性疾病筛查；③X 线胸片、心电图、腹部超声、消化道造影、静脉肾盂造影、CT（增强及血管重建）和（或）MRA、血管造影、供瘤动脉栓塞；④根据患者情况选择核素心肝血流比、超声心动图和肺功能或 PET 等检查。

（2）营养评估：根据《解放军总医院新入院患者营养风险筛查表（NRS-2002）》为新入院患者进行营养评估，评分＞3 分者告知医师，必要时申请营养科医师会诊。

（3）心理评估：根据新入院患者情况申请心理科医师会诊。

（4）疼痛评估：根据《视觉模拟评分（VAS）》实施疼痛评估，评分＞7 分者给予处置，必要时请疼痛科医师会诊。

（5）康复评估：根据《入院患者康复筛查和评估表》，在患者入院后 24 小时内进行康复筛查和评估。任何一项结果为“是”，告知医师，申请康复科医师会诊。

（6）深静脉血栓栓塞症风险评估：根据专科《深静脉血栓栓塞症评估量表》，在患者入院后 24 小时内进行风险筛查和评估。风险结果为“高危”者，则申请血管外科或介入导管室医师会诊。

2．术前准备

（1）术前准备：术前 24 小时内完成术前病情评估，完成必要的检查，做出术前小结、术前讨论。

（2）术前谈话：术者应在术前 1 天与患者及其亲属谈话，告知手术方案、相关风险、用血计划、术后转归、手术费用和患者及亲属权益，并履行书面知情同意手续。告知高值耗材的使用及费用。

（3）通知手术室：准备手术间、手术药品、手术物品及特殊耗材。

（4）护士做心理护理，交代注意事项：防褥疮、防跌倒、指导患者戒烟（若患者吸烟）等，并进行术前宣教。

（5）手术部位标识：术者、第一助手或经治医师在术前 1 天应对手术部位做体表标识，急诊手术由接诊医师或会诊外科医师标记，标记过程应有责任护士、患者及其亲属共同参与，并记入手术安排表。

（6）术前 1 天麻醉医师访视：制订麻醉计划、完成评估、确定麻醉方式，并记入《麻醉术前访视记录》，告知患者及其家属麻醉适应证、麻醉目的、麻醉风险、可能出现的情况及其处理原则、替代方案等，签署《麻醉知情同意书》并归入病历。

（七）抗菌药物选择与选用时间

抗菌药物应用，应按照《抗菌药物临床应用指导原则》（卫医发[2004]285 号）和《关于抗菌药物临床应用管理有关问题的通知》（卫办医政发[2009]38 号）执行。

（八）手术日为住院第 4 天

1．手术安全核对：患者入手术间后由手术医师、麻醉医师、巡回护士和患者本人共同核对患者身份、手术部位与标识、手术方式。手术医师、麻醉医师、巡回护士三方按《手术安全核对表》逐项核对，共同签名。

2. 手术方式：根据术中探查情况制订相应的手术方式，必要时合并联合脏器切除或血管重建。

3. 麻醉方式：全身麻醉。

4. 术中用药：麻醉常规用药、镇痛药等。

5. 手术器械：根据肿瘤部位及可能损伤的邻近脏器，需要准备肠道吻合器、闭合器，输尿管支架，人造血管及各种止血材料。

6. 指导患者活动及生活注意事项。

7. 经治医师或手术医师应即刻完成术后首次病程记录，观察患者术后病情变化。

(九)术后住院恢复7～10天

1. 复查的检查项目　血常规 、肝功能、肾功能、电解质，必要时复查CT、MRI。

2. 术后用药

(1)抗菌药物：按照《抗菌药物临床应用指导原则》(卫医发[2004]285号)选择抗菌药物，并结合患者的病情决定抗菌药物的选择和使用时间。

(2)止血药：视术后出血情况而定。

(3)根据患者情况使用抑酸药、氨基酸、脂肪乳、白蛋白等营养支持药物。

3. 术后换药　术后第1天及出院当天给予清洁换药；其他时间根据拔除引流管时间以清洁换药。

4. 术后护理　观察患者伤口敷料有无渗出、疼痛情况，并在有异常时立即通知医师处理。

(十)出院标准

1. 患者一般情况好，体温正常，排气、排便正常，可进食。

2. 没有需要住院处理的并发症和(或)合并症。

(十一)变异及原因分析

1. 患者原因导致的变异　如不同意治疗方案、个人原因要求出(转)院、院外服用手术禁忌药、月经期、对诊疗计划不满要求出路径、相关检查或检验院外(门诊)已做等。

2. 围术期并发症　出血、感染、神经损伤等造成住院时间延长和费用增加。

3. 内科合并症　部分患者常存在很多内科合并症，如脑血管病或心血管病、糖尿病、血栓等，手术可能导致这些疾病加重而需要治疗，从而延长治疗时间和增加住院费用。

4. 节假日　术前患者如住院后赶上节假日，使手术推迟，延长住院时间，增加费用。

5. 辅诊科室原因导致的变异　如检查、检验、手术、病理检查等(不及时、结果错报、操作部位或方式错误、标本不合格)原因延长住院时间、增加费用等。

6. 管理原因导致的变异　如系统暂不支持、系统瘫痪、需要修订流程、需要修订制度等。

二、腹膜后肿瘤行腹膜后肿瘤切除术或合并联合脏器切除或血管重建临床路径表单

<table>
<tr><td colspan="2">适用对象</td><td colspan="3">第一诊断为腹膜后肿瘤(ICD-10：C48.001)行腹膜后肿瘤切除术或合并联合脏器切除或血管重建(ICD-9-CM-3：54.4 04/54.4 15)的患者</td></tr>
<tr><td colspan="2">患者基本信息</td><td colspan="2">姓名：____ 性别：____ 年龄：____ 门诊号：____
住院号：______ 过敏史：______
住院日期：____年____月____日
出院日期：____年____月____日</td><td>标准住院日：11～14 天</td></tr>
<tr><td colspan="2">时间</td><td>住院第 1－2 天</td><td>住院第 3 天(术前日)</td><td>住院第 4 天(手术日)</td></tr>
<tr><td rowspan="6">主要诊疗工作</td><td>制度落实</td><td>□ 入院 2 小时内经治医师或值班医师完成接诊
□ 入院 24 小时内主管医师完成检诊</td><td>□ 上级医师查房
□ 组织术前讨论、术前评估和决定手术方案</td><td>□ 手术
□ 向患者或其家属交代手术过程及术后注意事项
□ 上级医师查房
□ 麻醉医师查房</td></tr>
<tr><td>病情评估</td><td>□ 经治医师询问病史与体格检查
□ 完成深静脉血栓栓塞症风险评分</td><td>□ 上级医师进行治疗效果、预后和出院评估</td><td>□ 观察有无术后并发症并做相应处理</td></tr>
<tr><td>病历书写</td><td>□ 入院 8 小时内完成首次病程记录
□ 入院 24 小时内完成入院记录
□ 完成主管医师查房记录</td><td>□ 住院医师完成上级医师查房记录、术前小结、术前讨论等</td><td>□ 术者完成手术记录
□ 住院医师完成术后病程记录</td></tr>
<tr><td>知情同意</td><td>□ 患者或其家属在入院记录单上签名</td><td>□ 向患者或其家属交代围术期注意事项并签署《手术知情同意书》《自费用品协议书》《输血同意书》《委托书》(患者本人不能签名时)
□ 麻醉医师查房，向患者或其家属交代麻醉注意事项并签署《麻醉知情同意书》</td><td>□ 告知患者及其家属手术情况及术后注意事项</td></tr>
<tr><td>手术治疗</td><td></td><td>□ 预约手术</td><td>□ 实施手术(手术安全核查记录、手术清点记录)</td></tr>
<tr><td>其他</td><td>□ 及时通知上级医师检诊
□ 经治医师检查、整理病历资料</td><td></td><td>□ 术后病情交接
□ 观察手术切口及周围情况</td></tr>
</table>

（续　表）

<table>
<tr><td rowspan="8">重点医嘱</td><td rowspan="4">长期医嘱</td><td>护理医嘱</td><td>□ 按普通外科护理常规
□ 三级护理</td><td>□ 按普通外科护理常规
□ 三级护理</td><td>□ 按普通外科术后护理常规
□ 一级护理</td></tr>
<tr><td>处置医嘱</td><td></td><td>□ 静脉抽血送检
□ 留置引流管并记录引流量</td><td>□ 腹部引流记录引流量
□ 留置尿管并记录尿量
□ 心电、血压、血氧饱和度监测
□ 吸氧
□ 静脉输液</td></tr>
<tr><td>膳食医嘱</td><td>□ 普食
□ 糖尿病饮食
□ 低盐、低脂饮食
□ 低盐、低脂、糖尿病饮食</td><td>□ 流食</td><td>□ 禁食、水</td></tr>
<tr><td>药物医嘱</td><td>□ 自带药(必要时)</td><td>□ 自带药(必要时)</td><td>□ 自带药(必要时)
□ 预防性抗菌药物应用
□ 肠外营养
□ 抑酸药
□ 辅助用药</td></tr>
<tr><td rowspan="4">临时医嘱</td><td>检查检验</td><td>□ 血常规、尿常规、粪常规、血生化检验项目、凝血四项、血清术前八项、X 线胸片、心电图
□ 血气分析、肺功能、超声心动、ECT 等
□ 腹部超声、腹部 CT、盆腔 CT
□ 消化道造影、血管造影(必要时)</td><td></td><td></td></tr>
<tr><td>药物医嘱</td><td></td><td>□ 肠道准备相关药物</td><td></td></tr>
<tr><td>手术医嘱</td><td></td><td>□ 在全身麻醉下行腹膜后肿瘤切除术或联合脏器切除或血管重建</td><td></td></tr>
<tr><td>处置医嘱</td><td>□ 静脉抽血送检</td><td>□ 静脉抽血送检
□ 术区备皮</td><td></td></tr>
<tr><td>主要护理工作</td><td colspan="2">健康宣教</td><td>□ 入院宣教(住院环境、规章制度)
□ 进行护理安全指导
□ 进行等级护理、活动范围指导
□ 进行饮食指导
□ 进行关于疾病知识的宣教
□ 检查、检验项目的目的和意义</td><td>□ 术前宣教</td><td>□ 观察患者病情变化并及时报告医师
□ 术后心理疏导
□ 指导术后注意事项</td></tr>
</table>

（续　表）

<table>
<tr><td rowspan="7">主要护理工作</td><td>护理处置</td><td colspan="3">□ 患者身份核对
□ 佩戴腕带
□ 建立入院病历，通知医师
□ 入院介绍：介绍责任护士，病区环境、设施、规章制度、基础护理服务项目
□ 询问病史，填写护理记录单首页
□ 观察病情
□ 测量基本生命体征
□ 抽血、留取标本
□ 心理护理与生活护理
□ 根据评估结果采取相应的护理措施
□ 通知检查项目及注意事项</td><td colspan="3">□ 做好备皮等术前准备，交代注意事项
□ 提醒患者术前禁食、水
□ 术前心理护理</td><td colspan="3">□ 与手术室护士交接
□ 术后观察病情变化
□ 测量基本生命体征
□ 心理护理与生活护理
□ 指导并监督患者治疗，遵医嘱用药
□ 根据评估结果采取相应的护理措施
□ 完成护理记录</td></tr>
<tr><td>护理评估</td><td colspan="3">□ 一般评估：生命体征、神志、皮肤、药物过敏史等
□ 专科评估：生活自理能力，足背动脉搏动、肤温、指（趾）端末梢感觉情况
□ 风险评估：评估有无跌倒、坠床、褥疮风险
□ 心理评估
□ 营养评估
□ 疼痛评估
□ 康复评估</td><td colspan="3">□ 进行术前护理评估</td><td colspan="3">□ 评估伤口疼痛情况
□ 观察伤口敷料有无渗出并报告医师
□ 风险评估：评估有无跌倒、坠床、引流管滑脱、液体外渗的风险</td></tr>
<tr><td>专科护理</td><td colspan="3">□ 观察腹部情况
□ 指导患者戒烟（吸烟者）</td><td colspan="3">□ 协助患者洗澡、更换病员服</td><td colspan="3">□ 手术后心理护理与生活护理</td></tr>
<tr><td>饮食指导</td><td colspan="3">□ 根据医嘱通知配餐员准备膳食
□ 协助患者进餐</td><td colspan="3">□ 提醒患者术前禁食、水</td><td colspan="3">□ 禁食、水</td></tr>
<tr><td>活动体位</td><td colspan="3"></td><td colspan="3">□ 根据护理等级指导患者活动</td><td colspan="3">□ 根据护理等级指导患者活动</td></tr>
<tr><td>洗浴要求</td><td colspan="3">□ 协助患者洗澡、更换病员服</td><td colspan="3"></td><td colspan="3"></td></tr>
<tr><td colspan="2">病情变异记录</td><td colspan="3">□ 无　□ 有，原因：
□ 患者　□ 疾病　□ 医疗
□ 护理　□ 保障　□ 管理</td><td colspan="3">□ 无　□ 有，原因：
□ 患者　□ 疾病　□ 医疗
□ 护理　□ 保障　□ 管理</td><td colspan="3">□ 无　□ 有，原因：
□ 患者　□ 疾病　□ 医疗
□ 护理　□ 保障　□ 管理</td></tr>
<tr><td colspan="2" rowspan="2">护士签名</td><td>白班</td><td>小夜班</td><td>大夜班</td><td>白班</td><td>小夜班</td><td>大夜班</td><td>白班</td><td>小夜班</td><td>大夜班</td></tr>
<tr><td></td><td></td><td></td><td></td><td></td><td></td><td></td><td></td><td></td></tr>
<tr><td colspan="2">医师签名</td><td colspan="3"></td><td colspan="3"></td><td colspan="3"></td></tr>
</table>

（续　表）

时间			住院第5—6天 （术后第1—2天）	住院第7—8天 （术后第3—4天）	住院第9—10天 （术后第5—6天）
主要诊疗工作	制度落实		□ 上级医师查房	□ 上级医师查房	□ 手术医师查房
	病情评估		□ 观察伤口情况、引流量及体温等生命体征情况，并做出相应处理 □ 鼓励患者早期下床活动	□ 观察伤口情况及引流量	□ 观察伤口情况及引流量
	病历书写		□ 住院医师完成上级医师查房记录	□ 住院医师完成上级医师查房记录	□ 住院医师完成上级医师查房记录
	知情同意				
	手术治疗				
	其他				
重点医嘱	长期医嘱	护理医嘱		□ 二级护理	
		处置医嘱			
		膳食医嘱		□ 根据病情评估患者进食情况	□ 根据病情指导患者进食半流食
		药物医嘱			□ 调整肠外营养 □ 停止抑酸药 □ 调整辅助用药
	临时医嘱	检查检验	□ 血常规 □ 血生化检验项目		□ 血常规 □ 血生化检验项目 □ 必要时复查B超或CT
		药物医嘱			
		手术医嘱			
		处置医嘱	□ 切口换药	□ 根据病情停心电监护 □ 根据病情拔除尿管	□ 切口换药
主要护理工作	健康宣教		□ 术后心理疏导 □ 指导患者术后注意事项	□ 术后心理疏导 □ 指导患者术后注意事项	□ 术后心理疏导 □ 指导患者术后注意事项
	护理处置		□ 心理护理与生活护理 □ 指导并监督患者治疗，遵医嘱用药 □ 根据评估结果采取相应的护理措施 □ 完成护理记录	□ 心理护理与生活护理 □ 指导并监督患者治疗，遵医嘱用药 □ 根据评估结果采取相应的护理措施 □ 完成护理记录	□ 心理护理与生活护理 □ 指导并监督患者治疗，遵医嘱用药 □ 根据评估结果采取相应的护理措施 □ 完成护理记录
	护理评估		□ 评估伤口疼痛情况 □ 观察伤口敷料有无渗出并报告医师	□ 评估伤口疼痛情况 □ 观察伤口敷料有无渗出并报告医师	□ 评估伤口疼痛情况 □ 观察伤口敷料有无渗出并报告医师

（续　表）

主要护理工作	专科护理	□ 手术后心理护理与生活护理	□ 手术后心理护理与生活护理	□ 手术后心理护理与生活护理
	饮食指导	□ 协助患者进餐	□ 协助患者进餐	□ 协助患者进餐
	活动体位	□ 根据护理等级指导患者活动	□ 根据护理等级指导患者活动	□ 根据护理等级指导患者活动
	洗浴要求	□ 告知患者切口处伤口保护方法	□ 告知患者切口处伤口保护方法	□ 告知患者切口处伤口保护方法
病情变异记录		□ 无　□ 有，原因： □ 患者　□ 疾病　□ 医疗 □ 护理　□ 保障　□ 管理	□ 无　□ 有，原因： □ 患者　□ 疾病　□ 医疗 □ 护理　□ 保障　□ 管理	□ 无　□ 有，原因： □ 患者　□ 疾病　□ 医疗 □ 护理　□ 保障　□ 管理
护士签名		白班　小夜班　大夜班	白班　小夜班　大夜班	白班　小夜班　大夜班
医师签名				
时间		住院第 11－12 天 （术后第 7－8 天）	住院第 13 天 （术后第 9 天）	住院第 14 天 （出院日）
主要诊疗工作	制度落实	□ 上级医师查房	□ 上级医师查房	□ 手术医师查房
	病情评估	□ 上级医师查房，进行手术及切口评估，确定有无手术并发症和切口愈合不良情况，根据引流情况明确是否拔除引流管，明确是否出院	□ 上级医师查房，进行手术及切口评估，确定有无手术并发症和切口愈合不良情况，根据引流情况明确是否拔除引流管，明确是否出院	□ 上级医师进行治疗效果、预后和出院评估 □ 出院宣教
	病历书写	□ 住院医师完成上级医师查房记录	□ 住院医师完成上级医师查房记录	□ 出院前 1 天病程记录（有上级医师指示出院） □ 出院后 24 小时内完成出院记录 □ 出院后 24 小时内完成病案首页
	知情同意			□ 告知患者及其家属出院后注意事项（指导出院后功能锻炼，复诊的时间、地点，发生紧急情况时的处理等）
	手术治疗			
	其他			□ 通知出院 □ 开具出院介绍信 □ 开具诊断证明书 □ 出院带药 □ 预约门诊复诊时间

（续　表）

<table>
<tr><td rowspan="8">重点医嘱</td><td rowspan="4">长期医嘱</td><td>护理医嘱</td><td colspan="3"></td><td colspan="3"></td><td colspan="3"></td></tr>
<tr><td>处置医嘱</td><td colspan="3"></td><td colspan="3"></td><td colspan="3"></td></tr>
<tr><td>膳食医嘱</td><td colspan="3">□ 根据病情进食流食</td><td colspan="3">□ 根据病情进食普食</td><td colspan="3">□ 普食</td></tr>
<tr><td>药物医嘱</td><td colspan="3">□ 调整肠外营养
□ 根据病情调整抗生素</td><td colspan="3"></td><td colspan="3"></td></tr>
<tr><td rowspan="4">临时医嘱</td><td>检查检验</td><td colspan="3"></td><td colspan="3">□ 复查血常规、血生化检验项目，必要时复查 B 超或 CT</td><td colspan="3"></td></tr>
<tr><td>药物医嘱</td><td colspan="3"></td><td colspan="3"></td><td colspan="3"></td></tr>
<tr><td>手术医嘱</td><td colspan="3"></td><td colspan="3"></td><td colspan="3"></td></tr>
<tr><td>处置医嘱</td><td colspan="3">□ 根据病情拔除引流管</td><td colspan="3">□ 切口换药</td><td colspan="3">□ 大换药
□ 出院</td></tr>
<tr><td rowspan="8">主要护理工作</td><td colspan="2">健康宣教</td><td colspan="3">□ 术后心理疏导
□ 指导术后注意事项</td><td colspan="3">□ 术后心理疏导
□ 指导术后注意事项</td><td colspan="3">□ 出院宣教（康复训练方法，用药指导，换药时间及注意事项，复查时间等）</td></tr>
<tr><td colspan="2">护理处置</td><td colspan="3">□ 心理护理与生活护理
□ 指导并监督患者治疗，遵医嘱用药
□ 根据评估结果采取相应的护理措施
□ 完成护理记录</td><td colspan="3">□ 心理护理与生活护理
□ 指导并监督患者治疗，遵医嘱用药
□ 根据评估结果采取相应的护理措施
□ 完成护理记录</td><td colspan="3">□ 观察患者情况
□ 核对患者医疗费用
□ 协助患者办理出院手续
□ 整理床单位</td></tr>
<tr><td colspan="2">护理评估</td><td colspan="3">□ 评估伤口疼痛情况
□ 观察伤口敷料有无渗出并报告医师</td><td colspan="3">□ 评估伤口疼痛情况
□ 观察伤口敷料有无渗出并报告医师</td><td colspan="3"></td></tr>
<tr><td colspan="2">专科护理</td><td colspan="3">□ 手术后心理护理与生活护理</td><td colspan="3">□ 手术后心理护理与生活护理</td><td colspan="3">□ 手术后心理护理与生活护理</td></tr>
<tr><td colspan="2">饮食指导</td><td colspan="3">□ 协助患者进餐</td><td colspan="3">□ 协助患者进餐</td><td colspan="3"></td></tr>
<tr><td colspan="2">活动体位</td><td colspan="3">□ 根据护理等级指导患者活动</td><td colspan="3">□ 根据护理等级指导患者活动</td><td colspan="3"></td></tr>
<tr><td colspan="2">洗浴要求</td><td colspan="3">□ 告知患者切口处伤口保护方法</td><td colspan="3">□ 告知患者切口处伤口保护方法</td><td colspan="3"></td></tr>
<tr><td colspan="2"></td><td colspan="3"></td><td colspan="3"></td><td colspan="3"></td></tr>
<tr><td colspan="3">病情变异记录</td><td colspan="3">□ 无　□ 有，原因：
□ 患者　□ 疾病　□ 医疗
□ 护理　□ 保障　□ 管理</td><td colspan="3">□ 无　□ 有，原因：
□ 患者　□ 疾病　□ 医疗
□ 护理　□ 保障　□ 管理</td><td colspan="3">□ 无　□ 有，原因：
□ 患者　□ 疾病　□ 医疗
□ 护理　□ 保障　□ 管理</td></tr>
<tr><td colspan="3" rowspan="2">护士签名</td><td>白班</td><td>小夜班</td><td>大夜班</td><td>白班</td><td>小夜班</td><td>大夜班</td><td>白班</td><td>小夜班</td><td>大夜班</td></tr>
<tr><td></td><td></td><td></td><td></td><td></td><td></td><td></td><td></td><td></td></tr>
<tr><td colspan="3">医师签名</td><td colspan="3"></td><td colspan="3"></td><td colspan="3"></td></tr>
</table>

腹膜后肿瘤术后复发行复发腹膜后肿瘤切除术或合并联合脏器切除或血管重建临床路径

一、腹膜后肿瘤术后复发行复发腹膜后肿瘤切除术或合并联合脏器切除或血管重建临床路径标准住院流程

(一)适用对象

第一诊断为腹膜后肿瘤术后复发(ICD-10:C48.001)行复发腹膜后肿瘤切除术或合并联合脏器切除或血管重建(ICD-9-CM-3:54.4 04/54.4 15)的患者。

(二)诊断依据

根据《临床诊疗指南——外科学分册》(中华医学会编著,人民卫生出版社)和《黄家驷外科学》(第7版,人民卫生出版社)。

1. 病史　有1次或多次腹膜后肿瘤手术切除病史,复查发现有肿瘤复发。

2. 症状

(1)复发腹膜后肿瘤因有1次或多次腹部手术病史,最常出现肠管粘连或受压症状,如恶心、呕吐、腹胀等,严重时可出现肠梗阻;膀胱受压出现尿频、尿急、肾盂积水症状;压迫或侵犯脏器和神经可出现疼痛、麻木;压迫静脉及淋巴管可引起回流障碍。

(2)全身症状:大多数复发腹膜后肿瘤患者一般情况尚可,但发展到一定阶段也会出现体重减轻、食欲下降、发热、乏力,甚至恶病质。

3. 体征　取决于肿瘤的大小、部位和病期的早晚,患者就诊时最常发现的体征为腹部包块。

4. 实验室检查　一般多无特殊改变。

5. 特殊检查　CT扫描检查定位最为确切,B超检查对于确定肿瘤的位置及是否囊性有帮助,X线胃肠钡剂造影或钡剂灌肠及泌尿系统造影,有助于了解肠管、输尿管及膀胱的移位受压和有无梗阻及梗阻部位,CTA、MRA有助于了解肿瘤与大血管的关系及肿瘤血供情况。

(三)治疗方案的选择及依据

根据《临床诊疗指南——外科学分册》(中华医学会编著,人民卫生出版社)和《黄家驷外科学》(第7版,人民卫生出版社)。

1. 对于复发的腹膜后肿瘤而言,如果能够手术切除,手术仍是主要的治疗方法。

2. 对于一些手术切除困难或无法根治切除,但有临床症状如肠梗阻、排尿困难、出血、感染等表现者,应积极考虑姑息手术,解除或缓解症状。

(四)标准住院日为14～18天

(五)进入路径标准

1. 第一诊断为腹膜后肿瘤术后复发(ICD-10:C48.001)行复发腹膜后肿瘤切除术或合并联合脏器切除或血管重建(ICD-9-CM-3:54.4 04/54.4 15)。

2. 有手术适应证,无手术治疗绝对禁忌证。

3. 当患者同时具有其他疾病诊断,但在住院期间不需要特殊处理也不影响第一诊断的临床路径流程实施时,可以进入路径。合并比较严重的或复杂的疾病除外,如合并严重糖尿病、心脑血管疾病需要同时处理者。

(六)术前准备(术前评估)1～4 天

1. *术前评估* 术前 1～4 天完成术前病情评估,完成必要的检查,做出术前小结、术前讨论。

(1)检查检验评估:①血常规、尿常规、粪常规＋隐血试验;②肝功能、肾功能、电解质、血型、凝血功能、肿瘤标志物、感染性疾病筛查;③X 线胸片、心电图、腹部超声、消化道造影、静脉肾盂造影、CT(增强及血管重建)和(或)MRA、血管造影、供瘤动脉栓塞;④根据患者情况选择核素心肝血流比、超声心动图和肺功能或 PET 等检查。

(2)营养评估:根据《解放军总医院新入院患者营养风险筛查表(NRS-2002)》为新入院患者进行营养评估,评分＞3 分者告知医师,必要时申请营养科医师会诊。

(3)心理评估:根据新入院患者情况申请心理科医师会诊。

(4)疼痛评估:根据《视觉模拟评分(VAS)》实施疼痛评估,评分＞7 分者给予处置,必要时请疼痛科医师会诊。

(5)康复评估:根据《入院患者康复筛查和评估表》,在患者入院后 24 小时内进行康复筛查和评估。任何一项结果为“是”,告知医师,申请康复科医师会诊。

(6)深静脉血栓栓塞症风险评估:根据专科《深静脉血栓栓塞症评估量表》,在患者入院后 24 小时内进行风险筛查和评估。风险结果为“高危”者,则申请血管外科或介入导管室医师会诊。

2. *术前准备*

(1)术前准备:术前 24 小时内完成术前病情评估,完成必要的检查,做出术前小结、术前讨论。

(2)术前谈话:术者应在术前 1 天与患者及其亲属谈话,告知手术方案、相关风险、用血计划、术后转归、手术费用和患者及亲属权益,并履行书面知情同意手续。告知高值耗材的使用及费用。

(3)通知手术室:准备手术间、手术药品、手术物品及特殊耗材。

(4)护士做心理护理,交代注意事项:防褥疮、防跌倒、指导患者戒烟(若患者吸烟)等,并进行术前宣教。

(5)手术部位标识:术者、第一助手或经治医师在术前 1 天应对手术部位做体表标识,急诊手术由接诊医师或会诊外科医师标记,标记过程应有责任护士、患者及其亲属共同参与,并记入手术安排表。

(6)术前 1 天麻醉医师访视:制订麻醉计划、完成评估、确定麻醉方式,并记入《麻醉术前访视记录》,告知患者及其家属麻醉适应证、麻醉目的、麻醉风险、可能出现的情况及其处理原则、替代方案等,签署《麻醉知情同意书》并归入病历。

(七)抗菌药物选择与使用时机

抗菌药物应用,按照《抗菌药物临床应用指导原则》(卫医发[2004]285 号)执行,并结合患者的病情决定抗菌药物的选择和使用时间。

(八)手术日为住院第 5 天

1. 手术安全核对:患者入手术间后由手术医师、麻醉医师、巡回护士和患者本人共同核对患者身份、手术部位与标识、手术方式。手术医师、麻醉医师、巡回护士三方按《手术安全核对表》逐项核对,共同签名。

2. 手术方式:根据术中探查情况制订相应的手术方式,必要时合并联合脏器切除或血管重建。

3. 麻醉方式:全身麻醉。

4. 术中用药:麻醉常规用药、镇痛药等。

5. 手术器械:根据肿瘤部位及可能损伤的邻近脏器,需要准备肠道吻合器、闭合器,输尿管支架,人造血管及各种止血材料。

6. 指导患者活动及生活注意事项。

7. 经治医师或手术医师应即刻完成术后首次病程记录,观察患者术后病情变化。

(九)术后住院恢复9~13天

1. 复查的检查项目　血常规、肝功能、肾功能、电解质,必要时复查CT、MRI。

2. 术后用药

(1)抗菌药物:按照《抗菌药物临床应用指导原则》(卫医发[2004]285号)选择抗菌药物,并结合患者的病情决定抗菌药物的选择和使用时间。

(2)止血药:视术后出血情况而定。

(3)根据患者情况使用抑酸药、氨基酸、脂肪乳、白蛋白等营养支持药物。

3. 术后换药　术后第1天及出院当天给予清洁换药;其他时间根据拔除引流管时间以清洁换药。

4. 术后护理　观察患者伤口敷料有无渗出、疼痛情况,并在有异常时立即通知医师处理。

(十)出院标准

1. 患者一般情况好,体温正常,排气、排便正常,可进食。

2. 没有需住院处理的并发症和(或)合并症。

(十一)变异及原因分析

1. 患者原因导致的变异　如不同意治疗方案、个人原因要求出(转)院、院外服用手术禁忌药、月经期、对诊疗计划不满要求出路径、相关检查或检验院外(门诊)已做等。

2. 围术期并发症　出血、感染、神经损伤等造成住院时间延长和费用增加。

3. 内科合并症　部分患者常存在很多内科合并症,如脑血管病或心血管病、糖尿病、血栓等,手术可能导致这些疾病加重而需要治疗,从而延长治疗时间和增加住院费用。

4. 节假日　术前患者如住院后赶上节假日,使手术推迟,延长住院时间,增加费用。

5. 辅诊科室原因导致的变异　如检查、检验、手术、病理检查等(不及时、结果错报、操作部位或方式错误、标本不合格)、报告(不及时、结果错报、标本不合格)等原因延长住院时间、增加费用等。

6. 管理原因导致的变异　如系统暂不支持、系统瘫痪、需要修订流程、需要修订制度等。

二、腹膜后肿瘤术后复发行复发腹膜后肿瘤切除术或合并联合脏器切除或血管重建临床路径表单

<table>
<tr><td colspan="2">适用对象</td><td colspan="3">第一诊断为腹膜后肿瘤术后复发(ICD-10:C48.001)行复发腹膜后肿瘤切除术或合并联合脏器切除或血管重建(ICD-9-CM-3:54.4 04/54.4 15)的患者</td></tr>
<tr><td colspan="2">患者基本信息</td><td colspan="2">姓名:____　性别:____　年龄:____　门诊号:____
住院号:______　过敏史:______
住院日期:____年____月____日
出院日期:____年____月____日</td><td>标准住院日:14～18 天</td></tr>
<tr><td colspan="2">时间</td><td>住院第 1—3 天</td><td>住院第 4 天(术前日)</td><td>住院第 5 天(手术日)</td></tr>
<tr><td rowspan="6">主要诊疗工作</td><td>制度落实</td><td>□ 入院 2 小时内经治医师或值班医师完成接诊
□ 入院 24 小时内主管医师完成检诊</td><td>□ 上级医师查房
□ 组织术前讨论、术前评估和决定手术方案</td><td>□ 手术
□ 向患者或其家属交代手术过程及术后注意事项
□ 上级医师查房
□ 麻醉医师查房</td></tr>
<tr><td>病情评估</td><td>□ 经治医师询问病史与体格检查
□ 完成深静脉血栓栓塞症风险评分</td><td></td><td>□ 观察有无术后并发症并做相应处理</td></tr>
<tr><td>病历书写</td><td>□ 入院 8 小时内完成首次病程记录
□ 入院 24 小时内完成入院记录
□ 完成主管医师查房记录</td><td>□ 住院医师完成上级医师查房记录、术前小结、术前讨论等</td><td>□ 术者完成手术记录
□ 住院医师完成术后病程记录</td></tr>
<tr><td>知情同意</td><td>□ 患者或其家属在入院记录单上签名</td><td>□ 向患者或其家属交代围术期注意事项并签署《手术知情同意书》《自费用品协议书》《输血同意书》《委托书》(患者本人不能签名时)
□ 麻醉医师查房,向患者或其家属交代麻醉注意事项并签署《麻醉知情同意书》</td><td>□ 告知患者及其家属手术情况及术后注意事项</td></tr>
<tr><td>手术治疗</td><td></td><td>□ 预约手术</td><td>□ 实施手术(手术安全核查记录、手术清点记录)</td></tr>
<tr><td>其他</td><td>□ 及时通知上级医师检诊
□ 经治医师检查、整理病历资料</td><td></td><td>□ 术后病情交接
□ 观察手术切口及周围情况</td></tr>
</table>

（续　表）

重点医嘱	长期医嘱	护理医嘱	□ 按普通外科护理常规 □ 三级护理	□ 按普通外科护理常规 □ 三级护理	□ 按普通外科术后护理常规 □ 一级护理
		处置医嘱		□ 静脉抽血送检 □ 留置引流管并记录引流量	□ 腹部引流记录引流量 □ 留置尿管并记录尿量 □ 心电、血压、血氧饱和度监测 □ 吸氧 □ 静脉输液
		膳食医嘱	□ 普食 □ 糖尿病饮食 □ 低盐、低脂饮食 □ 低盐、低脂、糖尿病饮食	□ 流食	□ 禁食、水
		药物医嘱	□ 自带药(必要时)	□ 自带药(必要时)	□ 自带药(必要时) □ 预防性抗菌药物应用 □ 肠外营养 □ 抑酸药 □ 辅助用药
	临时医嘱	检查检验	□ 血常规、尿常规、粪常规、血生化检验项目、凝血四项、血清术前八项、X 线胸片、心电图 □ 血气分析、肺功能、超声心动图、ECT 等 □ 腹部超声、腹部 CT、盆腔 CT □ 消化道造影、血管造影(必要时)		
		药物医嘱		□ 肠道准备相关药物	
		手术医嘱		□ 在全身麻醉下行复发腹膜后肿瘤切除术或合并联合脏器切除或血管重建	
		处置医嘱	□ 静脉抽血送检	□ 静脉抽血送检 □ 术区备皮	
主要护理工作	健康宣教		□ 入院宣教(住院环境、规章制度) □ 进行护理安全指导 □ 进行等级护理、活动范围指导 □ 进行饮食指导 □ 进行关于疾病知识的宣教 □ 检查、检验项目的目的和意义	□ 术前宣教	□ 观察患者病情变化并及时报告医师 □ 术后心理疏导 □ 指导术后注意事项

（续　表）

<table>
<tr><td rowspan="6">主要护理工作</td><td>护理处置</td><td colspan="3">□ 患者身份核对
□ 佩戴腕带
□ 建立入院病历，通知医师
□ 入院介绍：介绍责任护士，病区环境、设施、规章制度、基础护理服务项目
□ 询问病史，填写护理记录单首页
□ 观察病情
□ 测量基本生命体征
□ 抽血、留取标本
□ 心理护理与生活护理
□ 根据评估结果采取相应的护理措施
□ 通知检查项目及注意事项</td><td colspan="3">□ 做好备皮等术前准备，交代注意事项
□ 提醒患者术前禁食、水
□ 术前心理护理</td><td colspan="3">□ 与手术室护士交接
□ 术后观察病情
□ 测量基本生命体征
□ 心理护理与生活护理
□ 指导并监督患者治疗，遵医嘱用药
□ 根据评估结果采取相应的护理措施
□ 完成护理记录</td></tr>
<tr><td>护理评估</td><td colspan="3">□ 一般评估：生命体征、神志、皮肤、药物过敏史等
□ 专科评估：生活自理能力，足背动脉搏动、肤温、指(趾)端末梢感觉情况
□ 风险评估：评估有无跌倒、坠床、褥疮风险
□ 心理评估
□ 营养评估
□ 疼痛评估
□ 康复评估</td><td colspan="3">□ 进行术前护理评估</td><td colspan="3">□ 评估伤口疼痛情况
□ 观察伤口敷料有无渗出并报告医师
□ 风险评估：评估有无跌倒、坠床、引流管滑脱、液体外渗的风险</td></tr>
<tr><td>专科护理</td><td colspan="3">□ 观察腹部情况
□ 指导患者戒烟(吸烟者)</td><td colspan="3">□ 协助患者洗澡、更换病员服</td><td colspan="3">□ 手术后心理护理与生活护理</td></tr>
<tr><td>饮食指导</td><td colspan="3">□ 根据医嘱通知配餐员准备膳食
□ 协助患者进餐</td><td colspan="3">□ 提醒患者术前禁食、水</td><td colspan="3">□ 禁食、水</td></tr>
<tr><td>活动体位</td><td colspan="3"></td><td colspan="3">□ 根据护理等级指导患者活动</td><td colspan="3">□ 根据护理等级指导患者活动</td></tr>
<tr><td>洗浴要求</td><td colspan="3">□ 协助患者洗澡、更换病员服</td><td colspan="3"></td><td colspan="3"></td></tr>
<tr><td colspan="2">病情变异记录</td><td colspan="3">□ 无　□ 有，原因：
□ 患者　□ 疾病　□ 医疗
□ 护理　□ 保障　□ 管理</td><td colspan="3">□ 无　□ 有，原因：
□ 患者　□ 疾病　□ 医疗
□ 护理　□ 保障　□ 管理</td><td colspan="3">□ 无　□ 有，原因：
□ 患者　□ 疾病　□ 医疗
□ 护理　□ 保障　□ 管理</td></tr>
<tr><td colspan="2" rowspan="2">护士签名</td><td>白班</td><td>小夜班</td><td>大夜班</td><td>白班</td><td>小夜班</td><td>大夜班</td><td>白班</td><td>小夜班</td><td>大夜班</td></tr>
<tr><td></td><td></td><td></td><td></td><td></td><td></td><td></td><td></td><td></td></tr>
<tr><td colspan="2">医师签名</td><td colspan="3"></td><td colspan="3"></td><td colspan="3"></td></tr>
</table>

（续　表）

时间			住院第 6－7 天 （术后第 1－2 天）	住院第 8－9 天 （术后第 3－4 天）	住院第 10－11 天 （术后第 5－6 天）
主要诊疗工作	制度落实		□ 上级医师查房	□ 上级医师查房	□ 手术医师查房
	病情评估		□ 观察伤口情况、引流量和体温等生命体征情况，并做出相应处理 □ 鼓励患者早期下床活动	□ 观察伤口情况及引流量	□ 观察伤口情况及引流量
	病历书写		□ 住院医师完成上级医师查房记录	□ 住院医师完成上级医师查房记录	□ 住院医师完成上级医师查房记录
	知情同意				
	手术治疗				
	其他				
重点医嘱	长期医嘱	护理医嘱		□ 二级护理	
		处置医嘱			
		膳食医嘱		□ 根据病情评估患者进食情况	□ 根据病情指导患者进食半流食
		药物医嘱			□ 调整肠外营养 □ 停止抑酸药 □ 调整辅助用药
	临时医嘱	检查检验	□ 血常规 □ 血生化检验项目		□ 血常规 □ 血生化检验项目 □ 必要时复查 B 超或 CT
		药物医嘱			
		手术医嘱			
		处置医嘱	□ 切口换药	□ 根据病情停心电监护 □ 根据病情拔除尿管	□ 切口换药
主要护理工作	健康宣教		□ 术后心理疏导 □ 指导术后注意事项	□ 术后心理疏导 □ 指导术后注意事项	□ 术后心理疏导 □ 指导术后注意事项
	护理处置		□ 心理护理与生活护理 □ 指导并监督患者治疗，遵医嘱用药 □ 根据评估结果采取相应的护理措施 □ 完成护理记录	□ 心理护理与生活护理 □ 指导并监督患者治疗，遵医嘱用药 □ 根据评估结果采取相应的护理措施 □ 完成护理记录	□ 心理护理与生活护理 □ 指导并监督患者治疗，遵医嘱用药 □ 根据评估结果采取相应的护理措施 □ 完成护理记录
	护理评估		□ 评估伤口疼痛情况 □ 观察伤口敷料有无渗出并报告医师	□ 评估伤口疼痛情况 □ 观察伤口敷料有无渗出并报告医师	□ 评估伤口疼痛情况 □ 观察伤口敷料有无渗出并报告医师

（续　表）

<table>
<tr><td rowspan="4">主要护理工作</td><td>专科护理</td><td colspan="3">□ 手术后心理护理与生活护理</td><td colspan="3">□ 手术后心理护理与生活护理</td><td colspan="3">□ 手术后心理护理与生活护理</td></tr>
<tr><td>饮食指导</td><td colspan="3">□ 协助患者进餐</td><td colspan="3">□ 协助患者进餐</td><td colspan="3">□ 协助患者进餐</td></tr>
<tr><td>活动体位</td><td colspan="3">□ 根据护理等级指导患者活动</td><td colspan="3">□ 根据护理等级指导患者活动</td><td colspan="3">□ 根据护理等级指导患者活动</td></tr>
<tr><td>洗浴要求</td><td colspan="3">□ 告知患者切口处伤口保护方法</td><td colspan="3">□ 告知患者切口处伤口保护方法</td><td colspan="3">□ 告知患者切口处伤口保护方法</td></tr>
<tr><td colspan="2">病情变异记录</td><td colspan="3">□ 无　□ 有，原因：
□ 患者　□ 疾病　□ 医疗
□ 护理　□ 保障　□ 管理</td><td colspan="3">□ 无　□ 有，原因：
□ 患者　□ 疾病　□ 医疗
□ 护理　□ 保障　□ 管理</td><td colspan="3">□ 无　□ 有，原因：
□ 患者　□ 疾病　□ 医疗
□ 护理　□ 保障　□ 管理</td></tr>
<tr><td colspan="2" rowspan="2">护士签名</td><td>白班</td><td>小夜班</td><td>大夜班</td><td>白班</td><td>小夜班</td><td>大夜班</td><td>白班</td><td>小夜班</td><td>大夜班</td></tr>
<tr><td></td><td></td><td></td><td></td><td></td><td></td><td></td><td></td><td></td></tr>
<tr><td colspan="2">医师签名</td><td colspan="3"></td><td colspan="3"></td><td colspan="3"></td></tr>
<tr><td colspan="2">时间</td><td colspan="3">住院第 12－14 天
（术后第 7－9 天）</td><td colspan="3">住院第 15－17 天
（术后第 10－12 天）</td><td colspan="3">住院第 18 天
（出院日）</td></tr>
<tr><td rowspan="6">主要诊疗工作</td><td>制度落实</td><td colspan="3">□ 上级医师查房</td><td colspan="3">□ 上级医师查房</td><td colspan="3">□ 手术医师查房</td></tr>
<tr><td>病情评估</td><td colspan="3">□ 上级医师查房，进行手术及切口评估，确定有无手术并发症和切口愈合不良情况，根据引流情况明确是否拔除引流管，明确是否出院</td><td colspan="3">□ 上级医师查房，进行手术及切口评估，确定有无手术并发症和切口愈合不良情况，根据引流情况明确是否拔除引流管，明确是否出院</td><td colspan="3">□ 上级医师进行治疗效果、预后和出院评估
□ 出院宣教</td></tr>
<tr><td>病历书写</td><td colspan="3">□ 住院医师完成上级医师查房记录</td><td colspan="3">□ 住院医师完成上级医师查房记录</td><td colspan="3">□ 出院前 1 天病程记录（有上级医师指示出院）
□ 出院后 24 小时内完成出院记录
□ 出院后 24 小时内完成病案首页</td></tr>
<tr><td>知情同意</td><td colspan="3"></td><td colspan="3"></td><td colspan="3">□ 告知患者及其家属出院后注意事项（指导出院后功能锻炼，复诊的时间、地点，发生紧急情况时的处理等）</td></tr>
<tr><td>手术治疗</td><td colspan="3"></td><td colspan="3"></td><td colspan="3"></td></tr>
<tr><td>其他</td><td colspan="3"></td><td colspan="3"></td><td colspan="3">□ 通知出院
□ 开具出院介绍信
□ 开具诊断证明书
□ 出院带药
□ 预约门诊复诊时间</td></tr>
</table>

（续　表）

<table>
<tr><td rowspan="8">重点医嘱</td><td rowspan="4">长期医嘱</td><td>护理医嘱</td><td colspan="3"></td><td colspan="3"></td><td colspan="3"></td></tr>
<tr><td>处置医嘱</td><td colspan="3"></td><td colspan="3"></td><td colspan="3"></td></tr>
<tr><td>膳食医嘱</td><td colspan="3">□ 根据病情指导患者进食流食</td><td colspan="3">□ 根据病情指导患者进食普食</td><td colspan="3">□ 普食</td></tr>
<tr><td>药物医嘱</td><td colspan="3">□ 调整肠外营养
□ 根据病情调整抗生素</td><td colspan="3"></td><td colspan="3"></td></tr>
<tr><td rowspan="4">临时医嘱</td><td>检查检验</td><td colspan="3"></td><td colspan="3">□ 复查血常规、血生化检验项目，必要时复查B超或CT</td><td colspan="3"></td></tr>
<tr><td>药物医嘱</td><td colspan="3"></td><td colspan="3"></td><td colspan="3"></td></tr>
<tr><td>手术医嘱</td><td colspan="3"></td><td colspan="3"></td><td colspan="3"></td></tr>
<tr><td>处置医嘱</td><td colspan="3">□ 根据病情拔除引流管</td><td colspan="3">□ 切口换药</td><td colspan="3">□ 大换药
□ 出院</td></tr>
<tr><td rowspan="8">主要护理工作</td><td colspan="2">健康宣教</td><td colspan="3">□ 术后心理疏导
□ 指导术后注意事项</td><td colspan="3">□ 术后心理疏导
□ 指导术后注意事项</td><td colspan="3">□ 出院宣教(康复训练方法、用药指导、换药时间及注意事项、复查时间等)</td></tr>
<tr><td colspan="2">护理处置</td><td colspan="3">□ 心理护理与生活护理
□ 指导并监督患者治疗，遵医嘱用药
□ 根据评估结果采取相应的护理措施
□ 完成护理记录</td><td colspan="3">□ 心理护理与生活护理
□ 指导并监督患者治疗，遵医嘱用药
□ 根据评估结果采取相应的护理措施
□ 完成护理记录</td><td colspan="3">□ 观察患者情况
□ 核对患者医疗费用
□ 协助患者办理出院手续
□ 整理床单位</td></tr>
<tr><td colspan="2">护理评估</td><td colspan="3">□ 评估伤口疼痛情况
□ 观察伤口敷料有无渗出并报告医师</td><td colspan="3">□ 评估伤口疼痛情况
□ 观察伤口敷料有无渗出并报告医师</td><td colspan="3"></td></tr>
<tr><td colspan="2">专科护理</td><td colspan="3">□ 手术后心理护理与生活护理</td><td colspan="3">□ 手术后心理护理与生活护理</td><td colspan="3">□ 手术后心理护理与生活护理</td></tr>
<tr><td colspan="2">饮食指导</td><td colspan="3">□ 协助患者进餐</td><td colspan="3">□ 协助患者进餐</td><td colspan="3"></td></tr>
<tr><td colspan="2">活动体位</td><td colspan="3">□ 根据护理等级指导患者活动</td><td colspan="3">□ 根据护理等级指导患者活动</td><td colspan="3"></td></tr>
<tr><td colspan="2">洗浴要求</td><td colspan="3">□ 告知患者切口处伤口保护方法</td><td colspan="3">□ 告知患者切口处伤口保护方法</td><td colspan="3"></td></tr>
<tr><td colspan="3">病情变异记录</td><td colspan="3">□ 无　□ 有，原因：
□ 患者　□ 疾病　□ 医疗
□ 护理　□ 保障　□ 管理</td><td colspan="3">□ 无　□ 有，原因：
□ 患者　□ 疾病　□ 医疗
□ 护理　□ 保障　□ 管理</td><td colspan="3">□ 无　□ 有，原因：
□ 患者　□ 疾病　□ 医疗
□ 护理　□ 保障　□ 管理</td></tr>
<tr><td colspan="3" rowspan="2">护士签名</td><td>白班</td><td>小夜班</td><td>大夜班</td><td>白班</td><td>小夜班</td><td>大夜班</td><td>白班</td><td>小夜班</td><td>大夜班</td></tr>
<tr><td></td><td></td><td></td><td></td><td></td><td></td><td></td><td></td><td></td></tr>
<tr><td colspan="3">医师签名</td><td colspan="3"></td><td colspan="3"></td><td colspan="3"></td></tr>
</table>

腹腔肿瘤行腹腔肿瘤切除术临床路径

一、腹腔肿瘤行腹腔肿瘤切除术临床路径标准住院流程

(一)适用对象

第一诊断为腹腔肿瘤(ICD-10:C76.201/D36.706/D48.716)行腹腔肿瘤切除术(ICD-9-CM-3:54.4 02)的患者。

(二)诊断依据

根据《临床诊疗指南——外科学分册》(中华医学会编著,人民卫生出版社)和《黄家驷外科学》(第7版,人民卫生出版社)。

1. 症状

(1)压迫症状:因肿瘤常体积较大,易产生腹部胀满感,多偏于一侧,上腹部巨大肿瘤可影响呼吸;有时肿瘤内出血、坏死,瘤体可突然增大,症状加剧,并可出现剧烈疼痛。最常见的为对脏器压迫产生的刺激症状,如恶心、呕吐,排便次数增多,尿频、尿急,严重时可出现肠梗阻、肾盂积水症状;压迫或侵犯脏器和神经可出现疼痛、麻木;压迫静脉及淋巴管可引起回流障碍。

(2)全身症状:腹腔肿瘤发展到一定阶段也会出现体重减轻、食欲下降、发热、乏力,甚至恶病质。

2. 体征　取决于肿瘤的病理性质、部位和病期的早晚,患者就诊时最常发现的体征为腹部包块。

3. 实验室检查　一般多无特殊改变。

4. 特殊检查　CT扫描检查定位最为确切,B超检查对于确定肿瘤的位置及是否囊性有帮助,X线胃肠钡剂造影或钡剂灌肠及泌尿系统造影,根据肠管、输尿管及膀胱的移位受压,可帮助确定肿瘤位于腹腔,CTA、MRI有助于了解肿瘤与大血管的关系及肿瘤血供情况。

(三)治疗方案的选择及依据

根据《临床诊疗指南——外科学分册》(中华医学会编著,人民卫生出版社)和《黄家驷外科学》(第7版,人民卫生出版社)。

1. 对大多数腹腔肿瘤患者而言,手术切除仍是主要的治疗方法。

2. 对于一些原发的未分化癌、恶性淋巴瘤等,放射治疗有一定效果,药物治疗除恶性淋巴瘤外一般效果不佳。

(四)标准住院日为11～14天

(五)进入路径标准

1. 第一诊断为腹腔肿瘤(ICD-10:C76.201/D36.706/D48.716)行腹腔肿瘤切除术(ICD-9-CM-3:54.4 02)。

2. 需行手术治疗者,无手术治疗禁忌证。

3. 当患者同时具有其他疾病诊断,但在住院期间不需要特殊处理也不影响第一诊断的临床路径流程实施时,可以进入路径。合并比较严重的或复杂的疾病除外,如合并严重糖尿病、心脑血管疾病需要同时处理者。

(六)术前准备(术前评估)1～3天

1. 术前评估　术前1～3天完成术前病情评估,完成必要的检查,做出术前小结、术前讨论。

(1)检查检验评估:①血常规、尿常规、粪常规+隐血试验;②肝功能、肾功能、电解质、血型、凝血功能、肿瘤标志物、感染性疾病筛查;③X线胸片、心电图、腹部超声、消化道造影、静脉肾盂造影、CT(增强及血管重建)和(或)MRA、血管造影、供瘤动脉栓塞;④根据患者情况选择核素心肝血流比、超声心动图和肺功能或PET等检查。

(2)营养评估:根据《解放军总医院新入院患者营养风险筛查表(NRS-2002)》为新入院患者进行营养评估,评分>3分者告知医师,必要时申请营养科医师会诊。

(3)心理评估:根据新入院患者情况申请心理科医师会诊。

(4)疼痛评估:根据《视觉模拟评分(VAS)》实施疼痛评估,评分>7分者给予处置,必要时请疼痛科医师会诊。

(5)康复评估:根据《入院患者康复筛查和评估表》,在患者入院后24小时内进行康复筛查和评估。任何一项结果为"是",告知医师,申请康复科医师会诊。

(6)深静脉血栓栓塞症风险评估:根据专科《深静脉血栓栓塞症评估量表》,在患者入院后24小时内进行风险筛查和评估。风险结果为"高危"者,则申请血管外科或介入导管室医师会诊。

2. 术前准备

(1)术前准备:术前24小时内完成术前病情评估,完成必要的检查,做出术前小结、术前讨论。

(2)术前谈话:术者应在术前1天与患者及其亲属谈话,告知手术方案、相关风险、用血计划、术后转归、手术费用和患者及亲属权益,并履行书面知情同意手续。告知高值耗材的使用及费用。

(3)通知手术室:准备手术间、手术药品、手术物品及特殊耗材。

(4)护士做心理护理,交代注意事项:防褥疮、防跌倒、指导患者戒烟(若患者吸烟)等,并进行术前宣教。

(5)手术部位标识:术者、第一助手或经治医师在术前1天应对手术部位做体表标识,急诊手术由接诊医师或会诊外科医师标记,标记过程应有责任护士、患者及其亲属共同参与,并记入手术安排表。

(6)术前1天麻醉医师访视:制订麻醉计划、完成评估、确定麻醉方式,并记入《麻醉术前访视记录》,告知患者及其家属麻醉适应证、麻醉目的、麻醉风险、可能出现的情况及其处理原则、替代方案等,签署《麻醉知情同意书》并归入病历。

(七)抗菌药物选择

抗菌药物应用,按照《抗菌药物临床应用指导原则》(卫医发[2004]285号)和《关于抗菌药物临床应用管理有关问题的通知》(卫办医政发[2009]38号)执行。

(八)手术日为住院第4天

1. 手术安全核对:患者入手术间后由手术医师、麻醉医师、巡回护士和患者本人共同核对患者身份、手术部位与标识、手术方式。手术医师、麻醉医师、巡回护士三方按《手术安全核对表》逐项核对,共同签名。

2. 手术方式:根据术中探查情况制订相应的手术方式。必要时合并联合脏器切除或血管重建。

3. 麻醉方式:全身麻醉。

4. 术中用药:麻醉常规用药、镇痛药等。

5. 手术器械:根据肿瘤部位及可能损伤的邻近脏器,需要准备肠道吻合器、闭合器,输尿管支架,人造血管及各种止血材料。

6. 指导患者活动及生活注意事项。

7. 经治医师或手术医师应即刻完成术后首次病程记录,观察患者术后病情变化。

(九)术后住院恢复 7～10 天

1. *复查的检查项目*　血常规、肝功能、肾功能、电解质,必要时复查 CT、MRI。

2. *术后用药*

(1)抗菌药物:按照《抗菌药物临床应用指导原则》(卫医发[2004]285 号)选用抗菌药物,并结合患者的病情决定抗菌药物的选择和使用时间。

(2)止血药:视术后出血情况而定。

(3)根据患者情况使用抑酸药、氨基酸、脂肪乳、白蛋白等营养支持药物。

3. *术后换药*　术后第 1 天及出院当天给予清洁换药;其他时间根据拔除引流管时间给予清洁换药。

4. *术后护理*　观察患者伤口敷料有无渗出、疼痛情况,并在有异常时立即通知医师处理。

(十)出院标准

1. 患者一般情况好,体温正常,排气、排便正常,可进食。

2. 没有需要住院处理的并发症和(或)合并症。

(十一)变异及原因分析

1. *患者原因导致的变异*　如不同意治疗方案、个人原因要求出(转)院、院外服用手术禁忌药、月经期、对诊疗计划不满要求出路径、相关检查或检验院外(门诊)已做等。

2. *围术期并发症*　出血、感染、神经损伤等造成住院时间延长和费用增加。

3. *内科合并症*　部分患者通常存在很多内科合并症,如脑血管疾病或心血管疾病、糖尿病、血栓等,手术可能导致这些疾病加重而需要治疗,从而延长治疗时间和增加住院费用。

4. *节假日*　术前患者如住院后赶上节假日,使手术推迟,延长住院时间,增加费用。

5. *辅诊科室原因导致的变异*　如检查、检验、手术、病理检查等(不及时、结果错报、操作部位或方式错误、标本不合格)原因延长住院天数、增加费用等。

6. *管理原因导致的变异*　如系统暂不支持、系统瘫痪、需要修订流程、需要修订制度等。

二、腹腔肿瘤行腹腔肿瘤切除术临床路径表单

适用对象		第一诊断为腹腔肿瘤(ICD-10:C76.201/D36.706/D48.716)行腹腔肿瘤切除术(ICD-9-CM-3:54.4 02)的患者		
患者基本信息		姓名:____ 性别:____ 年龄:____ 门诊号:____ 住院号:______ 过敏史:______ 住院日期:____年____月____日 出院日期:____年____月____日		标准住院日:11～14 天
时间		住院第 1—2 天	住院第 3 天(术前日)	住院第 4 天(手术日)
主要诊疗工作	制度落实	□ 入院 2 小时内经治医师或值班医师完成接诊 □ 入院 24 小时内主管医师完成检诊	□ 上级医师查房 □ 组织术前讨论、术前评估和决定手术方案	□ 手术 □ 向患者或其家属交代手术过程及术后注意事项 □ 上级医师查房 □ 麻醉医师查房
	病情评估	□ 经治医师询问病史与体格检查 □ 完成深静脉血栓栓塞症风险评分		□ 观察有无术后并发症并做相应处理
	病历书写	□ 入院 8 小时内完成首次病程记录 □ 入院 24 小时内完成入院记录 □ 完成主管医师查房记录	□ 住院医师完成上级医师查房记录、术前小结、术前讨论等	□ 术者完成手术记录 □ 住院医师完成术后病程记录
	知情同意	□ 患者或其家属在入院记录单上签名	□ 向患者或其家属交代围术期注意事项并签署《手术知情同意书》《自费用品协议书》《输血同意书》《委托书》(患者本人不能签名时) □ 麻醉医师查房,向患者或其家属交代麻醉注意事项并签署《麻醉知情同意书》	□ 告知患者及其家属手术情况及术后注意事项
	手术治疗		□ 预约手术	□ 实施手术(手术安全核查记录、手术清点记录)
	其他	□ 及时通知上级医师检诊 □ 经治医师检查、整理病历资料		□ 术后病情交接 □ 观察手术切口及周围情况

（续　表）

<table>
<tr><td rowspan="10">重点医嘱</td><td rowspan="5">长期医嘱</td><td>护理医嘱</td><td>□ 按普通外科护理常规
□ 三级护理</td><td>□ 按普通外科护理常规
□ 三级护理</td><td>□ 按普通外科术后护理常规
□ 一级护理</td></tr>
<tr><td>处置医嘱</td><td></td><td>□ 静脉抽血送检
□ 留置引流管并记录引流量</td><td>□ 腹部引流并记录引流量
□ 留置尿管并记录尿量
□ 心电、血压、血氧饱和度监测
□ 吸氧
□ 静脉输液</td></tr>
<tr><td>膳食医嘱</td><td>□ 普食
□ 糖尿病饮食
□ 低盐、低脂饮食
□ 低盐、低脂、糖尿病饮食</td><td>□ 流食</td><td>□ 禁食、水</td></tr>
<tr><td>药物医嘱</td><td>□ 自带药（必要时）</td><td>□ 自带药（必要时）</td><td>□ 自带药（必要时）
□ 预防性抗菌药物应用
□ 肠外营养
□ 抑酸药
□ 辅助用药</td></tr>
<tr><td colspan="4" style="display:none"></td></tr>
<tr><td rowspan="5">临时医嘱</td><td>检查检验</td><td>□ 血常规、尿常规、粪常规、血生化检验项目、凝血四项、血清术前八项、X 线胸片、心电图
□ 血气分析、肺功能、超声心动图、ECT 等
□ 腹部超声、腹部 CT、盆腔 CT
□ 消化道造影、血管造影（必要时）</td><td></td><td></td></tr>
<tr><td>药物医嘱</td><td></td><td>□ 肠道准备相关药物</td><td></td></tr>
<tr><td>手术医嘱</td><td></td><td>□ 在全身麻醉下行腹腔肿瘤切除术</td><td></td></tr>
<tr><td>处置医嘱</td><td>□ 静脉抽血送检</td><td>□ 静脉抽血送检
□ 术区备皮</td><td></td></tr>
<tr><td colspan="4" style="display:none"></td></tr>
<tr><td>主要护理工作</td><td colspan="2">健康宣教</td><td>□ 入院宣教（住院环境、规章制度）
□ 进行护理安全指导
□ 进行等级护理、活动范围指导
□ 进行饮食指导
□ 进行关于疾病知识的宣教
□ 检查、检验项目的目的和意义</td><td>□ 术前宣教</td><td>□ 观察患者病情变化并及时报告医师
□ 术后心理疏导
□ 指导术后注意事项</td></tr>
</table>

（续　表）

主要护理工作	护理处置	□ 患者身份核对 □ 佩戴腕带 □ 建立入院病历，通知医师 □ 入院介绍：介绍责任护士，病区环境、设施、规章制度、基础护理服务项目 □ 询问病史，填写护理记录单首页 □ 观察病情 □ 测量基本生命体征 □ 抽血、留取标本 □ 心理护理与生活护理 □ 根据评估结果采取相应的护理措施 □ 通知检查项目及注意事项	□ 做好备皮等术前准备，交代注意事项 □ 提醒患者术前禁食、水 □ 术前心理护理	□ 与手术室护士交接 □ 术后观察病情 □ 测量基本生命体征 □ 心理护理与生活护理 □ 指导并监督患者治疗，遵医嘱用药 □ 根据评估结果采取相应的护理措施 □ 完成护理记录
主要护理工作	护理评估	□ 一般评估：生命体征、神志、皮肤、药物过敏史等 □ 专科评估：生活自理能力，足背动脉搏动、肤温、指(趾)端末梢感觉情况 □ 风险评估：评估有无跌倒、坠床、褥疮风险 □ 心理评估 □ 营养评估 □ 疼痛评估 □ 康复评估	□ 进行术前护理评估	□ 评估伤口疼痛情况 □ 观察伤口敷料有无渗出并报告医师 □ 风险评估：评估有无跌倒、坠床、引流管滑脱、液体外渗的风险
主要护理工作	专科护理	□ 观察腹部情况 □ 指导患者戒烟(吸烟者)	□ 协助患者洗澡、更换病员服	□ 手术后心理护理与生活护理
主要护理工作	饮食指导	□ 根据医嘱通知配餐员准备膳食 □ 协助患者进餐	□ 提醒患者术前禁食、水	□ 禁食、水
主要护理工作	活动体位		□ 根据护理等级指导患者活动	□ 根据护理等级指导患者活动
主要护理工作	洗浴要求	□ 协助患者洗澡、更换病员服		
病情变异记录		□ 无　□ 有，原因： □ 患者　□ 疾病　□ 医疗 □ 护理　□ 保障　□ 管理	□ 无　□ 有，原因： □ 患者　□ 疾病　□ 医疗 □ 护理　□ 保障　□ 管理	□ 无　□ 有，原因： □ 患者　□ 疾病　□ 医疗 □ 护理　□ 保障　□ 管理
护士签名		白班 小夜班 大夜班	白班 小夜班 大夜班	白班 小夜班 大夜班
医师签名				

（续　表）

时间			住院第 5—6 天 （术后第 1—2 天）	住院第 7—8 天 （术后第 3—4 天）	住院第 9—10 天 （术后第 5—6 天）
主要诊疗工作	制度落实		□ 上级医师查房	□ 上级医师查房	□ 手术医师查房
	病情评估		□ 观察伤口情况、引流量和体温等生命体征情况，并做出相应处理 □ 鼓励患者早期下床活动	□ 观察伤口情况及引流量	□ 观察伤口情况及引流量
	病历书写		□ 住院医师完成上级医师查房记录	□ 住院医师完成上级医师查房记录	□ 住院医师完成上级医师查房记录
	知情同意				
	手术治疗				
	其他				
重点医嘱	长期医嘱	护理医嘱		□ 二级护理	
		处置医嘱			
		膳食医嘱		□ 根据病情评估患者进食情况	□ 根据病情指导患者进食半流食
		药物医嘱			□ 调整肠外营养 □ 停止抑酸药 □ 调整辅助用药
	临时医嘱	检查检验	□ 血常规 □ 血生化检验项目		□ 血常规 □ 血生化检验项目 □ 必要时复查 B 超或 CT
		药物医嘱			
		手术医嘱			
		处置医嘱	□ 切口换药	□ 根据病情停心电监护 □ 根据病情拔除尿管	□ 切口换药
主要护理工作	健康宣教		□ 术后心理疏导 □ 指导术后注意事项	□ 术后心理疏导 □ 指导术后注意事项	□ 术后心理疏导 □ 指导术后注意事项
	护理处置		□ 心理护理与生活护理 □ 指导并监督患者治疗，遵医嘱用药 □ 根据评估结果采取相应的护理措施 □ 完成护理记录	□ 心理护理与生活护理 □ 指导并监督患者治疗，遵医嘱用药 □ 根据评估结果采取相应的护理措施 □ 完成护理记录	□ 心理护理与生活护理 □ 指导并监督患者治疗，遵医嘱用药 □ 根据评估结果采取相应的护理措施 □ 完成护理记录
	护理评估		□ 评估伤口疼痛情况 □ 观察伤口敷料有无渗出并报告医师	□ 评估伤口疼痛情况 □ 观察伤口敷料有无渗出并报告医师	□ 评估伤口疼痛情况 □ 观察伤口敷料有无渗出并报告医师

（续　表）

主要护理工作	专科护理	□ 手术后心理护理与生活护理	□ 手术后心理护理与生活护理	□ 手术后心理护理与生活护理
	饮食指导	□ 协助患者进餐	□ 协助患者进餐	□ 协助患者进餐
	活动体位	□ 根据护理等级指导患者活动	□ 根据护理等级指导患者活动	□ 根据护理等级指导患者活动
	洗浴要求	□ 告知患者切口处伤口保护方法	□ 告知患者切口处伤口保护方法	□ 告知患者切口处伤口保护方法
病情变异记录		□ 无　□ 有，原因： □ 患者　□ 疾病　□ 医疗 □ 护理　□ 保障　□ 管理	□ 无　□ 有，原因： □ 患者　□ 疾病　□ 医疗 □ 护理　□ 保障　□ 管理	□ 无　□ 有，原因： □ 患者　□ 疾病　□ 医疗 □ 护理　□ 保障　□ 管理
护士签名		白班　小夜班　大夜班	白班　小夜班　大夜班	白班　小夜班　大夜班
医师签名				
时间		住院第 11—12 天 （术后第 7—8 天）	住院第 13 天 （术后第 9 天）	住院第 14 天（出院日）
主要诊疗工作	制度落实	□ 上级医师查房	□ 上级医师查房	□ 手术医师查房
	病情评估	□ 上级医师查房，进行手术及切口评估，确定有无手术并发症和切口愈合不良情况，根据引流情况明确是否拔除引流管，明确是否出院	□ 上级医师查房，进行手术及切口评估，确定有无手术并发症和切口愈合不良情况，根据引流情况明确是否拔除引流管，明确是否出院	□ 上级医师进行治疗效果、预后和出院评估 □ 出院宣教
	病历书写	□ 住院医师完成上级医师查房记录	□ 住院医师完成上级医师查房记录	□ 出院前 1 天病程记录（有上级医师指示出院） □ 出院后 24 小时内完成出院记录 □ 出院后 24 小时内完成病案首页
	知情同意			□ 告知患者及其家属出院后注意事项（指导出院后功能锻炼，复诊的时间、地点，发生紧急情况时的处理等）
	手术治疗			
	其他			□ 通知出院 □ 开具出院介绍信 □ 开具诊断证明书 □ 出院带药 □ 预约门诊复诊时间

（续 表）

<table>
<tr><td rowspan="8">重点医嘱</td><td rowspan="4">长期医嘱</td><td>护理医嘱</td><td></td><td></td><td></td></tr>
<tr><td>处置医嘱</td><td></td><td></td><td></td></tr>
<tr><td>膳食医嘱</td><td>□ 根据病情指导患者进食流食</td><td>□ 根据病情指导患者进食普食</td><td>□ 普食</td></tr>
<tr><td>药物医嘱</td><td>□ 调整肠外营养
□ 根据病情调整抗生素</td><td></td><td></td></tr>
<tr><td rowspan="4">临时医嘱</td><td>检查检验</td><td></td><td>□ 复查血常规、血生化检验项目，必要时复查B超或CT</td><td></td></tr>
<tr><td>药物医嘱</td><td></td><td></td><td></td></tr>
<tr><td>手术医嘱</td><td></td><td></td><td></td></tr>
<tr><td>处置医嘱</td><td>□ 根据病情拔除引流管</td><td>□ 切口换药</td><td>□ 大换药
□ 出院</td></tr>
<tr><td rowspan="8">主要护理工作</td><td colspan="2">健康宣教</td><td>□ 术后心理疏导
□ 指导术后注意事项</td><td>□ 术后心理疏导
□ 指导术后注意事项</td><td>□ 出院宣教(康复训练方法、用药指导、换药时间及注意事项、复查时间等)</td></tr>
<tr><td colspan="2">护理处置</td><td>□ 心理护理与生活护理
□ 指导并监督患者治疗，遵医嘱用药
□ 根据评估结果采取相应的护理措施
□ 完成护理记录</td><td>□ 心理护理与生活护理
□ 指导并监督患者治疗，遵医嘱用药
□ 根据评估结果采取相应的护理措施
□ 完成护理记录</td><td>□ 观察患者情况
□ 核对患者医疗费用
□ 协助患者办理出院手续
□ 整理床单位</td></tr>
<tr><td colspan="2">护理评估</td><td>□ 评估伤口疼痛情况
□ 观察伤口敷料有无渗出并报告医师</td><td>□ 评估伤口疼痛情况
□ 观察伤口敷料有无渗出并报告医师</td><td></td></tr>
<tr><td colspan="2">专科护理</td><td>□ 手术后心理护理与生活护理</td><td>□ 手术后心理护理与生活护理</td><td>□ 手术后心理护理与生活护理</td></tr>
<tr><td colspan="2">饮食指导</td><td>□ 协助患者进餐</td><td>□ 协助患者进餐</td><td></td></tr>
<tr><td colspan="2">活动体位</td><td>□ 根据护理等级指导患者活动</td><td>□ 根据护理等级指导患者活动</td><td></td></tr>
<tr><td colspan="2">洗浴要求</td><td>□ 告知患者切口处伤口保护方法</td><td>□ 告知患者切口处伤口保护方法</td><td></td></tr>
<tr><td colspan="3">病情变异记录</td><td>□ 无 □ 有，原因：
□ 患者 □ 疾病 □ 医疗
□ 护理 □ 保障 □ 管理</td><td>□ 无 □ 有，原因：
□ 患者 □ 疾病 □ 医疗
□ 护理 □ 保障 □ 管理</td><td>□ 无 □ 有，原因：
□ 患者 □ 疾病 □ 医疗
□ 护理 □ 保障 □ 管理</td></tr>
<tr><td colspan="3" rowspan="2">护士签名</td><td>白班 | 小夜班 | 大夜班</td><td>白班 | 小夜班 | 大夜班</td><td>白班 | 小夜班 | 大夜班</td></tr>
<tr><td></td><td></td><td></td></tr>
<tr><td colspan="3">医师签名</td><td></td><td></td><td></td></tr>
</table>

腹股沟疝行腹腔镜辅助下腹股沟疝修补术临床路径

一、腹股沟疝行腹腔镜辅助下腹股沟疝修补术临床路径标准住院流程

(一)适用对象

第一诊断为腹股沟疝(ICD-10:K40)行腹腔镜辅助下腹股沟疝修补术(ICD-9-CM-3:53.0-53.1)的患者。

(二)诊断依据

根据《临床诊疗指南——外科学分册》(中华医学会编著,人民卫生出版社)和《外科学》(第8版,人民卫生出版社)及《胃肠外科学》(人民卫生出版社)。

1. 症状及体征 体检或无意中发现腹股沟区时隐时现性包块,不进入阴囊。

2. 影像学检查 主要依靠腹股沟彩超、下腹部CT诊断。

(三)治疗方案的选择及依据

根据《临床诊疗指南——外科学分册》(中华医学会编著,人民卫生出版社)和《外科学》(第7版,人民卫生出版社)及《胃肠外科学》(人民卫生出版社)。

手术适应证:①腹股沟斜疝、腹股沟直疝、腹股沟股疝。②腹股沟复合疝、双侧疝或复发疝。

(四)标准住院日为15~16天

(五)进入路径标准

1. 腹股沟疝(ICD-10:K40)行腹腔镜辅助下腹股沟疝修补术(ICD-9-CM-3:53.0-53.1)。

2. 当患者同时具有其他疾病诊断,但在住院期间不需要特殊处理也不影响第一诊断的临床路径流程实施时,可以进入路径。

(六)术前准备(术前评估)1~7天

1. 术前评估 术前1~7天完成术前病情评估,完成必要的检查,做出术前小结、术前讨论。

(1)检查或检验评估:①必须检查或检验的项目:血常规、尿常规、粪常规、血生化检查项目、感染性疾病筛查、凝血功能、胸部X线片、心电图、腹股沟超声、下腹部CT。②根据患者情况可选择超声心动图、血气分析或肺功能(年龄>70岁或既往有心、肺病史者)等检查。有相关疾病者必要时请相关科室医师会诊。

(2)营养评估:根据《解放军总医院新入院患者营养风险筛查表(NRS-2002)》为新入院患者进行营养评估,评分>3分者告知医师,必要时申请营养科医师会诊。

(3)心理评估:根据新入院患者情况申请心理科医师会诊。

(4)疼痛评估:根据《视觉模拟评分(VAS)》实施疼痛评估,评分>7分者给予处置,必要时请疼痛科医师会诊。

(5)康复评估:根据《入院患者康复筛查和评估表》在患者入院后24小时内进行康复筛查和评估。任何一项结果为“是”,告知医师,申请康复科医师会诊。

(6)深静脉血栓栓塞症风险评估:根据专科《深静脉血栓栓塞症评估量表》,在患者入院后24小时内进行风险筛查和评估。风险结果为“高危”者,则申请血管外科或介入导管室医师会诊。

2. 术前准备

(1)术前准备:术前24小时内完成术前病情评估,完成必要的检查,做出术前小结、术前讨论。

(2)术前谈话:术者应在术前1天与患者及其亲属谈话,告知手术方案、相关风险、用血计划、术后转归、置入材料、手术费用和患者及亲属权益,并履行书面知情同意手续。告知高值耗材的使用及费用。

(3)通知手术室:准备手术间、手术药品、手术物品及特殊耗材。

(4)护士做心理护理,交代注意事项:防褥疮、防跌倒、指导患者戒烟(若患者吸烟)等,并进行术前宣教。

(5)手术部位标识:术者、第一助手或经治医师在术前1天应对手术部位做体表标识,急诊手术由接诊医师或会诊外科医师标记,标记过程应有责任护士、患者及其亲属共同参与,并记入手术安排表。

(6)术前1天麻醉医师访视:制订麻醉计划、完成评估、确定麻醉方式,并记入《麻醉术前访视记录》,告知患者及其家属麻醉适应证、麻醉目的、麻醉风险、可能出现的情况及其处理原则、替代方案等,签署《麻醉知情同意书》并归入病历。

(七)预防性抗菌药物选择与使用时机

1. 抗菌药物应用,按照《抗菌药物临床应用指导原则》(卫医发[2004]285号)和《关于抗菌药物临床应用管理有关问题的通知》(卫办医政发[2009]38号)执行。

2. 预防性抗菌药物应用

(1)不常规预防性应用抗生素,如手术时间超过3小时,视情况必要时可应用,但病程记录中需要写明应用抗生素的原因。

(2)术后72小时内停止使用抗菌药物。

(八)手术日为住院第8天

1. 手术安全核对:患者入手术间后由手术医师、麻醉医师、巡回护士和患者本人共同核对患者身份、手术部位与标识、手术方式。手术医师、麻醉医师、巡回护士三方按《手术安全核对表》逐项核对,共同签名。

2. 手术方式:腹腔镜辅助下腹股沟疝修补术。

3. 麻醉方式:全身麻醉。

4. 手术内固定物:疝修补补片。

5. 术中用药:麻醉常规用药、镇痛药等。

6. 手术器械:根据病变情况选择手术器械。

7. 指导患者活动及生活注意事项。

8. 经治医师或手术医师应即刻完成术后首次病程记录,观察患者术后病情变化。

(九)术后住院恢复7～8天

1. 必要时复查的项目　血常规、肝功能、肾功能、电解质。

2. 术后用药

(1)抗菌药物：一般不常规使用。

(2)其他对症药物：止血药、镇痛药等。

3. 术后换药　术后第1天及出院当天给予清洁换药；其他时间根据情况清洁换药。

4. 术后护理　观察患者伤口敷料有无渗出、疼痛情况，并在有异常时立即通知医师处理。

(十)出院标准

1. 患者生命体征平稳，无发热，进食良好。

2. 切口无红肿及渗出，Ⅰ级或甲级愈合。

3. 没有需要住院处理的并发症和(或)合并症。

(十一)变异及原因分析

1. 患者原因导致的变异　如不同意治疗方案、个人原因要求出(转)院、院外服用手术禁忌药、月经期、对诊疗计划不满要求出路径、相关检查或检验院外(门诊)已做等。

2. 围术期并发症　出血、感染等造成住院时间延长和费用增加。

3. 内科合并症　部分患者通常存在很多内科合并症，如脑血管病或心血管病、糖尿病、血栓等，手术可能导致这些疾病加重而需要治疗，从而延长治疗时间和增加住院费用。

4. 节假日　术前患者如住院后赶上节假日，使手术推迟，延长住院时间，增加费用。

5. 辅诊科室原因导致的变异　如检查、检验、手术等原因延长住院时间、增加费用等。

6. 管理原因导致的变异　如系统暂不支持、系统瘫痪、需要修订流程、需要修订制度等。

二、腹股沟疝行腹腔镜辅助下腹股沟疝修补术临床路径表单

<table>
<tr><td colspan="2">适用对象</td><td colspan="3">第一诊断为腹股沟疝(ICD-10：K40)行腹腔镜辅助下腹股沟疝修补术(ICD-9-CM-3：53.0-53.1)的患者</td></tr>
<tr><td colspan="2">患者基本信息</td><td colspan="2">姓名：____　性别：____　年龄：____　门诊号：____
住院号：______　过敏史：______
住院日期：____年____月____日
出院日期：____年____月____日</td><td>标准住院日：15～16天</td></tr>
<tr><td colspan="2">时间</td><td>住院第1－6天</td><td>住院第7天(术前日)</td><td>住院第8天(手术日)</td></tr>
<tr><td rowspan="2">主要诊疗工作</td><td>制度落实</td><td>□ 入院2小时内经治医师或值班医师完成接诊
□ 入院24小时内主管医师完成检诊</td><td>□ 上级医师查房
□ 组织术前讨论、术前评估和决定手术方案</td><td>□ 手术
□ 向患者或其家属交代手术过程及术后注意事项
□ 上级医师查房
□ 麻醉医师查房</td></tr>
<tr><td>病情评估</td><td>□ 经治医师询问病史与体格检查</td><td>□ 上级医师进行术前评估</td><td>□ 观察有无术后并发症并做相应处理</td></tr>
</table>

（续 表）

<table>
<tr><td rowspan="4">主要诊疗工作</td><td colspan="2">病历书写</td><td>□ 入院 8 小时内完成首次病程记录
□ 入院 24 小时内完成入院记录
□ 完成主管医师查房记录
□ 完成必要的相关科室医师会诊</td><td>□ 住院医师完成上级医师查房记录、术前小结、术前讨论等</td><td>□ 术者完成手术记录
□ 住院医师完成术后病程记录</td></tr>
<tr><td colspan="2">知情同意</td><td>□ 患者或其家属在入院记录单上签名</td><td>□ 向患者或其家属交代围术期注意事项并签署《手术知情同意书》《自费用品协议书》《输血同意书》《委托书》（患者本人不能签名时）
□ 麻醉医师查房，向患者或其家属交代麻醉注意事项并签署《麻醉知情同意书》</td><td>□ 告知患者及其家属手术情况及术后注意事项</td></tr>
<tr><td colspan="2">手术治疗</td><td></td><td>□ 预约手术</td><td>□ 实施手术（手术安全核查记录、手术清点记录）</td></tr>
<tr><td colspan="2">其他</td><td>□ 及时通知上级医师检诊
□ 经治医师检查、整理病历资料</td><td></td><td></td></tr>
<tr><td rowspan="6">重点医嘱</td><td rowspan="4">长期医嘱</td><td>护理医嘱</td><td>□ 按普通外科护理常规
□ 二级护理</td><td>□ 按普通外科护理常规
□ 二级护理</td><td>□ 按普通外科术后护理常规
□ 一级护理</td></tr>
<tr><td>处置医嘱</td><td></td><td></td><td>□ 中换药
□ 留置尿管并记录尿量（必要时）</td></tr>
<tr><td>膳食医嘱</td><td>□ 普食
□ 糖尿病饮食
□ 低盐、低脂饮食
□ 低盐、低脂、糖尿病饮食</td><td>□ 普食
□ 糖尿病饮食
□ 低盐、低脂饮食
□ 低盐、低脂、糖尿病饮食</td><td>□ 禁食、水</td></tr>
<tr><td>药物医嘱</td><td>□ 自带药（必要时）</td><td>□ 自带药（必要时）</td><td>□ 自带药（必要时）
□ 补液
□ 胃黏膜保护药、抑酸药</td></tr>
<tr><td rowspan="2">临时医嘱</td><td>检查检验</td><td></td><td></td><td>□ 血常规
□ 肝功能、肾功能
□ 电解质</td></tr>
<tr><td>药物医嘱</td><td></td><td>□ 术前常规用药，如阿托品</td><td>□ 抗生素（必要时）
□ 止血药
□ 镇吐药</td></tr>
</table>

（续 表）

重点医嘱	临时医嘱	手术医嘱		□ 拟明日在全身麻醉下行腹腔镜辅助下腹股沟疝修补术 □ 今日流食，术前禁食、水 □ 明晨留置尿管 □ 预防性抗菌药物（必要时）	
		处置医嘱	□ 静脉抽血送检	□ 术区备皮	□ 吸氧 □ 心电监护
主要护理工作	健康宣教		□ 入院宣教（住院环境、规章制度） □ 进行护理安全指导 □ 进行等级护理、活动范围指导 □ 进行饮食指导 □ 进行关于疾病知识的宣教 □ 检查、检验项目的目的和意义	□ 术前宣教	□ 观察患者病情变化并及时报告医师 □ 术后心理疏导 □ 指导术后注意事项
	护理处置		□ 患者身份核对 □ 佩戴腕带 □ 建立入院病历，通知医师 □ 入院介绍：介绍责任护士，病区环境、设施、规章制度、基础护理服务项目 □ 询问病史，填写护理记录单首页 □ 观察病情 □ 测量基本生命体征 □ 抽血、留取标本 □ 心理护理与生活护理 □ 根据评估结果采取相应的护理措施 □ 通知检查项目及注意事项	□ 做好备皮等术前准备，交代注意事项 □ 提醒患者术前禁食、水 □ 术前心理护理	□ 与手术室护士交接 □ 术后观察病情变化 □ 测量基本生命体征 □ 心理护理与生活护理 □ 指导并监督患者治疗，遵医嘱用药 □ 根据评估结果采取相应的护理措施 □ 完成护理记录
	护理评估		□ 一般评估：生命体征、神志、皮肤、药物过敏史等 □ 专科评估：生活自理能力，患肢屈曲、伸直功能，足背动脉搏动、肤温、指（趾）端末梢感觉情况 □ 风险评估：评估有无跌倒、坠床、褥疮风险 □ 心理评估 □ 营养评估 □ 疼痛评估 □ 康复评估	□ 进行术前护理评估	□ 评估伤口疼痛情况 □ 观察伤口敷料有无渗出并报告医师 □ 风险评估：评估有无跌倒、坠床、液体外渗的风险

（续 表）

主要护理工作	专科护理	□ 观察腹部情况 □ 指导患者戒烟（吸烟者）	□ 备皮后协助患者更换病员服	□ 手术后心理护理与生活护理
	饮食指导	□ 根据医嘱通知配餐员准备膳食 □ 协助患者进餐	□ 提醒患者术前禁食、水	
	活动体位		□ 根据护理等级指导患者活动	□ 根据护理等级指导患者活动
	洗浴要求	□ 协助患者洗澡、更换病员服		
病情变异记录		□ 无 □ 有，原因： □ 患者 □ 疾病 □ 医疗 □ 护理 □ 保障 □ 管理	□ 无 □ 有，原因： □ 患者 □ 疾病 □ 医疗 □ 护理 □ 保障 □ 管理	□ 无 □ 有，原因： □ 患者 □ 疾病 □ 医疗 □ 护理 □ 保障 □ 管理
护士签名		白班 小夜班 大夜班	白班 小夜班 大夜班	白班 小夜班 大夜班
医师签名				
时间		住院第 9 天 （术后第 1 天）	住院第 10—15 天 （术后第 2—6 天）	住院第 16 天 （出院日）
主要诊疗工作	制度落实	□ 上级医师查房	□ 上级医师查房	□ 手术医师查房
	病情评估	□ 观察伤口情况和体温等生命体征情况，并做相应的处理 □ 鼓励患者早期下床活动	□ 观察伤口情况并做相应的处理	□ 上级医师进行治疗效果、预后和出院评估 □ 出院宣教
	病历书写	□ 住院医师完成上级医师查房记录	□ 住院医师完成上级医师查房记录	□ 出院前 1 天病程记录（有上级医师指示出院） □ 出院后 24 小时内完成出院记录 □ 出院后 24 小时内完成病案首页
	知情同意			□ 告知患者及其家属出院后注意事项（指导出院后功能锻炼，复诊的时间、地点，发生紧急情况时的处理等）
	手术治疗			
	其他			□ 通知出院 □ 开具出院介绍信 □ 开具诊断证明书 □ 出院带药 □ 预约门诊复诊时间

（续　表）

<table>
<tr><td rowspan="8">重点医嘱</td><td rowspan="4">长期医嘱</td><td>护理医嘱</td><td>□ 按普通外科术后护理常规
□ 一级护理</td><td>□ 按普通外科术后护理常规
□ 二级护理</td><td>□ 按普通外科术后护理常规
□ 二级护理</td></tr>
<tr><td>处置医嘱</td><td></td><td></td><td></td></tr>
<tr><td>膳食医嘱</td><td>□ 禁食</td><td>□ 半流食</td><td>□ 半流食</td></tr>
<tr><td>药物医嘱</td><td>□ 自带药(必要时)
□ 补液
□ 胃黏膜保护药、抑酸药</td><td></td><td></td></tr>
<tr><td rowspan="4">临时医嘱</td><td>检查检验</td><td>□ 血常规(必要时复查)
□ 肝功能、肾功能(必要时复查)
□ 电解质(必要时复查)</td><td></td><td></td></tr>
<tr><td>药物医嘱</td><td>□ 抗生素(必要时)</td><td></td><td></td></tr>
<tr><td>手术医嘱</td><td></td><td></td><td></td></tr>
<tr><td>处置医嘱</td><td>□ 静脉抽血送检
□ 吸氧</td><td></td><td>□ 中换药
□ 出院</td></tr>
<tr><td rowspan="7">主要护理工作</td><td colspan="2">健康宣教</td><td>□ 术后心理疏导
□ 指导术后注意事项</td><td>□ 术后心理疏导
□ 指导术后注意事项</td><td>□ 出院宣教(康复训练方法、用药指导、换药时间及注意事项、复查时间等)</td></tr>
<tr><td colspan="2">护理处置</td><td>□ 心理护理与生活护理
□ 指导并监督患者治疗，遵医嘱用药
□ 根据评估结果采取相应的护理措施
□ 完成护理记录</td><td>□ 心理护理与生活护理
□ 指导并监督患者治疗，遵医嘱用药
□ 根据评估结果采取相应的护理措施
□ 完成护理记录</td><td>□ 观察患者情况
□ 核对患者医疗费用
□ 协助患者办理出院手续
□ 整理床单位</td></tr>
<tr><td colspan="2">护理评估</td><td>□ 评估伤口疼痛情况
□ 观察伤口敷料有无渗出并报告医师</td><td>□ 评估伤口疼痛情况
□ 观察伤口敷料有无渗出并报告医师</td><td></td></tr>
<tr><td colspan="2">专科护理</td><td>□ 手术后心理护理与生活护理</td><td>□ 手术后心理护理与生活护理</td><td>□ 手术后心理护理与生活护理</td></tr>
<tr><td colspan="2">饮食指导</td><td></td><td>□ 协助患者进餐</td><td></td></tr>
<tr><td colspan="2">活动体位</td><td>□ 根据护理等级指导患者活动</td><td>□ 根据护理等级指导患者活动</td><td></td></tr>
<tr><td colspan="2">洗浴要求</td><td>□ 告知患者切口处伤口保护方法</td><td>□ 告知患者切口处伤口保护方法</td><td></td></tr>
<tr><td colspan="3">病情变异记录</td><td>□ 无　□ 有，原因：
□ 患者　□ 疾病　□ 医疗
□ 护理　□ 保障　□ 管理</td><td>□ 无　□ 有，原因：
□ 患者　□ 疾病　□ 医疗
□ 护理　□ 保障　□ 管理</td><td>□ 无　□ 有，原因：
□ 患者　□ 疾病　□ 医疗
□ 护理　□ 保障　□ 管理</td></tr>
<tr><td colspan="3">护士签名</td><td>白班　小夜班　大夜班</td><td>白班　小夜班　大夜班</td><td>白班　小夜班　大夜班</td></tr>
<tr><td colspan="3">医师签名</td><td></td><td></td><td></td></tr>
</table>

第三章　甲状腺疾病

甲状腺癌行腔镜辅助下甲状腺癌根治术临床路径

一、甲状腺癌行腔镜辅助下甲状腺癌根治术临床路径标准住院流程

(一)适用对象

第一诊断为甲状腺癌(ICD-10:C73 01)行腔镜辅助下甲状腺癌根治术(ICD-9-CM-3:06.4 04)的患者。

(二)诊断依据

根据《临床诊疗指南——外科学分册》(中华医学会编著)。

1. *病史*　甲状腺结节经病理检查证实为甲状腺癌。

2. *辅助检查*　甲状腺B超、甲状腺功能检查,必要时行甲状腺CT检查。

(三)治疗方案的选择及依据

根据《临床诊疗指南——外科学分册》(中华医学会编著)。

1. 明确为甲状腺癌的患者。

2. 无明确手术禁忌证。

3. 征得患者和家属的同意。

(四)标准住院日为8天

(五)进入路径标准

1. 第一诊断必须符合甲状腺癌(ICD-10:C73 01)行甲状腺癌根治术(ICD-9-CM-3:06.4 04)。

2. 当患者同时具有其他疾病诊断,但在住院期间不需要特殊处理也不影响第一诊断的临床路径流程实施时,可以进入路径。

(六)术前准备(术前评估)1～2天

1. *术前评估*　术前1～2天完成术前病情评估,完成必要的检查,做出术前小结、术前讨论。

(1)检查或检验评估:①必须检查、检验的项目包括血常规、尿常规、粪常规、血生化检验项目、感染性疾病筛查、凝血功能、甲状腺功能、胸部X线片、心电图、甲状腺超声。②根据患者情况可选择的检查或检验项目包括超声心动图、血气分析或肺功能(年龄>70岁或既往有心、肺病史者)、如果肿瘤比较大可行颈部CT检查。有相关疾病者必要时请相关科室医师会诊。

(2)营养评估:根据《解放军总医院新入院患者营养风险筛查表(NRS-2002)》为新入院患者进行营养评估,评分>3分者告知医师,必要时申请营养科医师会诊。

(3)心理评估:由心理科医师根据病情需要实施评估。

(4)疼痛评估:根据《视觉模拟评分(VAS)》实施疼痛评估,评分>7分者给予处置,必要时请疼痛科医师会诊。

(5)康复评估:根据《入院患者康复筛查和评估表》在患者入院后24小时内进行康复筛查和评估。任何一项结果为"是",告知医师,申请康复科医师会诊。

(6)深静脉血栓栓塞症风险评估:根据专科《深静脉血栓栓塞症评估量表》,在患者入院后24小时内进行风险筛查和评估。风险结果为"高危"者,则申请血管外科或介入导管室医师会诊。

2. 术前准备

(1)术前准备:术前24小时内完成术前病情评估,完成必要的检查,做出术前小结、术前讨论。

(2)术前谈话:术者应在术前1天与患者及其亲属谈话,告知手术方案、相关风险、用血计划、术后转归、手术费用和患者及亲属权益,并履行书面知情同意手续。告知高值耗材的使用及费用。

(3)通知手术室:准备手术间、手术药品、手术物品及特殊耗材。

(4)护士做心理护理,交代注意事项:防褥疮、防跌倒、指导患者戒烟(若患者吸烟)等,并进行术前宣教。

(5)手术部位标识:术者、第一助手或经治医师在术前1天应对手术部位做体表标识,急诊手术由接诊医师或会诊外科医师标记,标记过程应有责任护士、患者及其亲属共同参与,并记入手术安排表。

(6)术前1天麻醉医师访视:制订麻醉计划、完成评估、确定麻醉方式,并记入《麻醉术前访视记录》,告知患者及其家属麻醉适应证、麻醉目的、麻醉风险、可能出现的情况及其处理原则、替代方案等,签署《麻醉知情同意书》并归入病历。

(七)药品选择及使用时机

1. 抗菌药物应用,按照《抗菌药物临床应用指导原则》(卫医发[2004]285号)和《关于抗菌药物临床应用管理有关问题的通知》(卫办医政发[2009]38号)执行。

2. 预防性抗菌药物应用

(1)不常规预防性应用抗生素,如手术时间超过3小时,视情况必要时可应用,但病程记录中需要写明应用抗生素的原因。

(2)术后72小时内停止使用抗菌药物。

(八)手术日为住院第3天

1. 手术安全核对:患者入手术间后由手术医师、麻醉医师、巡回护士和患者本人共同核对患者身份、手术部位与标识、手术方式。手术医师、麻醉医师、巡回护士三方按《手术安全核对表》逐项核对,共同签名。

2. 麻醉方式:全身麻醉。

3. 术中用药:麻醉常规用药、镇痛药等。

4. 手术方式:甲状腺单侧切除术+峡部切除术+六区淋巴结清扫术,甲状腺单侧切除术+峡部切除术+对侧次全切除术+六区淋巴结清扫术,双侧甲状腺全切术+六区淋巴结清扫术,双侧甲状腺全切术+颈部淋巴清扫术。

5. 手术器械:根据病变情况选择手术器械。

6. 指导患者活动及生活注意事项。

7. 经治医师或手术医师应即刻完成术后首次病程记录，观察患者术后病情变化。

(九)术后住院恢复5天

1. 必要时复查的项目　甲状腺素、血钙。

2. 术后用药

(1)抗菌药物：一般不常规使用。

(2)其他对症药物：止血药、镇痛药等。

3. 术后换药　术后第1天及出院当天给予清洁换药；其他时间根据拔除引流管时间以清洁换药。

4. 术后护理　观察患者伤口敷料有无渗出、疼痛情况，并在有异常时立即通知医师处理。

(十)出院标准

1. 患者体温正常，常规化验无明显异常。

2. 切口无异常。

3. 无与本病相关的其他并发症。

(十一)变异及原因分析

1. 围术期并发症　出血、感染、神经损伤等造成住院时间延长和费用增加。

2. 内科合并症　部分患者通常存在很多内科合并症，如脑血管疾病或心血管疾病、糖尿病、血栓等，手术可能导致这些疾病加重而需要治疗，从而延长治疗时间和增加住院费用。

3. 节假日　术前患者如住院后赶上节假日，使手术推迟，延长住院时间，增加费用。

二、甲状腺癌行腔镜辅助下甲状腺癌根治术临床路径表单

适用对象		第一诊断为甲状腺癌(ICD-10：C73 01)行腔镜辅助下甲状腺癌根治术(ICD-9-CM-3：06.4 04)的患者		
患者基本信息		姓名：____　性别：____　年龄：____　门诊号：____ 住院号：______　过敏史：______ 住院日期：____年____月____日 出院日期：____年____月____日		标准住院日：8天
时间		住院第1天	住院第2天(术前日)	住院第3天(手术日)
主要诊疗工作	制度落实	□ 入院2小时内经治医师或值班医师完成接诊 □ 入院24小时内主管医师完成检诊 □ 耳鼻喉科医师会诊声带情况	□ 上级医师查房 □ 组织术前讨论、术前评估和决定手术方案	□ 手术 □ 向患者及其家属交代手术过程及术后注意事项 □ 上级医师查房 □ 麻醉医师查房
	病情评估	□ 经治医师询问病史与体格检查	□ 上级医师进行术前评估	□ 观察有无术后并发症并做相应处理
	病历书写	□ 入院8小时内完成首次病程记录 □ 入院24小时内完成入院记录 □ 完成主管医师查房记录	□ 住院医师完成上级医师查房记录、术前小结、术前讨论等	□ 术者完成手术记录 □ 住院医师完成术后病程记录

（续　表）

主要诊疗工作	知情同意		□ 患者或其家属在入院记录单上签名	□ 向患者及其家属交代围术期注意事项并签署《手术知情同意书》《自费用品协议书》《输血同意书》《委托书》(患者本人不能签名时) □ 麻醉医师查房，向患者及其家属交代麻醉注意事项并签署《麻醉知情同意书》	□ 告知患者及其家属手术情况及术后注意事项
	手术治疗			□ 预约手术	□ 实施手术(手术安全核查记录、手术清点记录)
	其他		□ 及时通知上级医师检诊 □ 经治医师检查、整理病历资料		
重点医嘱	长期医嘱	护理医嘱	□ 按普通外科护理常规 □ 三级护理	□ 按普通外科护理常规 □ 三级护理	□ 按普通外科术后护理常规 □ 一级护理
		处置医嘱			□ 雾化吸入 □ 床旁备气管切开包 □ 颈部留置引流管并记录引流量 □ 中换药 □ 心电监护
		膳食医嘱	□ 普食 □ 糖尿病饮食 □ 低盐、低脂饮食 □ 低盐、低脂、糖尿病饮食	□ 普食 □ 糖尿病饮食 □ 低盐、低脂饮食 □ 低盐、低脂、糖尿病饮食	□ 流食
		药物医嘱	□ 自带药(必要时)	□ 自带药(必要时)	□ 自带药(必要时) □ 补液 □ 胃黏膜保护药、抑酸药 □ 补钙
	临时医嘱	检查检验	□ 血常规(含 C 反应蛋白＋IL-6) □ 尿常规 □ 粪常规 □ 血生化检验项目 □ 凝血四项 □ 血清术前八项 □ 甲状腺功能 □ 全段甲状旁腺		□ 甲状腺素 □ 血钙

（续　表）

重点医嘱	临时医嘱	检查检验	□ X线胸片 □ 心电图 □ 腹部超声 □ 超声心动图(必要时) □ 血气分析(必要时) □ 肺功能(必要时) □ 颈部CT(必要时)		
		药物医嘱		□ 术前常规用药，如阿托品	□ 抗生素(必要时) □ 止血药 □ 镇吐药
		手术医嘱		□ 术前医嘱 □ 准备明日在全身麻醉下行腔镜辅助下甲状腺癌根治术 □ 术前禁食、水 □ 术前用抗生素皮试(必要时)	
		处置医嘱	□ 静脉抽血送检	□ 术区备皮	□ 吸氧
主要护理工作	健康宣教		□ 入院宣教(住院环境、规章制度) □ 进行护理安全指导 □ 进行等级护理、活动范围指导 □ 进行饮食指导 □ 进行关于疾病知识的宣教 □ 检查、检验项目的目的和意义	□ 术前宣教	□ 观察患者病情变化并及时报告医师 □ 术后心理疏导 □ 指导术后注意事项
	护理处置		□ 患者身份核对 □ 佩戴腕带 □ 建立入院病历，通知医师 □ 入院介绍：介绍责任护士，病区环境、设施、规章制度、基础护理服务项目 □ 询问病史，填写护理记录单首页 □ 观察病情 □ 测量基本生命体征 □ 抽血、留取标本 □ 心理护理与生活护理 □ 根据评估结果采取相应的护理措施 □ 通知检查项目及注意事项	□ 做好备皮等术前准备，交代注意事项 □ 提醒患者术前禁食、水 □ 术前心理护理	□ 与手术室护士交接 □ 术后观察病情 □ 测量基本生命体征 □ 心理护理与生活护理 □ 指导并监督患者治疗，遵医嘱用药 □ 根据评估结果采取相应的护理措施 □ 完成护理记录

（续　表）

<table>
<tr><td rowspan="5">主要护理工作</td><td>护理评估</td><td>□ 一般评估：生命体征、神志、皮肤、药物过敏史等
□ 专科评估：生活自理能力，足背动脉搏动、肤温、指(趾)端末梢感觉情况
□ 风险评估：评估有无跌倒、坠床、褥疮风险
□ 心理评估
□ 营养评估
□ 疼痛评估
□ 康复评估</td><td>□ 进行术前护理评估</td><td>□ 评估伤口疼痛情况
□ 观察伤口敷料有无渗出并报告医师
□ 风险评估：评估有无跌倒、坠床、引流管滑脱、液体外渗的风险</td></tr>
<tr><td>专科护理</td><td>□ 观察颈部情况
□ 指导患者戒烟(吸烟者)</td><td>□ 协助患者洗澡、更换病员服</td><td>□ 手术后心理护理与生活护理</td></tr>
<tr><td>饮食指导</td><td>□ 根据医嘱通知配餐员准备膳食
□ 协助患者进餐</td><td>□ 提醒患者术前禁食、水</td><td>□ 根据医嘱通知配餐员准备膳食
□ 协助患者进餐</td></tr>
<tr><td>活动体位</td><td></td><td>□ 根据护理等级指导患者活动</td><td>□ 根据护理等级指导患者活动</td></tr>
<tr><td>洗浴要求</td><td>□ 协助患者洗澡、更换病员服</td><td></td><td></td></tr>
<tr><td colspan="2">病情变异记录</td><td>□ 无　□ 有，原因：
□ 患者　□ 疾病　□ 医疗
□ 护理　□ 保障　□ 管理</td><td>□ 无　□ 有，原因：
□ 患者　□ 疾病　□ 医疗
□ 护理　□ 保障　□ 管理</td><td>□ 无　□ 有，原因：
□ 患者　□ 疾病　□ 医疗
□ 护理　□ 保障　□ 管理</td></tr>
<tr><td colspan="2">护士签名</td><td>白班　小夜班　大夜班</td><td>白班　小夜班　大夜班</td><td>白班　小夜班　大夜班</td></tr>
<tr><td colspan="2">医师签名</td><td></td><td></td><td></td></tr>
<tr><td colspan="2">时间</td><td>住院第4天
(术后第1天)</td><td>住院第5—7天
(术后第2—4天)</td><td>住院第8天
(出院日)</td></tr>
<tr><td rowspan="4">主要诊疗工作</td><td>制度落实</td><td>□ 上级医师查房</td><td>□ 上级医师查房</td><td>□ 手术医师查房</td></tr>
<tr><td>病情评估</td><td>□ 观察伤口情况、引流量及体温等生命体征情况，并做相应处理
□ 鼓励患者早期下床活动</td><td>□ 观察伤口情况及引流量，并做相应处理(如拔除引流管)</td><td>□ 上级医师进行治疗效果、预后和出院评估
□ 出院宣教</td></tr>
<tr><td>病历书写</td><td>□ 住院医师完成上级医师查房记录</td><td>□ 住院医师完成上级医师查房记录</td><td>□ 出院前1天病程记录(有上级医师指示出院)
□ 出院后24小时内完成出院记录
□ 出院后24小时内完成病案首页</td></tr>
<tr><td>知情同意</td><td></td><td></td><td>□ 告知患者及其家属出院后注意事项(指导患者出院后功能锻炼，复诊的时间、地点，发生紧急情况时的处理等)</td></tr>
</table>

（续 表）

<table>
<tr><td rowspan="2">主要诊疗工作</td><td colspan="2">手术治疗</td><td></td><td></td><td></td></tr>
<tr><td colspan="2">其他</td><td></td><td></td><td>□ 通知出院
□ 开具出院介绍信
□ 开具诊断证明书
□ 出院带药
□ 预约门诊复诊时间</td></tr>
<tr><td rowspan="8">重点医嘱</td><td rowspan="4">长期医嘱</td><td>护理医嘱</td><td>□ 按普通外科术后护理常规
□ 一级护理</td><td>□ 按普通外科术后护理常规
□ 二级护理</td><td>□ 按普通外科术后护理常规
□ 二级护理</td></tr>
<tr><td>处置医嘱</td><td></td><td></td><td></td></tr>
<tr><td>膳食医嘱</td><td>□ 流食</td><td>□ 半流食</td><td>□ 半流食</td></tr>
<tr><td>药物医嘱</td><td>□ 自带药(必要时)
□ 补液
□ 胃黏膜保护药、抑酸药
□ 补钙</td><td></td><td></td></tr>
<tr><td rowspan="4">临时医嘱</td><td>检查检验</td><td>□ 甲状腺素(必要时复查)
□ 血钙(必要时复查)</td><td></td><td></td></tr>
<tr><td>药物医嘱</td><td>□ 抗生素(必要时)</td><td></td><td></td></tr>
<tr><td>手术医嘱</td><td></td><td></td><td></td></tr>
<tr><td>处置医嘱</td><td>□ 静脉抽血送检
□ 吸氧</td><td></td><td>□ 大换药
□ 出院</td></tr>
<tr><td rowspan="8">主要护理工作</td><td colspan="2">健康宣教</td><td>□ 术后心理疏导
□ 指导术后注意事项</td><td>□ 术后心理疏导
□ 指导术后注意事项</td><td>□ 出院宣教(康复训练方法、用药指导、换药时间及注意事项、复查时间等)</td></tr>
<tr><td colspan="2">护理处置</td><td>□ 心理护理与生活护理
□ 指导并监督患者治疗，遵医嘱用药
□ 根据评估结果采取相应的护理措施
□ 完成护理记录</td><td>□ 心理护理与生活护理
□ 指导并监督患者治疗，遵医嘱用药
□ 根据评估结果采取相应的护理措施
□ 完成护理记录</td><td>□ 观察患者情况
□ 核对患者医疗费用
□ 协助患者办理出院手续
□ 整理床单位</td></tr>
<tr><td colspan="2">护理评估</td><td>□ 评估伤口疼痛情况
□ 观察伤口敷料有无渗出并报告医师</td><td>□ 评估伤口疼痛情况
□ 观察伤口敷料有无渗出并报告医师</td><td></td></tr>
<tr><td colspan="2">专科护理</td><td>□ 手术后心理护理与生活护理</td><td>□ 手术后心理护理与生活护理</td><td>□ 手术后心理护理与生活护理</td></tr>
<tr><td colspan="2">饮食指导</td><td>□ 协助患者进餐</td><td>□ 协助患者进餐</td><td></td></tr>
<tr><td colspan="2">活动体位</td><td>□ 根据护理等级指导患者活动</td><td>□ 根据护理等级指导患者活动</td><td></td></tr>
<tr><td colspan="2">洗浴要求</td><td>□ 告知患者切口处伤口保护方法</td><td>□ 告知患者切口处伤口保护方法</td><td></td></tr>
</table>

（续　表）

病情变异记录	□无　□有，原因： □患者　□疾病　□医疗 □护理　□保障　□管理			□无　□有，原因： □患者　□疾病　□医疗 □护理　□保障　□管理			□无　□有，原因： □患者　□疾病　□医疗 □护理　□保障　□管理		
护士签名	白班	小夜班	大夜班	白班	小夜班	大夜班	白班	小夜班	大夜班
医师签名									

甲状腺癌行甲状腺癌根治术临床路径

一、甲状腺癌行甲状腺癌根治术临床路径标准住院流程

（一）适用对象

第一诊断为甲状腺癌（ICD-10：C73　01）行甲状腺癌根治术（ICD-9-CM-3：06.4 01）的患者。

（二）诊断依据

根据《临床诊疗指南——外科学分册》（中华医学会编著）。

1. 病史　甲状腺结节经病理检查证实为甲状腺癌。

2. 辅助检查　甲状腺B超、甲状腺功能检查，必要时行甲状腺CT检查。

（三）治疗方案的选择及依据

根据《临床诊疗指南——外科学分册》（中华医学会编著）。

1. 明确为甲状腺癌的患者。

2. 无明确手术禁忌证。

3. 征得患者和家属的同意。

（四）标准住院日为8天

（五）进入路径标准

1. 第一诊断必须符合甲状腺癌（ICD-10：C73　01）行甲状腺癌根治术（ICD-9-CM-3：06.4 01）。

2. 当患者同时具有其他疾病诊断，但在住院期间不需要特殊处理也不影响第一诊断的临床路径流程实施时，可以进入路径。

（六）术前准备（术前评估）1～2天

1. 术前评估　术前1～2天完成术前病情评估，完成必要的检查，做出术前小结、术前讨论。

（1）检查检验评估：①必须检查、检验的项目：血常规、尿常规、粪常规、血生化检查项目、感染性疾病筛查、凝血功能、甲状腺功能、胸部X线片、心电图、甲状腺超声。②根据患者情况可选择的检查、检验项目：超声心动图、血气分析或肺功能（年龄＞70岁或既往有心、肺病史者），如果肿瘤比较大可行颈部CT检查。有相关疾病者必要时请相关科室医师会诊。

（2）营养评估：根据《解放军总医院新入院患者营养风险筛查表（NRS-2002）》为新入院患者进行营养评估，评分＞3分者告知医师，必要时申请营养科医师会诊。

（3）心理评估：根据新入院患者情况申请心理科医师会诊。

(4)疼痛评估：根据《视觉模拟评分(VAS)》实施疼痛评估，评分＞7分者给予处置，必要时请疼痛科医师会诊。

(5)康复评 估：根据《入院患者康复筛查和评估表》在患者入院后24小时内进行康复筛查和评估。任何一项结果为“是”，告知医师，申请康复科医师会诊。

(6)深静脉血栓栓塞症风险评估：根据专科《深静脉血栓栓塞症评估量表》在患者入院后24小时内进行风险筛查和评估。风险结果为“高危”者，则申请血管外科或介入导管室医师会诊。

2. 术前准备

(1)术前准备：术前24小时内完成术前病情评估，完成必要的检查，做出术前小结、术前讨论。

(2)术前谈话：术者应在术前1天与患者及其亲属谈话，告知手术方案、相关风险、用血计划、术后转归、手术费用和患者及亲属权益，并履行书面知情同意手续。告知高值耗材的使用及费用。

(3)通知手术室：准备手术间、手术药品、手术物品及特殊耗材。

(4)护士做心理护理，交代注意事项：防褥疮、防跌倒、指导患者戒烟(若患者吸烟)等，并进行术前宣教。

(5)手术部位标识：术者、第一助手或经治医师在术前1天应对手术部位做体表标识，急诊手术由接诊医师或会诊外科医师标记，标记过程应有责任护士、患者及其亲属共同参与，并记入手术安排表。

(6)术前1天麻醉医师访视：制订麻醉计划、完成评估、确定麻醉方式，并记入《麻醉术前访视记录》，告知患者及其家属麻醉适应证、麻醉目的、麻醉风险、可能出现的情况及其处理原则、替代方案等，签署《麻醉知情同意书》并归入病历。

(七)药品选择及使用时机

1. 抗菌药物应用，按照《抗菌药物临床应用指导原则》(卫医发[2004]285号)和《关于抗菌药物临床应用管理有关问题的通知》(卫办医政发[2009]38号)执行。

2. 预防性抗菌药物应用

(1)不常规预防性应用抗生素，如手术时间超过3小时，视情况必要时可应用，但病程记录中需要写明应用抗生素的原因。

(2)术后72小时内停止使用抗菌药物。

(八)手术日为住院第3天

1. 手术安全核对：患者入手术间后由手术医师、麻醉医师、巡回护士和患者本人共同核对患者身份、手术部位与标识、手术方式。手术医师、麻醉医师、巡回护士三方按《手术安全核对表》逐项核对，共同签名。

2. 麻醉方式：全身麻醉。

3. 术中用药：麻醉常规用药、镇痛药等。

4. 手术方式：甲状腺单侧切除＋峡部切除＋六区淋巴结清扫术，甲状腺单侧切除＋峡部切除＋对侧次全切除＋六区淋巴结清扫术，双侧甲状腺全切＋六区淋巴结清扫术，双侧甲状腺全切＋颈部淋巴清扫术。

5. 手术器械：根据病变情况选择手术器械。

6. 指导患者活动及生活注意事项。

7. 经治医师或手术医师应即刻完成术后首次病程记录，观察患者术后病情变化。

(九)术后住院恢复5天

1. 必要时复查的项目　甲状旁腺素、血钙。

2. 术后用药

(1)抗菌药物:一般不常规使用。

(2)其他对症药物:止血药、镇痛药等。

3. 术后换药　术后第1天及出院当天给予清洁换药;其他时间根据拔除引流管时间以清洁换药。

4. 术后护理　观察患者伤口敷料有无渗出、疼痛情况,并在有异常时立即通知医师处理。

(十)出院标准

1. 患者体温正常,常规化验无明显异常。

2. 切口无异常。

3. 无与本病相关的其他并发症。

(十一)变异及原因分析

1. 围术期并发症　出血、感染、神经损伤等造成住院时间延长和费用增加。

2. 内科合并症　部分患者通常存在很多内科合并症,如脑血管疾病或心血管疾病、糖尿病、血栓等,手术可能导致这些疾病加重而需要治疗,从而延长治疗时间和增加住院费用。

3. 节假日　术前患者如住院后赶上节假日,使手术推迟,延长住院时间,增加费用。

二、甲状腺癌行甲状腺癌根治术临床路径表单

<table>
<tr><td colspan="2">适用对象</td><td colspan="3">第一诊断为甲状腺癌(ICD-10:C73　01)行甲状腺癌根治术(ICD-9-CM-3:06.4　01)的患者</td></tr>
<tr><td colspan="2">患者基本信息</td><td colspan="2">姓名:____　性别:____　年龄:____　门诊号:____
住院号:______　过敏史:______
住院日期:____年____月____日
出院日期:____年____月____日</td><td>标准住院日:8天</td></tr>
<tr><td colspan="2">时间</td><td>住院第1天</td><td>住院第2天(术前日)</td><td>住院第3天(手术日)</td></tr>
<tr><td rowspan="3">主要诊疗工作</td><td>制度落实</td><td>□ 入院2小时内经治医师或值班医师完成接诊
□ 入院24小时内主管医师完成检诊
□ 耳鼻喉科医师会诊声带情况</td><td>□ 上级医师查房
□ 组织术前讨论、术前评估和决定手术方案</td><td>□ 手术
□ 向患者或其家属交代手术过程及术后注意事项
□ 上级医师查房
□ 麻醉医师查房</td></tr>
<tr><td>病情评估</td><td>□ 经治医师询问病史与体格检查</td><td>□ 上级医师进行术前评估</td><td>□ 观察有无术后并发症并做相应处理</td></tr>
<tr><td>病历书写</td><td>□ 入院8小时内完成首次病程记录
□ 入院24小时内完成入院记录
□ 完成主管医师查房记录</td><td>□ 住院医师完成上级医师查房记录、术前小结、术前讨论等</td><td>□ 术者完成手术记录
□ 住院医师完成术后病程记录</td></tr>
</table>

（续　表）

<table>
<tr><td rowspan="3">主要诊疗工作</td><td colspan="2">知情同意</td><td>□ 患者或其家属在入院记录单上签名</td><td>□ 向患者或其家属交代围术期注意事项并签署《手术知情同意书》《自费用品协议书》《输血同意书》《委托书》(患者本人不能签名时)
□ 麻醉医师查房，向患者或其家属交代麻醉注意事项并签署《麻醉知情同意书》</td><td>□ 告知患者及其家属手术情况及术后注意事项</td></tr>
<tr><td colspan="2">手术治疗</td><td></td><td>□ 预约手术</td><td>□ 实施手术(手术安全核查记录、手术清点记录)</td></tr>
<tr><td colspan="2">其他</td><td>□ 及时通知上级医师检诊
□ 经治医师检查、整理病历资料</td><td></td><td></td></tr>
<tr><td rowspan="8">重点医嘱</td><td rowspan="4">长期医嘱</td><td>护理医嘱</td><td>□ 按普通外科护理常规
□ 三级护理</td><td>□ 按普通外科护理常规
□ 三级护理</td><td>□ 按普通外科术后护理常规
□ 一级护理</td></tr>
<tr><td>处置医嘱</td><td></td><td></td><td>□ 雾化吸入
□ 床旁备气管切开包
□ 颈部引流管记录引流量
□ 中换药
□ 心电监护</td></tr>
<tr><td>膳食医嘱</td><td>□ 普食
□ 糖尿病饮食
□ 低盐、低脂饮食
□ 低盐、低脂、糖尿病饮食</td><td>□ 普食
□ 糖尿病饮食
□ 低盐、低脂饮食
□ 低盐、低脂、糖尿病饮食</td><td>□ 流食</td></tr>
<tr><td>药物医嘱</td><td>□ 自带药(必要时)</td><td>□ 自带药(必要时)</td><td>□ 自带药(必要时)
□ 补液
□ 胃黏膜保护药，抑酸药
□ 补钙</td></tr>
<tr><td rowspan="4">临时医嘱</td><td>检查检验</td><td></td><td></td><td>□ 甲状旁腺素
□ 血钙</td></tr>
<tr><td>药物医嘱</td><td></td><td>□ 术前常规用药，如阿托品</td><td>□ 抗生素(必要时)
□ 止血药
□ 镇吐药</td></tr>
<tr><td>手术医嘱</td><td></td><td>□ 准备明日在全身麻醉下行甲状腺癌根治术
□ 术前禁食、水
□ 术前用抗生素皮试(必要时)</td><td></td></tr>
<tr><td>处置医嘱</td><td>□ 静脉抽血送检</td><td>□ 术区备皮</td><td>□ 吸氧</td></tr>
</table>

（续　表）

主要护理工作	健康宣教	□ 入院宣教（住院环境、规章制度） □ 进行护理安全指导 □ 进行等级护理、活动范围指导 □ 进行饮食指导 □ 进行关于疾病知识的宣教 □ 检查、检验项目的目的和意义	□ 术前宣教	□ 观察患者病情变化并及时报告医师 □ 术后心理疏导 □ 指导术后注意事项
	护理处置	□ 患者身份核对 □ 佩戴腕带 □ 建立入院病历，通知医师 □ 入院介绍：介绍责任护士，病区环境、设施、规章制度、基础护理服务项目 □ 询问病史，填写护理记录单首页 □ 观察病情 □ 测量基本生命体征 □ 抽血、留取标本 □ 心理护理与生活护理 □ 根据评估结果采取相应的护理措施 □ 通知检查项目及注意事项	□ 做好备皮等术前准备，交代注意事项 □ 提醒患者术前禁食、水 □ 术前心理护理	□ 与手术室护士交接 □ 术后观察病情变化 □ 测量基本生命体征 □ 心理护理与生活护理 □ 指导并监督患者治疗，遵医嘱用药 □ 根据评估结果采取相应的护理措施 □ 完成护理记录
	护理评估	□ 一般评估：生命体征、神志、皮肤、药物过敏史等 □ 专科评估：生活自理能力，足背动脉搏动、肤温、指（趾）端末梢感觉情况 □ 风险评估：评估有无跌倒、坠床、褥疮风险 □ 心理评估 □ 营养评估 □ 疼痛评估 □ 康复评估	□ 进行术前护理评估	□ 评估伤口疼痛情况 □ 观察伤口敷料有无渗出并报告医师 □ 风险评估：评估有无跌倒、坠床、引流管滑脱、液体外渗的风险
	专科护理	□ 观察颈部情况 □ 指导患者戒烟（吸烟者）	□ 协助患者洗澡、更换病员服	□ 手术后心理护理与生活护理
	饮食指导	□ 根据医嘱通知配餐员准备膳食 □ 协助患者进餐	□ 提醒患者术前禁食、水	□ 根据医嘱通知配餐员准备膳食 □ 协助患者进餐
	活动体位		□ 根据护理等级指导患者活动	□ 根据护理等级指导患者活动
	洗浴要求	□ 协助患者洗澡、更换病员服		

（续　表）

项目					
病情变异记录			□ 无　□ 有，原因： □ 患者　□ 疾病　□ 医疗 □ 护理　□ 保障　□ 管理	□ 无　□ 有，原因： □ 患者　□ 疾病　□ 医疗 □ 护理　□ 保障　□ 管理	□ 无　□ 有，原因： □ 患者　□ 疾病　□ 医疗 □ 护理　□ 保障　□ 管理
护士签名			白班　小夜班　大夜班	白班　小夜班　大夜班	白班　小夜班　大夜班
医师签名					
时间			住院第 4 天 （术后第 1 天）	住院第 5—7 天 （术后第 2—4 天）	住院第 8 天 （出院日）
主要诊疗工作	制度落实		□ 上级医师查房	□ 上级医师查房	□ 手术医师查房
主要诊疗工作	病情评估		□ 观察伤口情况、引流量及体温等生命体征情况，并做出相应处理 □ 鼓励患者早期下床活动	□ 观察伤口情况及引流量，并做相应处理（如拔除引流管）	□ 上级医师进行治疗效果、预后和出院评估 □ 出院宣教
主要诊疗工作	病历书写		□ 住院医师完成上级医师查房记录	□ 住院医师完成上级医师查房记录	□ 出院前 1 天病程记录（有上级医师指示出院） □ 出院后 24 小时内完成出院记录 □ 出院后 24 小时内完成病案首页
主要诊疗工作	知情同意				□ 告知患者及其家属出院后注意事项（指导出院后功能锻炼，复诊的时间、地点，发生紧急情况时的处理等）
主要诊疗工作	手术治疗				
主要诊疗工作	其他				□ 通知出院 □ 开具出院介绍信 □ 开具诊断证明书 □ 出院带药 □ 预约门诊复诊时间
重点医嘱	长期医嘱	护理医嘱	□ 按普通外科术后护理常规 □ 一级护理	□ 按普通外科术后护理常规 □ 二级护理	□ 按普通外科术后护理常规 □ 二级护理
重点医嘱	长期医嘱	处置医嘱			
重点医嘱	长期医嘱	膳食医嘱	□ 流食	□ 半流食	□ 半流食
重点医嘱	长期医嘱	药物医嘱	□ 自带药（必要时） □ 补液 □ 胃黏膜保护药，抑酸药 □ 补钙		

（续　表）

<table>
<tr><td rowspan="4">重点医嘱</td><td rowspan="4">临时医嘱</td><td>检查检验</td><td colspan="3">□ 甲状旁腺素（必要时复查）
□ 血钙（必要时复查）</td><td colspan="3"></td><td colspan="3"></td></tr>
<tr><td>药物医嘱</td><td colspan="3">□ 抗生素（必要时）</td><td colspan="3"></td><td colspan="3"></td></tr>
<tr><td>手术医嘱</td><td colspan="3"></td><td colspan="3"></td><td colspan="3"></td></tr>
<tr><td>处置医嘱</td><td colspan="3">□ 静脉抽血送检
□ 吸氧</td><td colspan="3"></td><td colspan="3">□ 大换药
□ 出院</td></tr>
<tr><td rowspan="8">主要护理工作</td><td colspan="2">健康宣教</td><td colspan="3">□ 术后心理疏导
□ 指导术后注意事项</td><td colspan="3">□ 术后心理疏导
□ 指导术后注意事项</td><td colspan="3">□ 出院宣教（康复训练方法、用药指导、换药时间及注意事项、复查时间等）</td></tr>
<tr><td colspan="2">护理处置</td><td colspan="3">□ 心理护理与生活护理
□ 指导并监督患者治疗，遵医嘱用药
□ 根据评估结果采取相应的护理措施
□ 完成护理记录</td><td colspan="3">□ 心理护理与生活护理
□ 指导并监督患者治疗，遵医嘱用药
□ 根据评估结果采取相应的护理措施
□ 完成护理记录</td><td colspan="3">□ 观察患者情况
□ 核对患者医疗费用
□ 协助患者办理出院手续
□ 整理床单位</td></tr>
<tr><td colspan="2">护理评估</td><td colspan="3">□ 评估伤口疼痛情况
□ 观察伤口敷料有无渗出并报告医师</td><td colspan="3">□ 评估伤口疼痛情况
□ 观察伤口敷料有无渗出并报告医师</td><td colspan="3"></td></tr>
<tr><td colspan="2">专科护理</td><td colspan="3">□ 手术后心理护理与生活护理</td><td colspan="3">□ 手术后心理护理与生活护理</td><td colspan="3">□ 手术后心理护理与生活护理</td></tr>
<tr><td colspan="2">饮食指导</td><td colspan="3">□ 协助患者进餐</td><td colspan="3">□ 协助患者进餐</td><td colspan="3"></td></tr>
<tr><td colspan="2">活动体位</td><td colspan="3">□ 根据护理等级指导患者活动</td><td colspan="3">□ 根据护理等级指导患者活动</td><td colspan="3"></td></tr>
<tr><td colspan="2">洗浴要求</td><td colspan="3">□ 告知患者切口处伤口保护方法</td><td colspan="3">□ 告知患者切口处伤口保护方法</td><td colspan="3"></td></tr>
<tr><td colspan="2"></td><td colspan="3"></td><td colspan="3"></td><td colspan="3"></td></tr>
<tr><td colspan="3">病情变异记录</td><td colspan="3">□ 无　□ 有，原因：
□ 患者　□ 疾病　□ 医疗
□ 护理　□ 保障　□ 管理</td><td colspan="3">□ 无　□ 有，原因：
□ 患者　□ 疾病　□ 医疗
□ 护理　□ 保障　□ 管理</td><td colspan="3">□ 无　□ 有，原因：
□ 患者　□ 疾病　□ 医疗
□ 护理　□ 保障　□ 管理</td></tr>
<tr><td colspan="3" rowspan="2">护士签名</td><td>白班</td><td>小夜班</td><td>大夜班</td><td>白班</td><td>小夜班</td><td>大夜班</td><td>白班</td><td>小夜班</td><td>大夜班</td></tr>
<tr><td></td><td></td><td></td><td></td><td></td><td></td><td></td><td></td><td></td></tr>
<tr><td colspan="3">医师签名</td><td colspan="3"></td><td colspan="3"></td><td colspan="3"></td></tr>
</table>

甲状腺癌术后复发行残留甲状腺切除＋淋巴结清除术或单纯淋巴结清扫术临床路径

一、甲状腺癌术后复发行残留甲状腺切除＋淋巴结清除术或单纯淋巴结清扫术临床路径标准住院流程

(一)适用对象

第一诊断为甲状腺癌术后复发(ICD-10:C73 01)行残留甲状腺切除＋淋巴结清除术或单纯淋巴结清扫术(ICD-9-CM-3:06.3912 伴 40.2901)的患者。

(二)诊断依据

根据《UICC 甲状腺癌诊疗规范(2008 年版)》和《AJCC 甲状腺癌诊疗规范(2008 年版)》及《NCCN 甲状腺癌临床实践指南》(中国版,2010 年)。

1. 一侧腺叶及峡部切除术后,对侧甲状腺有新的占位。

2. 全甲状腺切除术后,淋巴结转移复发。

3. 甲状腺癌术后,出现远处转移。

(三)治疗方案的选择及依据

根据《UICC 甲状腺癌诊疗规范(2008 年版)》和《AJCC 甲状腺癌诊疗规范(2008 年版)》及《NCCN 甲状腺癌临床实践指南》(中国版,2010 年)。

1. 原发灶处理

(1)一侧腺叶和峡部切除,以及同侧Ⅴ1 区探查,清扫转移淋巴结。

(2)全甲状腺切除及双侧Ⅴ1 区清扫(双侧有癌灶或高危病例)。

2. 颈部淋巴结处理　颈淋巴结证实有转移者行同侧或双侧颈淋巴结清扫(Ⅱ～Ⅴ1 区),N0 者可以观察。

3. 姑息性手术和(或)气管造口术　适用于肿瘤晚期无法彻底切除者。

4. 其他术式　如具备手术条件,对累及周围组织、器官的患者,行扩大切除及修复术。

5. 其他治疗

(1)^{131}I 治疗:适用于全甲状腺或近全甲状腺切除后的甲状腺乳头状癌(PTC)及甲状腺滤泡状癌(FTC),大多用于已有肺转移及骨转移者。

(2)TSH 抑制治疗:TSH 应控制在 0.1μU/L 以下。

(3)骨转移者可用双磷酸盐。

(四)标准住院日为 9～14 天

(五)进入路径标准

1. 甲状腺癌术后复发(ICD-10:C73 01)行残留甲状腺切除＋淋巴结清除术或单纯淋巴结清扫术(ICD-9-CM-3:06.3912 伴 40.2901)。

2. 年龄:18－80 岁。

3. 当患者同时具有其他疾病诊断,但在住院期间不需要特殊处理也不影响第一诊断的临床路径流程实施时,可以进入路径。

（六）术前准备（术前评估）1～3 天

1. 术前评估　术前 1～3 天完成术前病情评估，完成必要的检查，做出术前小结、术前讨论。

（1）检查检验评估：①必须检查、检验的项目包括：血常规、尿常规、粪常规、血生化检查项目、感染性疾病筛查、凝血功能、甲状腺功能、胸部 X 线片、心电图、甲状腺超声。②根据患者情况可选择检查、检验的项目包括超声心动图、血气分析或肺功能（年龄＞70 岁或既往有心、肺病史者）、如果肿瘤比较大可行颈部 CT 检查。有相关疾病者必要时请相关科室医师会诊。

（2）营养评估：由护士根据《解放军总医院新入院患者营养风险筛查表（NRS-2002）》为新入院患者进行营养评估，评分＞3 分者告知医师，必要时申请营养科医师会诊。

（3）心理评估：由心理科医师根据病情需要实施评估。

（4）疼痛评估：根据《视觉模拟评分（VAS）》实施疼痛评估，评分＞7 分者给予处置，必要时请疼痛科医师会诊。

（5）康复评估：由护士根据《入院患者康复筛查和评估表》在患者入院后 24 小时内进行康复筛查和评估。任何一项结果为“是”，告知医师，申请康复科医师会诊。

（6）深静脉血栓栓塞症风险评估：根据专科《深静脉血栓栓塞症评估量表》，在患者入院后 24 小时内进行风险筛查和评估。风险结果为“高危”者，则申请血管外科或介入导管室医师会诊。

2. 术前准备

（1）术前准备：术前 24 小时内完成术前病情评估，完成必要的检查，做出术前小结、术前讨论。

（2）术前谈话：术者应在术前 1 天与患者及其亲属谈话，告知手术方案、相关风险、用血计划、术后转归、手术费用和患者及亲属权益，并履行书面知情同意手续。告知高值耗材的使用及费用。

（3）通知手术室：准备手术间、手术药品、手术物品及特殊耗材。

（4）护士做心理护理，交代注意事项：防褥疮、防跌倒、指导患者戒烟（若患者吸烟）等，并进行术前宣教。

（5）手术部位标识：术者、第一助手或经治医师在术前 1 天应对手术部位做体表标识，急诊手术由接诊医师或会诊外科医师标记，标记过程应有责任护士、患者及其亲属共同参与，并记入手术安排表。

（6）术前 1 天麻醉医师访视：制订麻醉计划、完成评估、确定麻醉方式，并记入《麻醉术前访视记录》，告知患者及其家属麻醉适应证、麻醉目的、麻醉风险、可能出现的情况及其处理原则、替代方案等，签署《麻醉知情同意书》并归入病历。

（七）药品选择及使用时机

1. 抗菌药物应用，按照《抗菌药物临床应用指导原则》（卫医发[2004]285 号）和《关于抗菌药物临床应用管理有关问题的通知》（卫办医政发[2009]38 号）执行。

2. 预防性抗菌药物应用

（1）不常规预防性应用抗生素，如手术时间超过 3 小时，视情况必要时可应用，但病程记录中需要写明应用抗生素的原因。

（2）术后 72 小时内停止使用抗菌药物。

(八)手术日为住院第4天

1. 手术安全核对:患者入手术间后由手术医师、麻醉医师、巡回护士和患者本人共同核对患者身份、手术部位与标识、手术方式。手术医师、麻醉医师、巡回护士三方按《手术安全核对表》逐项核对,共同签名。

2. 手术方式:残留甲状腺切除+淋巴结清除术或单纯淋巴结清扫术。

3. 麻醉方式:全身麻醉。

4. 术中用药:麻醉常规用药、镇痛药等。

5. 手术器械:根据病变情况选择手术器械。

6. 指导患者活动及生活注意事项。

7. 经治医师或手术医师应即刻完成术后首次病程记录,观察患者术后病情变化。

(九)术后住院恢复5～10天

1. *必须复查的检查项目*　血常规、甲状腺功能。

2. *必要时复查的项目*　甲状旁腺素、血钙。

3. *术后用药*

(1)抗菌药物:一般不常规使用。

(2)其他对症药物:止血药、镇痛药等。

4. *术后换药*　术后第1天及出院当天给予清洁换药;其他时间根据拔除引流管时间以清洁换药。

5. *术后护理*　观察患者伤口敷料有无渗出、疼痛情况,并在有异常时立即通知医师处理。

(十)出院标准

1. 患者无发热,无咳嗽及咳痰,无声嘶及饮水呛咳,无口周及肢端麻木,无抽搐,饮食及大、小便正常。

2. 体格检查:生命体征平稳。颈部切口无红肿及渗出,Ⅰ级或甲级愈合。

(十一)变异及原因分析

1. *患者原因导致的变异*　如不同意治疗方案、个人原因要求出(转)院、院外服用手术禁忌药、月经期、对诊疗计划不满要求出路径、相关检查或检验院外(门诊)已做等。

2. *围术期并发症*　出血、感染、神经损伤等造成住院时间延长和费用增加。

3. *内科合并症*　部分患者通常存在很多内科合并症,如脑血管疾病或心血管疾病、糖尿病、血栓等,手术可能导致这些疾病加重而需要治疗,从而延长治疗时间和增加住院费用。

4. *节假日*　术前患者如住院后赶上节假日,使手术推迟,延长住院时间,增加费用。

5. *辅诊科室原因导致的变异*　如检查、检验、手术等(不及时、结果错报、操作部位或方式错误、标本不合格)、报告(不及时、结果错报、标本不合格)等原因延长住院时间、增加费用等。

6. *管理原因导致的变异*　如系统暂不支持、系统瘫痪、需要修订流程、需要修订制度等。

二、甲状腺癌术后复发行残留甲状腺切除＋淋巴结清除术或单纯淋巴结清扫术临床路径表单

适用对象		第一诊断为甲状腺癌术后复发(ICD-10:C73 01)行残留甲状腺切除＋淋巴结清除术或单纯淋巴结清扫术(ICD-9-CM-3:06.3912 伴 40.2901)的患者		
患者基本信息		姓名:____ 性别:____ 年龄:____ 门诊号:____ 住院号:______ 过敏史:______ 住院日期:____年____月____日 出院日期:____年____月____日		标准住院日:9～14 天
时间		住院第 1 天	住院第 2—3 天(术前日)	住院第 4 天(手术日)
主要诊疗工作	制度落实	□ 入院 2 小时内经治医师或值班医师完成接诊 □ 入院 24 小时内主管医师完成检诊 □ 耳鼻喉科医师会诊声带情况	□ 上级医师查房 □ 组织术前讨论、术前评估和决定手术方案	□ 手术 □ 向患者或其家属交代手术过程及术后注意事项 □ 上级医师查房 □ 麻醉医师查房
	病情评估	□ 经治医师询问病史与体格检查 □ 完成深静脉血栓栓塞症风险评分	□ 上级医师进行术前评估	□ 观察有无术后并发症并做相应处理
	病历书写	□ 入院 8 小时内完成首次病程记录 □ 入院 24 小时内完成入院记录 □ 完成主管医师查房记录	□ 住院医师完成上级医师查房记录、术前小结、术前讨论等	□ 术者完成手术记录 □ 住院医师完成术后病程记录
	知情同意	□ 患者或其家属在入院记录单上签名	□ 向患者或其家属交代围术期注意事项并签署《手术知情同意书》《自费用品协议书》《输血同意书》《委托书》(患者本人不能签名时) □ 麻醉医师查房,向患者或其家属交代麻醉注意事项并签署《麻醉知情同意书》	□ 告知患者及其家属手术情况及术后注意事项
	手术治疗		□ 预约手术	□ 实施手术(手术安全核查记录、手术清点记录)
	其他	□ 及时通知上级医师检诊 □ 经治医师检查、整理病历资料		

（续 表）

重点医嘱	长期医嘱	护理医嘱	□ 按普通外科护理常规 □ 三级护理	□ 按普通外科护理常规 □ 三级护理	□ 按普通外科术后护理常规 □ 一级护理
		处置医嘱			□ 雾化吸入 □ 床旁备气管切开包 □ 颈部引流管记录引流量 □ 中换药 □ 心电监护
		膳食医嘱	□ 普食 □ 糖尿病饮食 □ 低盐、低脂饮食 □ 低盐、低脂、糖尿病饮食	□ 普食 □ 糖尿病饮食 □ 低盐、低脂饮食 □ 低盐、低脂、糖尿病饮食	□ 流食
		药物医嘱	□ 自带药(必要时)	□ 自带药(必要时)	□ 自带药(必要时) □ 补液 □ 胃黏膜保护药、抑酸药 □ 补钙
	临时医嘱	检查检验	□ 血常规(含C反应蛋白+IL-6) □ 尿常规 □ 粪常规 □ 血生化检验项目 □ 凝血四项 □ 血清术前八项 □ 甲状腺功能 □ 全段甲状旁腺 □ X线胸片 □ 心电图 □ 腹部超声 □ 超声心动图(必要时) □ 血气分析(必要时) □ 肺功能(必要时) □ 颈部CT(必要时)		□ 甲状旁腺素 □ 血钙
		药物医嘱		□ 术前常规用药，如阿托品	□ 抗生素(必要时) □ 止血药 □ 镇吐药
		手术医嘱		□ 准备明日在全身麻醉下行残留甲状腺切除+淋巴结清除术或单纯淋巴结清扫术 □ 术前禁食、水 □ 术前用抗生素皮试(必要时)	
		处置医嘱	□ 静脉抽血送检	□ 术区备皮	□ 吸氧

（续　表）

主要护理工作	健康宣教	□ 入院宣教(住院环境、规章制度) □ 进行护理安全指导 □ 进行等级护理、活动范围指导 □ 进行饮食指导 □ 进行关于疾病知识的宣教 □ 检查、检验项目的目的和意义	□ 术前宣教	□ 观察患者病情变化并及时报告医师 □ 术后心理疏导 □ 指导术后注意事项
	护理处置	□ 患者身份核对 □ 佩戴腕带 □ 建立入院病历，通知医师 □ 入院介绍：介绍责任护士，病区环境、设施、规章制度、基础护理服务项目 □ 询问病史，填写护理记录单首页 □ 观察病情 □ 测量基本生命体征 □ 抽血、留取标本 □ 心理护理与生活护理 □ 根据评估结果采取相应的护理措施 □ 通知检查项目及注意事项	□ 做好备皮等术前准备，交代注意事项 □ 提醒患者术前禁食、水 □ 术前心理护理	□ 与手术室护士交接 □ 术后观察病情变化 □ 测量基本生命体征 □ 心理护理与生活护理 □ 指导并监督患者治疗，遵医嘱用药 □ 根据评估结果采取相应的护理措施 □ 完成护理记录
	护理评估	□ 一般评估：生命体征、神志、皮肤、药物过敏史等 □ 专科评估：生活自理能力，足背动脉搏动、肤温、指(趾)端末梢感觉情况 □ 风险评估：评估有无跌倒、坠床、褥疮风险 □ 心理评估 □ 营养评估 □ 疼痛评估 □ 康复评估	□ 进行术前护理评估	□ 评估伤口疼痛情况 □ 观察伤口敷料有无渗出并报告医师 □ 风险评估：评估有无跌倒、坠床、引流管滑脱、液体外渗的风险
	专科护理	□ 观察颈部情况 □ 指导患者戒烟(吸烟者)	□ 协助患者洗澡、更换病员服	□ 手术后心理护理与生活护理
	饮食指导	□ 根据医嘱通知配餐员准备膳食 □ 协助患者进餐	□ 提醒患者术前禁食、水	□ 根据医嘱通知配餐员准备膳食 □ 协助患者进餐
	活动体位		□ 根据护理等级指导患者活动	□ 根据护理等级指导患者活动
	洗浴要求	□ 协助患者洗澡、更换病员服		

（续　表）

<table>
<tr><td colspan="3">病情变异记录</td><td colspan="3">□ 无　□ 有，原因：
□ 患者　□ 疾病　□ 医疗
□ 护理　□ 保障　□ 管理</td><td colspan="3">□ 无　□ 有，原因：
□ 患者　□ 疾病　□ 医疗
□ 护理　□ 保障　□ 管理</td><td colspan="3">□ 无　□ 有，原因：
□ 患者　□ 疾病　□ 医疗
□ 护理　□ 保障　□ 管理</td></tr>
<tr><td colspan="3" rowspan="2">护士签名</td><td>白班</td><td>小夜班</td><td>大夜班</td><td>白班</td><td>小夜班</td><td>大夜班</td><td>白班</td><td>小夜班</td><td>大夜班</td></tr>
<tr><td></td><td></td><td></td><td></td><td></td><td></td><td></td><td></td><td></td></tr>
<tr><td colspan="3">医师签名</td><td colspan="3"></td><td colspan="3"></td><td colspan="3"></td></tr>
<tr><td colspan="3">时间</td><td colspan="3">住院第 5 天
（术后第 1 天）</td><td colspan="3">住院第 6—8 天
（术后第 2—4 天）</td><td colspan="3">住院第 9—14 天
（出院日）</td></tr>
<tr><td rowspan="6">主要诊疗工作</td><td colspan="2">制度落实</td><td colspan="3">□ 上级医师查房</td><td colspan="3">□ 上级医师查房</td><td colspan="3">□ 手术医师查房</td></tr>
<tr><td colspan="2">病情评估</td><td colspan="3">□ 观察伤口情况、引流量及体温等生命体征情况，并做出相应处理
□ 鼓励患者早期下床活动</td><td colspan="3">□ 观察伤口情况及引流量，并做相应处理（如拔除引流管）</td><td colspan="3">□ 上级医师进行治疗效果、预后和出院评估
□ 出院宣教</td></tr>
<tr><td colspan="2">病历书写</td><td colspan="3">□ 住院医师完成上级医师查房记录</td><td colspan="3">□ 住院医师完成上级医师查房记录</td><td colspan="3">□ 出院前 1 天病程记录（有上级医师指示出院）
□ 出院后 24 小时内完成出院记录
□ 出院后 24 小时内完成病案首页</td></tr>
<tr><td colspan="2">知情同意</td><td colspan="3"></td><td colspan="3"></td><td colspan="3">□ 告知患者及其家属出院后注意事项（指导出院后功能锻炼，复诊的时间、地点，发生紧急情况时的处理等）</td></tr>
<tr><td colspan="2">手术治疗</td><td colspan="3"></td><td colspan="3"></td><td colspan="3"></td></tr>
<tr><td colspan="2">其他</td><td colspan="3"></td><td colspan="3"></td><td colspan="3">□ 通知出院
□ 开具出院介绍信
□ 开具诊断证明书
□ 出院带药
□ 预约门诊复诊时间</td></tr>
<tr><td rowspan="4">重点医嘱</td><td rowspan="4">长期医嘱</td><td>护理医嘱</td><td colspan="3">□ 按普通外科术后护理常规
□ 一级护理</td><td colspan="3">□ 按普通外科术后护理常规
□ 二级护理</td><td colspan="3">□ 按普通外科术后护理常规
□ 二级护理</td></tr>
<tr><td>处置医嘱</td><td colspan="3"></td><td colspan="3"></td><td colspan="3"></td></tr>
<tr><td>膳食医嘱</td><td colspan="3">□ 流食</td><td colspan="3">□ 半流食</td><td colspan="3">□ 半流食</td></tr>
<tr><td>药物医嘱</td><td colspan="3">□ 自带药（必要时）
□ 补液
□ 胃黏膜保护药，抑酸药
□ 补钙</td><td colspan="3"></td><td colspan="3"></td></tr>
</table>

（续　表）

<table>
<tr><td rowspan="5">重点医嘱</td><td rowspan="5">临时医嘱</td><td>检查检验</td><td colspan="3">□ 甲状旁腺素（必要时复查）
□ 血钙（必要时复查）</td><td colspan="3"></td><td colspan="3"></td></tr>
<tr><td>药物医嘱</td><td colspan="3">□ 抗生素（必要时）</td><td colspan="3"></td><td colspan="3"></td></tr>
<tr><td>手术医嘱</td><td colspan="3"></td><td colspan="3"></td><td colspan="3"></td></tr>
<tr><td>处置医嘱</td><td colspan="3">□ 静脉抽血送检
□ 吸氧</td><td colspan="3">□ 大换药</td><td colspan="3">□ 拆线、换药
□ 出院</td></tr>
<tr></tr>
<tr><td rowspan="8">主要护理工作</td><td colspan="2">健康宣教</td><td colspan="3">□ 术后心理疏导
□ 指导术后注意事项</td><td colspan="3">□ 术后心理疏导
□ 指导术后注意事项</td><td colspan="3">□ 出院宣教（康复训练方法、用药指导、换药时间及注意事项、复查时间等）</td></tr>
<tr><td colspan="2">护理处置</td><td colspan="3">□ 心理护理与生活护理
□ 指导并监督患者治疗，遵医嘱用药
□ 根据评估结果采取相应的护理措施
□ 完成护理记录</td><td colspan="3">□ 心理护理与生活护理
□ 指导并监督患者治疗，遵医嘱用药
□ 根据评估结果采取相应的护理措施
□ 完成护理记录</td><td colspan="3">□ 观察患者情况
□ 核对患者医疗费用
□ 协助患者办理出院手续
□ 整理床单位</td></tr>
<tr><td colspan="2">护理评估</td><td colspan="3">□ 评估伤口疼痛情况
□ 观察伤口敷料有无渗出并报告医师</td><td colspan="3">□ 评估伤口疼痛情况
□ 观察伤口敷料有无渗出并报告医师</td><td colspan="3"></td></tr>
<tr><td colspan="2">专科护理</td><td colspan="3">□ 手术后心理护理与生活护理</td><td colspan="3">□ 手术后心理护理与生活护理</td><td colspan="3">□ 手术后心理护理与生活护理</td></tr>
<tr><td colspan="2">饮食指导</td><td colspan="3">□ 协助患者进餐</td><td colspan="3">□ 协助患者进餐</td><td colspan="3"></td></tr>
<tr><td colspan="2">活动体位</td><td colspan="3">□ 根据护理等级指导患者活动</td><td colspan="3">□ 根据护理等级指导患者活动</td><td colspan="3"></td></tr>
<tr><td colspan="2">洗浴要求</td><td colspan="3">□ 告知患者切口处伤口保护方法</td><td colspan="3">□ 告知患者切口处伤口保护方法</td><td colspan="3"></td></tr>
<tr></tr>
<tr><td colspan="3">病情变异记录</td><td colspan="3">□ 无　□ 有，原因：
□ 患者　□ 疾病　□ 医疗
□ 护理　□ 保障　□ 管理</td><td colspan="3">□ 无　□ 有，原因：
□ 患者　□ 疾病　□ 医疗
□ 护理　□ 保障　□ 管理</td><td colspan="3">□ 无　□ 有，原因：
□ 患者　□ 疾病　□ 医疗
□ 护理　□ 保障　□ 管理</td></tr>
<tr><td colspan="3" rowspan="2">护士签名</td><td>白班</td><td>小夜班</td><td>大夜班</td><td>白班</td><td>小夜班</td><td>大夜班</td><td>白班</td><td>小夜班</td><td>大夜班</td></tr>
<tr><td></td><td></td><td></td><td></td><td></td><td></td><td></td><td></td><td></td></tr>
<tr><td colspan="3">医师签名</td><td colspan="3"></td><td colspan="3"></td><td colspan="3"></td></tr>
</table>

甲状腺功能亢进症行甲状腺大部分切除术临床路径

一、甲状腺功能亢进症行甲状腺大部分切除术临床路径标准住院流程

(一)适用对象

第一诊断为甲状腺功能亢进症(ICD-10:E05.803)行甲状腺大部分切除术(ICD-9-CM-3:06.39)的患者。

(二)诊断依据

根据《临床诊疗指南——外科学分册》(中华医学会编著)。

1. 病史　患者具有性情急躁、容易激动、失眠、怕热、多汗、皮肤潮湿、食欲亢进,但却消瘦、体重减轻、心悸、脉快有力(脉率常在每分钟100次以上,休息及睡眠时仍快)、脉压增大(主要由于收缩压升高)、内分泌紊乱(如月经失调),以及无力、易疲劳、出现肢体近端肌萎缩等临床表现。

2. 辅助检查　甲状腺B超、甲状腺功能检查、必要时行甲状腺CT检查。

(三)治疗方案的选择及依据

根据《临床诊疗指南——外科学分册》(中华医学会编著)。

1. 明确为甲状腺功能亢进症的患者。

2. 无明确手术禁忌证。

3. 征得患者和家属的同意。

(四)标准住院日为8天

(五)进入路径标准

1. 第一诊断必须符合甲状腺功能亢进症(ICD-10:E05.803)行甲状腺大部分切除术(ICD-9-CM-3:06.39)。

2. 当患者同时具有其他疾病诊断,但在住院期间不需要特殊处理也不影响第一诊断的临床路径流程实施时,可以进入路径。

(六)术前准备(术前评估)1～2天

1. 术前评估　术前1～2天完成术前病情评估,完成必要的检查,做出术前小结、术前讨论。

(1)必须检查的项目:①血常规、尿常规、粪常规、血生化检查项目、感染性疾病筛查、凝血功能、甲状腺功能。②胸部X线片、心电图。③甲状腺超声,必要时行CT检查。

(2)根据患者病情可选择的项目:①超声心动图、血气分析或肺功能(年龄>70岁或既往有心、肺病史者)。②有相关疾病者必要时请相关科室医师会诊。

(3)根据《解放军总医院新入院患者营养风险筛查表(NRS-2002)》为新入院患者进行营养评估,评分≥3分者给予处置,必要时申请营养科医师会诊。

(4)心理评估:根据新入院患者情况申请心理科医师会诊。

(5)疼痛评估:根据《视觉模拟评分(VAS)》实施疼痛评估,评分>7分者给予处置,必要时请疼痛科医师会诊。

(6)康复评估:根据《入院患者康复筛查和评估表》在患者入院后24小时内进行康复筛查和评估。任何一项结果为“是”,告知医师,申请康复科医师会诊。

2. 术前准备

(1)术前谈话:术者应在术前1天与患者及其亲属谈话,告知手术方案、相关风险、用血计划、术后转归、手术费用和患者及亲属权益,并履行书面知情同意手续。告知高值耗材的使用及费用。

(2)通知手术室准备手术间、手术药品、手术物品及特殊耗材。

(3)护士做心理护理,交代注意事项:防褥疮、防跌倒、指导患者戒烟(若患者吸烟)等,并进行术前宣教。

(4)手术部位标识:术者、第一助手或经治医师在术前1天应对手术部位做体表标识,急诊手术由接诊医师或会诊外科医师标记,标记过程应有责任护士、患者及其亲属共同参与,并记入手术安排表。

(5)术前1天麻醉医师访视:制订麻醉计划、完成评估、确定麻醉方式,并记入《麻醉术前访视记录》,告知患者及其家属麻醉适应证、麻醉目的、麻醉风险、可能出现的情况及其处理原则、替代方案等,签署《麻醉知情同意书》并归入病历。

(七)药品选择及使用时机

1. 抗菌药物应用,按照《抗菌药物临床应用指导原则》(卫医发[2004]285号)和《关于抗菌药物临床应用管理有关问题的通知》(卫办医政发[2009]38号)执行。

2. 预防性抗菌药物应用

(1)不常规预防性应用抗生素,如手术时间超过3小时,视情况必要时可应用,但病程记录中需要写明应用抗生素的原因。

(2)术后72小时内停止使用抗菌药物。

(八)手术日为住院第3天

1. 手术安全核对:患者入手术间后由手术医师、麻醉医师、巡回护士和患者本人共同核对患者身份、手术部位与标识、手术方式。手术医师、麻醉医师、巡回护士三方按《手术安全核对表》逐项核对,共同签名。

2. 麻醉方式:全身麻醉。

3. 术中用药:麻醉常规用药、镇痛药等。

4. 手术方式:甲状腺大部切除术。

5. 手术器械:根据病变情况选择手术器械。

6. 指导患者活动及生活注意事项。

7. 经治医师或手术医师应即刻完成术后首次病程记录,观察患者术后病情变化。

(九)术后住院恢复5天

1. 必要时复查的项目　血常规、甲状腺功能。

2. 术后用药

(1)抗菌药物:一般不常规使用。

(2)其他对症药物:止血药、镇痛药等。

3. 术后换药　术后第1天及出院当天给予清洁换药;其他时间根据拔除引流管时间以清洁换药。

4. 术后护理　观察患者伤口敷料有无渗出、疼痛情况，并在有异常时立即通知医师处理。

(十)出院标准

1. 患者无发热，无咳嗽及咳痰，无声嘶及饮水呛咳，无口周及肢端麻木，无抽搐，饮食及大、小便正常。

2. 体格检查：生命体征平稳。颈部切口无红肿及渗出，Ⅰ级或甲级愈合。

(十一)变异及原因分析

1. 患者原因导致的变异　如不同意治疗方案、个人原因要求出(转)院、院外服用手术禁忌药、月经期、对诊疗计划不满要求出路径、相关检查或检验院外(门诊)已做等。

2. 围术期并发症　出血、感染、神经损伤等造成住院时间延长和费用增加。

3. 内科合并症　部分患者通常存在很多内科合并症，如脑血管疾病或心血管疾病、糖尿病、血栓等，手术可能导致这些疾病加重而需要治疗，从而延长治疗时间和增加住院费用。

4. 节假日　术前患者如住院后赶上节假日，使手术推迟，延长住院时间，增加费用。

5. 辅诊科室原因导致的变异　如检查、检验、手术、病理检查等(不及时、结果错报、操作部位或方式错误、标本不合格)、报告(不及时、结果错报、标本不合格)等原因延长住院时间、增加费用等。

6. 管理原因导致的变异　如系统暂不支持、系统瘫痪、需要修订流程、需要修订制度等。

二、甲状腺功能亢进症行甲状腺大部分切除术临床路径表单

<table>
<tr><td colspan="2">适用对象</td><td colspan="3">第一诊断为甲状腺功能亢进症(ICD-10:E05.803)行甲状腺大部分切除术(ICD-9-CM-3:06.39)的患者</td></tr>
<tr><td colspan="2">患者基本信息</td><td colspan="2">姓名:____　性别:____　年龄:____　门诊号:____
住院号:______　过敏史:______
住院日期:____年____月____日
出院日期:____年____月____日</td><td>标准住院日:8天</td></tr>
<tr><td colspan="2">时间</td><td>住院第1天</td><td>住院第2天(术前日)</td><td>住院第3天(手术日)</td></tr>
<tr><td rowspan="2">主要诊疗工作</td><td>制度落实</td><td>□ 入院2小时内经治医师或值班医师完成接诊
□ 入院24小时内主管医师完成检诊
□ 耳鼻喉科医师会诊声带情况</td><td>□ 上级医师查房
□ 组织术前讨论、术前评估和决定手术方案</td><td>□ 手术
□ 向患者或其家属交代手术过程及术后注意事项
□ 上级医师查房
□ 麻醉医师查房</td></tr>
<tr><td>病情评估</td><td>□ 经治医师询问病史与体格检查
□ 完成深静脉血栓栓塞症风险评分</td><td>□ 上级医师进行术前评估</td><td>□ 观察有无术后并发症并做相应处理</td></tr>
</table>

（续　表）

主要诊疗工作	病历书写		□ 入院8小时内完成首次病程记录 □ 入院24小时内完成入院记录 □ 完成主管医师查房记录	□ 住院医师完成上级医师查房记录、术前小结、术前讨论等	□ 术者完成手术记录 □ 住院医师完成术后病程记录
	知情同意		□ 患者或其家属在入院记录单上签名	□ 向患者或其家属交代围术期注意事项并签署《手术知情同意书》《自费用品协议书》《输血同意书》《委托书》(患者本人不能签名时) □ 麻醉医师查房，向患者或其家属交代麻醉注意事项并签署《麻醉知情同意书》	□ 告知患者及其家属手术情况及术后注意事项
	手术治疗			□ 预约手术	□ 实施手术(手术安全核查记录、手术清点记录)
	其他		□ 及时通知上级医师检诊 □ 经治医师检查、整理病历资料		
重点医嘱	长期医嘱	护理医嘱	□ 按普通外科护理常规 □ 三级护理	□ 按普通外科护理常规 □ 三级护理	□ 按普通外科术后护理常规 □ 一级护理
		处置医嘱			□ 雾化吸入 □ 床旁备气管切开包 □ 颈部引流管并记录引流量 □ 中换药 □ 心电监护
		膳食医嘱	□ 普食 □ 糖尿病饮食 □ 低盐、低脂饮食 □ 低盐、低脂、糖尿病饮食	□ 普食 □ 糖尿病饮食 □ 低盐、低脂饮食 □ 低盐、低脂、糖尿病饮食	□ 流食
		药物医嘱	□ 自带药(必要时)	□ 自带药(必要时)	□ 自带药(必要时) □ 补液 □ 胃黏膜保护药、抑酸药 □ 补钙
	临时医嘱	检查检验	□ 血常规(含C反应蛋白+IL-6) □ 尿常规 □ 粪常规 □ 血生化检验项目 □ 凝血四项		□ 甲状旁腺素 □ 血钙

（续　表）

<table>
<tr><td rowspan="5">重点医嘱</td><td rowspan="5">临时医嘱</td><td>检查检验</td><td>□ 血清术前八项
□ 甲状腺功能
□ 全段甲状旁腺
□ X 线胸片
□ 心电图
□ 腹部超声
□ 超声心动图（必要时）
□ 血气分析（必要时）
□ 肺功能（必要时）
□ 颈部 CT（必要时）</td><td></td><td></td></tr>
<tr><td>药物医嘱</td><td></td><td>□ 术前常规用药，如阿托品</td><td>□ 抗生素（必要时）
□ 止血药
□ 镇吐药</td></tr>
<tr><td>手术医嘱</td><td></td><td>□ 准备明日在全身麻醉下行甲状腺大部分切除术
□ 术前禁食、水
□ 术前用抗生素皮试（必要时）</td><td></td></tr>
<tr><td>处置医嘱</td><td>□ 静脉抽血送检</td><td>□ 术区备皮</td><td>□ 吸氧</td></tr>
<tr style="display:none"><td></td><td></td><td></td><td></td></tr>
<tr><td rowspan="2">主要护理工作</td><td colspan="2">健康宣教</td><td>□ 入院宣教（住院环境、规章制度）
□ 进行护理安全指导
□ 进行等级护理、活动范围指导
□ 进行饮食指导
□ 进行关于疾病知识的宣教
□ 检查、检验项目的目的和意义</td><td>□ 术前宣教</td><td>□ 观察患者病情变化并及时报告医师
□ 术后心理疏导
□ 指导术后注意事项</td></tr>
<tr><td colspan="2">护理处置</td><td>□ 患者身份核对
□ 佩戴腕带
□ 建立入院病历，通知医师
□ 入院介绍：介绍责任护士，病区环境、设施、规章制度、基础护理服务项目
□ 询问病史，填写护理记录单首页
□ 观察病情
□ 测量基本生命体征
□ 抽血、留取标本
□ 心理护理与生活护理
□ 根据评估结果采取相应的护理措施
□ 通知检查项目及注意事项</td><td>□ 做好备皮等术前准备，交代注意事项
□ 提醒患者术前禁食、水
□ 术前心理护理</td><td>□ 与手术室护士交接
□ 术后观察病情变化
□ 测量基本生命体征
□ 心理护理与生活护理
□ 指导并监督患者治疗，遵医嘱用药
□ 根据评估结果采取相应的护理措施
□ 完成护理记录</td></tr>
</table>

（续 表）

主要护理工作	护理评估	□ 一般评估：生命体征、神志、皮肤、药物过敏史等 □ 专科评估：生活自理能力，足背动脉搏动、肤温、指（趾）端末梢感觉情况 □ 风险评估：评估有无跌倒、坠床、褥疮风险 □ 心理评估 □ 营养评估 □ 疼痛评估 □ 康复评估	□ 进行术前护理评估	□ 评估伤口疼痛情况 □ 观察伤口敷料有无渗出并报告医师 □ 风险评估：评估有无跌倒、坠床、引流管滑脱、液体外渗的风险
	专科护理	□ 观察颈部情况 □ 指导患者戒烟（吸烟者）	□ 协助患者洗澡、更换病员服	□ 手术后心理护理与生活护理
	饮食指导	□ 根据医嘱通知配餐员准备膳食 □ 协助患者进餐	□ 提醒患者术前禁食、水	□ 根据医嘱通知配餐员准备膳食 □ 协助患者进餐
	活动体位		□ 根据护理等级指导患者活动	□ 根据护理等级指导患者活动
	洗浴要求	□ 协助患者洗澡、更换病员服		
病情变异记录		□ 无 □ 有，原因： □ 患者 □ 疾病 □ 医疗 □ 护理 □ 保障 □ 管理	□ 无 □ 有，原因： □ 患者 □ 疾病 □ 医疗 □ 护理 □ 保障 □ 管理	□ 无 □ 有，原因： □ 患者 □ 疾病 □ 医疗 □ 护理 □ 保障 □ 管理
护士签名		白班 | 小夜班 | 大夜班	白班 | 小夜班 | 大夜班	白班 | 小夜班 | 大夜班
医师签名				
时间		住院第 4 天 （术后第 1 天）	住院第 5—7 天 （术后第 2—4 天）	住院第 8 天 （出院日）
主要诊疗工作	制度落实	□ 上级医师查房	□ 上级医师查房	□ 手术医师查房
	病情评估	□ 观察伤口情况、引流量及体温等生命体征情况，并做相应处理 □ 鼓励患者早期下床活动	□ 观察伤口情况及引流量，并做相应处理（如拔除引流管）	□ 上级医师进行治疗效果、预后和出院评估 □ 出院宣教
	病历书写	□ 住院医师完成上级医师查房记录	□ 住院医师完成上级医师查房记录	□ 出院前 1 天病程记录（有上级医师指示出院） □ 出院后 24 小时内完成出院记录 □ 出院后 24 小时内完成病案首页

（续　表）

<table>
<tr><td rowspan="3">主要诊疗工作</td><td colspan="2">知情同意</td><td></td><td></td><td>□ 告知患者及其家属出院后注意事项（指导出院后功能锻炼，复诊的时间、地点，发生紧急情况时的处理等）</td></tr>
<tr><td colspan="2">手术治疗</td><td></td><td></td><td></td></tr>
<tr><td colspan="2">其他</td><td></td><td></td><td>□ 通知出院
□ 开具出院介绍信
□ 开具诊断证明书
□ 出院带药
□ 预约门诊复诊时间</td></tr>
<tr><td rowspan="8">重点医嘱</td><td rowspan="4">长期医嘱</td><td>护理医嘱</td><td>□ 按普通外科术后护理常规
□ 一级护理</td><td>□ 按普通外科术后护理常规
□ 二级护理</td><td>□ 按普通外科术后护理常规
□ 二级护理</td></tr>
<tr><td>处置医嘱</td><td></td><td></td><td></td></tr>
<tr><td>膳食医嘱</td><td>□ 流食</td><td>□ 半流食</td><td>□ 半流食</td></tr>
<tr><td>药物医嘱</td><td>□ 自带药（必要时）
□ 补液
□ 胃黏膜保护药、抑酸药
□ 补钙</td><td></td><td></td></tr>
<tr><td rowspan="4">临时医嘱</td><td>检查检验</td><td>□ 甲状旁腺素（必要时复查）
□ 血钙（必要时复查）
□ 甲状腺功能</td><td></td><td></td></tr>
<tr><td>药物医嘱</td><td>□ 抗生素（必要时）</td><td></td><td></td></tr>
<tr><td>手术医嘱</td><td></td><td></td><td></td></tr>
<tr><td>处置医嘱</td><td>□ 静脉抽血送检
□ 吸氧</td><td>□ 大换药</td><td>□ 拆线、换药
□ 出院</td></tr>
<tr><td rowspan="2">主要护理工作</td><td colspan="2">健康宣教</td><td>□ 术后心理疏导
□ 指导术后注意事项</td><td>□ 术后心理疏导
□ 指导术后注意事项</td><td>□ 出院宣教（康复训练方法、用药指导、换药时间及注意事项、复查时间等）</td></tr>
<tr><td colspan="2">护理处置</td><td>□ 心理护理与生活护理
□ 指导并监督患者治疗，遵医嘱用药
□ 根据评估结果采取相应的护理措施
□ 完成护理记录</td><td>□ 心理护理与生活护理
□ 指导并监督患者治疗，遵医嘱用药
□ 根据评估结果采取相应的护理措施
□ 完成护理记录</td><td>□ 观察患者情况
□ 核对患者医疗费用
□ 协助患者办理出院手续
□ 整理床单位</td></tr>
</table>

（续　表）

主要护理工作	护理评估	□ 评估伤口疼痛情况 □ 观察伤口敷料有无渗出并报告医师			□ 评估伤口疼痛情况 □ 观察伤口敷料有无渗出并报告医师				
	专科护理	□ 手术后心理护理与生活护理			□ 手术后心理护理与生活护理			□ 手术后心理护理与生活护理	
	饮食指导	□ 协助患者进餐			□ 协助患者进餐				
	活动体位	□ 根据护理等级指导患者活动			□ 根据护理等级指导患者活动				
	洗浴要求	□ 告知患者切口处伤口保护方法			□ 告知患者切口处伤口保护方法				
病情变异记录		□ 无　□ 有，原因： □ 患者　□ 疾病　□ 医疗 □ 护理　□ 保障　□ 管理			□ 无　□ 有，原因： □ 患者　□ 疾病　□ 医疗 □ 护理　□ 保障　□ 管理			□ 无　□ 有，原因： □ 患者　□ 疾病　□ 医疗 □ 护理　□ 保障　□ 管理	
护士签名		白班	小夜班	大夜班	白班	小夜班	大夜班	白班	小夜班	大夜班
医师签名										

甲状旁腺增生行甲状旁腺大部分切除术临床路径

一、甲状旁腺增生行甲状旁腺大部分切除术临床路径标准住院流程

（一）适用对象

第一诊断为甲状旁腺增生（ICD-10：E21.004），行甲状旁腺大部分切除术（ICD-10-CM-3：06.8906）的患者。

（二）诊断依据

根据《临床诊疗指南——外科学分册》（中华医学会编著，人民卫生出版社）和《外科学》（第7版，人民卫生出版社）及《甲状腺外科学》（人民卫生出版社）。

1. 病史　体检或无意中发现颈部结节。

2. 体征　颈部单发或多发结节，实性或囊实性，随吞咽上下活动。

3. 辅助检查　甲状腺B超检查，甲状旁腺占位；CT检查不考虑恶性转移。

4. 实验室检查　①血钙测定：是发现甲状旁腺功能亢进的首要指标，正常人的血钙值一般为2.1～2.5mmol/L，甲状旁腺功能亢进时血钙＞3.0mmol/L；②血磷＜0.65～0.97mmol/L；③甲状旁腺素（PTH）测定值升高；④原发性甲状旁腺功能亢进时，尿中环腺苷酸（CAMP）排出量明显增高。

（三）治疗方案的选择及依据

根据《临床诊疗指南——外科学分册》（中华医学会编著，人民卫生出版社）和《外科学》（第

7 版，人民卫生出版社）及《甲状腺外科学》（人民卫生出版社）。

手术适应证：非手术治疗效果不佳的甲状旁腺增生，伴或不伴骨质、泌尿系统临床症状者。

（四）标准住院日为 9～12 天

（五）进入路径标准

1．第一诊断必须符合甲状旁腺增生（ICD-10：E21.004）行甲状旁腺大部分切除术（ICD-10-CM-3：06.8906）。

2．年龄：18－80 岁。

3．当患者同时具有其他疾病诊断，但在住院期间不需要特殊处理也不影响第一诊断的临床路径流程实施时，可以进入路径。

（六）术前准备（术前评估）1～3 天

1．*术前评估*　术前 1～3 天完成术前病情评估，完成必要的检查，做出术前小结、术前讨论。

（1）检查检验评估：①必须检查、检验的项目包括血常规、尿常规、粪常规、血生化检验项目、感染性疾病筛查、凝血功能、甲状腺功能、胸部 X 线片、心电图、甲状腺超声。②根据患者情况可选择的检查或检验项目包括超声心动图、血气分析或肺功能（年龄＞70 岁或既往有心、肺病史者）、如果肿瘤比较大可行颈部 CT 检查。有相关疾病者必要时请相关科室医师会诊。

（2）营养评估：根据《解放军总医院新入院患者营养风险筛查表（NRS-2002）》为新入院患者进行营养评估，评分＞3 分者告知医师，必要时申请营养科医师会诊。

（3）心理评估：根据新入院患者情况申请心理科医师会诊。

（4）疼痛评估：根据《视觉模拟评分（VAS）》实施疼痛评估，评分＞7 分者给予处置，必要时请疼痛科医师会诊。

（5）康复评估：根据《入院患者康复筛查和评估表》在患者入院后 24 小时内进行康复筛查和评估。任何一项结果为“是”，告知医师，申请康复科医师会诊。

（6）深静脉血栓栓塞症风险评估：根据专科《深静脉血栓栓塞症评估量表》在患者入院后 24 小时内进行风险筛查和评估。风险结果为“高危”者，则申请血管外科或介入导管室医师会诊。

2．*术前准备*

（1）术前准备：术前 24 小时内完成术前病情评估，完成必要的检查，做出术前小结、术前讨论。

（2）术前谈话：术者应在术前 1 天与患者及其亲属谈话，告知手术方案、相关风险、用血计划、术后转归、手术费用和患者及亲属权益，并履行书面知情同意手续。告知高值耗材的使用及费用。

（3）通知手术室：准备手术间、手术药品、手术物品及特殊耗材。

（4）护士做心理护理，交代注意事项：防褥疮、防跌倒、指导患者戒烟（若患者吸烟）等，并进行术前宣教。

（5）手术部位标识：术者、第一助手或经治医师在术前 1 天应对手术部位做体表标识，急诊手术由接诊医师或会诊外科医师标记，标记过程应有责任护士、患者及其亲属共同参与，并记入手术安排表。

（6）术前 1 天麻醉医师访视：制订麻醉计划、完成评估、确定麻醉方式，并记入《麻醉术前访视记录》，告知患者及其家属麻醉适应证、麻醉目的、麻醉风险、可能出现的情况及其处理原则、替代方案等，签署《麻醉知情同意书》并归入病历。

（七）药品选择及使用时机

1．抗菌药物应用，应按照《抗菌药物临床应用指导原则》（卫医发[2004]285 号）和《关于抗菌药物临床应用管理有关问题的通知》(卫办医政发[2009]38号)执行。

2. 预防性抗菌药物应用

(1)不常规预防性应用抗生素,如手术时间超过3小时,视情况必要时可应用,但病程记录中需要写明应用抗生素的原因。

(2)术后72小时内停止使用抗菌药物。

3. 口服降钙药物(围术期酌情应用)。

4. 口服利尿药(围术期酌情应用)。

(八)手术日为住院第4天

1. 手术安全核对:患者入手术间后由手术医师、麻醉医师、巡回护士和患者本人共同核对患者身份、手术部位与标识、手术方式。手术医师、麻醉医师、巡回护士三方按《手术安全核对表》逐项核对,共同签字。

2. 手术方式:甲状旁腺大部分切除术。

3. 麻醉方式:全身麻醉。

4. 术中用药:麻醉常规用药、镇痛药等。

5. 手术器械:根据病变情况选择手术器械。

6. 指导患者活动及生活注意事项。

7. 经治医师或手术医师应即刻完成术后首次病程记录,观察患者术后病情变化。

(九)术后住院恢复5～8天

1. 必须复查的检查项目　甲状旁腺激素、血钙。

2. 必要时复查的项目　血常规、甲功七项。

3. 术后用药

(1)抗菌药物:一般不常规使用。

(2)其他对症药物:止血药、镇痛药等。

4. 术后换药　术后第1天及出院当天给予清洁换药;其他时间根据拔除引流管时间以清洁换药。

5. 术后护理　观察患者伤口敷料有无渗出、疼痛情况,并在有异常时立即通知医师处理。

(十)出院标准

1. 患者无发热,无咳嗽及咳痰,无声音嘶哑及饮水呛咳,无口周及肢端麻木,无抽搐,饮食及大、小便正常。

2. 体格检查:生命体征平稳。颈部切口无红肿及渗出,Ⅰ级或甲级愈合。

(十一)变异及原因分析

1. 患者原因导致的变异　如不同意治疗方案、个人原因要求出(转)院、院外服用手术禁忌药、月经期、对诊疗计划不满要求出路径、相关检查或检验院外(门诊)已做等。

2. 围术期并发症　出血、感染、神经损伤等造成住院时间延长和费用增加。

3. 内科合并症　部分患者通常存在很多内科合并症,如脑血管疾病或心血管疾病、糖尿病、血栓等,手术可能导致这些疾病加重而需要治疗,从而延长治疗时间和增加住院费用。

4. 节假日　术前患者如住院后赶上节假日,使手术推迟,延长住院时间,增加费用。

5. 辅诊科室原因导致的变异　如检查、检验、手术等(不及时、结果错报、操作部位或方式错误、标本不合格)、报告(不及时、结果错报、标本不合格)等原因延长住院时间、增加费用等。

6. 管理原因导致的变异　如系统暂不支持、系统瘫痪、需要修订流程、需要修订制度等。

二、甲状旁腺增生行甲状旁腺大部分切除术临床路径表单

适用对象		第一诊断甲状旁腺增生（ICD-10：E21.004）行甲状旁腺大部分切除术（ICD-10-CM-3：06.8906）的患者		
患者基本信息		姓名：____　性别：____　年龄：____　门诊号：____ 住院号：______　过敏史：______ 住院日期：____年____月____日 出院日期：____年____月____日		标准住院日：9～12天
时间		住院第1天	住院第2－3天（术前日）	住院第4天（手术日）
主要诊疗工作	制度落实	□ 入院2小时内经治医师或值班医师完成接诊 □ 入院24小时内主管医师完成检诊 □ 耳鼻喉科医师会诊声带情况	□ 上级医师查房 □ 组织术前讨论、术前评估和决定手术方案	□ 手术 □ 向患者或其家属交代手术过程及术后注意事项 □ 上级医师查房 □ 麻醉医师查房
	病情评估	□ 经治医师询问病史与体格检查 □ 完成深静脉血栓栓塞症风险评分	□ 上级医师进行术前评估	□ 观察有无术后并发症并做相应处理
	病历书写	□ 入院8小时内完成首次病程记录 □ 入院24小时内完成入院记录 □ 完成主管医师查房记录	□ 住院医师完成上级医师查房记录、术前小结、术前讨论等	□ 术者完成手术记录 □ 住院医师完成术后病程记录
	知情同意	□ 患者或其家属在入院记录单上签名	□ 向患者或其家属交代围术期注意事项并签署《手术知情同意书》《自费用品协议书》《输血同意书》《委托书》（患者本人不能签名时） □ 麻醉医师查房，向患者或其家属交代麻醉注意事项并签署《麻醉知情同意书》	□ 告知患者及其家属手术情况及术后注意事项
	手术治疗		□ 预约手术	□ 实施手术（手术安全核查记录、手术清点记录）
	其他	□ 及时通知上级医师检诊 □ 经治医师检查、整理病历资料		

（续　表）

<table>
<tr><td rowspan="10">重点医嘱</td><td rowspan="4">长期医嘱</td><td>护理医嘱</td><td>□ 按普通外科护理常规
□ 三级护理</td><td>□ 按普通外科护理常规
□ 三级护理</td><td>□ 按普通外科术后护理常规
□ 一级护理</td></tr>
<tr><td>处置医嘱</td><td></td><td></td><td>□ 雾化吸入
□ 床旁备气管切开包
□ 颈部引流管记录引流量
□ 中换药
□ 心电监护</td></tr>
<tr><td>膳食医嘱</td><td>□ 普食
□ 糖尿病饮食
□ 低盐、低脂饮食
□ 低盐、低脂、糖尿病饮食</td><td>□ 普食
□ 糖尿病饮食
□ 低盐、低脂饮食
□ 低盐、低脂、糖尿病饮食</td><td>□ 流食</td></tr>
<tr><td>药物医嘱</td><td>□ 自带药（必要时）</td><td>□ 自带药（必要时）</td><td>□ 自带药（必要时）
□ 补液
□ 胃黏膜保护药、抑酸药
□ 补钙</td></tr>
<tr><td rowspan="4">临时医嘱</td><td>检查检验</td><td>□ 血常规（含 C 反应蛋白＋IL-6）
□ 尿常规
□ 粪常规
□ 血生化检验项目
□ 凝血四项
□ 血清术前八项
□ 甲状腺功能
□ 全段甲状旁腺
□ X 线胸片
□ 心电图
□ 腹部超声
□ 超声心动图（必要时）
□ 血气分析（必要时）
□ 肺功能（必要时）
□ 颈部 CT（必要时）</td><td></td><td>□ 甲状旁腺素
□ 血钙</td></tr>
<tr><td>药物医嘱</td><td></td><td>□ 术前常规用药，如阿托品</td><td>□ 抗生素（必要时）
□ 止血药
□ 镇吐药</td></tr>
<tr><td>手术医嘱</td><td></td><td>□ 准备明日在全身麻醉下行甲状旁腺大部分切除术
□ 术前禁食、禁水
□ 术前用抗生素皮试（必要时）</td><td></td></tr>
<tr><td>处置医嘱</td><td>□ 静脉抽血送检</td><td>□ 术区备皮</td><td>□ 吸氧</td></tr>
</table>

（续　表）

主要护理工作	健康宣教	□ 入院宣教（住院环境、规章制度） □ 进行护理安全指导 □ 进行等级护理、活动范围指导 □ 进行饮食指导 □ 进行关于疾病知识的宣教 □ 检查、检验项目的目的和意义	□ 术前宣教	□ 观察患者病情变化并及时报告医师 □ 术后心理疏导 □ 指导术后注意事项
	护理处置	□ 患者身份核对 □ 佩戴腕带 □ 建立入院病历，通知医师 □ 入院介绍：介绍责任护士，病区环境、设施、规章制度、基础护理服务项目 □ 询问病史，填写护理记录单首页 □ 观察病情 □ 测量基本生命体征 □ 抽血、留取标本 □ 心理护理与生活护理 □ 根据评估结果采取相应的护理措施 □ 通知检查项目及注意事项	□ 做好备皮等术前准备，交代注意事项 □ 提醒患者术前禁食、水 □ 术前心理护理	□ 与手术室护士交接 □ 术后观察病情 □ 测量基本生命体征 □ 心理护理与生活护理 □ 指导并监督患者治疗，遵医嘱用药 □ 根据评估结果采取相应的护理措施 □ 完成护理记录
	护理评估	□ 一般评估：生命体征、神志、皮肤、药物过敏史等 □ 专科评估：生活自理能力，足背动脉搏动、肤温、指（趾）端末梢感觉情况 □ 风险评估：评估有无跌倒、坠床、褥疮风险 □ 心理评估 □ 营养评估 □ 疼痛评估 □ 康复评估	□ 进行术前护理评估	□ 评估伤口疼痛情况 □ 观察伤口敷料有无渗出并报告医师 □ 风险评估：评估有无跌倒、坠床、引流管滑脱、液体外渗的风险
	专科护理	□ 观察颈部情况 □ 指导患者戒烟（吸烟者）	□ 协助患者洗澡、更换病员服	□ 手术后心理护理与生活护理
	饮食指导	□ 根据医嘱通知配餐员准备膳食 □ 协助患者进餐	□ 提醒患者术前禁食、水	□ 根据医嘱通知配餐员准备膳食 □ 协助患者进餐
	活动体位		□ 根据护理等级指导患者活动	□ 根据护理等级指导患者活动
	洗浴要求	□ 协助患者洗澡、更换病员服		

（续 表）

<table>
<tr><td colspan="3">病情变异记录</td><td colspan="3">□ 无 □ 有，原因：
□ 患者 □ 疾病 □ 医疗
□ 护理 □ 保障 □ 管理</td><td colspan="3">□ 无 □ 有，原因：
□ 患者 □ 疾病 □ 医疗
□ 护理 □ 保障 □ 管理</td><td colspan="3">□ 无 □ 有，原因：
□ 患者 □ 疾病 □ 医疗
□ 护理 □ 保障 □ 管理</td></tr>
<tr><td colspan="3" rowspan="2">护士签名</td><td>白班</td><td>小夜班</td><td>大夜班</td><td>白班</td><td>小夜班</td><td>大夜班</td><td>白班</td><td>小夜班</td><td>大夜班</td></tr>
<tr><td></td><td></td><td></td><td></td><td></td><td></td><td></td><td></td><td></td></tr>
<tr><td colspan="3">医师签名</td><td colspan="3"></td><td colspan="3"></td><td colspan="3"></td></tr>
<tr><td colspan="3">时间</td><td colspan="3">住院第 5 天
（术后第 1 天）</td><td colspan="3">住院第 6—8 天
（术后第 2—4 天）</td><td colspan="3">住院第 9—12 天
（出院日）</td></tr>
<tr><td rowspan="6">主要诊疗工作</td><td colspan="2">制度落实</td><td colspan="3">□ 上级医师查房</td><td colspan="3">□ 上级医师查房</td><td colspan="3">□ 手术医师查房</td></tr>
<tr><td colspan="2">病情评估</td><td colspan="3">□ 观察伤口情况、引流量及体温等生命体征情况，并做出相应处理
□ 鼓励患者早期下床活动</td><td colspan="3">□ 观察伤口情况和引流量，并做相应处理（如拔除引流管）</td><td colspan="3">□ 上级医师进行治疗效果、预后和出院评估
□ 出院宣教</td></tr>
<tr><td colspan="2">病历书写</td><td colspan="3">□ 住院医师完成上级医师查房记录</td><td colspan="3">□ 住院医师完成上级医师查房记录</td><td colspan="3">□ 出院前 1 天病程记录（有上级医师指示出院）
□ 出院后 24 小时内完成出院记录
□ 出院后 24 小时内完成病案首页</td></tr>
<tr><td colspan="2">知情同意</td><td colspan="3"></td><td colspan="3"></td><td colspan="3">□ 告知患者及其家属出院后注意事项（指导出院后功能锻炼，复诊的时间、地点，发生紧急情况时的处理等）</td></tr>
<tr><td colspan="2">手术治疗</td><td colspan="3"></td><td colspan="3"></td><td colspan="3"></td></tr>
<tr><td colspan="2">其他</td><td colspan="3"></td><td colspan="3"></td><td colspan="3">□ 通知出院
□ 开具出院介绍信
□ 开具诊断证明书
□ 出院带药
□ 预约门诊复诊时间</td></tr>
<tr><td rowspan="4">重点医嘱</td><td rowspan="4">长期医嘱</td><td>护理医嘱</td><td colspan="3">□ 按普通外科术后护理常规
□ 一级护理</td><td colspan="3">□ 按普通外科术后护理常规
□ 二级护理</td><td colspan="3">□ 按普通外科术后护理常规
□ 二级护理</td></tr>
<tr><td>处置医嘱</td><td colspan="3"></td><td colspan="3"></td><td colspan="3"></td></tr>
<tr><td>膳食医嘱</td><td colspan="3">□ 流食</td><td colspan="3">□ 半流食</td><td colspan="3">□ 半流食</td></tr>
<tr><td>药物医嘱</td><td colspan="3">□ 自带药（必要时）
□ 补液
□ 胃黏膜保护药、抑酸药
□ 补钙</td><td colspan="3"></td><td colspan="3"></td></tr>
</table>

（续　表）

重点医嘱	临时医嘱	检查检验	□ 甲状旁腺素（必要时复查） □ 血钙（必要时复查）		
		药物医嘱	□ 抗生素（必要时）		
		手术医嘱			
		处置医嘱	□ 静脉抽血送检 □ 吸氧		□ 大换药 □ 出院
主要护理工作	健康宣教		□ 术后心理疏导 □ 指导术后注意事项	□ 术后心理疏导 □ 指导术后注意事项	□ 出院宣教（康复训练方法、用药指导、换药时间及注意事项、复查时间等）
	护理处置		□ 心理护理与生活护理 □ 指导并监督患者治疗，遵医嘱用药 □ 根据评估结果采取相应的护理措施 □ 完成护理记录	□ 心理护理与生活护理 □ 指导并监督患者治疗，遵医嘱用药 □ 根据评估结果采取相应的护理措施 □ 完成护理记录	□ 观察患者情况 □ 核对患者医疗费用 □ 协助患者办理出院手续 □ 整理床单位
	护理评估		□ 评估伤口疼痛情况 □ 观察伤口敷料有无渗出并报告医师	□ 评估伤口疼痛情况 □ 观察伤口敷料有无渗出并报告医师	
	专科护理		□ 手术后心理护理与生活护理	□ 手术后心理护理与生活护理	□ 手术后心理护理与生活护理
	饮食指导		□ 协助患者进餐	□ 协助患者进餐	
	活动体位		□ 根据护理等级指导患者活动	□ 根据护理等级指导患者活动	
	洗浴要求		□ 告知患者切口处伤口保护方法	□ 告知患者切口处伤口保护方法	
病情变异记录			□ 无　□ 有，原因： □ 患者　□ 疾病　□ 医疗 □ 护理　□ 保障　□ 管理	□ 无　□ 有，原因： □ 患者　□ 疾病　□ 医疗 □ 护理　□ 保障　□ 管理	□ 无　□ 有，原因： □ 患者　□ 疾病　□ 医疗 □ 护理　□ 保障　□ 管理
护士签名			白班　小夜班　大夜班	白班　小夜班　大夜班	白班　小夜班　大夜班
医师签名					

甲状腺滤泡状癌行腺叶及峡部切除或全甲状腺切除术，同期颈淋巴结清扫术临床路径

一、甲状腺滤泡状癌行腺叶及峡部切除或全甲状腺切除术，同期颈淋巴结清扫术临床路径标准住院流程

（一）适用对象

第一诊断为甲状腺滤泡状癌（ICD-10：C73 01，M83300/3）行腺叶及峡部切除或全甲状腺切除术，同期颈淋巴结清扫术（ICD-9-CM-3：06.2-06.5 伴 40.2901）的患者。

（二）诊断依据

根据《UICC 甲状腺癌诊疗规范（2008 年版）》和《AJCC 甲状腺癌诊疗规范（2008 年版）》及《NCCN 甲状腺癌临床实践指南》（中国版，2010 年）。

1. 症状及体征　声嘶，体格检查有甲状腺结节，有或无颈部淋巴结肿大。

2. 影像学检查　主要依靠彩超诊断，其他如 CT、MRI 及 SPECT 等可提供参考。

3. 病理检查　组织病理诊断或术中冰冻活检诊断，有条件者提倡针吸细胞学检查。

（三）治疗方案的选择及依据

根据《UICC 甲状腺癌诊疗规范（2008 年版）》和《AJCC 甲状腺癌诊疗规范（2008 年版）》及《NCCN 甲状腺癌临床实践指南》（中国版，2010 年）。

1. 原发灶处理

（1）一侧腺叶和峡部切除，以及同侧Ⅴ1 区探查，清扫转移淋巴结。

（2）全甲状腺切除及双侧Ⅴ1 区清扫（双侧有癌灶或高危病例）。

2. 颈部淋巴结处理　颈淋巴结证实有转移者行同侧或双侧颈淋巴结清扫（Ⅱ～Ⅴ1 区），N0 者可以观察。

3. 姑息性手术和（或）气管造口术　适用于肿瘤晚期无法彻底切除者。

4. 其他术式　如具备手术条件，对累及周围组织、器官的患者，行扩大切除及修复术。

5. 其他治疗

（1）^{131}I 治疗：适用于全甲状腺或近全甲状腺切除后的 PTC 及 FTC，大多用于已有肺转移及骨转移者。

（2）TSH 抑制治疗：TSH 应控制在 0.1μU/L 以下。

（3）骨转移者可用双磷酸盐。

（四）标准住院日为 9～12 天

（五）进入路径标准

1. 甲状腺滤泡状癌（ICD-10：C73 01，M83300/3）行甲状腺滤泡状癌根治术（ICD-9-CM-3：06.2-06.5 伴 40.2901）。

2. 年龄：18－80 岁。

3. 当患者同时具有其他疾病诊断，但在住院期间不需要特殊处理也不影响第一诊断的临床路径流程实施时，可以进入路径。

(六)术前准备(术前评估)2～3 天

1. 术前评估　术前 2～3 天完成术前病情评估,完成必要的检查,做出术前小结、术前讨论。

(1)检查或检验评估:①必须检查或检验的项目:血常规、尿常规、粪常规、血生化检查项目、感染性疾病筛查、凝血功能、甲状腺功能、胸部 X 线片、心电图、甲状腺超声。②根据患者情况可选择的检查或检验项目包括超声心动图、血气分析或肺功能(年龄>70 岁或既往有心、肺病史者),如果肿瘤比较大可行颈部 CT 检查。有相关疾病者必要时请相关科室医师会诊。

(2)营养评估:根据《解放军总医院新入院患者营养风险筛查表(NRS-2002)》为新入院患者进行营养评估,评分>3 分者告知医师,必要时申请营养科医师会诊。

(3)心理评估:根据新入院患者情况申请心理科医师会诊。

(4)疼痛评估:根据《视觉模拟评分(VAS)》实施疼痛评估,评分>7 分者给予处置,必要时请疼痛科医师会诊。

(5)康复评估:根据《入院患者康复筛查和评估表》在患者入院后 24 小时内进行康复筛查和评估。任何一项结果为"是",告知医师,申请康复科医师会诊。

(6)深静脉血栓栓塞症风险评估:根据专科《深静脉血栓栓塞症评估量表》,在患者入院后 24 小时内进行风险筛查和评估。风险结果为"高危"者,则申请血管外科或介入导管室医师会诊。

2. 术前准备

(1)术前准备:术前 24 小时内完成术前病情评估,完成必要的检查,做出术前小结、术前讨论。

(2)术前谈话:术者应在术前 1 天与患者及其亲属谈话,告知手术方案、相关风险、用血计划、术后转归、手术费用和患者及亲属权益,并履行书面知情同意手续。告知高值耗材的使用及费用。

(3)通知手术室:准备手术间、手术药品、手术物品及特殊耗材。

(4)护士做心理护理,交代注意事项:防褥疮、防跌倒、指导患者戒烟(若患者吸烟)等,并进行术前宣教。

(5)手术部位标识:术者、第一助手或经治医师在术前 1 天应对手术部位做体表标识,急诊手术由接诊医师或会诊外科医师标记,标记过程应有责任护士、患者及其亲属共同参与,并记入手术安排表。

(6)术前 1 天麻醉医师访视:制订麻醉计划、完成评估、确定麻醉方式,并记入《麻醉术前访视记录》,告知患者及其家属麻醉适应证、麻醉目的、麻醉风险、可能出现的情况及其处理原则、替代方案等,签署《麻醉知情同意书》并归入病历。

(七)药品选择及使用时机

1. 抗菌药物应用,按照《抗菌药物临床应用指导原则》(卫医发[2004]285 号)和《关于抗菌药物临床应用管理有关问题的通知》(卫办医政发[2009]38 号)执行。

2. 预防性抗菌药物应用

(1)不常规预防性应用抗生素,如手术时间超过 3 小时,视情况必要时可应用,但病程记录中需要写明应用抗生素的原因。

(2)术后 72 小时内停止使用抗菌药物。

(八)手术日为住院第4天

1. 手术安全核对:患者入手术间后由手术医师、麻醉医师、巡回护士和患者本人共同核对患者身份、手术部位与标识、手术方式。手术医师、麻醉医师、巡回护士三方按《手术安全核对表》逐项核对,共同签名。

2. 手术方式:甲状腺腺叶及峡部切除或全甲状腺切除术,同期颈淋巴结清扫术。

3. 麻醉方式:全身麻醉。

4. 术中用药:麻醉常规用药、镇痛药等。

5. 手术器械:根据病变情况选择手术器械。

6. 指导患者活动及生活注意事项。

7. 经治医师或手术医师应即刻完成术后首次病程记录,观察患者术后病情变化。

(九)术后住院恢复5~8天

1. 必须复查的检查项目　血常规、甲状腺功能。

2. 必要时复查的项目　甲状旁腺素、血钙。

3. 术后用药

(1)抗菌药物:一般不常规使用。

(2)其他对症药物:止血药、镇痛药等。

4. 术后换药　术后第1天及出院当天给予清洁换药;其他时间根据拔除引流管时间以清洁换药。

5. 术后护理　观察患者伤口敷料有无渗出、疼痛情况,并在有异常时立即通知医师处理。

(十)出院标准

1. 患者无发热,无咳嗽及咳痰,无声嘶及饮水呛咳,无口周及肢端麻木,无抽搐,饮食及大、小便正常。

2. 体格检查:生命体征平稳。颈部切口无红肿及渗出,Ⅰ级或甲级愈合。

(十一)变异及原因分析

1. 患者原因导致的变异　如不同意治疗方案、个人原因要求出(转)院、院外服用手术禁忌药、月经期、对诊疗计划不满要求出路径、相关检查或检验院外(门诊)已做等。

2. 围术期并发症　出血、感染、神经损伤等造成住院时间延长和费用增加。

3. 内科合并症　部分患者通常存在很多内科合并症,如脑血管疾病或心血管疾病、糖尿病、血栓等,手术可能导致这些疾病加重而需要治疗,从而延长治疗时间和增加住院费用。

4. 节假日　术前患者如住院后赶上节假日,使手术推迟,延长住院时间,增加费用。

5. 辅诊科室原因导致的变异　如检查、检验、手术、病理检查等(不及时、结果错报、操作部位或方式错误、标本不合格)、报告(不及时、结果错报、标本不合格)等原因延长住院时间、增加费用等。

6. 管理原因导致的变异　如系统暂不支持、系统瘫痪、需要修订流程、需要修订制度等。

二、甲状腺滤泡状癌行腺叶及峡部切除或全甲状腺切除术，同期颈淋巴结清扫术临床路径表单

<table>
<tr><td colspan="2">适用对象</td><td colspan="3">第一诊断为甲状腺滤泡状癌(ICD-10:C73 01,M83300/3)行腺叶及峡部切除或全甲状腺切除术,同期颈淋巴结清扫术(ICD-9-CM-3:06.2-06.5 伴 40.2901)的患者</td></tr>
<tr><td colspan="2">患者基本信息</td><td colspan="2">姓名:____ 性别:____ 年龄:____ 门诊号:____
住院号:______ 过敏史:______
住院日期:____年____月____日
出院日期:____年____月____日</td><td>标准住院日:9～12 天</td></tr>
<tr><td colspan="2">时间</td><td>住院第 1 天</td><td>住院第 2－3 天(术前日)</td><td>住院第 4 天(手术日)</td></tr>
<tr><td rowspan="6">主要诊疗工作</td><td>制度落实</td><td>□ 入院 2 小时内经治医师或值班医师完成接诊
□ 入院 24 小时内主管医师完成检诊
□ 耳鼻喉科医师会诊声带情况</td><td>□ 上级医师查房
□ 组织术前讨论、术前评估和决定手术方案</td><td>□ 手术
□ 向患者或其家属交代手术过程及术后注意事项
□ 上级医师查房
□ 麻醉医师查房</td></tr>
<tr><td>病情评估</td><td>□ 经治医师询问病史与体格检查
□ 完成深静脉血栓栓塞症风险评分</td><td>□ 上级医师进行术前评估</td><td>□ 观察有无术后并发症并做相应处理</td></tr>
<tr><td>病历书写</td><td>□ 入院 8 小时内完成首次病程记录
□ 入院 24 小时内完成入院记录
□ 完成主管医师查房记录</td><td>□ 住院医师完成上级医师查房记录、术前小结、术前讨论等</td><td>□ 术者完成手术记录
□ 住院医师完成术后病程记录</td></tr>
<tr><td>知情同意</td><td>□ 患者或其家属在入院记录单上签字</td><td>□ 向患者或其家属交代围术期注意事项并签署《手术知情同意书》《自费用品协议书》《输血同意书》《委托书》(患者本人不能签名时)
□ 麻醉医师查房,向患者或其家属交代麻醉注意事项并签署《麻醉知情同意书》</td><td>□ 告知患者及其家属手术情况及术后注意事项</td></tr>
<tr><td>手术治疗</td><td></td><td>□ 预约手术</td><td>□ 实施手术(手术安全核查记录、手术清点记录)</td></tr>
<tr><td>其他</td><td>□ 及时通知上级医师检诊
□ 经治医师检查、整理病历资料</td><td></td><td></td></tr>
</table>

（续　表）

重点医嘱	长期医嘱	护理医嘱	□ 按普通外科护理常规 □ 三级护理	□ 按普通外科护理常规 □ 三级护理	□ 按普通外科术后护理常规 □ 一级护理
		处置医嘱			□ 雾化吸入 □ 床旁备气管切开包 □ 颈部引流管并记录引流量 □ 中换药 □ 心电监护
		膳食医嘱	□ 普食 □ 糖尿病饮食 □ 低盐、低脂饮食 □ 低盐、低脂、糖尿病饮食	□ 普食 □ 糖尿病饮食 □ 低盐、低脂饮食 □ 低盐、低脂、糖尿病饮食	□ 流食
		药物医嘱	□ 自带药(必要时)	□ 自带药(必要时)	□ 自带药(必要时) □ 补液 □ 胃黏膜保护药、抑酸药 □ 补钙
	临时医嘱	检查检验	□ 血常规(含C反应蛋白+IL-6) □ 尿常规 □ 粪常规 □ 血生化检验项目 □ 凝血四项 □ 血清术前八项 □ 甲状腺功能 □ 全段甲状旁腺 □ X线胸片 □ 心电图 □ 腹部超声 □ 超声心动图(必要时) □ 血气分析(必要时) □ 肺功能(必要时) □ 颈部CT(必要时)		□ 甲状旁腺素 □ 血钙
		药物医嘱		□ 术前常规用药，如阿托品	□ 抗生素(必要时) □ 止血药 □ 镇吐药
		手术医嘱		□ 准备明日在全身麻醉下行部分腺体及峡叶切除或全甲状腺切除术，同期淋巴结清扫术 □ 术前禁食、水 □ 术前用抗生素皮试(必要时)	
		处置医嘱	□ 静脉抽血送检	□ 术区备皮	□ 吸氧

（续　表）

主要护理工作	健康宣教	□ 入院宣教(住院环境、规章制度) □ 进行护理安全指导 □ 进行等级护理、活动范围指导 □ 进行饮食指导 □ 进行关于疾病知识的宣教 □ 检查、检验项目的目的和意义	□ 术前宣教	□ 观察患者病情变化并及时报告医师 □ 术后心理疏导 □ 指导术后注意事项
	护理处置	□ 患者身份核对 □ 佩戴腕带 □ 建立入院病历，通知医师 □ 入院介绍：介绍责任护士，病区环境、设施、规章制度、基础护理服务项目 □ 询问病史，填写护理记录单首页 □ 观察病情 □ 测量基本生命体征 □ 抽血、留取标本 □ 心理护理与生活护理 □ 根据评估结果采取相应的护理措施 □ 通知检查项目及注意事项	□ 做好备皮等术前准备，交代注意事项 □ 提醒患者术前禁食、水 □ 术前心理护理	□ 与手术室护士交接 □ 术后观察病情变化 □ 测量基本生命体征 □ 心理护理与生活护理 □ 指导并监督患者治疗，遵医嘱用药 □ 根据评估结果采取相应的护理措施 □ 完成护理记录
	护理评估	□ 一般评估：生命体征、神志、皮肤、药物过敏史等 □ 专科评估：生活自理能力，足背动脉搏动、肤温、指(趾)端末梢感觉情况 □ 风险评估：评估有无跌倒、坠床、褥疮风险 □ 心理评估 □ 营养评估 □ 疼痛评估 □ 康复评估	□ 进行术前护理评估	□ 评估伤口疼痛情况 □ 观察伤口敷料有无渗出并报告医师 □ 风险评估：评估有无跌倒、坠床、引流管滑脱、液体外渗的风险
	专科护理	□ 观察颈部情况 □ 指导患者戒烟(吸烟者)	□ 协助患者洗澡、更换病员服	□ 手术后心理护理与生活护理
	饮食指导	□ 根据医嘱通知配餐员准备膳食 □ 协助患者进餐	□ 提醒患者术前禁食、水	□ 根据医嘱通知配餐员准备膳食 □ 协助患者进餐
	活动体位		□ 根据护理等级指导患者活动	□ 根据护理等级指导患者活动
	洗浴要求	□ 协助患者洗澡、更换病员服		

（续 表）

<table>
<tr><td colspan="3">病情变异记录</td><td colspan="3">□ 无 □ 有，原因：
□ 患者 □ 疾病 □ 医疗
□ 护理 □ 保障 □ 管理</td><td colspan="3">□ 无 □ 有，原因：
□ 患者 □ 疾病 □ 医疗
□ 护理 □ 保障 □ 管理</td><td colspan="3">□ 无 □ 有，原因：
□ 患者 □ 疾病 □ 医疗
□ 护理 □ 保障 □ 管理</td></tr>
<tr><td colspan="3" rowspan="2">护士签名</td><td>白班</td><td>小夜班</td><td>大夜班</td><td>白班</td><td>小夜班</td><td>大夜班</td><td>白班</td><td>小夜班</td><td>大夜班</td></tr>
<tr><td></td><td></td><td></td><td></td><td></td><td></td><td></td><td></td><td></td></tr>
<tr><td colspan="3">医师签名</td><td colspan="3"></td><td colspan="3"></td><td colspan="3"></td></tr>
<tr><td colspan="3">时间</td><td colspan="3">住院第 5 天
（术后第 1 天）</td><td colspan="3">住院第 6－8 天
（术后第 2－4 天）</td><td colspan="3">住院第 9－12 天
（出院日）</td></tr>
<tr><td rowspan="6">主要诊疗工作</td><td colspan="2">制度落实</td><td colspan="3">□ 上级医师查房</td><td colspan="3">□ 上级医师查房</td><td colspan="3">□ 手术医师查房</td></tr>
<tr><td colspan="2">病情评估</td><td colspan="3">□ 观察伤口情况、引流量和体温等生命体征情况，并做相应处理
□ 鼓励患者早期下床活动</td><td colspan="3">□ 观察伤口情况及引流量，并做相应处理（如拔除引流管）</td><td colspan="3">□ 上级医师进行治疗效果、预后和出院评估
□ 出院宣教</td></tr>
<tr><td colspan="2">病历书写</td><td colspan="3">□ 住院医师完成上级医师查房记录</td><td colspan="3">□ 住院医师完成上级医师查房记录</td><td colspan="3">□ 出院前 1 天病程记录（有上级医师指示出院）
□ 出院后 24 小时内完成出院记录
□ 出院后 24 小时内完成病案首页</td></tr>
<tr><td colspan="2">知情同意</td><td colspan="3"></td><td colspan="3"></td><td colspan="3">□ 告知患者及其家属出院后注意事项（指导出院后功能锻炼，复诊的时间、地点，发生紧急情况时的处理等）</td></tr>
<tr><td colspan="2">手术治疗</td><td colspan="3"></td><td colspan="3"></td><td colspan="3"></td></tr>
<tr><td colspan="2">其他</td><td colspan="3"></td><td colspan="3"></td><td colspan="3">□ 通知出院
□ 开具出院介绍信
□ 开具诊断证明书
□ 出院带药
□ 预约门诊复诊时间</td></tr>
<tr><td rowspan="4">重点医嘱</td><td rowspan="4">长期医嘱</td><td>护理医嘱</td><td colspan="3">□ 按普通外科术后护理常规
□ 一级护理</td><td colspan="3">□ 按普通外科术后护理常规
□ 二级护理</td><td colspan="3">□ 按普通外科术后护理常规
□ 二级护理</td></tr>
<tr><td>处置医嘱</td><td colspan="3"></td><td colspan="3"></td><td colspan="3"></td></tr>
<tr><td>膳食医嘱</td><td colspan="3">□ 流食</td><td colspan="3">□ 半流食</td><td colspan="3">□ 半流食</td></tr>
<tr><td>药物医嘱</td><td colspan="3">□ 自带药（必要时）
□ 补液
□ 胃黏膜保护药、抑酸药
□ 补钙</td><td colspan="3"></td><td colspan="3"></td></tr>
</table>

（续 表）

重点医嘱	临时医嘱	检查检验	□ 甲状旁腺素（必要时复查） □ 血钙（必要时复查）		
		药物医嘱	□ 抗生素（必要时）		
		手术医嘱			
		处置医嘱	□ 静脉抽血送检 □ 吸氧	□ 大换药	□ 拆线、换药 □ 出院
主要护理工作	健康宣教		□ 术后心理疏导 □ 指导术后注意事项	□ 术后心理疏导 □ 指导术后注意事项	□ 出院宣教（康复训练方法、用药指导、换药时间及注意事项、复查时间等）
	护理处置		□ 心理护理与生活护理 □ 指导并监督患者治疗，遵医嘱用药 □ 根据评估结果采取相应的护理措施 □ 完成护理记录	□ 心理护理与生活护理 □ 指导并监督患者治疗，遵医嘱用药 □ 根据评估结果采取相应的护理措施 □ 完成护理记录	□ 观察患者情况 □ 核对患者医疗费用 □ 协助患者办理出院手续 □ 整理床单位
	护理评估		□ 评估伤口疼痛情况 □ 观察伤口敷料有无渗出并报告医师	□ 评估伤口疼痛情况 □ 观察伤口敷料有无渗出并报告医师	
	专科护理		□ 手术后心理护理与生活护理	□ 手术后心理护理与生活护理	□ 手术后心理护理与生活护理
	饮食指导		□ 协助患者进餐	□ 协助患者进餐	
	活动体位		□ 根据护理等级指导患者活动	□ 根据护理等级指导患者活动	
	洗浴要求		□ 告知患者切口处伤口保护方法	□ 告知患者切口处伤口保护方法	
病情变异记录			□ 无 □ 有，原因： □ 患者 □ 疾病 □ 医疗 □ 护理 □ 保障 □ 管理	□ 无 □ 有，原因： □ 患者 □ 疾病 □ 医疗 □ 护理 □ 保障 □ 管理	□ 无 □ 有，原因： □ 患者 □ 疾病 □ 医疗 □ 护理 □ 保障 □ 管理
护士签名			白班 小夜班 大夜班	白班 小夜班 大夜班	白班 小夜班 大夜班
医师签名					

甲状腺乳头状癌行腺叶及峡部切除或全甲状腺切除术，同期颈淋巴结清扫术临床路径

一、甲状腺乳头状癌行腺叶及峡部切除或全甲状腺切除术，同期颈淋巴结清扫术临床路径标准住院流程

（一）适用对象

第一诊断为甲状腺乳头状癌（ICD-10：C73　01，M80500/3）行腺叶及峡部切除或全甲状腺切除术，同期颈淋巴结清扫术（ICD-9-CM-3：06.2－06.5 伴 40.2901）的患者。

（二）诊断依据

根据《UICC 甲状腺癌诊疗规范（2008 年版）》和《AJCC 甲状腺癌诊疗规范（2008 年版）》及《NCCN 甲状腺癌临床实践指南》（中国版，2010 年）。

1. 症状及体征　声嘶，体格检查有甲状腺结节，有或无颈部淋巴结肿大。

2. 影像学检查　主要依靠彩超诊断，其他如 CT、MRI 及 SPECT 等可提供参考。

3. 病理检查　组织病理诊断或术中冰冻活检诊断，有条件者提倡针吸细胞学检查。

（三）治疗方案的选择及依据

根据《UICC 甲状腺癌诊疗规范（2008 年版）》和《AJCC 甲状腺癌诊疗规范（2008 年版）》及《NCCN 甲状腺癌临床实践指南》（中国版，2010 年）。

1. 原发灶处理

（1）一侧腺叶及峡部切除，以及同侧Ⅴ1 区探查，清扫转移淋巴结。

（2）全甲状腺切除及双侧Ⅴ1 区清扫（双侧有癌灶或高危病例）。

2. 颈部淋巴结处理　颈淋巴结证实有转移者行同侧或双侧颈淋巴结清扫（Ⅱ～Ⅴ1 区），N0 者可以观察。

3. 姑息性手术和（或）气管造口术　适用于肿瘤晚期无法彻底切除者。

4. 其他术式　如具备手术条件，对累及周围组织、器官的患者，行扩大切除及修复术。

5. 其他治疗

（1）^{131}I 治疗：适用于全甲状腺或近全甲状腺切除后的 PTC 及 FTC，大多用于已有肺转移及骨转移者。

（2）TSH 抑制治疗：TSH 应控制在 0.1μU/L 以下。

（3）骨转移者可用双磷酸盐。

（四）标准住院日为 9～12 天

（五）进入路径标准

1. 甲状腺乳头状癌（ICD-10：C73　01，M80500/3）行腺叶及峡部切除或全甲状腺切除术，同期颈淋巴结清扫术（ICD-9-CM-3：06.2－06.5 伴 40.2901）。

2. 年龄：18－80 岁。

3. 当患者同时具有其他疾病诊断，但在住院期间不需要特殊处理也不影响第一诊断的临床路径流程实施时，可以进入路径。

(六)术前准备(术前评估)2～3 天

1. 术前评估　术前 2～3 天完成术前病情评估,完成必要的检查,做出术前小结、术前讨论。

(1)检查或检验评估:①必须检查或检验的项目包括血常规、尿常规、粪常规、血生化检查项目、感染性疾病筛查、凝血功能、甲状腺功能、胸部 X 线片、心电图、甲状腺超声。②根据患者情况可选择的检查或检验项目包括超声心动图、血气分析或肺功能(年龄>70 岁或既往有心、肺病史者),如果肿瘤比较大可行颈部 CT 检查。有相关疾病者必要时请相关科室医师会诊。

(2)营养评估:根据《解放军总医院新入院患者营养风险筛查表(NRS-2002)》为新入院患者进行营养评估,评分>3 分者告知医师,必要时申请营养科医师会诊。

(3)心理评估:由心理科医师根据病情需要实施评估。

(4)疼痛评估:根据《视觉模拟评分(VAS)》实施疼痛评估,评分>7 分者给予处置,必要时请疼痛科医师会诊。

(5)康复评估:根据《入院患者康复筛查和评估表》在患者入院后 24 小时内进行康复筛查和评估。任何一项结果为"是",告知医师,申请康复科医师会诊。

(6)深静脉血栓栓塞症风险评估:根据专科《深静脉血栓栓塞症评估量表》,在患者入院后 24 小时内进行风险筛查和评估。风险结果为"高危"者,则申请血管外科或介入导管室医师会诊。

2. 术前准备

(1)术前准备:术前 24 小时内完成术前病情评估,完成必要的检查,做出术前小结、术前讨论。

(2)术前谈话:术者应在术前 1 天与患者及其亲属谈话,告知手术方案、相关风险、用血计划、术后转归、手术费用和患者及亲属权益,并履行书面知情同意手续。告知高值耗材的使用及费用。

(3)通知手术室:准备手术间、手术药品、手术物品及特殊耗材。

(4)护士做心理护理,交代注意事项:防褥疮、防跌倒、指导患者戒烟(若患者吸烟)等,并进行术前宣教。

(5)手术部位标识:术者、第一助手或经治医师在术前 1 天应对手术部位做体表标识,急诊手术由接诊医师或会诊外科医师标记,标记过程应有责任护士、患者及其亲属共同参与,并记入手术安排表。

(6)术前 1 天麻醉医师访视:制订麻醉计划、完成评估、确定麻醉方式,并记入《麻醉术前访视记录》,告知患者及其家属麻醉适应证、麻醉目的、麻醉风险、可能出现的情况及其处理原则、替代方案等,签署《麻醉知情同意书》并归入病历。

(七)药品选择及使用时机

1. 抗菌药物应用,按照《抗菌药物临床应用指导原则》(卫医发[2004]285 号)和《关于抗菌药物临床应用管理有关问题的通知》(卫办医政发[2009]38 号)执行。

2. 预防性抗菌药物应用

(1)不常规预防性应用抗生素,如手术时间超过 3 小时,视情况必要时可应用,但病程记录中需要写明应用抗生素的原因。

(2)术后72小时内停止使用抗菌药物。

(八)手术日为住院第4天

1. 手术安全核对:患者入手术间后由手术医师、麻醉医师、巡回护士和患者本人共同核对患者身份、手术部位与标识、手术方式。手术医师、麻醉医师、巡回护士三方按《手术安全核对表》逐项核对,共同签名。

2. 手术方式:甲状腺腺叶及峡部切除或全甲状腺切除术,同期颈淋巴结清扫术。

3. 麻醉方式:全身麻醉。

4. 术中用药:麻醉常规用药、镇痛药等。

5. 手术器械:根据病变情况选择手术器械。

6. 指导患者活动及生活注意事项。

7. 经治医师或手术医师应即刻完成术后首次病程记录,观察患者术后病情变化。

(九)术后住院恢复5～8天

1. 必须复查的检查项目　血常规、甲状腺功能。

2. 必要时复查的项目　甲状旁腺素、血钙。

3. 术后用药

(1)抗菌药物:一般不常规使用。

(2)其他对症药物:止血药、镇痛药等。

4. 术后换药　术后第1天及出院当天给予清洁换药;其他时间根据拔除引流管时间以清洁换药。

5. 术后护理　观察患者伤口敷料有无渗出、疼痛情况,并在有异常时立即通知医师处理。

(十)出院标准

1. 患者无发热,无咳嗽及咳痰,无声嘶及饮水呛咳,无口周及肢端麻木,无抽搐,饮食及大、小便正常。

2. 体格检查:生命体征平稳。颈部切口无红肿及渗出,Ⅰ级或甲级愈合。

(十一)变异及原因分析

1. 患者原因导致的变异　如不同意治疗方案、个人原因要求出(转)院、院外服用手术禁忌药、月经期、对诊疗计划不满要求出路径、相关检查或检验院外(门诊)已做等。

2. 围术期并发症　出血、感染、神经损伤等造成住院时间延长和费用增加。

3. 内科合并症　部分患者通常存在很多内科合并症,如脑血管疾病或心血管疾病、糖尿病、血栓等,手术可能导致这些疾病加重而需要治疗,从而延长治疗时间和增加住院费用。

4. 节假日　术前患者如住院后赶上节假日,使手术推迟,延长住院时间,增加费用。

5. 辅诊科室原因导致的变异　如检查、检验、手术、病理检查等(不及时、结果错报、操作部位或方式错误、标本不合格)、报告(不及时、结果错报、标本不合格)等原因延长住院时间、增加费用等。

6. 管理原因导致的变异　如系统暂不支持、系统瘫痪、需要修订流程、需要修订制度等。

二、甲状腺乳头状癌行腺叶及峡部切除或全甲状腺切除术，同期颈淋巴结清扫术临床路径表单

<table>
<tr><td colspan="2">适用对象</td><td colspan="3">第一诊断为甲状腺乳头状癌（ICD-10：C73　01，M80500/3）行腺叶及峡部切除或全甲状腺切除术，同期颈淋巴结清扫术（ICD-9-CM-3：06.2—06.5 伴 40.2901）的患者</td></tr>
<tr><td colspan="2">患者基本信息</td><td colspan="2">姓名：____　性别：____　年龄：____　门诊号：____
住院号：______　过敏史：______
住院日期：____年____月____日
出院日期：____年____月____日</td><td>标准住院日：9～12 天</td></tr>
<tr><td colspan="2">时间</td><td>住院第 1 天</td><td>住院第 2—3 天（术前日）</td><td>住院第 4 天（手术日）</td></tr>
<tr><td rowspan="6">主要诊疗工作</td><td>制度落实</td><td>□ 入院 2 小时内经治医师或值班医师完成接诊
□ 入院 24 小时内主管医师完成检诊
□ 耳鼻喉科医师会诊声带情况</td><td>□ 上级医师查房
□ 组织术前讨论、术前评估和决定手术方案</td><td>□ 手术
□ 向患者及其家属交代手术过程及术后注意事项
□ 上级医师查房
□ 麻醉医师查房</td></tr>
<tr><td>病情评估</td><td>□ 经治医师询问病史与体格检查
□ 完成深静脉血栓栓塞症风险评分</td><td>□ 上级医师进行术前评估</td><td>□ 观察有无术后并发症并做相应处理</td></tr>
<tr><td>病历书写</td><td>□ 入院 8 小时内完成首次病程记录
□ 入院 24 小时内完成入院记录
□ 完成主管医师查房记录</td><td>□ 住院医师完成上级医师查房记录、术前小结、术前讨论等</td><td>□ 术者完成手术记录
□ 住院医师完成术后病程记录</td></tr>
<tr><td>知情同意</td><td>□ 患者及其家属在入院记录单上签名</td><td>□ 向患者或其家属交代围术期注意事项并签署《手术知情同意书》《自费用品协议书》《输血同意书》《委托书》（患者本人不能签名时）
□ 麻醉医师查房，向患者及其家属交代麻醉注意事项并签署《麻醉知情同意书》</td><td>□ 告知患者及其家属手术情况及术后注意事项</td></tr>
<tr><td>手术治疗</td><td></td><td>□ 预约手术</td><td>□ 实施手术（手术安全核查记录、手术清点记录）</td></tr>
<tr><td>其他</td><td>□ 及时通知上级医师检诊
□ 经治医师检查、整理病历资料</td><td></td><td></td></tr>
</table>

（续　表）

重点医嘱	长期医嘱	护理医嘱	□ 按普通外科护理常规 □ 三级护理	□ 按普通外科护理常规 □ 三级护理	□ 按普通外科术后护理常规 □ 一级护理
		处置医嘱			□ 雾化吸入 □ 床旁备气管切开包 □ 颈部引流管并记录引流量 □ 中换药 □ 心电监护
		膳食医嘱	□ 普食 □ 糖尿病饮食 □ 低盐、低脂饮食 □ 低盐、低脂、糖尿病饮食	□ 普食 □ 糖尿病饮食 □ 低盐、低脂饮食 □ 低盐、低脂、糖尿病饮食	□ 流食
		药物医嘱	□ 自带药(必要时)	□ 自带药(必要时)	□ 自带药(必要时) □ 补液 □ 胃黏膜保护药、抑酸药 □ 补钙
	临时医嘱	检查检验	□ 血常规(含C反应蛋白+IL-6) □ 尿常规 □ 粪常规 □ 血生化检验项目 □ 凝血四项 □ 血清术前八项 □ 甲状腺功能 □ 全段甲状旁腺 □ X线胸片 □ 心电图 □ 腹部超声 □ 超声心动图(必要时) □ 血气分析(必要时) □ 肺功能(必要时) □ 颈部CT(必要时)		□ 甲状旁腺素 □ 血钙
		药物医嘱		□ 术前常规用药，如阿托品	□ 抗生素(必要时) □ 止血药 □ 镇吐药
		手术医嘱		□ 准备明日在全身麻醉下行腺叶及峡叶切除或全甲状腺切除术，同期淋巴结清扫术 □ 术前禁食、水 □ 术前用抗生素皮试(必要时)	
		处置医嘱	□ 静脉抽血送检	□ 术区备皮	□ 吸氧

（续　表）

主要护理工作	健康宣教	□ 入院宣教（住院环境、规章制度） □ 进行护理安全指导 □ 进行等级护理、活动范围指导 □ 进行饮食指导 □ 进行关于疾病知识的宣教 □ 检查、检验项目的目的和意义	□ 术前宣教	□ 观察患者病情变化并及时报告医师 □ 术后心理疏导 □ 指导术后注意事项
	护理处置	□ 患者身份核对 □ 佩戴腕带 □ 建立入院病历，通知医师 □ 入院介绍：介绍责任护士，病区环境、设施、规章制度、基础护理服务项目 □ 询问病史，填写护理记录单首页 □ 观察病情 □ 测量基本生命体征 □ 抽血、留取标本 □ 心理护理与生活护理 □ 根据评估结果采取相应的护理措施 □ 通知检查项目及注意事项	□ 做好备皮等术前准备，交代注意事项 □ 提醒患者术前禁食、水 □ 术前心理护理	□ 与手术室护士交接 □ 术后观察病情变化 □ 测量基本生命体征 □ 心理护理与生活护理 □ 指导并监督患者治疗，遵医嘱用药 □ 根据评估结果采取相应的护理措施 □ 完成护理记录
	护理评估	□ 一般评估：生命体征、神志、皮肤、药物过敏史等 □ 专科评估：生活自理能力，足背动脉搏动、肤温、指（趾）端末梢感觉情况 □ 风险评估：评估有无跌倒、坠床、褥疮风险 □ 心理评估 □ 营养评估 □ 疼痛评估 □ 康复评估	□ 进行术前护理评估	□ 评估伤口疼痛情况 □ 观察伤口敷料有无渗出并报告医师 □ 风险评估：评估有无跌倒、坠床、引流管滑脱、液体外渗的风险
	专科护理	□ 观察颈部情况 □ 指导患者戒烟（吸烟者）	□ 协助患者洗澡、更换病员服	□ 手术后心理护理与生活护理
	饮食指导	□ 根据医嘱通知配餐员准备膳食 □ 协助患者进餐	□ 提醒患者术前禁食、水	□ 根据医嘱通知配餐员准备膳食 □ 协助患者进餐
	活动体位		□ 根据护理等级指导患者活动	□ 根据护理等级指导患者活动
	洗浴要求	□ 协助患者洗澡、更换病员服		

（续 表）

项目					
病情变异记录			□ 无 □ 有，原因： □ 患者 □ 疾病 □ 医疗 □ 护理 □ 保障 □ 管理	□ 无 □ 有，原因： □ 患者 □ 疾病 □ 医疗 □ 护理 □ 保障 □ 管理	□ 无 □ 有，原因： □ 患者 □ 疾病 □ 医疗 □ 护理 □ 保障 □ 管理
护士签名			白班 小夜班 大夜班	白班 小夜班 大夜班	白班 小夜班 大夜班
医师签名					
时间			住院第 5 天 （术后第 1 天）	住院第 6－8 天 （术后第 2－4 天）	住院第 9－12 天 （出院日）
主要诊疗工作	制度落实		□ 上级医师查房	□ 上级医师查房	□ 手术医师查房
主要诊疗工作	病情评估		□ 观察伤口情况、引流量及体温等生命体征情况，并做出相应处理 □ 鼓励患者早期下床活动	□ 观察伤口情况及引流量，并做相应处理（如拔除引流管）	□ 上级医师进行治疗效果、预后和出院评估 □ 出院宣教
主要诊疗工作	病历书写		□ 住院医师完成上级医师查房记录	□ 住院医师完成上级医师查房记录	□ 出院前 1 天病程记录（有上级医师指示出院） □ 出院后 24 小时内完成出院记录 □ 出院后 24 小时内完成病案首页
主要诊疗工作	知情同意				□ 告知患者及其家属出院后注意事项（指导出院后功能锻炼，复诊的时间、地点，发生紧急情况时的处理等）
主要诊疗工作	手术治疗				
主要诊疗工作	其他				□ 通知出院 □ 开具出院介绍信 □ 开具诊断证明书 □ 出院带药 □ 预约门诊复诊时间
重点医嘱	长期医嘱	护理医嘱	□ 按普通外科术后护理常规 □ 一级护理	□ 按普通外科术后护理常规 □ 二级护理	□ 按普通外科术后护理常规 □ 二级护理
重点医嘱	长期医嘱	处置医嘱			
重点医嘱	长期医嘱	膳食医嘱	□ 流食	□ 半流食	□ 半流食
重点医嘱	长期医嘱	药物医嘱	□ 自带药（必要时） □ 补液 □ 胃黏膜保护药、抑酸药 □ 补钙		

（续　表）

<table>
<tr><td rowspan="4">重点医嘱</td><td rowspan="4">临时医嘱</td><td>检查检验</td><td colspan="3">□ 甲状旁腺素(必要时复查)
□ 血钙(必要时复查)</td><td colspan="3"></td><td colspan="3"></td></tr>
<tr><td>药物医嘱</td><td colspan="3">□ 抗生素(必要时)</td><td colspan="3"></td><td colspan="3"></td></tr>
<tr><td>手术医嘱</td><td colspan="3"></td><td colspan="3"></td><td colspan="3"></td></tr>
<tr><td>处置医嘱</td><td colspan="3">□ 静脉抽血送检
□ 吸氧</td><td colspan="3">□ 大换药</td><td colspan="3">□ 拆线、换药
□ 出院</td></tr>
<tr><td rowspan="7">主要护理工作</td><td colspan="2">健康宣教</td><td colspan="3">□ 术后心理疏导
□ 指导术后注意事项</td><td colspan="3">□ 术后心理疏导
□ 指导术后注意事项</td><td colspan="3">□ 出院宣教(康复训练方法、用药指导、换药时间及注意事项、复查时间等)</td></tr>
<tr><td colspan="2">护理处置</td><td colspan="3">□ 心理护理与生活护理
□ 指导并监督患者治疗，遵医嘱用药
□ 根据评估结果采取相应的护理措施
□ 完成护理记录</td><td colspan="3">□ 心理护理与生活护理
□ 指导并监督患者治疗，遵医嘱用药
□ 根据评估结果采取相应的护理措施
□ 完成护理记录</td><td colspan="3">□ 观察患者情况
□ 核对患者医疗费用
□ 协助患者办理出院手续
□ 整理床单位</td></tr>
<tr><td colspan="2">护理评估</td><td colspan="3">□ 评估伤口疼痛情况
□ 观察伤口敷料有无渗出并报告医师</td><td colspan="3">□ 评估伤口疼痛情况
□ 观察伤口敷料有无渗出并报告医师</td><td colspan="3"></td></tr>
<tr><td colspan="2">专科护理</td><td colspan="3">□ 手术后心理护理与生活护理</td><td colspan="3">□ 手术后心理护理与生活护理</td><td colspan="3">□ 手术后心理护理与生活护理</td></tr>
<tr><td colspan="2">饮食指导</td><td colspan="3">□ 协助患者进餐</td><td colspan="3">□ 协助患者进餐</td><td colspan="3"></td></tr>
<tr><td colspan="2">活动体位</td><td colspan="3">□ 根据护理等级指导患者活动</td><td colspan="3">□ 根据护理等级指导患者活动</td><td colspan="3"></td></tr>
<tr><td colspan="2">洗浴要求</td><td colspan="3">□ 告知患者切口处伤口保护方法</td><td colspan="3">□ 告知患者切口处伤口保护方法</td><td colspan="3"></td></tr>
<tr><td colspan="3">病情变异记录</td><td colspan="3">□ 无　□ 有，原因：
□ 患者　□ 疾病　□ 医疗
□ 护理　□ 保障　□ 管理</td><td colspan="3">□ 无　□ 有，原因：
□ 患者　□ 疾病　□ 医疗
□ 护理　□ 保障　□ 管理</td><td colspan="3">□ 无　□ 有，原因：
□ 患者　□ 疾病　□ 医疗
□ 护理　□ 保障　□ 管理</td></tr>
<tr><td colspan="3" rowspan="2">护士签名</td><td>白班</td><td>小夜班</td><td>大夜班</td><td>白班</td><td>小夜班</td><td>大夜班</td><td>白班</td><td>小夜班</td><td>大夜班</td></tr>
<tr><td></td><td></td><td></td><td></td><td></td><td></td><td></td><td></td><td></td></tr>
<tr><td colspan="3">医师签名</td><td colspan="3"></td><td colspan="3"></td><td colspan="3"></td></tr>
</table>

甲状腺髓样癌行全甲状腺切除术和同期颈淋巴结清扫术临床路径

一、甲状腺髓样癌行全甲状腺切除术和同期颈淋巴结清扫术临床路径标准住院流程

(一)适用对象

第一诊断为甲状腺髓样癌(ICD-10:C73,01 M85100/3)行全甲状腺切除术和同期颈淋巴结清扫术(ICD-9-CM-3:06.4 01 伴 40.2901)的患者。

(二)诊断依据

根据《UICC 甲状腺癌诊疗规范(2008 年版)》和《AJCC 甲状腺癌诊疗规范(2008 年版)》及《NCCN 甲状腺癌临床实践指南》(中国版,2010 年)。

1. 症状及体征　声嘶,体格检查有甲状腺结节,有或无颈部淋巴结肿大。

2. 影像学检查　主要依靠彩超诊断,其他如 CT、MRI 及 SPECT 等可提供参考。

3. 病理检查　组织病理诊断或术中冷冻活检诊断,有条件者提倡针吸细胞学检查。

4.实验室检查　了解肿瘤标记物。

(三)治疗方案的选择

根据《UICC 甲状腺癌诊疗规范(2008 年版)》和《AJCC 甲状腺癌诊疗规范(2008 年版)》及《NCCN 甲状腺癌临床实践指南》(中国版,2010 年)。

1. 原发灶处理　全甲状腺切除及双侧Ⅴ1 区清扫。

2. 颈部淋巴结处理　颈淋巴结证实有转移者行同侧或双侧颈淋巴结清扫(Ⅱ～Ⅴ1 区),N0 者可以观察。

3. 姑息性手术和(或)气管造口术　适用于肿瘤晚期无法彻底切除者。

4. 其他术式　如具备手术条件,对累及周围组织、器官的患者,行扩大切除及修复术。

5. 其他治疗

(1)^{131}I 治疗:适用于全甲状腺或近全甲状腺切除后的 PTC 及 FTC,大多用于已有肺转移及骨转移者。

(2)TSH 抑制治疗:TSH 应控制在 0.1μU/L 以下。

(3)骨转移者可用双磷酸盐治疗。

(四)标准住院日为 9～12 天

(五)进入路径标准

1. 第一诊断必须符合甲状腺髓样癌(ICD-10:C73,01 M85100/3)行全甲状腺切除术和同期颈淋巴结清扫术(ICD-9-CM-3:06.4 01 伴 40.2901)。

2. 当患者同时具有其他疾病诊断,但在住院期间不需要特殊处理也不影响第一诊断的临床路径流程实施时,可以进入路径。

(六)术前准备(术前评估)2～3 天

1. 必须检查的项目

(1)血常规、尿常规、粪常规。

(2)肝功能、肾功能、电解质、血糖、血型、凝血功能、血钙、血磷、甲状腺功能、感染性疾病筛查(乙型病毒性肝炎、丙型病毒性肝炎、艾滋病、梅毒等)。

(3)甲状腺及颈部彩超，颈部及胸部X线检查，喉镜检查。

(4)针吸病理或会诊病理。

2. 根据患者病情可选择的检查项目　甲状腺和颈部CT或MRI、胸部CT、PET-CT、上消化道造影、肺功能、超声心动图等检查。

(七)抗菌药物选择与使用时机

抗菌药物应用，按照《抗菌药物临床应用指导原则》(卫医发[2004]285号)执行，并结合患者的病情决定抗菌药物的选择与使用时间。

(八)手术日为住院第4天

1. 麻醉方式　全身麻醉。

2. 术中用药　麻醉常规用药。

3. 术中病理检查　冷冻病理检查(必要时)。

4. 术后病理检查　病理学检查与诊断包括：①切片诊断(分类、分型、分期)；②免疫组化(必要时)；③分子生物学指标(必要时)。

(九)术后住院恢复5～8天

1. 必须复查的检查项目：血常规、甲状腺功能。

2. 根据需要可复查颈部彩超及CT、X线胸片。

3. 术后用药：按照《抗菌药物临床应用指导原则》(卫医发[2004]285号)执行，并结合患者的病情决定抗菌药物的选择与使用时间。

(十)出院标准

1. 伤口愈合好。

2. 没有需要住院处理的并发症。

(十一)变异及原因分析

1. 有影响手术的合并症，需要进行相关的诊断和治疗。

2. 不能耐受规范根治性手术的患者，适当缩小手术范围。

3. 甲状腺癌通常对外照射放射治疗不敏感。但对于有术中无法彻底切除的残余癌灶者，不能经手术或^{131}I治疗的局部晚期患者，以及有骨转移灶和肺转移灶患者，可考虑采用外照射放射治疗。

二、甲状腺髓样癌行全甲状腺切除术和同期颈淋巴结清扫术临床路径表单

适用对象		第一诊断为甲状腺髓样癌(ICD-10:C73,01 M85100/3)行全甲状腺切除术和同期淋巴结清扫术(ICD-9-CM-3:06.4 01 伴 40.2901)的患者		
患者基本信息		姓名:____ 性别:____ 年龄:____ 门诊号:____ 住院号:______ 过敏史:______ 住院日期:____年____月____日 出院日期:____年____月____日		标准住院日:9～12 天
时间		住院第 1 天	住院第 2—3 天(术前日)	住院第 4 天(手术日)
主要诊疗工作	制度落实	□ 入院 2 小时内经治医师或值班医师完成接诊 □ 入院 24 小时内主管医师完成检诊 □ 耳鼻喉科医师会诊声带情况	□ 上级医师查房 □ 组织术前讨论、术前评估和决定手术方案	□ 手术 □ 向患者及其家属交代手术过程及术后注意事项 □ 上级医师查房 □ 麻醉医师查房
	病情评估	□ 经治医师询问病史与体格检查	□ 上级医师进行术前评估	□ 观察有无术后并发症并做相应处理
	病历书写	□ 入院 8 小时内完成首次病程记录 □ 入院 24 小时内完成入院记录 □ 完成主管医师查房记录	□ 住院医师完成上级医师查房记录、术前小结、术前讨论等	□ 术者完成手术记录 □ 住院医师完成术后病程
	知情同意	□ 患者或其家属在入院记录单上签名	□ 向患者或其家属交代围术期注意事项并签署《手术知情同意书》《自费用品协议书》《输血同意书》《委托书》(患者本人不能签名时) □ 麻醉医师查房,向患者及其家属交代麻醉注意事项并签署《麻醉知情同意书》	□ 告知患者及其家属手术情况及术后注意事项
	手术治疗		□ 预约手术	□ 实施手术(手术安全核查记录、手术清点记录)
	其他	□ 及时通知上级医师检诊 □ 经治医师检查、整理病历资料		

（续 表）

<table>
<tr><td rowspan="9">重点医嘱</td><td rowspan="4">长期医嘱</td><td>护理医嘱</td><td>□ 按普通外科护理常规
□ 三级护理</td><td>□ 按普通外科护理常规
□ 三级护理</td><td>□ 按普通外科术后护理常规
□ 一级护理</td></tr>
<tr><td>处置医嘱</td><td></td><td></td><td>□ 雾化吸入
□ 床旁备气管切开包
□ 颈部引流管并记录引流量
□ 中换药
□ 心电监护</td></tr>
<tr><td>膳食医嘱</td><td>□ 普食
□ 糖尿病饮食
□ 低盐、低脂饮食
□ 低盐、低脂、糖尿病饮食</td><td>□ 普食
□ 糖尿病饮食
□ 低盐、低脂饮食
□ 低盐、低脂、糖尿病饮食</td><td>□ 流食</td></tr>
<tr><td>药物医嘱</td><td>□ 自带药（必要时）</td><td>□ 自带药（必要时）</td><td>□ 自带药（必要时）
□ 补液
□ 胃黏膜保护药，抑酸药
□ 补钙</td></tr>
<tr><td rowspan="4">临时医嘱</td><td>检查检验</td><td></td><td></td><td>□ 甲状旁腺素
□ 血钙</td></tr>
<tr><td>药物医嘱</td><td></td><td>□ 术前常规用药，如阿托品</td><td>□ 抗生素（必要时）
□ 止血药
□ 镇吐药</td></tr>
<tr><td>手术医嘱</td><td></td><td>□ 准备明日在全身麻醉下行全甲状腺切除术和同期淋巴结清扫术
□ 术前禁食、水
□ 术前用抗生素皮试（必要时）</td><td></td></tr>
<tr><td>处置医嘱</td><td>□ 静脉抽血送检</td><td>□ 术区备皮</td><td>□ 吸氧</td></tr>
<tr><td>主要护理工作</td><td colspan="2">健康宣教</td><td>□ 入院宣教（住院环境、规章制度）
□ 进行护理安全指导
□ 进行等级护理、活动范围指导
□ 进行饮食指导
□ 进行关于疾病知识的宣教
□ 检查、检验项目的目的和意义</td><td>□ 术前宣教</td><td>□ 观察患者病情变化并及时报告医师
□ 术后心理疏导
□ 指导术后注意事项</td></tr>
</table>

（续 表）

主要护理工作	护理处置	□ 患者身份核对 □ 佩戴腕带 □ 建立入院病历，通知医师 □ 入院介绍：介绍责任护士，病区环境、设施、规章制度、基础护理服务项目 □ 询问病史，填写护理记录单首页 □ 观察病情 □ 测量基本生命体征 □ 抽血、留取标本 □ 心理护理与生活护理 □ 根据评估结果采取相应的护理措施 □ 通知检查项目及注意事项	□ 做好备皮等术前准备，交代注意事项 □ 提醒患者术前禁食、水 □ 术前心理护理	□ 与手术室护士交接 □ 术后观察病情变化 □ 测量基本生命体征 □ 心理护理与生活护理 □ 指导并监督患者治疗，遵医嘱用药 □ 根据评估结果采取相应的护理措施 □ 完成护理记录
	护理评估	□ 一般评估：生命体征、神志、皮肤、药物过敏史等 □ 专科评估：生活自理能力，足背动脉搏动、肤温、指（趾）端末梢感觉情况 □ 风险评估：评估有无跌倒、坠床、褥疮风险 □ 心理评估 □ 营养评估 □ 疼痛评估 □ 康复评估	□ 进行术前护理评估	□ 评估伤口疼痛情况 □ 观察伤口敷料有无渗出并报告医师 □ 风险评估：评估有无跌倒、坠床、引流管滑脱、液体外渗的风险
	专科护理	□ 观察颈部情况 □ 指导患者戒烟（吸烟者）	□ 协助患者洗澡、更换病员服	□ 手术后心理护理与生活护理
	饮食指导	□ 根据医嘱通知配餐员准备膳食 □ 协助患者进餐	□ 提醒患者术前禁食、水	□ 根据医嘱通知配餐员准备膳食 □ 协助患者进餐
	活动体位		□ 根据护理等级指导患者活动	□ 根据护理等级指导患者活动
	洗浴要求	□ 协助患者洗澡、更换病员服		
病情变异记录		□ 无 □ 有，原因： □ 患者 □ 疾病 □ 医疗 □ 护理 □ 保障 □ 管理	□ 无 □ 有，原因： □ 患者 □ 疾病 □ 医疗 □ 护理 □ 保障 □ 管理	□ 无 □ 有，原因： □ 患者 □ 疾病 □ 医疗 □ 护理 □ 保障 □ 管理
护士签名		白班 | 小夜班 | 大夜班	白班 | 小夜班 | 大夜班	白班 | 小夜班 | 大夜班
医师签名				

（续 表）

时间			住院第5天 （术后第1天）	住院第6－8天 （术后第2－4天）	住院第9－12日 （出院日）
主要诊疗工作	制度落实		□ 上级医师查房	□ 上级医师查房	□ 手术医师查房
	病情评估		□ 观察伤口情况、引流量及体温等生命体征情况，并做出相应处理 □ 鼓励患者早期下床活动	□ 观察伤口情况、引流量，并做相应处理（如拔除引流管）	□ 上级医师进行治疗效果、预后和出院评估 □ 出院宣教
	病历书写		□ 住院医师完成上级医师查房记录	□ 住院医师完成上级医师查房记录	□ 出院前1天病程记录（有上级医师指示出院） □ 出院后24小时内完成出院记录 □ 出院后24小时内完成病案首页
	知情同意				□ 告知患者及其家属出院后注意事项（指导出院后功能锻炼，复诊的时间、地点，发生紧急情况时的处理等）
	手术治疗				
	其他				□ 通知出院 □ 开具出院介绍信 □ 开具诊断证明书 □ 出院带药 □ 预约门诊复诊时间
重点医嘱	长期医嘱	护理医嘱	□ 按普通外科术后护理常规 □ 一级护理	□ 按普通外科术后护理常规 □ 二级护理	□ 按普通外科术后护理常规 □ 二级护理
		处置医嘱			
		膳食医嘱	□ 流食	□ 半流食	□ 半流食
		药物医嘱	□ 自带药（必要时） □ 补液 □ 胃黏膜保护药、抑酸药 □ 补钙		
	临时医嘱	检查检验	□ 甲状旁腺素（必要时复查） □ 血钙（必要时复查）		
		药物医嘱	□ 抗生素（必要时）		
		手术医嘱			
		处置医嘱	□ 静脉抽血送检 □ 吸氧		□ 大换药 □ 出院

（续　表）

主要护理工作	健康宣教	□ 术后心理疏导 □ 指导术后注意事项	□ 术后心理疏导 □ 指导术后注意事项	□ 出院宣教（康复训练方法、用药指导、换药时间及注意事项、复查时间等）
	护理处置	□ 心理护理与生活护理 □ 指导并监督患者治疗，遵医嘱用药 □ 根据评估结果采取相应的护理措施 □ 完成护理记录	□ 心理护理与生活护理 □ 指导并监督患者治疗，遵医嘱用药 □ 根据评估结果采取相应的护理措施 □ 完成护理记录	□ 观察患者情况 □ 核对患者医疗费用 □ 协助患者办理出院手续 □ 整理床单位
	护理评估	□ 评估伤口疼痛情况 □ 观察伤口敷料有无渗出并报告医师	□ 评估伤口疼痛情况 □ 观察伤口敷料有无渗出并报告医师	
	专科护理	□ 手术后心理护理与生活护理	□ 手术后心理护理与生活护理	□ 手术后心理护理与生活护理
	饮食指导	□ 协助患者进餐	□ 协助患者进餐	
	活动体位	□ 根据护理等级指导患者活动	□ 根据护理等级指导患者活动	
	洗浴要求	□ 告知患者切口处伤口保护方法	□ 告知患者切口处伤口保护方法	
病情变异记录		□ 无　□ 有，原因： □ 患者　□ 疾病　□ 医疗 □ 护理　□ 保障　□ 管理	□ 无　□ 有，原因： □ 患者　□ 疾病　□ 医疗 □ 护理　□ 保障　□ 管理	□ 无　□ 有，原因： □ 患者　□ 疾病　□ 医疗 □ 护理　□ 保障　□ 管理
护士签名		白班　小夜班　大夜班	白班　小夜班　大夜班	白班　小夜班　大夜班
医师签名				

甲状腺腺瘤行甲状腺病损切除术临床路径

一、甲状腺腺瘤行甲状腺病损切除术临床路径标准住院流程

（一）适用对象

第一诊断为甲状腺腺瘤（ICD-10：D34 01，M81400/0）行甲状腺病损切除术（ICD-9-CM-3：06.3101）的患者。

（二）诊断依据

根据《临床诊疗指南——外科学分册》（中华医学会编著，人民卫生出版社）和《外科学》（第7版，人民卫生出版社）及《甲状腺外科学》（人民卫生出版社）。

1. 病史　体格检查或无意中发现颈部结节。

2. 体征　颈部单发或多发结节，实性或囊实性，随吞咽上下活动。

3. 辅助检查　甲状腺B超检查，甲状腺单发或多发结节，CT检查不考虑恶性转移。

（三）治疗方案的选择及依据

根据《临床诊疗指南——外科学分册》（中华医学会编著，人民卫生出版社）和《外科学》（第7版，人民卫生出版社）及《甲状腺外科学》（人民卫生出版社）。

手术适应证：①非手术治疗效果不佳的甲状腺腺瘤，且逐步增大，有恶性倾向。②甲状腺腺瘤且具有甲状腺功能亢进症表现。

（四）标准住院日为9～12天

（五）进入路径标准

1. 第一诊断必须符合甲状腺腺瘤（ICD-10：D34 01，M81400/0）行甲状腺病损切除术（ICD-9-CM-3：06.3101）。

2. 当患者同时具有其他疾病诊断，但在住院期间不需要特殊处理也不影响第一诊断的临床路径流程实施时，可以进入路径。

（六）术前准备（术前评估）2～3天

1. 必须检查的项目

（1）血常规、尿常规、粪常规＋隐血试验。

（2）肝功能、肾功能、电解质、凝血功能、血型、感染性疾病筛查（乙型病毒性肝炎、丙型病毒性肝炎、艾滋病、梅毒等）、甲状腺功能等。

（3）甲状腺及颈部淋巴结超声、超声引导下穿刺（必要时）。

（4）心电图、胸部正位X线片、CT。

2. 根据患者病情选择的检查项目　肺功能测定、超声心动图等。

（七）选择用药

1. 口服药物　硫脲类药物或咪唑类药物（甲状腺功能亢进症患者可选用）。

2. 口服普萘洛尔　用于术前准备，控制心率（甲状腺功能亢进症患者可选用）。

（八）手术日为住院第4天

1. 麻醉方式　气管插管全身麻醉。

2. 手术内固定物　无。

3. 术中用药　麻醉常规用药、术后镇痛泵的应用。

4. 输血　视术中情况而定。

(九)术后住院恢复 5～8 天

1. 必须复查的检查项目

(1)血常规、肝功能、肾功能、电解质、甲状腺功能。

(2)出院 1 个月后门诊复诊。

2. 术后用药：抗菌药物应用，按照《抗菌药物临床应用指导原则》(卫医发[2004]285 号)执行。

3. 术后饮食指导。

(十)出院标准

1. 患者无发热，进食良好等。

2. 切口愈合良好。

3. 没有需要住院处理的并发症和(或)合并症。

(十一)变异及原因分析

1. 术前合并其他基础疾病影响手术的患者，需要进行相关的诊断和治疗。

2. 术前需确定手术方式(甲状腺大部切除术或单纯甲状腺肿物切除术)。

3. 术前怀疑恶性者，行超声引导下穿刺活检。

4. 有并发症(出血、喉返神经损伤、甲状旁腺损伤等)的腔镜辅助下甲状腺切除患者，则转入相应临床路径。

二、甲状腺腺瘤行甲状腺病损切除术临床路径表单

<table>
<tr><td colspan="2">适用对象</td><td colspan="3">第一诊断为甲状腺腺瘤(ICD-10：D34 01，M81400/0)行甲状腺病损切除术(ICD-9-CM-3：06.3101)的患者</td></tr>
<tr><td colspan="2">患者基本信息</td><td colspan="2">姓名：____　性别：____　年龄：____　门诊号：____
住院号：______　过敏史：______
住院日期：____年____月____日
出院日期：____年____月____日</td><td>标准住院日：9～12 天</td></tr>
<tr><td colspan="2">时间</td><td>住院第 1 天</td><td>住院第 2－3 天(术前日)</td><td>住院第 4 天(手术日)</td></tr>
<tr><td>主要诊疗工作</td><td>制度落实</td><td>□ 入院 2 小时内经治医师或值班医师完成接诊
□ 入院 24 小时内主管医师完成检诊
□ 耳鼻喉科医师会诊声带情况</td><td>□ 上级医师查房
□ 组织术前讨论、术前评估和决定手术方案</td><td>□ 手术
□ 向患者及其家属交代手术过程及术后注意事项
□ 上级医师查房
□ 麻醉医师查房</td></tr>
</table>

（续　表）

主要诊疗工作	病情评估		□ 经治医师询问病史与体格检查	□ 上级医师进行术前评估	□ 观察有无术后并发症并做相应处理
	病历书写		□ 入院8小时内完成首次病程记录 □ 入院24小时内完成入院记录 □ 完成主管医师查房记录	□ 住院医师完成上级医师查房记录、术前小结、术前讨论等	□ 术者完成手术记录 □ 住院医师完成术后病程记录
	知情同意		□ 患者或其家属在入院记录单上签名	□ 向患者及其家属交代围术期注意事项并签署《手术知情同意书》《自费用品协议书》《输血同意书》《委托书》(患者本人不能签名时) □ 麻醉医师查房，向患者或其家属交代麻醉注意事项并签署《麻醉知情同意书》	□ 告知患者及其家属手术情况及术后注意事项
	手术治疗			□ 预约手术	□ 实施手术(手术安全核查记录、手术清点记录)
	其他		□ 及时通知上级医师检诊 □ 经治医师检查、整理病历资料		
重点医嘱	长期医嘱	护理医嘱	□ 按普通外科护理常规 □ 三级护理	□ 按普通外科护理常规 □ 三级护理	□ 按普通外科术后护理常规 □ 一级护理
		处置医嘱			□ 雾化吸入 □ 床旁备气管切开包 □ 颈部引流管记录引流量 □ 中换药 □ 心电监护
		膳食医嘱	□ 普食 □ 糖尿病饮食 □ 低盐、低脂饮食 □ 低盐、低脂、糖尿病饮食	□ 普食 □ 糖尿病饮食 □ 低盐、低脂饮食 □ 低盐、低脂、糖尿病饮食	□ 流食
		药物医嘱	□ 自带药(必要时)	□ 自带药(必要时)	□ 自带药(必要时) □ 补液 □ 胃黏膜保护药、抑酸药 □ 补钙

（续　表）

重点医嘱	临时医嘱	检查检验			□ 甲状旁腺素 □ 血钙
		药物医嘱		□ 术前常规用药，如阿托品	□ 抗生素（必要时） □ 止血药 □ 镇吐药
		手术医嘱		□ 准备明日在全身麻醉下行甲状腺病损切除术 □ 术前禁食、水 □ 术前用抗生素皮试（必要时）	
		处置医嘱	□ 静脉抽血送检	□ 术区备皮	□ 吸氧
主要护理工作	健康宣教		□ 入院宣教（住院环境、规章制度） □ 进行护理安全指导 □ 进行等级护理、活动范围指导 □ 进行饮食指导 □ 进行关于疾病知识的宣教 □ 检查、检验项目的目的和意义	□ 术前宣教	□ 观察患者病情变化并及时报告医师 □ 术后心理疏导 □ 指导术后注意事项
	护理处置		□ 患者身份核对 □ 佩戴腕带 □ 建立入院病历，通知医师 □ 入院介绍：介绍责任护士，病区环境、设施、规章制度、基础护理服务项目 □ 询问病史，填写护理记录单首页 □ 观察病情 □ 测量基本生命体征 □ 抽血、留取标本 □ 心理护理与生活护理 □ 根据评估结果采取相应的护理措施 □ 通知检查项目及注意事项	□ 做好备皮等术前准备，交代注意事项 □ 提醒患者术前禁食、水 □ 术前心理护理	□ 与手术室护士交接 □ 术后观察病情变化 □ 测量基本生命体征 □ 心理护理与生活护理 □ 指导并监督患者治疗，遵医嘱用药 □ 根据评估结果采取相应的护理措施 □ 完成护理记录
	护理评估		□ 一般评估：生命体征、神志、皮肤、药物过敏史等 □ 专科评估：生活自理能力，足背动脉搏动、肤温、指（趾）端末梢感觉情况 □ 风险评估：评估有无跌倒、坠床、褥疮风险	□ 进行术前护理评估	□ 评估伤口疼痛情况 □ 观察伤口敷料有无渗出并报告医师 □ 风险评估：评估有无跌倒、坠床、引流管滑脱、液体外渗的风险

（续　表）

主要护理工作	护理评估	□ 心理评估 □ 营养评估 □ 疼痛评估 □ 康复评估		
	专科护理	□ 观察颈部情况 □ 指导患者戒烟（吸烟者）	□ 协助患者洗澡、更换病员服	□ 手术后心理护理与生活护理
	饮食指导	□ 根据医嘱通知配餐员准备膳食 □ 协助患者进餐	□ 提醒患者术前禁食、水	□ 根据医嘱通知配餐员准备膳食 □ 协助患者进餐
	活动体位		□ 根据护理等级指导患者活动	□ 根据护理等级指导患者活动
	洗浴要求	□ 协助患者洗澡、更换病员服		
病情变异记录		□ 无　□ 有，原因： □ 患者　□ 疾病　□ 医疗 □ 护理　□ 保障　□ 管理	□ 无　□ 有，原因： □ 患者　□ 疾病　□ 医疗 □ 护理　□ 保障　□ 管理	□ 无　□ 有，原因： □ 患者　□ 疾病　□ 医疗 □ 护理　□ 保障　□ 管理
护士签名		白班　小夜班　大夜班	白班　小夜班　大夜班	白班　小夜班　大夜班
医师签名				
时间		住院第5天 （术后第1天）	住院第6－8天 （术后第2－4天）	住院第9－12天 （出院日）
主要诊疗工作	制度落实	□ 上级医师查房	□ 上级医师查房	□ 手术医师查房
	病情评估	□ 观察伤口情况、引流量及体温等生命体征情况，并做出相应处理 □ 鼓励患者早期下床活动	□ 观察伤口情况及引流量，并做相应处理（如拔除引流管）	□ 上级医师进行治疗效果、预后和出院评估 □ 出院宣教
	病历书写	□ 住院医师完成上级医师查房记录	□ 住院医师完成上级医师查房记录	□ 出院前1天病程记录（有上级医师指示出院） □ 出院后24小时内完成出院记录 □ 出院后24小时内完成病案首页
	知情同意			□ 告知患者及其家属出院后注意事项（指导出院后功能锻炼，复诊的时间、地点，发生紧急情况时的处理等）
	手术治疗			
	其他			□ 通知出院 □ 开具出院介绍信 □ 开具诊断证明书 □ 出院带药 □ 预约门诊复诊时间

（续　表）

重点医嘱	长期医嘱	护理医嘱	□ 按普通外科术后护理常规 □ 一级护理	□ 按普通外科术后护理常规 □ 二级护理	□ 按普通外科术后护理常规 □ 二级护理
		处置医嘱			
		膳食医嘱	□ 流食	□ 半流食	□ 半流食
		药物医嘱	□ 自带药(必要时) □ 补液 □ 胃黏膜保护药、抑酸药 □ 补钙		
	临时医嘱	检查检验	□ 甲状旁腺素(必要时复查) □ 血钙(必要时复查)		
		药物医嘱	□ 抗生素(必要时)		
		手术医嘱			
		处置医嘱	□ 静脉抽血送检 □ 吸氧		□ 大换药 □ 出院
主要护理工作	健康宣教		□ 术后心理疏导 □ 指导术后注意事项	□ 术后心理疏导 □ 指导术后注意事项	□ 出院宣教(康复训练方法、用药指导、换药时间及注意事项、复查时间等)
	护理处置		□ 心理护理与生活护理 □ 指导并监督患者治疗，遵医嘱用药 □ 根据评估结果采取相应的护理措施 □ 完成护理记录	□ 心理护理与生活护理 □ 指导并监督患者治疗，遵医嘱用药 □ 根据评估结果采取相应的护理措施 □ 完成护理记录	□ 观察患者情况 □ 核对患者医疗费用 □ 协助患者办理出院手续 □ 整理床单位
	护理评估		□ 评估伤口疼痛情况 □ 观察伤口敷料有无渗出并报告医师	□ 评估伤口疼痛情况 □ 观察伤口敷料有无渗出并报告医师	
	专科护理		□ 手术后心理护理与生活护理	□ 手术后心理护理与生活护理	□ 手术后心理护理与生活护理
	饮食指导		□ 协助患者进餐	□ 协助患者进餐	
	活动体位		□ 根据护理等级指导患者活动	□ 根据护理等级指导患者活动	
	洗浴要求		□ 告知患者切口处伤口保护方法	□ 告知患者切口处伤口保护方法	
病情变异记录			□ 无　□ 有，原因： □ 患者　□ 疾病　□ 医疗 □ 护理　□ 保障　□ 管理	□ 无　□ 有，原因： □ 患者　□ 疾病　□ 医疗 □ 护理　□ 保障　□ 管理	□ 无　□ 有，原因： □ 患者　□ 疾病　□ 医疗 □ 护理　□ 保障　□ 管理
护士签名			白班　小夜班　大夜班	白班　小夜班　大夜班	白班　小夜班　大夜班
医师签名					

结节性甲状腺肿行甲状腺部分切除术临床路径

一、结节性甲状腺肿行甲状腺部分切除术临床路径标准住院流程

(一)适用对象

第一诊断为结节性甲状腺肿(ICD-10:E04.903)行甲状腺部分切除术(ICD-9-CM-3:06.39)的患者。

(二)诊断依据

根据《临床诊疗指南——外科学分册》(中华医学会编著)。

1. *病史*　甲状腺结节。

2. *辅助检查*　甲状腺B超、甲状腺功能,必要时行甲状腺CT检查。

(三)治疗方案的选择及依据

根据《临床诊疗指南——外科学分册》(中华医学会编著)。

1. 明确有甲状腺多发结节并有压迫症状的患者。

2. 无明确手术禁忌证。

3. 征得患者和其家属的同意。

(四)标准住院日为9～12天

(五)进入路径标准

1. 第一诊断必须符合结节性甲状腺肿(ICD-10:E04.903)行甲状腺部分切除术(ICD-9-CM-3:06.39)。

2. 当患者同时具有其他疾病诊断,但在住院期间不需要特殊处理也不影响第一诊断的临床路径流程实施时,可以进入路径。

(六)术前准备(术前评估)1～2天

1. *术前评估*　术前1～2天完成术前病情评估,完成必要的检查,做出术前小结、术前讨论。

(1)检查、检验评估:①必须检查、检验的项目,包括血常规、尿常规、粪常规、血生化检验项目、感染性疾病筛查、凝血功能、甲状腺功能、胸部X线片、心电图、甲状腺超声。②根据患者情况可选择的检查、检验项目包括超声心动图、血气分析或肺功能(年龄>70岁或既往有心、肺病史者),如果肿瘤比较大可行颈部CT检查。有相关疾病者必要时请相关科室医师会诊。

(2)营养评估:根据《解放军总医院新入院患者营养风险筛查表(NRS-2002)》为新入院患者进行营养评估,评分>3分者告知医师,必要时申请营养科医师会诊。

(3)心理评估:由心理科医师根据病情需要实施评估。

(4)疼痛评估:根据《视觉模拟评分(VAS)》实施疼痛评估,评分>7分者给予处置,必要时请疼痛科医师会诊。

(5)康复评估:根据《入院患者康复筛查和评估表》在患者入院后24小时内进行康复筛查和评估。任何一项结果为“是”,告知医师,申请康复科医师会诊。

(6)深静脉血栓栓塞症风险评估:根据专科《深静脉血栓栓塞症评估量表》在患者入院后24小时内进行风险筛查和评估。风险结果为“高危”者,则申请血管外科或介入导管室医师会诊。

2. 术前准备

(1)术前准备:术前24小时内完成术前病情评估,完成必要的检查,做出术前小结、术前讨论。

(2)术前谈话:术者应在术前1天与患者及其亲属谈话,告知手术方案、相关风险、用血计划、术后转归、手术费用和患者及亲属权益,并履行书面知情同意手续。告知高值耗材的使用及费用。

(3)通知手术室:准备手术间、手术药品、手术物品及特殊耗材。

(4)护士做心理护理,交代注意事项:防褥疮、防跌倒、指导患者戒烟(若患者吸烟)等,并进行术前宣教。

(5)手术部位标识:术者、第一助手或经治医师在术前1天应对手术部位做体表标识,急诊手术由接诊医师或会诊外科医师标记,标记过程应有责任护士、患者及其亲属共同参与,并记入手术安排表。

(6)术前1天麻醉医师访视:制订麻醉计划、完成评估、确定麻醉方式,并记入《麻醉术前访视记录》,告知患者及其家属麻醉适应证、麻醉目的、麻醉风险、可能出现的情况及其处理原则、替代方案等,签署《麻醉知情同意书》并归入病历。

(七)抗菌药物选择与使用时机

1. 抗菌药物应用,按照《抗菌药物临床应用指导原则》(卫医发[2004]285号)和《关于抗菌药物临床应用管理有关问题的通知》(卫办医政发[2009]38号)执行。

2. 预防性抗菌药物应用

(1)不常规预防性应用抗生素,如手术时间超过3小时,视情况必要时可应用,但病程记录中需要写明应用抗生素的原因。

(2)术后72小时内停止使用抗菌药物。

(八)手术日为住院第3天

1. 手术安全核对:患者入手术间后由手术医师、麻醉医师、巡回护士和患者本人共同核对患者身份、手术部位与标识、手术方式。手术医师、麻醉医师、巡回护士三方按《手术安全核对表》逐项核对,共同签名。

2. 麻醉方式:全身麻醉。

3. 术中用药:麻醉常规用药、镇痛药等。

4. 手术方式:甲状腺部分切除术。

5. 手术器械:根据病变情况选择手术器械。

6. 指导患者活动及生活注意事项。

7. 经治医师或手术医师应即刻完成术后首次病程记录,观察患者术后病情变化。

(九)术后住院恢复6~9天

1. 必要时复查的项目　甲状腺素、血钙。

2. 术后用药

(1)抗菌药物:一般不常规使用。

(2)其他对症药物:止血药、镇痛药等。

3. 术后换药　术后第1天及出院当天给予清洁换药;其他时间根据拔除引流管时间以清洁换药。

4. 术后护理　观察患者伤口敷料有无渗出、疼痛情况,并在有异常时立即通知医师处理。

(十)出院标准

1. 患者体温正常,常规化验无明显异常。

2. 切口愈合好,无感染。

3. 没有需要住院处理的并发症和(或)合并症。

(十一)变异及原因分析

1. 围术期并发症　出血、感染、甲状旁腺神经损伤等造成住院时间延长和费用增加。

2. 内科合并症　部分患者通常存在很多内科合并症,如脑血管疾病或心血管疾病、糖尿病、血栓等,手术可能导致这些疾病加重而需要治疗,从而延长治疗时间和增加住院费用。

3. 节假日　术前患者如住院后赶上节假日,使手术推迟,延长住院时间,增加费用。

二、结节性甲状腺肿行甲状腺部分切除术临床路径表单

适用对象		第一诊断为结节性甲状腺肿(ICD-10:E04.903)行甲状腺部分切除术(ICD-9-CM-3:06.39)的患者		
患者基本信息		姓名:____　性别:____　年龄:____　门诊号:____ 住院号:______　过敏史:______ 住院日期:____年____月____日 出院日期:____年____月____日		标准住院日:9～12天
时间		住院第1天	住院第2天(术前日)	住院第3天(手术日)
主要诊疗工作	制度落实	□ 入院2小时内经治医师或值班医师完成接诊 □ 入院24小时内主管医师完成检诊 □ 耳鼻喉科医师会诊声带情况	□ 上级医师查房 □ 组织术前讨论、术前评估和决定手术方案	□ 手术 □ 向患者及其家属交代手术过程及术后注意事项 □ 上级医师查房 □ 麻醉医师查房
	病情评估	□ 经治医师询问病史与体格检查	□ 上级医师进行术前评估	□ 观察有无术后并发症并做相应处理
	病历书写	□ 入院8小时内完成首次病程记录 □ 入院24小时内完成入院记录 □ 完成主管医师查房记录	□ 住院医师完成上级医师查房记录、术前小结、术前讨论等	□ 术者完成手术记录 □ 住院医师完成术后病程记录

（续 表）

<table>
<tr><td rowspan="3">主要诊疗工作</td><td colspan="2">知情同意</td><td>□ 患者或其家属在入院记录单上签名</td><td>□ 向患者及其家属交代围术期注意事项并签署《手术知情同意书》《自费用品协议书》《输血同意书》《委托书》（患者本人不能签名时）
□ 麻醉医师查房，向患者及其家属交代麻醉注意事项并签署《麻醉知情同意书》</td><td>□ 告知患者及其家属手术情况及术后注意事项</td></tr>
<tr><td colspan="2">手术治疗</td><td></td><td>□ 预约手术</td><td>□ 实施手术（手术安全核查记录、手术清点记录）</td></tr>
<tr><td colspan="2">其他</td><td>□ 及时通知上级医师检诊
□ 经治医师检查、整理病历资料</td><td></td><td></td></tr>
<tr><td rowspan="8">重点医嘱</td><td rowspan="4">长期医嘱</td><td>护理医嘱</td><td>□ 按普通外科护理常规
□ 三级护理</td><td>□ 按普通外科护理常规
□ 三级护理</td><td>□ 按普通外科术后护理常规
□ 一级护理</td></tr>
<tr><td>处置医嘱</td><td></td><td></td><td>□ 雾化吸入
□ 床旁备气管切开包
□ 颈部引流管并记录引流量
□ 中换药
□ 心电监护</td></tr>
<tr><td>膳食医嘱</td><td>□ 普食
□ 糖尿病饮食
□ 低盐、低脂饮食
□ 低盐、低脂、糖尿病饮食</td><td>□ 普食
□ 糖尿病饮食
□ 低盐、低脂饮食
□ 低盐、低脂、糖尿病饮食</td><td>□ 流食</td></tr>
<tr><td>药物医嘱</td><td>□ 自带药（必要时）</td><td>□ 自带药（必要时）</td><td>□ 自带药（必要时）
□ 补液
□ 胃黏膜保护药，抑酸药
□ 补钙</td></tr>
<tr><td rowspan="4">临时医嘱</td><td>检查检验</td><td></td><td></td><td>□ 甲状腺素
□ 血钙</td></tr>
<tr><td>药物医嘱</td><td></td><td>□ 术前常规用药，如阿托品</td><td>□ 抗生素（必要时）
□ 止血药
□ 镇吐药</td></tr>
<tr><td>手术医嘱</td><td></td><td>□ 准备明日在全身麻醉下行甲状腺部分切除术
□ 术前禁食、水
□ 术前用抗生素皮试（必要时）</td><td></td></tr>
<tr><td>处置医嘱</td><td>□ 静脉抽血送检</td><td>□ 术区备皮</td><td>□ 吸氧</td></tr>
</table>

（续　表）

主要护理工作	健康宣教	□ 入院宣教（住院环境、规章制度） □ 进行护理安全指导 □ 进行等级护理、活动范围指导 □ 进行饮食指导 □ 进行关于疾病知识的宣教 □ 检查、检验项目的目的和意义	□ 术前宣教	□ 观察患者病情变化并及时报告医师 □ 术后心理疏导 □ 指导术后注意事项
	护理处置	□ 患者身份核对 □ 佩戴腕带 □ 建立入院病历，通知医师 □ 入院介绍：介绍责任护士，病区环境、设施、规章制度、基础护理服务项目 □ 询问病史，填写护理记录单首页 □ 观察病情 □ 测量基本生命体征 □ 抽血、留取标本 □ 心理护理与生活护理 □ 根据评估结果采取相应的护理措施 □ 通知检查项目及注意事项	□ 做好备皮等术前准备，交代注意事项 □ 提醒患者术前禁食、水 □ 术前心理护理	□ 与手术室护士交接 □ 术后观察病情变化 □ 测量基本生命体征 □ 心理护理与生活护理 □ 指导并监督患者治疗，遵医嘱用药 □ 根据评估结果采取相应的护理措施 □ 完成护理记录
	护理评估	□ 一般评估：生命体征、神志、皮肤、药物过敏史等 □ 专科评估：生活自理能力，足背动脉搏动、肤温、指（趾）端末梢感觉情况 □ 风险评估：评估有无跌倒、坠床、褥疮风险 □ 心理评估 □ 营养评估 □ 疼痛评估 □ 康复评估	□ 进行术前护理评估	□ 评估伤口疼痛情况 □ 观察伤口敷料有无渗出并报告医师 □ 风险评估：评估有无跌倒、坠床、引流管滑脱、液体外渗的风险
	专科护理	□ 观察颈部情况 □ 指导患者戒烟（吸烟者）	□ 协助患者洗澡、更换病员服	□ 手术后心理护理与生活护理
	饮食指导	□ 根据医嘱通知配餐员准备膳食 □ 协助患者进餐	□ 提醒患者术前禁食、水	□ 根据医嘱通知配餐员准备膳食 □ 协助患者进餐
	活动体位		□ 根据护理等级指导患者活动	□ 根据护理等级指导患者活动
	洗浴要求	□ 协助患者洗澡、更换病员服		

（续　表）

<table>
<tr><td colspan="3">病情变异记录</td><td colspan="3">□ 无　□ 有，原因：
□ 患者　□ 疾病　□ 医疗
□ 护理　□ 保障　□ 管理</td><td colspan="3">□ 无　□ 有，原因：
□ 患者　□ 疾病　□ 医疗
□ 护理　□ 保障　□ 管理</td><td colspan="3">□ 无　□ 有，原因：
□ 患者　□ 疾病　□ 医疗
□ 护理　□ 保障　□ 管理</td></tr>
<tr><td colspan="3" rowspan="2">护士签名</td><td>白班</td><td>小夜班</td><td>大夜班</td><td>白班</td><td>小夜班</td><td>大夜班</td><td>白班</td><td>小夜班</td><td>大夜班</td></tr>
<tr><td></td><td></td><td></td><td></td><td></td><td></td><td></td><td></td><td></td></tr>
<tr><td colspan="3">医师签名</td><td colspan="3"></td><td colspan="3"></td><td colspan="3"></td></tr>
<tr><td colspan="3">时间</td><td colspan="3">住院第 4 天
（术后第 1 天）</td><td colspan="3">住院第 5－7 天
（术后第 2－4 天）</td><td colspan="3">住院第 8－12 天
（出院日）</td></tr>
<tr><td rowspan="6">主要诊疗工作</td><td colspan="2">制度落实</td><td colspan="3">□ 上级医师查房</td><td colspan="3">□ 上级医师查房</td><td colspan="3">□ 手术医师查房</td></tr>
<tr><td colspan="2">病情评估</td><td colspan="3">□ 观察伤口情况、引流量及体温等生命体征情况，并做出相应处理
□ 鼓励患者早期下床活动</td><td colspan="3">□ 观察伤口情况及引流量，并做出相应处理（如拔除引流管）</td><td colspan="3">□ 上级医师进行治疗效果、预后和出院评估
□ 出院宣教</td></tr>
<tr><td colspan="2">病历书写</td><td colspan="3">□ 住院医师完成上级医师查房记录</td><td colspan="3">□ 住院医师完成上级医师查房记录</td><td colspan="3">□ 出院前 1 天病程记录（有上级医师指示出院）
□ 出院后 24 小时内完成出院记录
□ 出院后 24 小时内完成病案首页</td></tr>
<tr><td colspan="2">知情同意</td><td colspan="3"></td><td colspan="3"></td><td colspan="3">□ 告知患者及其家属出院后注意事项（指导出院后功能锻炼，复诊的时间、地点，发生紧急情况时的处理等）</td></tr>
<tr><td colspan="2">手术治疗</td><td colspan="3"></td><td colspan="3"></td><td colspan="3"></td></tr>
<tr><td colspan="2">其他</td><td colspan="3"></td><td colspan="3"></td><td colspan="3">□ 通知出院
□ 开具出院介绍信
□ 开具诊断证明书
□ 出院带药
□ 预约门诊复诊时间</td></tr>
<tr><td rowspan="4">重点医嘱</td><td rowspan="4">长期医嘱</td><td>护理医嘱</td><td colspan="3">□ 按普通外科护理常规
□ 一级护理</td><td colspan="3">□ 按普通外科护理常规
□ 二级护理</td><td colspan="3">□ 按普通外科术后护理常规
□ 二级护理</td></tr>
<tr><td>处置医嘱</td><td colspan="3"></td><td colspan="3"></td><td colspan="3"></td></tr>
<tr><td>膳食医嘱</td><td colspan="3">□ 流食</td><td colspan="3">□ 半流食</td><td colspan="3">□ 半流食</td></tr>
<tr><td>药物医嘱</td><td colspan="3">□ 补液
□ 胃黏膜保护药，抑酸药
□ 补钙</td><td colspan="3"></td><td colspan="3"></td></tr>
</table>

（续 表）

<table>
<tr><td rowspan="3">重点医嘱</td><td rowspan="3">临时医嘱</td><td>检查检验</td><td colspan="3">□ 甲状旁腺素（必要时复查）
□ 血钙（必要时复查）</td><td colspan="3"></td><td colspan="3"></td></tr>
<tr><td>药物医嘱</td><td colspan="3">□ 抗生素（必要时）</td><td colspan="3"></td><td colspan="3"></td></tr>
<tr><td>处置医嘱</td><td colspan="3">□ 静脉抽血送检
□ 吸氧</td><td colspan="3">□ 大换药</td><td colspan="3">□ 拆线、换药
□ 出院</td></tr>
<tr><td rowspan="8">主要护理工作</td><td colspan="2">健康宣教</td><td colspan="3">□ 术后心理疏导
□ 指导术后注意事项</td><td colspan="3">□ 术后心理疏导
□ 指导术后注意事项</td><td colspan="3">□ 出院宣教（康复训练方法、用药指导、换药时间及注意事项、复查时间等</td></tr>
<tr><td colspan="2">护理处置</td><td colspan="3">□ 心理护理与生活护理
□ 指导并监督患者治疗，遵医嘱用药
□ 根据评估结果采取相应的护理措施
□ 完成护理记录</td><td colspan="3">□ 心理护理与生活护理
□ 指导并监督患者治疗，遵医嘱用药
□ 根据评估结果采取相应的护理措施
□ 完成护理记录</td><td colspan="3">□ 观察患者情况
□ 核对患者医疗费用
□ 协助患者办理出院手续
□ 整理床单位</td></tr>
<tr><td colspan="2">护理评估</td><td colspan="3">□ 评估伤口疼痛情况
□ 观察伤口敷料有无渗出并报告医师</td><td colspan="3">□ 评估伤口疼痛情况
□ 观察伤口敷料有无渗出并报告医师</td><td colspan="3"></td></tr>
<tr><td colspan="2">专科护理</td><td colspan="3">□ 手术后心理护理与生活护理</td><td colspan="3">□ 手术后心理护理与生活护理</td><td colspan="3">□ 手术后心理护理与生活护理</td></tr>
<tr><td colspan="2">饮食指导</td><td colspan="3">□ 协助患者进餐</td><td colspan="3">□ 协助患者进餐</td><td colspan="3"></td></tr>
<tr><td colspan="2">活动体位</td><td colspan="3">□ 根据护理等级指导患者活动</td><td colspan="3">□ 根据护理等级指导患者活动</td><td colspan="3"></td></tr>
<tr><td colspan="2">洗浴要求</td><td colspan="3">□ 告知患者切口处伤口保护方法</td><td colspan="3">□ 告知患者切口处伤口保护方法</td><td colspan="3"></td></tr>
<tr><td colspan="3">病情变异记录</td><td colspan="3">□ 无 □ 有，原因：
□ 患者 □ 疾病 □ 医疗
□ 护理 □ 保障 □ 管理</td><td colspan="3">□ 无 □ 有，原因：
□ 患者 □ 疾病 □ 医疗
□ 护理 □ 保障 □ 管理</td><td colspan="3">□ 无 □ 有，原因：
□ 患者 □ 疾病 □ 医疗
□ 护理 □ 保障 □ 管理</td></tr>
<tr><td colspan="3" rowspan="2">护士签名</td><td>白班</td><td>小夜班</td><td>大夜班</td><td>白班</td><td>小夜班</td><td>大夜班</td><td>白班</td><td>小夜班</td><td>大夜班</td></tr>
<tr><td></td><td></td><td></td><td></td><td></td><td></td><td></td><td></td><td></td></tr>
<tr><td colspan="3">医师签名</td><td colspan="3"></td><td colspan="3"></td><td colspan="3"></td></tr>
</table>

第四章　乳腺疾病

乳腺癌行乳腺癌改良根治术临床路径

一、乳腺癌行乳腺癌改良根治术临床路径标准住院流程

（一）适用对象

第一诊断为乳腺癌（ICD-10：C50.8-C50.9）拟行乳腺癌改良根治术（ICD-9-CM-3：85.4304/85.4402）的患者。

（二）诊断依据

根据《临床医疗护理常规——外科诊疗常规》（中华医学会编著，人民卫生出版社，2012年版）。

1. 症状及体征　自己或体格检查发现乳腺肿物。查体时：触及或未触及乳腺肿物。

2. 影像学检查　超声、乳腺X线、磁共振检查，发现乳腺肿物。

3. 病理检查　穿刺或切除病理证实为乳腺癌。

（三）治疗方案的选择及依据

根据《临床医疗护理常规——外科诊疗常规》（中华医学会编著，人民卫生出版社，2012年版）。

1. 手术原则

（1）原发灶处理：手术目标根治性切除，肿瘤需完整切除，避免肿瘤破裂，皮肤切缘距离病灶2cm。

（2）淋巴结处理：常规清扫至第2站淋巴结（胸小肌内侧缘）。

2. 姑息性手术　适用于年龄大、内科基础疾病多、身体条件差、肿瘤晚期无法彻底切除者。

3. 其他术式　如具备手术条件，可以行乳腺癌局部扩大切除术或前哨淋巴结活检术。

4. 其他治疗

（1）术后根据病理情况，给予化疗、放疗、靶向治疗及内分泌治疗。

（2）骨转移者可用双磷酸盐治疗。

（四）标准住院日为16天

（五）进入路径标准

1. 第一诊断必须符合乳腺癌（ICD-10：C50.8-C50.9）。

2. 排除其他乳腺良性疾病，如乳腺导管周围炎、硬化性腺病。

3. 除外对手术治疗有较大影响的疾病，如心脑血管疾病。

（六）术前准备（术前评估）1～7天

1. 术前评估 术前24小时内完成术前病情评估，完成必要的检查，做出术前小结、术前讨论。

（1）必须检查的项目：①血常规、尿常规、粪常规、血型、凝血功能检查、普通生化检验项目、血清术前八项。②胸部X线片、心电图。③乳腺超声、乳腺X线检查，必要时行MRI检查。

（2）根据患者病情可选择的检查项目：①超声心动图、血气分析或肺功能（年龄＞70岁或既往有心、肺病史者）。②有相关疾病者必要时请相关科室医师会诊。

（3）营养评估：根据《解放军总医院新入院患者营养风险筛查表（NRS-2002）》为新入院患者进行营养评估，评分＞3分者告知医师，必要时行营养支持。

（4）心理评估：由心理科医师根据病情需要实施评估。

（5）疼痛评估：根据《视觉模拟评分（VAS）》实施疼痛评估，评分＞7分者给予处置，必要时请疼痛科医师会诊。

（6）康复评估：根据《入院患者康复筛查和评估表》在患者入院后24小时内进行康复筛查和评估。任何一项结果为“是”，告知医师，申请康复科医师会诊。

2. 术前准备

（1）术前谈话：术者应在术前1天与患者及其亲属谈话，告知手术方案、相关风险、用血计划、术后转归、置入材料、手术费用和患者及亲属权益，并履行书面知情同意手续。告知高值耗材的使用及费用。

（2）术前抗血小板药物负荷应用。

（3）通知手术室准备手术间、手术药品、手术物品及特殊耗材。

（4）护士做心理护理，交代注意事项：防褥疮、防跌倒、指导患者戒烟（若患者吸烟）等，并进行术前宣教。

（5）手术部位标识：术者、第一助手或经治医师在术前1天应对手术部位做体表标识，急诊手术由接诊医师或会诊外科医师标记，标记过程应有责任护士、患者及其亲属共同参与，并记入手术安排表。

（6）术前1天麻醉医师访视：制订麻醉计划、完成评估、确定麻醉方式，并记入《麻醉术前访视记录》，告知患者及其家属麻醉适应证、麻醉目的、麻醉风险、可能出现的情况及其处理原则、替代方案等，签署《麻醉知情同意书》并归入病历。

（七）药品选择及使用时机

1. 抗菌药物 应按照《抗菌药物临床应用指导原则》（卫医发[2004]285号）和《关于抗菌药物临床应用管理有关问题的通知》（卫办医政发[2009]38号）执行。根据患者病情不使用或选择合适的抗生素及抗生素应用的具体时间。

2. 使用时机 手术当天、术后预防性使用2天。

（八）手术日为住院第8天

1. 手术安全核对：患者入手术间后由手术医师、麻醉医师、巡回护士和患者本人共同核对患者身份、手术部位与标识、手术方式。手术医师、麻醉医师、巡回护士三方按《手术安全核对表》逐项核对，共同签名。

2. 麻醉方式：全身麻醉。

3. 术中用药：麻醉常规用药、镇痛药等。

4. 手术方式:乳腺癌改良根治术。

5. 手术器械:根据病变情况选择手术器械。

6. 术后回病房即刻指导患者进行患侧肢体康复训练。

7. 指导患者活动及生活注意事项。

8. 经治医师或手术医师应即刻完成术后首次病程记录,观察患者术后病情变化。

(九)术后住院恢复8天

1. 必要时复查的项目　血常规、普通生化检验项目、C反应蛋白。

2. 术后用药

(1)抗菌药物:应按照《抗菌药物临床应用指导原则》(卫医发[2004]285号)和《关于抗菌药物临床应用管理有关问题的通知》(卫办医政发[2009]38号)执行。根据患者病情不使用或选择合适的抗生素及抗生素应用的具体时间。手术当天、术后预防性使用2天抗菌药物。

(2)其他对症药物:镇痛药、镇咳药、抗肿瘤药等。

3. 术后换药　术后第5—7天给予清洁换药,并根据引流情况决定是否拔除引流管;其他时间根据手术切口渗出情况给予清洁换药。

4. 术后护理　观察患者引流液的颜色及引流量等,伤口敷料有无渗出,患侧上肢疼痛、肿胀情况,并在有异常时立即通知医师处理,指导患者术后体位摆放及功能锻炼,如抬高患侧上肢、保持功能位等。

(十)出院标准

1. 患者体温正常,常规化验无明显异常。

2. 切口无异常。

3. 无与本病相关的其他并发症。

(十一)变异及原因分析

1. 患者原因导致的变异　如不同意治疗方案、个人原因要求出(转)院、院外服用手术禁忌药、月经期、对诊疗计划不满要求出路径、相关检查或检验院外(门诊)已做等。

2. 围术期并发症　出血、感染、神经损伤等造成住院时间延长和费用增加。

3. 内科合并症　部分患者通常存在很多内科合并症,如脑血管疾病或心血管疾病、糖尿病、血栓等,手术可能导致这些疾病加重而需要治疗,从而延长治疗时间和增加住院费用。

4. 节假日　术前患者如住院后赶上节假日,使手术推迟,延长住院时间,增加费用。

5. 辅诊科室原因导致的变异　如检查、检验、手术、病理检查等(不及时、结果错报、操作部位或方式错误、标本不合格)、报告(不及时、结果错报、标本不合格)等原因延长住院时间、增加费用等。

6. 管理原因导致的变异　如系统暂不支持、系统瘫痪、需要修订流程、需要修订制度等。

二、乳腺癌行乳腺癌改良根治术临床路径表单

<table>
<tr><td colspan="2">适用对象</td><td colspan="3">第一诊断为乳腺癌（ICD-10：C50.8-C50.9）行乳腺癌改良根治术（ICD-9-CM-3：85.4304/85.4402)的患者</td></tr>
<tr><td colspan="2">患者基本信息</td><td colspan="2">姓名：____　性别：____　年龄：____　门诊号：____
住院号：______　过敏史：______
住院日期：____年____月____日
出院日期：____年____月____日</td><td>标准住院日：16 天</td></tr>
<tr><td colspan="2">时间</td><td>住院第 1—7 天（术前日）</td><td>住院第 8 天（手术日）</td><td>住院第 9—16 天（术后日）</td></tr>
<tr><td rowspan="6">主要诊疗工作</td><td>制度落实</td><td>□ 入院 2 小时内经治医师或值班医师完成接诊
□ 入院 24 小时内主管医师完成检诊
□ 专科会诊（必要时）
□ 完成术前准备
□ 组织术前讨论
□ 手术部位标识</td><td>□ 三级医师查房
□ 手术安全核查</td><td>□ 手术医师查房</td></tr>
<tr><td>病情评估</td><td>□ 经治医师询问病史与体格检查</td><td></td><td>□ 上级医师进行治疗效果、预后和出院评估
□ 出院宣教</td></tr>
<tr><td>病历书写</td><td>□ 入院 8 小时内完成首次病程记录
□ 入院 24 小时内完成入院记录
□ 完成主管医师查房记录
□ 完成术前讨论、术前小结</td><td>□ 术者或第一助手术后 24 小时内完成手术记录（术者签字）
□ 术后即刻完成术后首次病程记录</td><td>□ 术后病程记录，出院前 1 天或当天病程记录（有上级医师指示出院）
□ 出院后 24 小时内完成出院记录
□ 出院后 24 小时内完成病案首页</td></tr>
<tr><td>知情同意</td><td>□ 患者或其家属在入院记录单上签名
□ 术前谈话，告知患者及其家属病情和围术期注意事项并签署《手术知情同意书》《授权委托书》（患者本人不能签名时）《自费用品协议书》（必要时）《军人目录外耗材审批单》（必要时）</td><td>□ 告知患者及其家属手术情况及术后注意事项</td><td>□ 告知患者及其家属出院后注意事项（石蜡涂片病理检查结果回报、后续化疗、放疗、内分泌治疗、靶向治疗等，复诊的时间、地点，发生紧急情况时的处理等）</td></tr>
<tr><td>手术治疗</td><td>□ 预约手术</td><td>□ 实施手术（手术安全核查记录、手术清点记录）</td><td></td></tr>
<tr><td>其他</td><td>□ 及时通知上级医师检诊
□ 经治医师检查、整理病历资料</td><td>□ 术后病情交接
□ 观察手术切口及引流液情况</td><td>□ 通知出院
□ 开具出院介绍信
□ 开具诊断证明书
□ 出院带药
□ 预约门诊复诊时间</td></tr>
</table>

（续　表）

重点医嘱	长期医嘱	护理医嘱	□ 按普通外科护理常规 □ 三级护理	□ 按普通外科术后护理常规 □ 二级护理	
		处置医嘱	□ 静脉抽血送检	□ 抬高患侧肢体 □ 记录引流量	
		膳食医嘱	□ 普食 □ 糖尿病饮食 □ 低盐、低脂饮食 □ 低盐、低脂、糖尿病饮食		
		药物医嘱	□ 自带药(必要时)	□ 镇痛药	
	临时医嘱	检查检验	□ 血常规(含C反应蛋白＋IL-6) □ 尿常规 □ 粪常规 □ 血型 □ 凝血四项 □ 普通生化检验项目 □ 血清术前八项 □ 性腺功能 □ 胸部正位X线片 □ 心电图检查(多导心电图) □ 乳腺超声 □ MRI(必要时)		
		药物医嘱			
		手术医嘱	□ 常规明日在全身麻醉下行左侧或右侧乳腺癌改良根治术		
		处置医嘱	□ 静脉抽血送检 □ 备皮(＞30cm^2)		□ 大换药 □ 出院
主要护理工作	健康宣教		□ 入院宣教(住院环境、规章制度) □ 进行护理安全指导 □ 进行等级护理、活动范围指导 □ 进行饮食指导 □ 进行关于疾病知识的宣教 □ 检查、检验项目的目的和意义	□ 术前宣教 □ 术后心理疏导 □ 指导术后康复训练 □ 指导术后注意事项	□ 出院宣教(康复训练方法、用药指导、换药时间及注意事项、复查时间等)

（续　表）

<table>
<tr><td rowspan="6">主要护理工作</td><td>护理处置</td><td colspan="3">□ 患者身份核对
□ 佩戴腕带
□ 建立入院病历，通知医师
□ 入院介绍：介绍责任护士，病区环境、设施、规章制度、基础护理服务项目
□ 询问病史，填写护理记录单首页
□ 观察病情
□ 测量基本生命体征
□ 抽血、留取标本
□ 心理护理与生活护理
□ 根据评估结果采取相应的护理措施
□ 通知检查项目及注意事项</td><td colspan="3">□ 术前患者准备（手术前沐浴、更衣、备皮）
□ 检查术前物品准备
□ 与手术室护士交接
□ 术后观察病情
□ 测量基本生命体征
□ 心理护理与生活护理
□ 指导并监督患者治疗与康复训练
□ 遵医嘱用药
□ 根据评估结果采取相应的护理措施
□ 完成护理记录</td><td colspan="3">□ 观察患者情况
□ 核对患者医疗费用
□ 协助患者办理出院手续
□ 指导并监督患者康复训练
□ 整理床单位</td></tr>
<tr><td>护理评估</td><td colspan="3">□ 一般评估：生命体征、神志、皮肤、药物过敏史等
□ 专科评估：生活自理能力
□ 风险评估：评估有无跌倒、坠床、褥疮风险
□ 心理评估
□ 营养评估
□ 疼痛评估
□ 康复评估</td><td colspan="3">□ 评估术侧乳腺皮肤颜色、温度变化，并采取相应的护理措施
□ 评估伤口疼痛情况
□ 观察伤口敷料有无渗出并报告医师
□ 风险评估：评估有无跌倒、坠床、褥疮、导管滑脱、液体外渗的风险</td><td colspan="3"></td></tr>
<tr><td>专科护理</td><td colspan="3">□ 观察患侧上肢情况
□ 指导患者功能锻炼</td><td colspan="3">□ 手术后心理护理与生活护理
□ 指导患者功能锻炼</td><td colspan="3">□ 手术后心理护理与生活护理
□ 指导患者功能锻炼</td></tr>
<tr><td>饮食指导</td><td colspan="3">□ 根据医嘱通知配餐员准备膳食
□ 协助患者进餐</td><td colspan="3">□ 协助患者进餐</td><td colspan="3"></td></tr>
<tr><td>活动体位</td><td colspan="3">□ 根据护理等级指导患者活动</td><td colspan="3">□ 根据护理等级指导患者活动</td><td colspan="3"></td></tr>
<tr><td>洗浴要求</td><td colspan="3">□ 协助患者洗澡、更换病员服</td><td colspan="3">□ 协助患者晨、晚间护理
□ 协助患者洗澡、更换病员服
□ 告知患者切口处伤口保护方法</td><td colspan="3"></td></tr>
<tr><td colspan="2">病情变异记录</td><td colspan="3">□ 无　□ 有，原因：
□ 患者　□ 疾病　□ 医疗
□ 护理　□ 保障　□ 管理</td><td colspan="3">□ 无　□ 有，原因：
□ 患者　□ 疾病　□ 医疗
□ 护理　□ 保障　□ 管理</td><td colspan="3">□ 无　□ 有，原因：
□ 患者　□ 疾病　□ 医疗
□ 护理　□ 保障　□ 管理</td></tr>
<tr><td colspan="2" rowspan="2">护士签名</td><td>白班</td><td>小夜班</td><td>大夜班</td><td>白班</td><td>小夜班</td><td>大夜班</td><td>白班</td><td>小夜班</td><td>大夜班</td></tr>
<tr><td></td><td></td><td></td><td></td><td></td><td></td><td></td><td></td><td></td></tr>
<tr><td colspan="2">医师签名</td><td colspan="3"></td><td colspan="3"></td><td colspan="3"></td></tr>
</table>

乳腺癌行乳腺癌新辅助化疗临床路径

一、乳腺癌行乳腺癌新辅助化疗临床路径标准住院流程

(一)适用对象

第一诊断为乳腺癌(ICD-10:Z51 伴 C50.8-C50.9)拟行乳腺癌新辅助化疗(ICD-9-CM-3:99.2501)的患者。

(二)诊断依据

根据《临床医疗护理常规——外科诊疗常规》(中华医学会编著,人民卫生出版社,2012年版)。

1. 症状及体征　自己或体格检查时发现乳腺肿物。查体时触及或未触及乳腺肿物。

2. 影像学检查　超声、乳腺X线、磁共振检查,发现乳腺肿物。

3. 病理检查　穿刺或切除病理检查证实为乳腺癌。

(三)治疗方案的选择及依据

根据《临床医疗护理常规——外科诊疗常规》(中华医学会编著,人民卫生出版社,2012年版)。

1. 符合乳腺癌诊断。

2. 全身状况允许化疗。

3. 征得患者和家属的同意。

4. 其他治疗

(1)术后根据病理检查情况,给予化疗、放疗、靶向治疗及内分泌治疗。

(2)骨转移者可用双磷酸盐治疗。

(四)标准住院日为4天

(五)进入路径标准

1. 第一诊断必须符合乳腺癌(ICD-10:Z51 伴 C50.8-C50.9)拟行乳腺癌新辅助化疗(ICD-9-CM-3:99.2501)。

2. 排除身体条件,可耐受化疗。

3. 除外对化疗有较大影响的疾病,如心脑血管疾病。

(六)化疗前评估1天

1. 化疗前评估　化疗前24小时内完成病情评估,完成必要的检查。

(1)必须检查的项目:①血常规、尿常规、粪常规、普通生化检验项目。②心电图,必要时行胸部X线检查。③乳腺超声,必要时行乳腺X线检查、MRI检查。

(2)有相关疾病者必要时请相关科室医师会诊。

(3)营养评估:根据《解放军总医院新入院患者营养风险筛查表(NRS-2002)》为新入院患者进行营养评估,评分>3分者告知医师,必要时行营养支持。

(4)心理评估:由心理科医师根据病情需要实施评估。

2. 化疗前准备

(1)化疗前谈话:术者应在术前1天与患者及其亲属谈话,告知化疗方案、相关风险和患者及亲属权益,并履行书面知情同意手续。告知高值药品的使用及费用。

(2)签署《化疗知情同意书》。

(七)药品选择及使用时机

根据《临床医疗护理常规——外科诊疗常规》(中华医学会编著,人民卫生出版社,2012年版),给予蒽环类、紫杉类、铂类等药物化疗。

抗菌药物,应按照《抗菌药物临床应用指导原则》(卫医发[2004]285号)和《关于抗菌药物临床应用管理有关问题的通知》(卫办医政发[2009]38号)执行。根据患者病情不使用或选择合适的抗生素及抗生素应用的具体时间。

(八)化疗日为住院第2—3天

1. 根据病理类型及化疗疗程,给予相应的药物化疗。

2. 指导患者活动及生活注意事项。

3. 经治医师完成病程记录,观察患者病情变化。

(九)出院标准

1. 患者体温正常,常规化验无明显异常。

2. 无与本病相关的其他并发症。

(十)变异及原因分析

1. 患者原因导致的变异　如不同意治疗方案、个人原因要求出(转)院、对诊疗计划不满要求出路径、相关检查或检验院外(门诊)已做等。

2. 内科合并症　部分患者通常存在很多内科合并症,如脑血管疾病或心血管疾病、糖尿病、血栓等,化疗可能导致这些疾病加重而需要治疗,从而延长治疗时间和增加住院费用。

3. 节假日　化疗前患者如住院后赶上节假日,延长住院时间,增加费用。

4. 辅诊科室原因导致的变异　如检查、检验等(不及时、结果错报、标本不合格)、报告(不及时、结果错报、标本不合格)等原因延长住院时间、增加费用等。

5. 管理原因导致的变异　如系统暂不支持、系统瘫痪、需要修订流程、需要修订制度等。

二、乳腺癌行乳腺癌新辅助化疗临床路径表单

适用对象		第一诊断为乳腺癌(ICD-10:Z51伴C50.8-C50.9)行乳腺癌新辅助化疗(ICD-9-CM-3:99.2501)的患者		
患者基本信息		姓名:____ 性别:____ 年龄:____ 门诊号:____ 住院号:______ 过敏史:______ 住院日期:____年____月____日 出院日期:____年____月____日		标准住院日:4天
时间		住院第1天	住院第2—3天(化疗日)	住院第4天(出院日)
主要诊疗工作	制度落实	□ 入院2小时内经治医师或值班医师完成接诊 □ 入院24小时内主管医师完成检诊 □ 专科会诊(必要时) □ 完成化疗前准备	□ 三级医师查房 □ 安全核查	□ 医师查房
	病情评估	□ 经治医师询问病史与体格检查		□ 上级医师进行治疗效果、预后和出院评估 □ 出院宣教
	病历书写	□ 入院8小时内完成首次病程记录 □ 入院24小时内完成入院记录 □ 完成主管医师查房记录 □ 完成术前讨论、术前小结	□ 完成化疗病程记录	□ 病程记录,出院前1天或当天病程记录(有上级医师指示出院) □ 出院后24小时内完成出院记录 □ 出院后24小时内完成病案首页
	知情同意	□ 患者或其家属在入院记录单上签字 □ 化疗前谈话,告知患者及其家属病情和注意事项并签署《化疗知情同意书》《授权委托书》(患者本人不能签名时)《自费用品协议书》(必要时)《军人目录外耗材审批单》(必要时)等文件	□ 告知患者及其家属化疗情况及注意事项	□ 告知患者及其家属出院后注意事项(出院后第3天、第7天、第10天及下次入院前3天复查血常规、生化检验项目,避免感冒等呼吸道传染病,白细胞低于2.5×10^9/L,注射升白细胞的药物等)
	手术治疗		□ 实施化疗	
	其他	□ 及时通知上级医师检诊 □ 经治医师检查、整理病历资料		□ 通知出院 □ 开具出院介绍信 □ 开具诊断证明书 □ 出院带药 □ 预约门诊复诊及下次入院时间

（续　表）

重点医嘱	长期医嘱	护理医嘱	□ 按普通外科护理常规 □ 三级护理	□ 按普通外科化疗后护理常规 □ 二级护理	
		处置医嘱	□ 静脉抽血送检		
		膳食医嘱	□ 普食 □ 糖尿病饮食 □ 低盐、低脂饮食 □ 低盐、低脂、糖尿病饮食		
		药物医嘱	□ 自带药(必要时)	□ 镇吐、抑酸、营养支持等治疗	
	临时医嘱	检查检验	□ 血常规(含 C 反应蛋白＋IL-6) □ 尿常规 □ 粪常规 □ 普通生化检验项目 □ 胸部正位 X 线片(必要时) □ 心电图检查(多导心电图) □ 乳腺超声 □ MRI(必要时)		
		药物医嘱			
		手术医嘱			
		处置医嘱	□ 静脉抽血送检		□ 出院
主要护理工作	健康宣教		□ 入院宣教(住院环境、规章制度) □ 进行护理安全指导 □ 进行等级护理、活动范围指导 □ 进行饮食指导 □ 进行关于疾病知识的宣教 □ 检查、检验项目的目的和意义	□ 化疗前宣教 □ 心理疏导 □ 指导化疗后注意事项	□ 出院宣教(康复训练方法、用药指导、复查时间等)

（续　表）

<table>
<tr><td rowspan="6">主要护理工作</td><td>护理处置</td><td colspan="3">□ 患者身份核对
□ 佩戴腕带
□ 建立入院病历，通知医师
□ 入院介绍：介绍责任护士，病区环境、设施、规章制度、基础护理服务项目
□ 询问病史，填写护理记录单首页
□ 观察病情
□ 测量基本生命体征
□ 抽血、留取标本
□ 心理护理与生活护理
□ 根据评估结果采取相应的护理措施
□ 通知检查项目及注意事项</td><td colspan="3">□ 观察病情
□ 测量基本生命体征
□ 心理护理与生活护理
□ 指导并监督患者治疗
□ 遵医嘱用药
□ 根据评估结果采取相应的护理措施
□ 完成护理记录</td><td colspan="3">□ 观察患者情况
□ 核对患者医疗费用
□ 协助患者办理出院手续
□ 指导并监督患者康复训练
□ 整理床单位</td></tr>
<tr><td>护理评估</td><td colspan="3">□ 一般评估：生命体征、神志、皮肤、药物过敏史等
□ 专科评估：生活自理能力
□ 风险评估：评估有无跌倒、坠床、褥疮风险
□ 心理评估
□ 营养评估
□ 疼痛评估
□ 康复评估</td><td colspan="3">□ 风险评估：评估有无跌倒、坠床、褥疮、液体外渗的风险</td><td colspan="3"></td></tr>
<tr><td>专科护理</td><td colspan="3">□ 观察患侧上肢情况
□ 指导患者功能锻炼</td><td colspan="3">□ 心理护理与生活护理
□ 指导患者功能锻炼</td><td colspan="3">□ 心理护理与生活护理
□ 指导患者功能锻炼</td></tr>
<tr><td>饮食指导</td><td colspan="3">□ 根据医嘱通知配餐员准备膳食
□ 协助患者进餐</td><td colspan="3">□ 鼓励患者进餐</td><td colspan="3"></td></tr>
<tr><td>活动体位</td><td colspan="3">□ 根据护理等级指导患者活动</td><td colspan="3">□ 根据护理等级指导患者活动</td><td colspan="3"></td></tr>
<tr><td>洗浴要求</td><td colspan="3">□ 协助患者洗澡、更换病员服</td><td colspan="3">□ 协助患者晨、晚间护理</td><td colspan="3"></td></tr>
<tr><td colspan="2">病情变异记录</td><td colspan="3">□ 无　□ 有，原因：
□ 患者　□ 疾病　□ 医疗
□ 护理　□ 保障　□ 管理</td><td colspan="3">□ 无　□ 有，原因：
□ 患者　□ 疾病　□ 医疗
□ 护理　□ 保障　□ 管理</td><td colspan="3">□ 无　□ 有，原因：
□ 患者　□ 疾病　□ 医疗
□ 护理　□ 保障　□ 管理</td></tr>
<tr><td colspan="2" rowspan="2">护士签名</td><td>白班</td><td>小夜班</td><td>大夜班</td><td>白班</td><td>小夜班</td><td>大夜班</td><td>白班</td><td>小夜班</td><td>大夜班</td></tr>
<tr><td></td><td></td><td></td><td></td><td></td><td></td><td></td><td></td><td></td></tr>
<tr><td colspan="2">医师签名</td><td colspan="3"></td><td colspan="3"></td><td colspan="3"></td></tr>
</table>

乳腺导管扩张症行乳腺导管扩张切除术临床路径

一、乳腺导管扩张症行乳腺导管扩张切除术临床路径标准住院流程

(一)适用对象

第一诊断为乳腺导管扩张症(ICD-10:N60.401)拟行乳腺导管扩张切除术(ICD-9-CM-3:85.2105)的患者。

(二)诊断依据

根据《临床医疗护理常规——外科诊疗常规》(中华医学会编著,人民卫生出版社,2012年版)。

1. 病史　发现乳腺溢血、溢液。

2. 症状及体征　自己或体格检查时发现乳腺肿物。查体时触及或未触及乳腺肿物。

3. 影像学检查　超声、乳腺X线、磁共振检查,发现乳腺导管扩张。

(三)治疗方案的选择及依据

根据《临床医疗护理常规——外科诊疗常规》(中华医学会编著,人民卫生出版社,2012年版),手术原则如下。

1. 原发灶处理　手术切除肿物,切缘距离病灶1cm。

2. 淋巴结处理　原则上不做处理。

(四)标准住院日为12天

(五)进入路径标准

1. 第一诊断必须符合乳管扩张症(ICD-10: N60.401)拟行乳腺导管扩张切除术(ICD-9-CM-3: 85.2105)。

2. 排除其他乳腺疾病,如乳腺导管周围炎、硬化性腺病。

3. 除外对手术治疗有较大影响的疾病,如心脑血管疾病。

(六)术前准备(术前评估)2～7天

1. 术前评估　术前24小时内完成术前病情评估,完成必要的检查,做出术前小结、术前讨论。

(1)必须检查的项目:①血常规、尿常规、粪常规、血型、凝血功能检查、普通生化检验项目、血清术前八项。②胸部X线片、心电图。③乳腺超声、乳腺X线检查,必要时行MRI检查。

(2)根据患者病情可选择的检查项目:①超声心动图、血气分析或肺功能(年龄>70岁或既往有心、肺病史者)。②有相关疾病者必要时请相关科室医师会诊。

(3)营养评估:根据《解放军总医院新入院患者营养风险筛查表(NRS-2002)》为新入院患者进行营养评估,评分>3分者告知医师,必要时行营养支持。

(4)心理评估:由心理科医师根据患者病情需要实施评估。

(5)疼痛评估:根据《视觉模拟评分(VAS)》实施疼痛评估,评分>7分者给予处置,必要时请疼痛科医师会诊。

(6)康复评估：根据《入院患者康复筛查和评估表》在患者入院后24小时内进行康复筛查和评估。任何一项结果为"是"，告知医师，申请康复科医师会诊。

2. 术前准备

(1)术前谈话：术者应在术前1天与患者及其亲属谈话，告知手术方案、相关风险、用血计划、术后转归、手术费用和患者及亲属权益，并履行书面知情同意手续。告知高值耗材的使用及费用。

(2)术前抗血小板药物负荷应用。

(3)通知手术室准备手术间、手术药品、手术物品及特殊耗材。

(4)护士做心理护理，交代注意事项：防褥疮、防跌倒、指导患者戒烟(若患者吸烟)等，并进行术前宣教。

(5)手术部位标识：术者、第一助手或经治医师在术前1天应对手术部位做体表标识，急诊手术由接诊医师或会诊外科医师标记，标记过程应有责任护士、患者及其亲属共同参与，并记入手术安排表。

(6)术前1天麻醉医师访视：制订麻醉计划、完成评估、确定麻醉方式，并记入《麻醉术前访视记录》，告知患者及其家属麻醉适应证、麻醉目的、麻醉风险、可能出现的情况及其处理原则、替代方案等，签署《麻醉知情同意书》并归入病历。

(七)药品选择及使用时机

1. 抗菌药物　应按照《抗菌药物临床应用指导原则》(卫医发[2004]285号)和《关于抗菌药物临床应用管理有关问题的通知》(卫办医政发[2009]38号)执行。根据患者病情不使用或选择合适的抗生素及抗生素应用的具体时间。

2. 使用时机　手术当天、术后预防性使用2天。

(八)手术日为住院第8天

1. 手术安全核对：患者入手术间后由手术医师、麻醉医师、巡回护士和患者本人共同核对患者身份、手术部位与标识、手术方式。手术医师、麻醉医师、巡回护士三方按《手术安全核对表》逐项核对，共同签名。

2. 麻醉方式：全身麻醉。

3. 术中用药：麻醉常规用药、镇痛药等。

4. 手术方式：乳腺肿瘤局部切除术。

5. 手术器械：根据病变情况选择手术器械。

6. 患者术后回病房后应即刻指导患者进行患侧肢体康复训练。

7. 指导患者活动及生活注意事项。

8. 经治医师或手术医师应即刻完成术后首次病程记录，观察患者术后病情变化。

(九)术后住院恢复4天

1. 必要时复查的项目　血常规、普通生化检验项目、C反应蛋白。

2. 术后用药

(1)抗菌药物：参照《抗菌药物临床应用指导原则》(卫医发[2004]285号)执行。

(2)其他对症药物：镇痛药、镇咳药、抗肿瘤药等。

3. 术后换药　术后第1—4天给予清洁换药，并根据引流情况决定是否拔除引流管；其他时间根据手术切口渗出情况给予清洁换药。

4. 术后护理　观察患者引流液的颜色及引流量等，伤口敷料有无渗出和患侧上肢疼痛、肿胀情况，并在有异常时立即通知医师处理，指导患者术后体位摆放及功能锻炼，如抬高患侧上肢、保持功能位等。

(十)出院标准

1. 患者体温正常，常规化验无明显异常。

2. 切口无异常。

3. 无与本病相关的其他并发症。

(十一)变异及原因分析

1. 患者原因导致的变异　如不同意治疗方案、个人原因要求出(转)院、院外服用手术禁忌药、月经期、对诊疗计划不满要求出路径、相关检查或检验院外(门诊)已做等。

2. 围术期并发症　出血、感染、神经损伤等造成住院时间延长和费用增加。

3. 内科合并症　部分患者通常存在很多内科合并症，如脑血管疾病或心血管疾病、糖尿病、血栓等，手术可能导致这些疾病加重而需要治疗，从而延长治疗时间和增加住院费用。

4. 节假日　术前患者如住院后赶上节假日，使手术推迟，延长住院时间，增加费用。

5. 辅诊科室原因导致的变异　如检查、检验、手术、病理检查等(不及时、结果错报、操作部位或方式错误、标本不合格)、报告(不及时、结果错报、标本不合格)等原因延长住院时间、增加费用等。

6. 管理原因导致的变异　如系统暂不支持、系统瘫痪、需要修订流程、需要修订制度等。

二、乳腺导管扩张症行乳腺导管扩张切除术临床路径表单

<table>
<tr><td colspan="2">适用对象</td><td colspan="3">第一诊断为乳腺导管扩张症(ICD-10：N60.401)行乳腺导管扩张切除术(ICD-9-CM-3：85.2105)的患者</td></tr>
<tr><td colspan="2">患者基本信息</td><td colspan="2">姓名：____　性别：____　年龄：____　门诊号：____
住院号：______　过敏史：______
住院日期：____年____月____日
出院日期：____年____月____日</td><td>标准住院日：12 天</td></tr>
<tr><td colspan="2">时间</td><td>住院第 1—7 天
(术前日)</td><td>住院第 8 天
(手术日)</td><td>住院第 9—12 天
(术后第 1—4 天)</td></tr>
<tr><td>主要诊疗工作</td><td>制度落实</td><td>□ 入院 2 小时内经治医师或值班医师完成接诊
□ 入院 24 小时内主管医师完成检诊
□ 专科会诊(必要时)
□ 完成术前准备
□ 组织术前讨论
□ 手术部位标识</td><td>□ 三级医师查房
□ 手术安全核查</td><td>□ 手术医师查房</td></tr>
</table>

（续　表）

主要诊疗工作	病情评估	□ 经治医师询问病史与体格检查		□ 上级医师进行治疗效果、预后和出院评估 □ 出院宣教
	病历书写	□ 入院8小时内完成首次病程记录 □ 入院24小时内完成入院记录 □ 完成主管医师查房记录 □ 完成术前讨论、术前小结	□ 术者或第一助手术后24小时内完成手术记录（术者签名） □ 术后即刻完成术后首次病程记录	□ 术后病程记录，出院前1天或当天病程记录（有上级医师指示出院） □ 出院后24小时内完成出院记录 □ 出院后24小时内完成病案首页
	知情同意	□ 患者或其家属在入院记录单上签字 □ 术前谈话，告知患者及其家属病情和围术期注意事项并签署《手术知情同意书》《授权委托书》（患者本人不能签名时）《自费用品协议书》（必要时）《军人目录外耗材审批单》（必要时）等文件	□ 告知患者及其家属手术情况及术后注意事项	□ 告知患者及其家属出院后注意事项
	手术治疗	□ 预约手术	□ 实施手术（手术安全核查记录、手术清点记录）	
	其他	□ 及时通知上级医师检诊 □ 经治医师检查、整理病历资料	□ 术后病情交接 □ 观察手术切口及引流液情况	□ 通知出院 □ 开具出院介绍信 □ 开具诊断证明书 □ 出院带药 □ 预约门诊复诊时间
重点医嘱	长期医嘱 护理医嘱	□ 按普通外科护理常规 □ 三级护理	□ 按普通外科术后护理常规 □ 一级护理	
	长期医嘱 处置医嘱	□ 静脉抽血送检	□ 抬高患侧肢体 □ 记录引流量	
	长期医嘱 膳食医嘱	□ 普食 □ 糖尿病饮食 □ 低盐、低脂饮食 □ 低盐、低脂、糖尿病饮食		
	长期医嘱 药物医嘱	□ 自带药（必要时）	□ 镇痛药	

（续　表）

重点医嘱	临时医嘱	检查检验	□ 血常规(含C反应蛋白+IL-6) □ 尿常规 □ 粪常规 □ 血型 □ 凝血四项 □ 普通生化检验项目 □ 血清术前八项 □ 性腺功能 □ 胸部正位X线片 □ 心电图检查(多导心电图) □ 乳腺超声 □ MRI(必要时)		
		药物医嘱			
		手术医嘱	□ 常规明日在全身麻醉下行左或右乳腺导管扩张切除术		
		处置医嘱	□ 静脉抽血送检 □ 备皮(>30cm²)		□ 大换药 □ 出院
主要护理工作	健康宣教		□ 入院宣教(住院环境、规章制度) □ 进行护理安全指导 □ 进行等级护理、活动范围指导 □ 进行饮食指导 □ 进行关于疾病知识的宣教 □ 检查、检验项目的目的和意义	□ 术后心理疏导 □ 指导术后康复训练 □ 指导术后注意事项	□ 出院宣教(康复训练方法、用药指导、换药时间及注意事项、复查时间等)
	护理处置		□ 患者身份核对 □ 佩戴腕带 □ 建立入院病历,通知医师 □ 入院介绍:介绍责任护士,病区环境、设施、规章制度、基础护理服务项目 □ 询问病史,填写护理记录单首页 □ 观察病情变化 □ 测量基本生命体征 □ 抽血、留取标本 □ 心理护理与生活护理 □ 根据评估结果采取相应的护理措施 □ 通知检查项目及注意事项	□ 检查术前物品准备 □ 与手术室护士交接 □ 术后观察病情变化 □ 测量基本生命体征 □ 心理护理与生活护理 □ 指导并监督患者治疗与康复训练 □ 遵医嘱用药 □ 根据评估结果采取相应的护理措施 □ 完成护理记录	□ 观察患者情况 □ 核对患者医疗费用 □ 协助患者办理出院手续 □ 指导并监督患者康复训练 □ 整理床单位

（续　表）

<table>
<tr><td rowspan="5">主要护理工作</td><td>护理评估</td><td colspan="3">□ 一般评估：生命体征、神志、皮肤、药物过敏史等
□ 专科评估：生活自理能力
□ 风险评估：评估有无跌倒、坠床、褥疮风险
□ 心理评估
□ 营养评估
□ 疼痛评估
□ 康复评估</td><td colspan="3">□ 评估术侧乳腺皮肤颜色、温度变化，并采取相应的护理措施
□ 评估伤口疼痛情况
□ 观察伤口敷料有无渗出并报告医师
□ 风险评估：评估有无跌倒、坠床、褥疮、导管滑脱、液体外渗的风险</td><td colspan="3"></td></tr>
<tr><td>专科护理</td><td colspan="3">□ 观察患侧上肢情况
□ 指导患者功能锻炼</td><td colspan="3">□ 手术后心理护理与生活护理
□ 指导患者功能锻炼</td><td colspan="3">□ 手术后心理护理与生活护理
□ 指导患者功能锻炼</td></tr>
<tr><td>饮食指导</td><td colspan="3">□ 根据医嘱通知配餐员准备膳食
□ 协助患者进餐</td><td colspan="3">□ 协助患者进餐</td><td colspan="3"></td></tr>
<tr><td>活动体位</td><td colspan="3">□ 根据护理等级指导患者活动</td><td colspan="3">□ 根据护理等级指导患者活动</td><td colspan="3"></td></tr>
<tr><td>洗浴要求</td><td colspan="3">□ 协助患者洗澡、更换病员服</td><td colspan="3">□ 协助患者晨、晚间护理
□ 协助患者洗澡、更换病员服
□ 告知患者切口处伤口保护方法</td><td colspan="3"></td></tr>
<tr><td colspan="2">病情变异记录</td><td colspan="3">□ 无　□ 有，原因：
□ 患者　□ 疾病　□ 医疗
□ 护理　□ 保障　□ 管理</td><td colspan="3">□ 无　□ 有，原因：
□ 患者　□ 疾病　□ 医疗
□ 护理　□ 保障　□ 管理</td><td colspan="3">□ 无　□ 有，原因：
□ 患者　□ 疾病　□ 医疗
□ 护理　□ 保障　□ 管理</td></tr>
<tr><td colspan="2" rowspan="2">护士签名</td><td>白班</td><td>小夜班</td><td>大夜班</td><td>白班</td><td>小夜班</td><td>大夜班</td><td>白班</td><td>小夜班</td><td>大夜班</td></tr>
<tr><td></td><td></td><td></td><td></td><td></td><td></td><td></td><td></td><td></td></tr>
<tr><td colspan="2">医师签名</td><td colspan="3"></td><td colspan="3"></td><td colspan="3"></td></tr>
</table>

乳腺导管内乳头状瘤行乳腺导管内乳头状瘤切除术临床路径

一、乳腺导管内乳头状瘤行乳腺导管内乳头状瘤切除术临床路径标准住院流程

(一)适用对象

第一诊断为乳腺导管内乳头状瘤(ICD-10:D24 01,M85030/0)拟行乳腺导管内乳头状瘤切除术(ICD-9-CM-3:85.2105)的患者。

(二)诊断依据

根据《临床医疗护理常规——外科诊疗常规》(中华医学会编著,人民卫生出版社,2012 年版)。

1. 病史　发现乳头溢血、溢液。

2. 体格检查　触及或未触及乳腺肿物。

3. 超声、乳腺 X 线、磁共振检查　发现乳腺肿物。

(三)治疗方案的选择及依据

根据《临床医疗护理常规——外科诊疗常规》(中华医学会编著,人民卫生出版社,2012 年版),手术原则如下。

1. 原发灶处理　手术切除肿物,切缘距离病灶 1cm。

2. 淋巴结处理　原则上不做处理。

(四)标准住院日为 9～12 天

(五)进入路径标准

1. 第一诊断必须符合乳腺导管内乳头状瘤(ICD-10:D24 01,M85030/0)拟行乳腺导管内乳头状瘤切除术(ICD-9-CM-3:85.2105)。

2. 排除其他乳腺良性疾病,如乳腺导管周围炎、硬化性腺病。

3. 除外对手术治疗有较大影响的疾病,如心脑血管疾病。

(六)术前准备(术前评估)2～7 天

1. 术前评估　术前 24 小时内完成术前病情评估,完成必要的检查,做出术前小结、术前讨论。

(1)必须检查的项目:①血常规、尿常规、粪常规、血型、凝血功能检查、普通生化检验项目、血清术前八项。②胸部 X 线片、心电图。③乳腺超声、钼靶检查,必要时行 MRI 检查。

(2)根据患者病情可选择的检查项目:①超声心动图、血气分析或肺功能(年龄＞70 岁或既往有心、肺病史者)。②有相关疾病者必要时请相关科室医师会诊。

(3)营养评估:根据《解放军总医院新入院患者营养风险筛查表(NRS-2002)》为新入院患者进行营养评估,评分＞3 分者告知医师,必要时行营养支持。

(4)心理评估:由心理科医师根据患者病情需要实施评估。

(5)疼痛评估:根据《视觉模拟评分(VAS)》实施疼痛评估,评分＞7 分者给予处置,必要时请疼痛科医师会诊。

(6)康复评估:根据《入院患者康复筛查和评估表》在患者入院后 24 小时内进行康复筛查和评估。任何一项结果为“是”,告知医师,申请康复科医师会诊。

2. 术前准备

(1)术前谈话：术者应在术前 1 天与患者及其亲属谈话，告知手术方案、相关风险、用血计划、术后转归、置入材料、手术费用和患者及亲属权益，并履行书面知情同意手续。告知高值耗材的使用及费用。

(2)术前抗血小板药物负荷应用。

(3)通知手术室准备手术间、手术药品、手术物品及特殊耗材。

(4)护士做心理护理，交代注意事项：防褥疮、防跌倒、指导患者戒烟(若患者吸烟)等，并进行术前宣教。

(5)手术部位标识：术者、第一助手或经治医师在术前 1 天应对手术部位做体表标识，急诊手术由接诊医师或会诊外科医师标记，标记过程应有责任护士、患者及其亲属共同参与，并记入手术安排表。

(6)术前 1 天麻醉医师访视：制订麻醉计划、完成评估、确定麻醉方式，并记入《麻醉术前访视记录》，告知患者及其家属麻醉适应证、麻醉目的、麻醉风险、可能出现的情况及其处理原则、替代方案等，签署《麻醉知情同意书》并归入病历。

(七)药品选择及使用时机

1. 抗菌药物　应按照《抗菌药物临床应用指导原则》(卫医发[2004]285 号)和《关于抗菌药物临床应用管理有关问题的通知》(卫办医政发[2009]38 号)执行。根据患者病情不使用或选择合适的抗生素及抗生素应用的具体时间。

2. 使用时机　手术当天、术后预防性使用 2 天。

(八)手术日为住院第 8 天

1. 手术安全核对：患者入手术间后由手术医师、麻醉医师、巡回护士和患者本人共同核对患者身份、手术部位与标识、手术方式。手术医师、麻醉医师、巡回护士三方按《手术安全核对表》逐项核对，共同签名。

2. 麻醉方式：全身麻醉。

3. 术中用药：麻醉常规用药、镇痛药等。

4. 手术方式：乳腺导管内乳头状瘤切除术。

5. 手术器械：根据病变情况选择手术器械。

6. 患者术后回病房后应即刻指导患者进行患侧肢体康复训练。

7. 指导患者活动及生活注意事项。

8. 经治医师或手术医师应即刻完成术后首次病程记录，观察患者术后病情变化。

(九)术后住院恢复 4 天

1. 必要时复查的项目　血常规、普通生化检验项目、C 反应蛋白。

2. 术后用药

(1)抗菌药物：应按照《抗菌药物临床应用指导原则》(卫医发[2004]285 号)和《关于抗菌药物临床应用管理有关问题的通知》(卫办医政发[2009]38 号)执行。根据患者病情不使用或选择合适的抗生素及抗生素应用的具体时间。手术当天、术后预防性使用抗菌药物 2 天。

(2)其他对症药物：镇痛药、镇咳药、抗肿瘤药等。

3. 术后换药　术后第 1－4 天给予清洁换药，并根据引流情况决定是否拔除引流管；其他时间根据手术切口渗出情况给予清洁换药。

4. *术后护理*　观察患者引流液的颜色及引流量等，伤口敷料有无渗出和患侧上肢疼痛、肿胀情况，并在有异常时立即通知医师处理，指导患者术后体位摆放及功能锻炼，如抬高患侧上肢、保持功能位等。

(十)出院标准

1. 患者体温正常，常规化验无明显异常。

2. 切口无异常。

3. 无与本病相关的其他并发症。

(十一)变异及原因分析

1. *患者原因导致的变异*　如不同意治疗方案、个人原因要求出(转)院、院外服用手术禁忌药、月经期、对诊疗计划不满要求出路径、相关检查或检验院外(门诊)已做等。

2. *围术期并发症*　出血、感染、神经损伤等造成住院时间延长和费用增加。

3. *内科合并症*　部分患者通常存在很多内科合并症，如脑血管疾病或心血管疾病、糖尿病、血栓等，手术可能导致这些疾病加重而需要治疗，从而延长治疗时间和增加住院费用。

4. *节假日*　术前患者如住院后赶上节假日，使手术推迟，延长住院时间，增加费用。

5. *辅诊科室原因导致的变异*　如检查、检验、手术、病理检查等(不及时、结果错报、操作部位或方式错误、标本不合格)、报告(不及时、结果错报、标本不合格)等原因延长住院时间、增加费用等。

6. *管理原因导致的变异*　如系统暂不支持、系统瘫痪、需要修订流程、需要修订制度等。

二、乳腺导管内乳头状瘤行乳腺导管内乳头状瘤切除术临床路径表单

适用对象		第一诊断为乳腺导管内乳头状瘤(ICD-10：D24 01，M85030/0)行乳腺导管内乳头状瘤切除术(ICD-9-CM-3：85.2105)的患者		
患者基本信息		姓名：____　性别：____　年龄：____　门诊号：____ 住院号：______　过敏史：______ 住院日期：____年____月____日 出院日期：____年____月____日		标准住院日：9～12天
时间		住院第1—7天 (术前日)	住院第8天 (手术日)	住院第9—12天 (术后第1—4天)
主要诊疗工作	制度落实	□ 入院2小时内经治医师或值班医师完成接诊 □ 入院24小时内主管医师完成检诊 □ 专科会诊(必要时) □ 完成术前准备 □ 组织术前讨论 □ 手术部位标识	□ 三级医师查房 □ 手术安全核查	□ 手术医师查房

（续　表）

<table>
<tr><td rowspan="5">主要诊疗工作</td><td colspan="2">病情评估</td><td>□ 经治医师询问病史与体格检查</td><td></td><td>□ 上级医师进行治疗效果、预后和出院评估
□ 出院宣教</td></tr>
<tr><td colspan="2">病历书写</td><td>□ 入院 8 小时内完成首次病程记录
□ 入院 24 小时内完成入院记录
□ 完成主管医师查房记录
□ 完成术前讨论、术前小结</td><td>□ 术者或第一助手术后 24 小时内完成手术记录（术者签名）
□ 术后即刻完成术后首次病程记录</td><td>□ 术后病程记录，出院前 1 天或当天病程记录（有上级医师指示出院）
□ 出院后 24 小时内完成出院记录
□ 出院后 24 小时内完成病案首页</td></tr>
<tr><td colspan="2">知情同意</td><td>□ 患者或其家属在入院记录单上签字
□ 术前谈话，告知患者及其家属病情和围术期注意事项并签署《手术知情同意书》《授权委托书》（患者本人不能签名时）《自费用品协议书》（必要时）《军人目录外耗材审批单》（必要时）等文件</td><td>□ 告知患者及其家属手术情况及术后注意事项</td><td>□ 告知患者及其家属出院后注意事项</td></tr>
<tr><td colspan="2">手术治疗</td><td>□ 预约手术</td><td>□ 实施手术（手术安全核查记录、手术清点记录）</td><td></td></tr>
<tr><td colspan="2">其他</td><td>□ 及时通知上级医师检诊
□ 经治医师检查、整理病历资料</td><td>□ 术后病情交接
□ 观察手术切口及引流液情况</td><td>□ 通知出院
□ 开具出院介绍信
□ 开具诊断证明书
□ 出院带药
□ 预约门诊复诊时间</td></tr>
<tr><td rowspan="4">重点医嘱</td><td rowspan="4">长期医嘱</td><td>护理医嘱</td><td>□ 按普通外科护理常规
□ 三级护理</td><td>□ 按普通外科术后护理常规
□ 一级护理</td><td></td></tr>
<tr><td>处置医嘱</td><td>□ 静脉抽血送检</td><td>□ 抬高患侧肢体
□ 记录引流量</td><td></td></tr>
<tr><td>膳食医嘱</td><td>□ 普食
□ 糖尿病饮食
□ 低盐、低脂饮食
□ 低盐、低脂、糖尿病饮食</td><td></td><td></td></tr>
<tr><td>药物医嘱</td><td>□ 自带药（必要时）</td><td>□ 镇痛药</td><td></td></tr>
</table>

（续　表）

重点医嘱	临时医嘱	检查检验	□ 血常规（含C反应蛋白＋IL-6） □ 尿常规 □ 粪常规 □ 血型 □ 凝血四项 □ 普通生化检验项目 □ 血清术前八项 □ 性腺功能 □ 胸部正位X线片 □ 心电图检查（多导心电图） □ 乳腺超声 □ MRI（必要时）		
		药物医嘱			
		手术医嘱	□ 常规明日在全身麻醉下行左侧或右侧乳腺导管内乳头状瘤切除术		
		处置医嘱	□ 静脉抽血送检 □ 备皮（＞$30cm^2$）		□ 大换药 □ 出院
主要护理工作	健康宣教		□ 入院宣教（住院环境、规章制度） □ 进行护理安全指导 □ 进行等级护理、活动范围指导 □ 进行饮食指导 □ 进行关于疾病知识的宣教 □ 检查、检验项目的目的和意义	□ 术后心理疏导 □ 指导术后康复训练 □ 指导术后注意事项	□ 出院宣教（康复训练方法、用药指导、换药时间及注意事项、复查时间等）
	护理处置		□ 患者身份核对 □ 佩戴腕带 □ 建立入院病历，通知医师 □ 入院介绍：介绍责任护士，病区环境、设施、规章制度、基础护理服务项目 □ 询问病史，填写护理记录单首页 □ 观察病情变化 □ 测量基本生命体征 □ 抽血、留取标本 □ 心理护理与生活护理 □ 根据评估结果采取相应的护理措施 □ 通知检查项目及注意事项	□ 检查术前物品准备 □ 与手术室护士交接 □ 术后观察病情变化 □ 测量基本生命体征 □ 心理护理与生活护理 □ 指导并监督患者治疗与康复训练 □ 遵医嘱用药 □ 根据评估结果采取相应的护理措施 □ 完成护理记录	□ 观察患者情况 □ 核对患者医疗费用 □ 协助患者办理出院手续 □ 指导并监督患者康复训练 □ 整理床单位

（续 表）

<table>
<tr><td rowspan="5">主要护理工作</td><td>护理评估</td><td>□ 一般评估：生命体征、神志、皮肤、药物过敏史等
□ 专科评估：生活自理能力
□ 风险评估：评估有无跌倒、坠床、褥疮风险
□ 心理评估
□ 营养评估
□ 疼痛评估
□ 康复评估</td><td>□ 评估术侧乳腺皮肤颜色、温度变化，并采取相应的护理措施
□ 评估伤口疼痛情况
□ 观察伤口敷料有无渗出并报告医师
□ 风险评估：评估有无跌倒、坠床、褥疮、导管滑脱、液体外渗的风险</td><td></td></tr>
<tr><td>专科护理</td><td>□ 观察患侧上肢情况
□ 指导患者功能锻炼</td><td>□ 手术后心理护理与生活护理
□ 指导患者功能锻炼</td><td>□ 手术后心理护理与生活护理
□ 指导患者功能锻炼</td></tr>
<tr><td>饮食指导</td><td>□ 根据医嘱通知配餐员准备膳食
□ 协助患者进餐</td><td>□ 协助患者进餐</td><td></td></tr>
<tr><td>活动体位</td><td>□ 根据护理等级指导患者活动</td><td>□根据护理等级指导患者活动</td><td></td></tr>
<tr><td>洗浴要求</td><td>□ 协助患者洗澡、更换病员服</td><td>□ 协助患者晨、晚间护理
□ 协助患者洗澡、更换病员服
□ 告知患者切口处伤口保护方法</td><td></td></tr>
<tr><td colspan="2">病情变异记录</td><td>□ 无 □ 有，原因：
□ 患者 □ 疾病 □ 医疗
□ 护理 □ 保障 □ 管理</td><td>□ 无 □ 有，原因：
□ 患者 □ 疾病 □ 医疗
□ 护理 □ 保障 □ 管理</td><td>□ 无 □ 有，原因：
□ 患者 □ 疾病 □ 医疗
□ 护理 □ 保障 □ 管理</td></tr>
<tr><td colspan="2">护士签名</td><td>白班　小夜班　大夜班</td><td>白班　小夜班　大夜班</td><td>白班　小夜班　大夜班</td></tr>
<tr><td colspan="2">医师签名</td><td></td><td></td><td></td></tr>
</table>

乳腺导管内乳头状瘤行乳腺肿瘤局部切除术临床路径

一、乳腺导管内乳头状瘤行乳腺肿瘤局部切除术临床路径标准住院流程

（一）适用对象

第一诊断为乳腺导管内乳头状瘤（ICD-10：D24　01，M85030/0）拟行乳腺肿瘤局部切除术（ICD-9-CM-3：85.21）的患者。

(二)诊断依据

根据《临床医疗护理常规——外科诊疗常规》(中华医学会编著,人民卫生出版社,2012年版)。

1. 病史　发现乳头溢血、溢液。

2. 体格检查　触及或未触及乳腺肿物。

3. 影像学检查　超声、乳腺X线、磁共振检查,发现乳腺肿物。

(三)治疗方案的选择及依据

根据《临床医疗护理常规——外科诊疗常规》(中华医学会编著,人民卫生出版社,2012年版),手术原则如下。

1. 原发灶处理　手术切除肿物,切缘距离病灶1cm。

2. 淋巴结处理　原则上不做处理。

(四)标准住院日为12天

(五)进入路径标准

1. 第一诊断必须符合乳腺导管内乳头状瘤(ICD-10:D24　01,M85030/0)拟行乳腺肿瘤局部切除术(ICD-9-CM-3:85.21)。

2. 排除其他乳腺良性疾病,如乳腺导管周围炎、硬化性腺病。

3. 除外对手术治疗有较大影响的疾病,如心脑血管疾病。

(六)术前准备(术前评估)2～7天

1. 术前评估　术前24小时内完成术前病情评估,完成必要的检查,做出术前小结、术前讨论。

(1)必须检查的项目:①血常规、尿常规、粪常规、血型、凝血功能检查、普通生化检验项目、血清术前八项。②胸部X线片、心电图。③乳腺超声、乳腺X线检查,必要时行MRI检查。

(2)根据患者病情可选择的检查项目:①超声心动图、血气分析或肺功能(年龄>70岁或既往有心、肺病史者)。②有相关疾病者必要时请相关科室医师会诊。

(3)营养评估:根据《解放军总医院新入院患者营养风险筛查表(NRS-2002)》为新入院患者进行营养评估,评分>3分者告知医师,必要时行营养支持。

(4)心理评估:由心理科医师根据患者病情需要实施评估。

(5)疼痛评估:根据《视觉模拟评分(VAS)》实施疼痛评估,评分>7分者给予处置,必要时申请疼痛科医师会诊。

(6)康复评估:根据《入院患者康复筛查和评估表》在患者入院后24小时内进行康复筛查和评估。任何一项结果为"是",告知医师,申请康复科医师会诊。

2. 术前准备

(1)术前谈话:术者应在术前1天与患者及其亲属谈话,告知手术方案、相关风险、用血计划、术后转归、置入材料、手术费用和患者及亲属权益,并履行书面知情同意手续。告知高值耗材的使用及费用。

(2)术前抗血小板药物负荷应用。

(3)通知手术室准备手术间、手术药品、手术物品及特殊耗材。

(4)护士做心理护理,交代注意事项:防褥疮、防跌倒、指导患者戒烟(若患者吸烟)等,并进行术前宣教。

(5)手术部位标识：术者、第一助手或经治医师在术前1天应对手术部位做体表标识，急诊手术由接诊医师或会诊外科医师标记，标记过程应有责任护士、患者及其亲属共同参与，并记入手术安排表。

(6)术前1天麻醉医师访视：制订麻醉计划、完成评估、确定麻醉方式，并记入《麻醉术前访视记录》，告知患者及其家属麻醉适应证、麻醉目的、麻醉风险、可能出现的情况及其处理原则、替代方案等，签署《麻醉知情同意书》并归入病历。

(七)药品选择及使用时机

1. 抗菌药物　按照《抗菌药物临床应用指导原则》(卫医发[2004]285号)和《关于抗菌药物临床应用管理有关问题的通知》(卫办医政发[2009]38号)执行。根据患者病情不使用或选择合适的抗生素及抗生素应用的具体时间。

2. 使用时机　手术当天、术后预防性使用2天。

(八)手术日为住院第8天

1. 手术安全核对：患者入手术间后由手术医师、麻醉医师、巡回护士和患者本人共同核对患者身份、手术部位与标识、手术方式。手术医师、麻醉医师、巡回护士三方按《手术安全核对表》逐项核对，共同签名。

2. 麻醉方式：全身麻醉。

3. 术中用药：麻醉常规用药、镇痛药等。

4. 手术方式：乳腺导管内乳头状瘤局部切除术。

5. 手术器械：根据病变情况选择手术器械。

6. 患者术后回病房后应即刻指导患者进行患侧肢体康复训练。

7. 指导患者活动及生活注意事项。

8. 经治医师或手术医师应即刻完成术后首次病程记录，观察患者术后病情变化。

(九)术后住院恢复4天

1. 必要时复查的项目　血常规、普通生化检验项目、C反应蛋白。

2. 术后用药

(1)抗菌药物：按照《抗菌药物临床应用指导原则》(卫医发[2004]285号)和《关于抗菌药物临床应用管理有关问题的通知》(卫办医政发[2009]38号)执行。根据患者病情不使用或选择合适的抗生素及抗生素应用的具体时间。手术当天、术后预防性使用抗菌药物2天。

(2)其他对症药物：镇痛药、镇咳药、抗肿瘤药等。

3. 术后换药　术后第1—4天给予清洁换药，并根据引流情况决定是否拔除引流管；其他时间根据手术切口渗出情况给予清洁换药。

4. 术后护理　观察患者引流液的颜色及引流量等，伤口敷料有无渗出和患侧上肢疼痛、肿胀情况，并在有异常时立即通知医师处理，指导患者术后体位摆放及功能锻炼，如抬高患侧上肢、保持功能位等。

(十)出院标准

1. 患者体温正常，常规化验无明显异常。

2. 切口无异常。

3. 无与本病相关的其他并发症。

(十一)变异及原因分析

1. 患者原因导致的变异　如不同意治疗方案、个人原因要求出(转)院、院外服用手术禁忌药、月经期、对诊疗计划不满要求出路径、相关检查或检验院外(门诊)已做等。

2. 围术期并发症　出血、感染、神经损伤等造成住院时间延长和费用增加。

3. 内科合并症　部分患者通常存在很多内科合并症,如脑血管疾病或心血管疾病、糖尿病、血栓等,手术可能导致这些疾病加重而需要治疗,从而延长治疗时间和增加住院费用。

4. 节假日　术前患者如住院后赶上节假日,使手术推迟,延长住院时间,增加费用。

5. 辅诊科室原因导致的变异　如检查、检验、手术、病理检查等(不及时、结果错报、操作部位或方式错误、标本不合格)、报告(不及时、结果错报、标本不合格)等原因延长住院天数、增加费用等。

6. 管理原因导致的变异　如系统暂不支持、系统瘫痪、需要修订流程、需要修订制度等。

二、乳腺导管内乳头状瘤行乳腺肿瘤局部切除术临床路径表单

适用对象		第一诊断为乳腺导管内乳头状瘤(ICD-10:D24　01,M85030/0)行乳腺肿瘤局部切除术(ICD-9-CM-3:85.21)的患者		
患者基本信息		姓名:____　性别:____　年龄:____　门诊号:____ 住院号:______　过敏史:______ 住院日期:____年____月____日 出院日期:____年____月____日		标准住院日:12 天
时间		住院第 1－7 天 (术前日)	住院第 8 天 (手术日)	住院第 9－12 天 (术后第 1－4 天)
主要诊疗工作	制度落实	□ 入院 2 小时内经治医师或值班医师完成接诊 □ 入院 24 小时内主管医师完成检诊 □ 专科会诊(必要时) □ 完成术前准备 □ 组织术前讨论 □ 手术部位标识	□ 三级医师查房 □ 手术安全核查	□ 手术医师查房
	病情评估	□ 经治医师询问病史与体格检查		□ 上级医师进行治疗效果、预后和出院评估 □ 出院宣教
	病历书写	□ 入院 8 小时内完成首次病程记录 □ 入院 24 小时内完成入院记录 □ 完成主管医师查房记录 □ 完成术前讨论、术前小结	□ 术者或第一助手术后 24 小时内完成手术记录(术者签名) □ 术后即刻完成术后首次病程记录	□ 术后病程记录,出院前 1 天或当天病程记录(有上级医师指示出院) □ 出院后 24 小时内完成出院记录 □ 出院后 24 小时内完成病案首页

(续　表)

<table>
<tr><td rowspan="3">主要诊疗工作</td><td colspan="2">知情同意</td><td>□ 患者或其家属在入院记录单上签名
□ 术前谈话，告知患者及其家属病情和围术期注意事项并签署《手术知情同意书》《授权委托书》（患者本人不能签名时）《自费用品协议书》（必要时）《军人目录外耗材审批单》（必要时）</td><td>□ 告知患者及其家属手术情况及术后注意事项</td><td>□ 告知患者及其家属出院后注意事项</td></tr>
<tr><td colspan="2">手术治疗</td><td>□ 预约手术</td><td>□ 实施手术（手术安全核查记录、手术清点记录）</td><td></td></tr>
<tr><td colspan="2">其他</td><td>□ 及时通知上级医师检诊
□ 经治医师检查、整理病历资料</td><td>□ 术后病情交接
□ 观察手术切口及引流液情况</td><td>□ 通知出院
□ 开具出院介绍信
□ 开具诊断证明书
□ 出院带药
□ 预约门诊复诊时间</td></tr>
<tr><td rowspan="5">重点医嘱</td><td rowspan="4">长期医嘱</td><td>护理医嘱</td><td>□ 按普通外科护理常规
□ 三级护理</td><td>□ 按普通外科术后护理常规
□ 一级护理</td><td></td></tr>
<tr><td>处置医嘱</td><td>□ 静脉抽血送检</td><td>□ 抬高患侧肢体
□ 记录引流量</td><td></td></tr>
<tr><td>膳食医嘱</td><td>□ 普食
□ 糖尿病饮食
□ 低盐、低脂饮食
□ 低盐、低脂、糖尿病饮食</td><td></td><td></td></tr>
<tr><td>药物医嘱</td><td>□ 自带药（必要时）</td><td>□ 镇痛药</td><td></td></tr>
<tr><td>临时医嘱</td><td>检查检验</td><td>□ 血常规（含 C 反应蛋白＋IL-6）
□ 尿常规
□ 粪常规
□ 血型
□ 凝血四项
□ 普通生化检验项目
□ 血清术前八项
□ 性腺功能
□ 胸部正位 X 线片
□ 心电图检查（多导心电图）
□ 乳腺超声
□ MRI 检查（必要时）</td><td></td><td></td></tr>
</table>

（续　表）

重点医嘱	临时医嘱	药物医嘱			
		手术医嘱	□ 常规明日在全身麻醉下行左侧或右侧乳腺肿瘤局部切除术		
		处置医嘱	□ 静脉抽血送检 □ 备皮（>$30cm^2$）		□ 大换药 □ 出院
主要护理工作	健康宣教		□ 入院宣教（住院环境、规章制度） □ 进行护理安全指导 □ 进行等级护理、活动范围指导 □ 进行饮食指导 □ 进行关于疾病知识的宣教 □ 检查、检验项目的目的和意义	□ 术前宣教 □ 术后心理疏导 □ 指导术后康复训练 □ 指导术后注意事项	□ 出院宣教（康复训练方法、用药指导、换药时间及注意事项、复查时间等）
	护理处置		□ 患者身份核对 □ 佩戴腕带 □ 建立入院病历，通知医师 □ 入院介绍：介绍责任护士，病区环境、设施、规章制度、基础护理服务项目 □ 询问病史，填写护理记录单首页 □ 观察病情变化 □ 测量基本生命体征 □ 抽血、留取标本 □ 心理护理与生活护理 □ 根据评估结果采取相应的护理措施 □ 通知检查项目及注意事项	□ 检查术前物品准备 □ 与手术室护士交接 □ 术后观察病情变化 □ 测量基本生命体征 □ 心理护理与生活护理 □ 指导并监督患者治疗与康复训练 □ 遵医嘱用药 □ 根据评估结果采取相应的护理措施 □ 完成护理记录	□ 观察患者情况 □ 核对患者医疗费用 □ 协助患者办理出院手续 □ 指导并监督患者康复训练 □ 整理床单位
	护理评估		□ 一般评估：生命体征、神志、皮肤、药物过敏史等 □ 专科评估：生活自理能力 □ 风险评估：评估有无跌倒、坠床、褥疮风险 □ 心理评估 □ 营养评估 □ 疼痛评估 □ 康复评估	□ 评估术侧乳腺皮肤颜色、温度变化，并采取相应的护理措施 □ 评估伤口疼痛情况 □ 观察伤口敷料有无渗出并报告医师 □ 风险评估：评估有无跌倒、坠床、褥疮、导管滑脱、液体外渗的风险	

（续　表）

主要护理工作	专科护理	□ 观察患侧上肢情况 □ 指导患者功能锻炼	□ 手术后心理护理与生活护理 □ 指导患者功能锻炼	□ 手术后心理护理与生活护理 □ 指导患者功能锻炼
	饮食指导	□ 根据医嘱通知配餐员准备膳食 □ 协助患者进餐	□ 协助患者进餐	
	活动体位	□ 根据护理等级指导患者活动	□ 根据护理等级指导患者活动	
	洗浴要求	□ 协助患者洗澡、更换病员服	□ 协助患者晨、晚间护理 □ 协助患者洗澡、更换病员服 □ 告知患者切口处伤口保护方法	
病情变异记录		□ 无　□ 有，原因： □ 患者　□ 疾病　□ 医疗 □ 护理　□ 保障　□ 管理	□ 无　□ 有，原因： □ 患者　□ 疾病　□ 医疗 □ 护理　□ 保障　□ 管理	□ 无　□ 有，原因： □ 患者　□ 疾病　□ 医疗 □ 护理　□ 保障　□ 管理
护士签名		白班　小夜班　大夜班	白班　小夜班　大夜班	白班　小夜班　大夜班
医师签名				

乳腺分叶状肿瘤行乳腺分叶状肿瘤局部扩大切除术临床路径

一、乳腺分叶状肿瘤行乳腺分叶状肿瘤局部扩大切除术临床路径标准住院流程

（一）适用对象

第一诊断为乳腺分叶状肿瘤（ICD-10：D24 01，M90200/0 或 D48.601，M90201/1）拟行乳腺分叶状肿瘤局部扩大切除术（ICD-9-CM-3：85.2101/85.2104）的患者。

（二）诊断依据

根据《临床医疗护理常规——外科诊疗常规》（中华医学会编著，人民卫生出版社，2012 年版）。

1. 症状及体征　自己或体格检查时发现乳腺肿物。查体时触及或未触及乳腺肿物。

2. 影像学检查　超声、乳腺 X 线、磁共振检查，发现乳腺肿物。

3. 病理检查　穿刺或切除病理检查结果证实为乳腺分叶状肿瘤。

（三）治疗方案的选择及依据

根据《临床医疗护理常规——外科诊疗常规》（中华医学会编著，人民卫生出版社，2012 年版），手术原则如下。

1. 原发灶处理　肿物扩大切除，阴性切缘。

2. 淋巴结处理　原则上不做处理。

(四)标准住院日为 12 天

(五)进入路径标准

1. 第一诊断必须符合乳腺分叶状肿瘤(ICD-10:D24 01,M90200/0 或 D48.601,M90201/1),拟行乳腺分叶肿瘤局部扩大切除术(ICD-9-CM-3:85.2101/85.2104)。

2. 排除其他乳腺良性疾病,如乳腺导管周围炎、硬化性腺病。

3. 除外对手术治疗有较大影响的疾病,如心脑血管疾病。

(六)术前准备(术前评估)2～7 天

1. 术前评估　术前 24 小时内完成术前病情评估,完成必要的检查,做出术前小结、术前讨论。

(1)必须检查的项目:①血常规、尿常规、粪常规、血型、凝血功能检查、普通生化检验项目、血清术前八项。②胸部 X 线片、心电图。③乳腺超声、乳腺 X 线检查,必要时行 MRI 检查。

(2)根据患者病情可选择的检查项目:①超声心动图、血气分析或肺功能(年龄＞70 岁或既往有心、肺病史者)。②有相关疾病者必要时请相关科室医师会诊。

(3)营养评估:根据《解放军总医院新入院患者营养风险筛查表(NRS-2002)》为新入院患者进行营养评估,评分＞3 分者告知医师,必要时行营养支持。

(4)心理评估:由心理科医师根据患者病情需要实施评估。

(5)疼痛评估:根据《视觉模拟评分(VAS)》实施疼痛评估,评分＞7 分者给予处置,必要时请疼痛科医师会诊。

(6)康复评估:根据《入院患者康复筛查和评估表》在患者入院后 24 小时内进行康复筛查和评估。任何一项结果为"是",告知医师,申请康复科医师会诊。

2. 术前准备

(1)术前谈话:术者应在术前 1 天与患者及其亲属谈话,告知手术方案、相关风险、用血计划、术后转归、置入材料、手术费用和患者及亲属权益,并履行书面知情同意手续。告知高值耗材的使用及费用。

(2)术前抗血小板药物负荷应用。

(3)通知手术室准备手术间、手术药品、手术物品及特殊耗材。

(4)护士做心理护理,交代注意事项:防褥疮、防跌倒、指导患者戒烟(若患者吸烟)等,并进行术前宣教。

(5)手术部位标识:术者、第一助手或经治医师在术前 1 天应对手术部位做体表标识,急诊手术由接诊医师或会诊外科医师标记,标记过程应有责任护士、患者及其亲属共同参与,并记入手术安排表。

(6)术前 1 天麻醉医师访视:制订麻醉计划、完成评估、确定麻醉方式,并记入《麻醉术前访视记录》,告知患者及其家属麻醉适应证、麻醉目的、麻醉风险、可能出现的情况及其处理原则、替代方案等,签署《麻醉知情同意书》并归入病历。

(七)药品选择及使用时机

1. 抗菌药物　应按照《抗菌药物临床应用指导原则》(卫医发[2004]285 号)和《关于抗菌药物临床应用管理有关问题的通知》(卫办医政发[2009]38 号)执行。根据患者病情不使用或选择合适的抗生素及抗生素应用的具体时间。

2. 使用时机　手术当天、术后预防性使用2天。

（八）手术日为入院第8天

1. 手术安全核对：患者入手术间后由手术医师、麻醉医师、巡回护士和患者本人共同核对患者身份、手术部位与标识、手术方式。手术医师、麻醉医师、巡回护士三方按《手术安全核对表》逐项核对，共同签名。

2. 麻醉方式：全身麻醉。

3. 术中用药：麻醉常规用药、镇痛药等。

4. 手术方式：乳腺分叶状肿瘤局部扩大切除术。

5. 手术器械：根据病变情况选择手术器械。

6. 患者术后回病房后应即刻指导患者进行患侧肢体康复训练。

7. 指导患者活动及生活注意事项。

8. 经治医师或手术医师应即刻完成术后首次病程记录，观察患者术后病情变化。

（九）术后住院恢复4天

1. 必要时复查的项目　血常规、普通生化检验项目、C反应蛋白。

2. 术后用药

（1）抗菌药物：参照《抗菌药物临床应用指导原则》（卫医发[2004]285号）执行。

（2）其他对症药物：镇痛药、镇咳药、抗肿瘤药等。

3. 术后换药　术后第1—4天给予清洁换药，并根据引流情况决定是否拔除引流管；其他时间根据手术切口渗出情况给予清洁换药。

4. 术后护理　观察患者引流液的颜色及引流量等，伤口敷料有无渗出和患侧上肢疼痛、肿胀情况，并在有异常时立即通知医师处理，指导患者术后体位摆放及功能锻炼，如抬高患侧上肢、保持功能位等。

（十）出院标准

1. 患者体温正常，常规化验无明显异常。

2. 切口无异常。

3. 无与本病相关的其他并发症。

（十一）变异及原因分析

1. 患者原因导致的变异　如不同意治疗方案、个人原因要求出（转）院、院外服用手术禁忌药、月经期、对诊疗计划不满要求出路径、相关检查或检验院外（门诊）已做等。

2. 围术期并发症　出血、感染、神经损伤等造成住院时间延长和费用增加。

3. 内科合并症　部分患者通常存在很多内科合并症，如脑血管疾病或心血管疾病、糖尿病、血栓等，手术可能导致这些疾病加重而需要治疗，从而延长治疗时间和增加住院费用。

4. 节假日　术前患者如住院后赶上节假日，使手术推迟，延长住院时间，增加费用。

5. 辅诊科室原因导致的变异　如检查、检验、手术、病理检查等（不及时、结果错报、操作部位或方式错误、标本不合格）、报告（不及时、结果错报、标本不合格）等原因延长住院时间、增加费用等。

6. 管理原因导致的变异　如系统暂不支持、系统瘫痪、需要修订流程、需要修订制度等。

二、乳腺分叶状肿瘤行乳腺分叶状肿瘤局部扩大切除术临床路径表单

<table>
<tr><td colspan="2">适用对象</td><td colspan="3">第一诊断为乳腺分叶状肿瘤(ICD-10:D24 01,M90200/0 或 D48.601,M90201/1)行乳腺分叶状肿瘤扩大切除术(ICD-9-CM-3:85.2101/85.2104)的患者</td></tr>
<tr><td colspan="2">患者基本信息</td><td colspan="2">姓名:____　性别:____　年龄:____　门诊号:____
住院号:______　过敏史:______
住院日期:____年____月____日
出院日期:____年____月____日</td><td>标准住院日:12 天</td></tr>
<tr><td colspan="2">时间</td><td>住院第 1—7 天(术前日)</td><td>住院第 8 天(手术日)</td><td>住院第 9—12 天
(术后第 1—4 天)</td></tr>
<tr><td rowspan="6">主要诊疗工作</td><td>制度落实</td><td>□ 入院 2 小时内经治医师或值班医师完成接诊
□ 入院 24 小时内主管医师完成检诊
□ 专科会诊(必要时)
□ 完成术前准备
□ 组织术前讨论
□ 手术部位标识</td><td>□ 三级医师查房
□ 手术安全核查</td><td>□ 手术医师查房</td></tr>
<tr><td>病情评估</td><td>□ 经治医师询问病史与体格检查</td><td></td><td>□ 上级医师进行治疗效果、预后和出院评估
□ 出院宣教</td></tr>
<tr><td>病历书写</td><td>□ 入院 8 小时内完成首次病程记录
□ 入院 24 小时内完成入院记录
□ 完成主管医师查房记录
□ 完成术前讨论、术前小结</td><td>□ 术者或第一助手术后 24 小时内完成手术记录(术者签名)
□ 术后即刻完成术后首次病程记录</td><td>□ 术后病程记录,出院前 1 天或当天病程记录(有上级医师指示出院)
□ 出院后 24 小时内完成出院记录
□ 出院后 24 小时内完成病案首页</td></tr>
<tr><td>知情同意</td><td>□ 患者或其家属在入院记录单上签名
□ 术前谈话,告知患者及其家属病情和围术期注意事项并签署《手术知情同意书》《授权委托书》(患者本人不能签名时)《自费用品协议书》(必要时)《军人目录外耗材审批单》(必要时)</td><td>□ 告知患者及其家属手术情况及术后注意事项</td><td>□ 告知患者及其家属出院后注意事项</td></tr>
<tr><td>手术治疗</td><td>□ 预约手术</td><td>□ 实施手术(手术安全核查记录、手术清点记录)</td><td></td></tr>
<tr><td>其他</td><td>□ 及时通知上级医师检诊
□ 经治医师检查、整理病历资料</td><td>□ 术后病情交接
□ 观察手术切口及引流液情况</td><td>□ 通知出院
□ 开具出院介绍信
□ 开具诊断证明书
□ 出院带药
□ 预约门诊复诊时间</td></tr>
</table>

(续　表)

重点医嘱	长期医嘱	护理医嘱	□ 按普通外科护理常规 □ 三级护理	□ 按普通外科术后护理常规 □ 一级护理	
		处置医嘱	□ 静脉抽血送检	□ 抬高患侧肢体 □ 记录引流量	
		膳食医嘱	□ 普食 □ 糖尿病饮食 □ 低盐、低脂饮食 □ 低盐、低脂、糖尿病饮食		
		药物医嘱	□ 自带药(必要时)	□ 镇痛药	
	临时医嘱	检查检验	□ 血常规(含 C 反应蛋白+IL-6) □ 尿常规 □ 粪常规 □ 血型 □ 凝血四项 □ 普通生化检验项目 □ 血清术前八项 □ 性腺功能 □ 胸部正位 X 线片 □ 心电图检查(多导心电图) □ 乳腺超声 □ MRI(必要时)		
		药物医嘱			
		手术医嘱	□ 常规明日在全身麻醉下行左侧或右侧乳腺分叶状肿瘤局部扩大切除术		
		处置医嘱	□ 静脉抽血送检 □ 备皮(>30cm^2)		□ 大换药 □ 出院
主要护理工作	健康宣教		□ 入院宣教(住院环境、规章制度) □ 进行护理安全指导 □ 进行等级护理、活动范围指导 □ 进行饮食指导 □ 进行关于疾病知识的宣教 □ 检查、检验项目的目的和意义	□ 术前宣教 □ 术后心理疏导 □ 指导术后康复训练 □ 指导术后注意事项	□ 出院宣教(康复训练方法、用药指导、换药时间及注意事项、复查时间等)

(续 表)

<table>
<tr><td rowspan="7">主要护理工作</td><td>护理处置</td><td>□ 患者身份核对
□ 佩戴腕带
□ 建立入院病历,通知医师
□ 入院介绍:介绍责任护士,病区环境、设施、规章制度、基础护理服务项目
□ 询问病史,填写护理记录单首页
□ 观察病情变化
□ 测量基本生命体征
□ 抽血、留取标本
□ 心理护理与生活护理
□ 根据评估结果采取相应的护理措施
□ 通知检查项目及注意事项</td><td>□ 检查术前物品准备
□ 与手术室护士交接
□ 术后观察病情变化
□ 测量基本生命体征
□ 心理护理与生活护理
□ 指导并监督患者治疗与康复训练
□ 遵医嘱用药
□ 根据评估结果采取相应的护理措施
□ 完成护理记录</td><td>□ 观察患者情况
□ 核对患者医疗费用
□ 协助患者办理出院手续
□ 指导并监督患者康复训练
□ 整理床单位</td></tr>
<tr><td>护理评估</td><td>□ 一般评估:生命体征、神志、皮肤、药物过敏史等
□ 专科评估:生活自理能力
□ 风险评估:评估有无跌倒、坠床、褥疮风险
□ 心理评估
□ 营养评估
□ 疼痛评估
□ 康复评估</td><td>□ 评估术侧乳腺皮肤颜色、温度变化,并采取相应的护理措施
□ 评估伤口疼痛情况
□ 观察伤口敷料有无渗出并报告医师
□ 风险评估:评估有无跌倒、坠床、褥疮、导管滑脱、液体外渗的风险</td><td></td></tr>
<tr><td>专科护理</td><td>□ 观察患侧上肢情况
□ 指导患者功能锻炼</td><td>□ 手术后心理护理与生活护理
□ 指导患者功能锻炼</td><td>□ 手术后心理护理与生活护理
□ 指导患者功能锻炼</td></tr>
<tr><td>饮食指导</td><td>□ 根据医嘱通知配餐员准备膳食
□ 协助患者进餐</td><td>□ 协助患者进餐</td><td></td></tr>
<tr><td>活动体位</td><td>□ 根据护理等级指导患者活动</td><td>□ 根据护理等级指导患者活动</td><td></td></tr>
<tr><td>洗浴要求</td><td>□ 协助患者洗澡、更换病员服</td><td>□ 协助患者晨、晚间护理
□ 协助患者洗澡、更换病员服
□ 告知患者切口处伤口保护方法</td><td></td></tr>
</table>

<table>
<tr><td>病情变异记录</td><td colspan="3">□ 无 □ 有,原因:
□ 患者 □ 疾病 □ 医疗
□ 护理 □ 保障 □ 管理</td><td colspan="3">□ 无 □ 有,原因:
□ 患者 □ 疾病 □ 医疗
□ 护理 □ 保障 □ 管理</td><td colspan="3">□ 无 □ 有,原因:
□ 患者 □ 疾病 □ 医疗
□ 护理 □ 保障 □ 管理</td></tr>
<tr><td rowspan="2">护士签名</td><td>白班</td><td>小夜班</td><td>大夜班</td><td>白班</td><td>小夜班</td><td>大夜班</td><td>白班</td><td>小夜班</td><td>大夜班</td></tr>
<tr><td></td><td></td><td></td><td></td><td></td><td></td><td></td><td></td><td></td></tr>
<tr><td>医师签名</td><td colspan="3"></td><td colspan="3"></td><td colspan="3"></td></tr>
</table>

乳腺良性肿瘤行乳腺肿瘤局部切除术临床路径

一、乳腺良性肿瘤行乳腺肿瘤局部切除术临床路径标准住院流程

(一)适用对象

第一诊断为乳腺良性肿瘤(ICD-10:D24 01)拟行乳腺肿瘤局部切除术(ICD-9-CM-3:85.2101)的患者。

(二)诊断依据

根据《临床医疗护理常规——外科诊疗常规》(中华医学会编著,人民卫生出版社,2012年版)。

1. 症状及体征　自己或体格检查时发现乳腺肿物。查体时触及或未触及乳腺肿物。

2. 影像学检查　超声、乳腺X线、磁共振检查:发现乳腺肿物。

(三)治疗方案的选择及依据

根据《临床医疗护理常规——外科诊疗常规》(中华医学会编著,人民卫生出版社,2012年版),手术原则如下。

1. 原发灶处理　手术切除肿物,切缘距离病灶1cm。

2. 淋巴结处理　原则上不做处理。

(四)标准住院日为12天

(五)进入路径标准

1. 第一诊断必须符合乳腺良性肿瘤(ICD-10:D24 01),拟行乳腺肿瘤局部切除术(ICD-9-CM-3:85.2101)。

2. 排除其他乳腺疾病,如乳腺导管周围炎、硬化性腺病。

3. 除外对手术治疗有较大影响的疾病,如心脑血管疾病。

(六)术前准备(术前评估)2～7天

1. 术前评估　术前24小时内完成术前病情评估,完成必要的检查,做出术前小结、术前讨论。

(1)必须检查的项目:①血常规、尿常规、粪常规、血型、凝血功能检查、普通生化检验项目、血清术前八项。②胸部X线片、心电图。③乳腺超声、乳腺X线检查,必要时行MRI检查。

(2)根据患者病情可选择的检查项目:①超声心动图、血气分析或肺功能(年龄>70岁或既往有心、肺病史者)。②有相关疾病者必要时请相关科室医师会诊。

(3)营养评估:根据《解放军总医院新入院患者营养风险筛查表(NRS-2002)》为新入院患者进行营养评估,评分>3分者告知医师,必要时行营养支持。

(4)心理评估:由心理科医师根据患者病情需要实施评估。

(5)疼痛评估:根据《视觉模拟评分(VAS)》实施疼痛评估,评分>7分者给予处置,必要时请疼痛科医师会诊。

(6)康复评估：根据《入院患者康复筛查和评估表》在患者入院后 24 小时内进行康复筛查和评估。任何一项结果为"是"，告知医师，申请康复科医师会诊。

2. 术前准备

(1)术前谈话：术者应在术前 1 天与患者及其亲属谈话，告知手术方案、相关风险、用血计划、术后转归、置入材料、手术费用和患者及亲属权益，并履行书面知情同意手续。告知高值耗材的使用及费用。

(2)术前抗血小板药物负荷应用。

(3)通知手术室准备手术间、手术药品、手术物品及特殊耗材。

(4)护士做心理护理，交代注意事项：防褥疮、防跌倒、指导患者戒烟(若患者吸烟)等，并进行术前宣教。

(5)手术部位标识：术者、第一助手或经治医师在术前 1 天应对手术部位做体表标识，急诊手术由接诊医师或会诊外科医师标记，标记过程应有责任护士、患者及其亲属共同参与，并记入手术安排表。

(6)术前 1 天麻醉医师访视：制订麻醉计划、完成评估、确定麻醉方式，并记入《麻醉术前访视记录》，告知患者及其家属麻醉适应证、麻醉目的、麻醉风险、可能出现的情况及其处理原则、替代方案等，签署《麻醉知情同意书》并归入病历。

(七)药品选择及使用时机

1. 抗菌药物　应按照《抗菌药物临床应用指导原则》(卫医发[2004]285 号)和《关于抗菌药物临床应用管理有关问题的通知》(卫办医政发[2009]38 号)执行。根据患者病情不使用或选择合适的抗生素及抗生素应用的具体时间。

2. 使用时机　手术当天、术后预防性使用 2 天。

(八)手术日为住院第 8 天

1. 手术安全核对：患者入手术间后由手术医师、麻醉医师、巡回护士和患者本人共同核对患者身份、手术部位与标识、手术方式。手术医师、麻醉医师、巡回护士三方按《手术安全核对表》逐项核对，共同签名。

2. 麻醉方式：局部麻醉或全身麻醉。

3. 术中用药：麻醉常规用药，镇痛药等。

4. 手术方式：乳腺肿瘤切除术，如为恶性，则行改良根治术、乳腺癌局部扩大切除术＋前哨淋巴结活检术＋腋窝淋巴结清扫术、乳腺切除术＋前哨淋巴结活检术、保留乳头乳晕复合体乳腺切除术＋前哨淋巴结活检术＋腋窝淋巴结清扫术。

5. 手术器械：根据病变情况选择手术器械。

6. 患者术后回病房后应即刻指导患者进行患侧肢体康复训练。

7. 指导患者活动及生活注意事项。

8. 经治医师或手术医师应即刻完成术后首次病程记录，观察患者术后病情变化。

(九)术后住院恢复 4 天

1. 必要时复查的项目　血常规、普通生化检验项目、C 反应蛋白。

2. 术后用药

(1)抗菌药物：应按照《抗菌药物临床应用指导原则》(卫医发[2004]285 号)和《关于抗菌药物临床应用管理有关问题的通知》(卫办医政发[2009]38 号)执行。根据患者病情不使用或选择合适的抗生素及抗生素应用的具体时间。

(2)使用时机:手术当天、术后预防性使用2天。

(3)其他对症药物:镇痛药、镇咳药、抗肿瘤药等。

3. *术后换药* 术后第1—4天给予清洁换药,并根据引流情况决定是否拔除引流管;其他时间根据手术切口渗出情况给予清洁换药。

4. *术后护理* 观察患者引流液的颜色及引流量等,伤口敷料有无渗出和患侧上肢疼痛、肿胀情况,并在有异常时立即通知医师处理,指导患者术后体位摆放及功能锻炼,如抬高患侧上肢、保持功能位等。

(十)出院标准

1. 患者体温正常,常规化验无明显异常。

2. 切口无异常。

3. 无与本病相关的其他并发症。

(十一)变异及原因分析

1. *患者原因导致的变异* 如不同意治疗方案、个人原因要求出(转)院、院外服用手术禁忌药、月经期、对诊疗计划不满要求出路径、相关检查或检验院外(门诊)已做等。

2. *围术期并发症* 出血、感染、神经损伤等造成住院时间延长和费用增加。

3. *内科合并症* 部分患者通常存在很多内科合并症,如脑血管疾病或心血管疾病、糖尿病、血栓等,手术可能导致这些疾病加重而需要治疗,从而延长治疗时间和增加住院费用。

4. *节假日* 术前患者如住院后赶上节假日,使手术推迟,延长住院时间,增加费用。

5. *辅诊科室原因导致的变异* 如检查、检验、手术、病理检查等(不及时、结果错报、操作部位或方式错误、标本不合格)、报告(不及时、结果错报、标本不合格)等原因延长住院时间、增加费用等。

6. *管理原因导致的变异* 如系统暂不支持、系统瘫痪、需要修订流程、需要修订制度等。

二、乳腺良性肿瘤行乳腺肿瘤局部切除术临床路径表单

<table>
<tr><td colspan="2">适用对象</td><td colspan="3">第一诊断为乳腺良性肿瘤（ICD-10：D24 01）行乳腺肿瘤局部切除术（ICD-9-CM-3：85.2101）的患者</td></tr>
<tr><td colspan="2">患者基本信息</td><td colspan="2">姓名：____　性别：____　年龄：____　门诊号：____
住院号：______　过敏史：______
住院日期：____年____月____日
出院日期：____年____月____日</td><td>标准住院日：12 天</td></tr>
<tr><td colspan="2">时间</td><td>住院第 1－7 天（术前日）</td><td>住院第 8 天（手术日）</td><td>住院第 9－12 天
（术后第 1－4 天）</td></tr>
<tr><td rowspan="6">主要诊疗工作</td><td>制度落实</td><td>□ 入院 2 小时内经治医师或值班医师完成接诊
□ 入院 24 小时内主管医师完成检诊
□ 专科会诊（必要时）
□ 完成术前准备
□ 组织术前讨论
□ 手术部位标识</td><td>□ 三级医师查房
□ 手术安全核查</td><td>□ 手术医师查房</td></tr>
<tr><td>病情评估</td><td>□ 经治医师询问病史与体格检查</td><td></td><td>□ 上级医师进行治疗效果、预后和出院评估
□ 出院宣教</td></tr>
<tr><td>病历书写</td><td>□ 入院 8 小时内完成首次病程记录
□ 入院 24 小时内完成入院记录
□ 完成主管医师查房记录
□ 完成术前讨论、术前小结</td><td>□ 术者或第一助手术后 24 小时内完成手术记录（术者签名）
□ 术后即刻完成术后首次病程记录</td><td>□ 术后病程记录，出院前 1 天或当天病程记录（有上级医师指示出院）
□ 出院后 24 小时内完成出院记录
□ 出院后 24 小时内完成病案首页</td></tr>
<tr><td>知情同意</td><td>□ 患者或其家属在入院记录单上签名
□ 术前谈话，告知患者及其家属病情和围术期注意事项并签署《手术知情同意书》《授权委托书》（患者本人不能签名时）《自费用品协议书》（必要时）《军人目录外耗材审批单》（必要时）</td><td>□ 告知患者及其家属手术情况及术后注意事项</td><td>□ 告知患者及其家属出院后注意事项（石蜡切片病理检查结果回报、后续化疗、放疗、内分泌治疗、靶向治疗等，复诊的时间、地点，发生紧急情况时的处理等）</td></tr>
<tr><td>手术治疗</td><td>□ 预约手术</td><td>□ 实施手术（手术安全核查记录、手术清点记录）</td><td></td></tr>
<tr><td>其他</td><td>□ 及时通知上级医师检诊
□ 经治医师检查、整理病历资料</td><td>□ 术后病情交接
□ 观察手术切口及引流液情况</td><td>□ 通知出院
□ 开具出院介绍信
□ 开具诊断证明书
□ 出院带药
□ 预约门诊复诊时间</td></tr>
</table>

（续　表）

重点医嘱	长期医嘱	护理医嘱	□ 按普通外科护理常规 □ 三级护理	□ 按普通外科术后护理常规 □ 一级护理	
		处置医嘱	□ 静脉抽血送检	□ 抬高患侧肢体 □ 记录引流量	
		膳食医嘱	□ 普食 □ 糖尿病饮食 □ 低盐、低脂饮食 □ 低盐、低脂、糖尿病饮食		
		药物医嘱	□ 自带药(必要时)	□ 镇痛药	
	临时医嘱	检查检验	□ 血常规(含 C 反应蛋白＋IL-6) □ 尿常规 □ 粪常规 □ 血型 □ 凝血四项 □ 普通生化检验项目 □ 血清术前八项 □ 性腺功能 □ 胸部正位 X 线片 □ 心电图检查(多导心电图) □ 乳腺超声 □ MRI(必要时)		
		药物医嘱			
		手术医嘱	□ 常规明日在局部麻醉或全身麻醉下行左侧或右侧乳腺肿瘤局部切除术，备乳腺癌改良根治术		
		处置医嘱	□ 静脉抽血送检 □ 备皮(＞$30cm^2$)		□ 大换药 □ 出院
主要护理工作	健康宣教		□ 入院宣教(住院环境、规章制度) □ 进行护理安全指导 □ 进行等级护理、活动范围指导 □ 进行饮食指导 □ 进行关于疾病知识的宣教 □ 检查、检验项目的目的和意义	□ 术前宣教 □ 术后心理疏导 □ 指导术后康复训练 □ 指导术后注意事项	□ 出院宣教(康复训练方法、用药指导、换药时间及注意事项、复查时间等)

（续 表）

主要护理工作	护理处置	□ 患者身份核对 □ 佩戴腕带 □ 建立入院病历，通知医师 □ 入院介绍：介绍责任护士，病区环境、设施、规章制度、基础护理服务项目 □ 询问病史，填写护理记录单首页 □ 观察病情变化 □ 测量基本生命体征 □ 抽血、留取标本 □ 心理护理与生活护理 □ 根据评估结果采取相应的护理措施 □ 通知检查项目及注意事项	□ 检查术前物品准备 □ 与手术室护士交接 □ 术后观察病情变化 □ 测量基本生命体征 □ 心理护理与生活护理 □ 指导并监督患者治疗与康复训练 □ 遵医嘱用药 □ 根据评估结果采取相应的护理措施 □ 完成护理记录	□ 观察患者情况 □ 核对患者医疗费用 □ 协助患者办理出院手续 □ 指导并监督患者康复训练 □ 整理床单位
	护理评估	□ 一般评估：生命体征、神志、皮肤、药物过敏史等 □ 专科评估：生活自理能力 □ 风险评估：评估有无跌倒、坠床、褥疮风险 □ 心理评估 □ 营养评估 □ 疼痛评估 □ 康复评估	□ 评估术侧乳腺皮肤颜色、温度变化，并采取相应的护理措施 □ 评估伤口疼痛情况 □ 观察伤口敷料有无渗出并报告医师 □ 风险评估：评估有无跌倒、坠床、褥疮、导管滑脱、液体外渗的风险	
	专科护理	□ 观察患侧上肢情况 □ 指导患者功能锻炼	□ 手术后心理护理与生活护理 □ 指导患者功能锻炼	□ 手术后心理护理与生活护理 □ 指导患者功能锻炼
	饮食指导	□ 根据医嘱通知配餐员准备膳食 □ 协助患者进餐	□ 协助患者进餐	
	活动体位	□ 根据护理等级指导患者活动	□ 根据护理等级指导患者活动	
	洗浴要求	□ 协助患者洗澡、更换病员服	□ 协助患者晨、晚间护理 □ 协助患者洗澡、更换病员服 □ 告知患者切口处伤口保护方法	
病情变异记录		□ 无 □ 有，原因： □ 患者 □ 疾病 □ 医疗 □ 护理 □ 保障 □ 管理	□ 无 □ 有，原因： □ 患者 □ 疾病 □ 医疗 □ 护理 □ 保障 □ 管理	□ 无 □ 有，原因： □ 患者 □ 疾病 □ 医疗 □ 护理 □ 保障 □ 管理
护士签名		白班 小夜班 大夜班	白班 小夜班 大夜班	白班 小夜班 大夜班
医师签名				

乳腺纤维腺瘤行乳腺纤维腺瘤局部切除术临床路径

一、乳腺纤维腺瘤行乳腺纤维腺瘤局部切除术临床路径标准住院流程

(一)适用对象

第一诊断为乳腺纤维腺瘤(ICD-10:D24 01,M90100/0)拟行乳腺纤维腺瘤局部切除术(ICD-9-CM-3:85.2101)的患者。

(二)诊断依据

根据《临床医疗护理常规——外科诊疗常规》(中华医学会编著,人民卫生出版社,2012年版)。

1. 症状及体征　自己或体格检查时发现乳腺肿物。查体时触及或未触及乳腺肿物。

2. 影像学检查　超声、乳腺X线、磁共振检查,发现乳腺肿物。

(三)治疗方案的选择及依据

根据《临床医疗护理常规——外科诊疗常规》(中华医学会编著,人民卫生出版社,2012年版),手术原则如下。

1. 原发灶处理　手术切除肿物,切缘距离病灶1cm。

2. 淋巴结处理　原则上不做处理。

(四)标准住院日为12天

(五)进入路径标准

1. 第一诊断必须符合乳腺纤维腺瘤(ICD-10:D24 01,M90100/0)拟行乳腺纤维腺瘤局部切除术(ICD-9-CM-3:85.2101)。

2. 排除其他乳腺疾病,如乳腺导管周围炎、硬化性腺病。

3. 除外对手术治疗有较大影响的疾病,如心脑血管疾病。

(六)术前准备(术前评估)2～7天

1. 术前评估　术前24小时内完成术前病情评估,完成必要的检查,做出术前小结、术前讨论。

(1)必须检查的项目:①血常规、尿常规、粪常规、血型、凝血功能检查、普通生化检验项目、血清术前八项。②胸部X线片、心电图。③乳腺超声、乳腺X线检查,必要时行MRI检查。

(2)根据患者病情可选择的检查项目:①超声心动图、血气分析或肺功能(年龄>70岁或既往有心、肺病史者)。②有相关疾病者必要时请相关科室医师会诊。

(3)营养评估:根据《解放军总医院新入院患者营养风险筛查表(NRS-2002)》为新入院患者进行营养评估,评分>3分者告知医师,必要时行营养支持。

(4)心理评估:由心理科医师根据患者病情需要实施评估。

(5)疼痛评估:根据《视觉模拟评分(VAS)》实施疼痛评估,评分>7分者给予处置,必要时请疼痛科医师会诊。

(6)康复评估:根据《入院患者康复筛查和评估表》在患者入院后24小时内进行康复筛查和评估。任何一项结果为“是”,告知医师,申请康复科医师会诊。

2. 术前准备

(1)术前谈话:术者应在术前 1 天与患者及其亲属谈话,告知手术方案、相关风险、用血计划、术后转归、置入材料、手术费用和患者及亲属权益,并履行书面知情同意手续。告知高值耗材的使用及费用。

(2)术前抗血小板药物负荷应用。

(3)通知手术室准备手术间、手术药品、手术物品及特殊耗材。

(4)护士做心理护理,交代注意事项:防褥疮、防跌倒、指导患者戒烟(若患者吸烟)等,并进行术前宣教。

(5)手术部位标识:术者、第一助手或经治医师在术前 1 天应对手术部位做体表标识,急诊手术由接诊医师或会诊外科医师标记,标记过程应有责任护士、患者及其亲属共同参与,并记入手术安排表。

(6)术前 1 天麻醉医师访视:制订麻醉计划、完成评估、确定麻醉方式,并记入《麻醉术前访视记录》,告知患者及其家属麻醉适应证、麻醉目的、麻醉风险、可能出现的情况及其处理原则、替代方案等,签署《麻醉知情同意书》并归入病历。

(七)药品选择及使用时机

1. 抗菌药物　应按照《抗菌药物临床应用指导原则》(卫医发[2004]285 号)和《关于抗菌药物临床应用管理有关问题的通知》(卫办医政发[2009]38 号)执行。根据患者病情不使用或选择合适的抗生素及抗生素应用的具体时间。

2. 使用时机　手术当天、术后预防性使用 2 天。

(八)手术日为住院第 8 天

1. 手术安全核对:患者入手术间后由手术医师、麻醉医师、巡回护士和患者本人共同核对患者身份、手术部位与标识、手术方式。手术医师、麻醉医师、巡回护士三方按《手术安全核对表》逐项核对,共同签名。

2. 麻醉方式:局部麻醉或全身麻醉。

3. 术中用药:麻醉常规用药,镇痛药等。

4. 手术方式:乳腺纤维腺瘤局部切除术,如为恶性,则行乳腺纤维腺瘤改良根治术、乳腺癌局部扩大切除术+前哨淋巴结活检术+腋窝淋巴结清扫术、乳腺切除术+前哨淋巴结活检术、保留乳头乳晕复合体乳腺切除术+前哨淋巴结活检术+腋窝淋巴结清扫术。

5. 手术器械:根据病变情况选择手术器械。

6. 患者术后回病房后应即刻指导患者进行患侧肢体康复训练。

7. 指导患者活动及生活注意事项。

8. 经治医师或手术医师应即刻完成术后首次病程记录,观察患者术后病情变化。

(九)术后住院恢复 4 天

1. 必要时复查的项目　血常规、普通生化检验项目、C 反应蛋白。

2. 术后用药

(1)抗菌药物:参照《抗菌药物临床应用指导原则》(卫医发[2004]285 号)执行。

(2)其他对症药物:镇痛药、镇咳药、抗肿瘤药等。

3. 术后换药　术后第 1—4 天给予清洁换药,并根据引流情况决定是否拔除引流管;其他时间根据手术切口渗出情况给予清洁换药。

4. 术后护理　观察患者引流液的颜色及引流量等，伤口敷料有无渗出和患侧上肢疼痛、肿胀情况，并在有异常时立即通知医师处理，指导患者术后体位摆放及功能锻炼，如抬高患侧上肢、保持功能位等。

(十)出院标准

1. 患者体温正常，常规化验无明显异常。

2. 切口无异常。

3. 无与本病相关的其他并发症。

(十一)变异及原因分析

1. 患者原因导致的变异　如不同意治疗方案、个人原因要求出(转)院、院外服用手术禁忌药、月经期、对诊疗计划不满要求出路径、相关检查或检验院外(门诊)已做等。

2. 围术期并发症　出血、感染、神经损伤等造成住院时间延长和费用增加。

3. 内科合并症　部分患者通常存在很多内科合并症，如脑血管疾病或心血管疾病、糖尿病、血栓等，手术可能导致这些疾病加重而需要治疗，从而延长治疗时间和增加住院费用。

4. 节假日　术前患者如住院后赶上节假日，使手术推迟，延长住院时间，增加费用。

5. 辅诊科室原因导致的变异　如检查、检验、手术、病理检查等(不及时、结果错报、操作部位或方式错误、标本不合格)、报告(不及时、结果错报、标本不合格)等原因延长住院时间、增加费用等。

6. 管理原因导致的变异　如系统暂不支持、系统瘫痪、需要修订流程、需要修订制度等。

二、乳腺纤维腺瘤行乳腺纤维腺瘤局部切除术临床路径表单

适用对象		第一诊断为乳腺纤维腺瘤(ICD-10：D24 01，M90100/0)行乳腺纤维腺瘤局部切除术(ICD-9-CM-3：85.2101)的患者		
患者基本信息		姓名：____　性别：____　年龄：____　门诊号：____ 住院号：______　过敏史：______ 住院日期：____年____月____日 出院日期：____年____月____日		标准住院日：12 天
时间		住院第 1—7 天(术前日)	住院第 8 天(手术日)	住院第 9—12 天 (术后第 1—4 天)
主要诊疗工作	制度落实	□ 入院 2 小时内经治医师或值班医师完成接诊 □ 入院 24 小时内主管医师完成检诊 □ 专科会诊(必要时) □ 完成术前准备 □ 组织术前讨论 □ 手术部位标识	□ 三级医师查房 □ 手术安全核查	□ 手术医师查房

（续　表）

<table>
<tr><td rowspan="5" colspan="2">主要诊疗工作</td><td>病情评估</td><td>□ 经治医师询问病史与体格检查</td><td></td><td>□ 上级医师进行治疗效果、预后和出院评估
□ 出院宣教</td></tr>
<tr><td>病历书写</td><td>□ 入院 8 小时内完成首次病程记录
□ 入院 24 小时内完成入院记录
□ 完成主管医师查房记录
□ 完成术前讨论、术前小结</td><td>□ 术者或第一助手术后 24 小时内完成手术记录（术者签名）
□ 术后即刻完成术后首次病程记录</td><td>□ 术后病程记录，出院前 1 天或当天病程记录（有上级医师指示出院）
□ 出院后 24 小时内完成出院记录
□ 出院后 24 小时内完成病案首页</td></tr>
<tr><td>知情同意</td><td>□ 患者或其家属在入院记录单上签字
□ 术前谈话，告知患者及其家属病情和围术期注意事项并签署《手术知情同意书》《授权委托书》（患者本人不能签名时）《自费用品协议书》（必要时）《军人目录外耗材审批单》（必要时）</td><td>□ 告知患者及其家属手术情况及术后注意事项</td><td>□ 告知患者及其家属出院后注意事项</td></tr>
<tr><td>手术治疗</td><td>□ 预约手术</td><td>□ 实施手术（手术安全核查记录、手术清点记录）</td><td></td></tr>
<tr><td>其他</td><td>□ 及时通知上级医师检诊
□ 经治医师检查、整理病历资料</td><td>□ 术后病情交接
□ 观察手术切口及引流液情况</td><td>□ 通知出院
□ 开具出院介绍信
□ 开具诊断证明书
□ 出院带药
□ 预约门诊复诊时间</td></tr>
<tr><td rowspan="4">重点医嘱</td><td rowspan="4">长期医嘱</td><td>护理医嘱</td><td>□ 按普通外科护理常规
□ 三级护理</td><td>□ 按普通外科术后护理常规
□ 一级护理</td><td></td></tr>
<tr><td>处置医嘱</td><td>□ 静脉抽血送检</td><td>□ 抬高患侧肢体
□ 记录引流量</td><td></td></tr>
<tr><td>膳食医嘱</td><td>□ 普食
□ 糖尿病饮食
□ 低盐、低脂饮食
□ 低盐、低脂、糖尿病饮食</td><td></td><td></td></tr>
<tr><td>药物医嘱</td><td>□ 自带药（必要时）</td><td>□ 镇痛药</td><td></td></tr>
</table>

（续 表）

<table>
<tr><td rowspan="4">重点医嘱</td><td rowspan="4">临时医嘱</td><td>检查检验</td><td>□ 血常规（含 C 反应蛋白＋IL-6）
□ 尿常规
□ 粪常规
□ 血型
□ 凝血四项
□ 普通生化检验项目
□ 血清术前八项
□ 性腺功能
□ 胸部正位 X 线片
□ 心电图检查（多导心电图）
□ 乳腺超声
□ MRI（必要时）</td><td></td><td></td></tr>
<tr><td>药物医嘱</td><td></td><td></td><td></td></tr>
<tr><td>手术医嘱</td><td>□ 常规明日在局部麻醉或全身麻醉下行左侧或右侧乳腺纤维腺瘤局部切除术，备乳腺癌改良根治手术</td><td></td><td></td></tr>
<tr><td>处置医嘱</td><td>□ 静脉抽血送检
□ 备皮（>$30cm^2$）</td><td></td><td>□ 大换药
□ 出院</td></tr>
<tr><td rowspan="2">主要护理工作</td><td colspan="2">健康宣教</td><td>□ 入院宣教（住院环境、规章制度）
□ 进行护理安全指导
□ 进行等级护理、活动范围指导
□ 进行饮食指导
□ 进行关于疾病知识的宣教
□ 检查、检验项目的目的和意义</td><td>□ 术后心理疏导
□ 指导术后康复训练
□ 指导术后注意事项</td><td>□ 出院宣教（康复训练方法、用药指导、换药时间及注意事项、复查时间等）</td></tr>
<tr><td colspan="2">护理处置</td><td>□ 患者身份核对
□ 佩戴腕带
□ 建立入院病历，通知医师
□ 入院介绍：介绍责任护士，病区环境、设施、规章制度、基础护理服务项目
□ 询问病史，填写护理记录单首页
□ 观察病情变化
□ 测量基本生命体征
□ 抽血、留取标本
□ 心理护理与生活护理
□ 根据评估结果采取相应的护理措施
□ 通知检查项目及注意事项</td><td>□ 检查术前物品准备
□ 与手术室护士交接
□ 术后观察病情变化
□ 测量基本生命体征
□ 心理护理与生活护理
□ 指导并监督患者治疗与康复训练
□ 遵医嘱用药
□ 根据评估结果采取相应的护理措施
□ 完成护理记录</td><td>□ 观察患者情况
□ 核对患者医疗费用
□ 协助患者办理出院手续
□ 指导并监督患者康复训练
□ 整理床单位</td></tr>
</table>

（续　表）

<table>
<tr><td rowspan="5">主要护理工作</td><td>护理评估</td><td>□ 一般评估：生命体征、神志、皮肤、药物过敏史等
□ 专科评估：生活自理能力
□ 风险评估：评估有无跌倒、坠床、褥疮风险
□ 心理评估
□ 营养评估
□ 疼痛评估
□ 康复评估</td><td>□ 评估术侧乳腺皮肤颜色、温度变化，并采取相应的护理措施
□ 评估伤口疼痛情况
□ 观察伤口敷料有无渗出并报告医师
□ 风险评估：评估有无跌倒、坠床、褥疮、导管滑脱、液体外渗的风险</td><td></td></tr>
<tr><td>专科护理</td><td>□ 观察患侧上肢情况
□ 指导患者功能锻炼</td><td>□ 手术后心理护理与生活护理
□ 指导患者功能锻炼</td><td>□ 手术后心理护理与生活护理
□ 指导患者功能锻炼</td></tr>
<tr><td>饮食指导</td><td>□ 根据医嘱通知配餐员准备膳食
□ 协助患者进餐</td><td>□ 协助患者进餐</td><td></td></tr>
<tr><td>活动体位</td><td>□ 根据护理等级指导患者活动</td><td>□ 根据护理等级指导患者活动</td><td></td></tr>
<tr><td>洗浴要求</td><td>□ 协助患者洗澡、更换病员服</td><td>□ 协助患者晨、晚间护理
□ 协助患者洗澡、更换病员服
□ 告知患者切口处伤口保护方法</td><td></td></tr>
<tr><td colspan="2">病情变异记录</td><td>□ 无　□ 有，原因：
□ 患者　□ 疾病　□ 医疗
□ 护理　□ 保障　□ 管理</td><td>□ 无　□ 有，原因：
□ 患者　□ 疾病　□ 医疗
□ 护理　□ 保障　□ 管理</td><td>□ 无　□ 有，原因：
□ 患者　□ 疾病　□ 医疗
□ 护理　□ 保障　□ 管理</td></tr>
<tr><td colspan="2">护士签名</td><td>白班　小夜班　大夜班</td><td>白班　小夜班　大夜班</td><td>白班　小夜班　大夜班</td></tr>
<tr><td colspan="2">医师签名</td><td></td><td></td><td></td></tr>
</table>

急性乳腺炎抗感染治疗临床路径

一、急性乳腺炎抗感染治疗临床路径标准住院流程

（一）适用对象

第一诊断为急性乳腺炎（ICD-10：N61　08）拟行抗感染治疗的患者。

（二）诊断依据

根据《临床医疗护理常规：外科诊疗常规（2012 年版）》（中华医学会编著，人民卫生出版社）。

1．病史：发现乳腺红、肿、热、痛。

2．体检：乳腺触及或未触及肿物。

3．超声、乳腺X线、磁共振检查。

（三）治疗方案的选择及依据

根据《临床医疗护理常规：外科诊疗常规（2012年版）》（中华医学会编著，人民卫生出版社）。

1．符合乳腺炎诊断。

2．征得患者和家属的同意。

（四）标准住院日为4～8天

（五）进入路径标准

1．第一诊断必须符合乳腺炎（ICD-10：N61　08）。

2．排除其他乳腺良性疾病，如乳腺导管周围炎、硬化性腺病。

（六）检查评估1天

24小时内完成病情评估，完成必要的检查。

（1）必须检查的项目：①血常规、尿常规、粪常规、血型、凝血功能检查、普通生化检验项目、血清八项。②胸部X线片、心电图。③乳腺超声、乳腺X线检查，必要时行MRI检查。

（2）根据患者病情可选择的检查项目：①超声心动图、血气分析或肺功能（年龄＞70岁或既往有心、肺病史者）。②有相关疾病者必要时请相关科室医师会诊。

（3）营养评估：根据《解放军总医院新入院患者营养风险筛查表（NRS-2002）》为新入院患者进行营养评估，评分＞3分者告知医师，必要时营养支持。

（4）心理评估：根据新入院患者情况申请心理科医师会诊。

（5）疼痛评估：根据《视觉模拟评分（VAS）》实施疼痛评估，评分＞7分者给予处置，必要时请疼痛科医师会诊。

（6）康复评估：根据《入院患者康复筛查和评估表》，在患者入院后24小时内进行康复筛查和评估。任何一项结果为“是”，告知医师，申请康复科医师会诊。

（七）药品选择及使用时机

抗菌药物应用，按照《抗菌药物临床应用指导原则》（卫医发[2004]285号）和《关于抗菌药物临床应用管理有关问题的通知》（卫办医政发[2009]38号）执行。根据患者病情不使用或选择合适的抗生素及抗生素应用的具体时间。使用时机：手术当日、术后预防性使用2天。

（八）住院恢复2～8天

用药

（1）抗菌药物：应按照《抗菌药物临床应用指导原则》（卫医发[2004]285号）和《关于抗菌药物临床应用管理有关问题的通知》（卫办医政发[2009]38号）执行。根据患者病情不使用或选择合适的抗生素及抗生素应用的具体时间。使用时机：手术当日、术后预防性使用2天。

（2）其他对症药物：镇痛药、镇咳药等。

（九）出院标准

1．患者体温正常，常规化验结果无明显异常。

2．乳腺无红、肿、热、痛。

(十)变异及原因分析

1. 患者原因导致的变异　如不同意治疗方案、个人原因要求出(转)院、院外服用手术禁忌药、月经期、对诊疗计划不满要求出路径、相关检查或检验院外(门诊)已做等。

2. 内科合并症　部分患者通常存在很多内科合并症，如脑血管疾病或心血管疾病、糖尿病、血栓等，手术可能导致这些疾病加重而需要治疗，从而延长治疗时间和增加住院费用。

3. 节假日　术前患者如住院后赶上节假日，延长住院时间，增加费用。

4. 辅诊科室原因导致的变异　如检查、检验(不及时、结果错报、标本不合格)、报告(不及时、结果错报、标本不合格)等原因延长住院时间、增加费用等。

5. 管理原因导致的变异　如系统暂不支持、系统瘫痪、需要修订流程、需要修订制度等。

二、急性乳腺炎行抗感染治疗临床路径表单

<table>
<tr><td colspan="2">适用对象</td><td colspan="2">第一诊断为急性乳腺炎(ICD-10:N61 08)行抗感染治疗的患者</td></tr>
<tr><td colspan="2">患者基本信息</td><td>姓名:____　性别:____　年龄:___　门诊号:____
住院号:______　过敏史:______
住院日期:____年___月___日　出院日期:____年___月___日</td><td>标准住院日:
4～8天</td></tr>
<tr><td colspan="2">时间</td><td>住院第1—5天</td><td>住院第4—8天</td></tr>
<tr><td rowspan="6">主要诊疗工作</td><td>制度落实</td><td>□ 入院2小时内经治医师或值班医师完成接诊
□ 入院24小时内主管医师完成检诊
□ 专科会诊(必要时)
□ 完成各项检查</td><td>□ 手术医师查房</td></tr>
<tr><td>病情评估</td><td>□ 经治医师询问病史与体格检查</td><td>□ 上级医师进行治疗效果、预后和出院评估
□ 出院宣教</td></tr>
<tr><td>病历书写</td><td>□ 入院8小时内完成首次病程记录
□ 入院24小时内完成入院记录
□ 完成主管医师查房记录</td><td>□ 术后病程记录，出院前1天或当天病程记录(有上级医师指示出院)
□ 出院后24小时内完成出院记录
□ 出院后24小时内完成病案首页</td></tr>
<tr><td>知情同意</td><td>□ 患者或其家属在入院记录单上签字
□ 告知患者及其家属病情和围术期注意事项并签署《知情同意书》《授权委托书》(患者本人不能签名时)《自费用品》《药品协议书》(必要时)《军人目录外耗材审批单》(必要时)等文件</td><td>□ 告知患者及其家属出院后注意事项</td></tr>
<tr><td>手术治疗</td><td>□ 一般无手术</td><td></td></tr>
<tr><td>其他</td><td>□ 及时通知上级医师检诊
□ 经治医师检查、整理病历资料</td><td>□ 通知出院
□ 开具出院介绍信
□ 开具诊断证明书
□ 出院带药
□ 预约门诊复诊时间</td></tr>
</table>

（续 表）

<table>
<tr><td rowspan="10">重点医嘱</td><td rowspan="4">长期医嘱</td><td>护理医嘱</td><td>□ 按普通外科护理常规
□ 三级护理</td><td></td></tr>
<tr><td>处置医嘱</td><td>□ 静脉抽血送检</td><td></td></tr>
<tr><td>膳食医嘱</td><td>□ 普食
□ 糖尿病饮食
□ 低盐、低脂饮食
□ 低盐、低脂、糖尿病饮食</td><td></td></tr>
<tr><td>药物医嘱</td><td>□ 自带药(必要时)</td><td></td></tr>
<tr><td rowspan="4">临时医嘱</td><td>检查检验</td><td>□ 血常规(含C反应蛋白+IL-6)
□ 尿常规
□ 粪常规
□ 血型
□ 凝血四项
□ 普通生化检验项目
□ 血清术前八项
□ 性腺功能
□ 胸部X线片
□ 心电图检查(多导心电图)
□ 乳腺超声
□ MRI(必要时)</td><td></td></tr>
<tr><td>药物医嘱</td><td></td><td></td></tr>
<tr><td>手术医嘱</td><td></td><td></td></tr>
<tr><td>处置医嘱</td><td>□ 静脉抽血送检</td><td>□ 大换药
□ 出院</td></tr>
<tr><td rowspan="2">主要护理工作</td><td colspan="2">健康宣教</td><td>□ 入院宣教(住院环境、规章制度)
□ 进行护理安全指导
□ 进行等级护理、活动范围指导
□ 进行饮食指导
□ 进行关于疾病知识的宣教
□ 检查、检验项目的目的和意义</td><td>□ 出院宣教(康复训练方法、用药指导、换药时间及注意事项、复查时间等)</td></tr>
<tr><td colspan="2">护理处置</td><td>□ 患者身份核对
□ 佩戴腕带
□ 建立入院病历，通知医师
□ 入院介绍：介绍责任护士，病区环境、设施、规章制度、基础护理服务项目
□ 询问病史，填写护理记录单首页
□ 观察病情
□ 测量基本生命体征
□ 抽血、留取标本
□ 心理护理与生活护理
□ 根据评估结果采取相应的护理措施
□ 通知检查项目及注意事项</td><td>□ 观察患者情况
□ 核对患者医疗费用
□ 协助患者办理出院手续
□ 指导并监督患者康复训练
□ 整理床单位</td></tr>
</table>

（续　表）

<table>
<tr><td rowspan="5">主要护理工作</td><td>护理评估</td><td colspan="3">□ 一般评估：生命体征、神志、皮肤、药物过敏史等
□ 专科评估：生活自理能力
□ 风险评估：评估有无跌倒、坠床、褥疮风险
□ 心理评估
□ 营养评估
□ 疼痛评估
□ 康复评估</td><td colspan="3"></td></tr>
<tr><td>专科护理</td><td colspan="3">□ 观察患侧上肢情况
□ 指导功能锻炼</td><td colspan="3">□ 心理护理与生活护理
□ 指导功能锻炼</td></tr>
<tr><td>饮食指导</td><td colspan="3">□ 根据医嘱通知配餐员准备膳食
□ 协助患者进餐</td><td colspan="3"></td></tr>
<tr><td>活动体位</td><td colspan="3">□ 根据护理等级指导患者活动</td><td colspan="3"></td></tr>
<tr><td>洗浴要求</td><td colspan="3">□ 协助患者洗澡、更换病员服</td><td colspan="3"></td></tr>
<tr><td colspan="2">病情变异记录</td><td colspan="3">□ 无　□ 有，原因：
□ 患者　□ 疾病　□ 医疗
□ 护理　□ 保障　□ 管理</td><td colspan="3">□ 无　□ 有，原因：
□ 患者　□ 疾病　□ 医疗
□ 护理　□ 保障　□ 管理</td></tr>
<tr><td colspan="2" rowspan="2">护士签名</td><td>白班</td><td>小夜班</td><td>大夜班</td><td>白班</td><td>小夜班</td><td>大夜班</td></tr>
<tr><td></td><td></td><td></td><td></td><td></td><td></td></tr>
<tr><td colspan="2">医师签名</td><td colspan="3"></td><td colspan="3"></td></tr>
</table>

乳房缺如行乳房再造手术临床路径

一、乳房缺如行乳房再造手术临床路径标准住院流程

（一）适用对象

第一诊断为乳房缺如（ICD-10：Z90.101）拟行乳房再造手术（ICD-9-CM-3：85.8901）的患者。

（二）诊断依据

根据《临床医疗护理常规——外科诊疗常规》（中华医学会编著，人民卫生出版社，2012年版）。

1. 病史　既往曾行乳房切除术。

2. 体格检查　乳房缺如。

（三）治疗方案的选择及依据

根据《临床医疗护理常规——外科诊疗常规》（中华医学会编著，人民卫生出版社，2012年版）。

1. 符合乳房缺如诊断。

2. 全身状况允许手术。

3. 征得患者和家属的同意。

(四)标准住院日为12天

(五)进入路径标准

1. 第一诊断为乳房缺如(ICD-10:Z90.101)拟行乳房再造手术(ICD-9-CM-3:85.8901)。

2. 除外对手术治疗有较大影响的疾病(如心脑血管疾病)。

(六)术前准备(术前评估)2～7天

1. 术前评估　术前24小时内完成术前病情评估,完成必要的检查,做出术前小结、术前讨论。

(1)必须检查的项目:①血常规、尿常规、粪常规、血型、凝血功能检查、普通生化检验项目、血清术前八项。②胸部X线片、心电图。③乳腺超声、乳腺X线检查,必要时行MRI检查。

(2)根据患者病情可选择的检查项目:①超声心动图、血气分析或肺功能(年龄>70岁或既往有心、肺病史者)。②有相关疾病者必要时请相关科室医师会诊。

(3)营养评估:根据《解放军总医院新入院患者营养风险筛查表(NRS-2002)》为新入院患者进行营养评估,评分>3分者告知医师,必要时给予营养支持。

(4)心理评估:由心理科医师根据病情需要实施评估。

(5)疼痛评估:根据《视觉模拟评分(VAS)》实施疼痛评估,评分>7分者给予处置,必要时请疼痛科医师会诊。

(6)康复评估:根据《入院患者康复筛查和评估表》在患者入院后24小时内进行康复筛查和评估。任何一项结果为"是",告知医师,申请康复科医师会诊。

2. 术前准备

(1)术前谈话:术者应在术前1天与患者及其亲属谈话,告知手术方案、相关风险、用血计划、术后转归、置入材料、手术费用和患者及亲属权益,并履行书面知情同意手续。告知高值耗材的使用及费用。

(2)术前抗血小板药物负荷应用。

(3)通知手术室准备手术间、手术药品、手术物品及特殊耗材。

(4)护士做心理护理,交代注意事项:防褥疮、防跌倒、指导患者戒烟(若患者吸烟)等,并进行术前宣教。

(5)手术部位标识:术者、第一助手或经治医师在术前1天应对手术部位做体表标识,急诊手术由接诊医师或会诊外科医师标记,标记过程应有责任护士、患者及其亲属共同参与,并记入手术安排表。

(6)术前1天麻醉医师访视:制订麻醉计划、完成评估、确定麻醉方式,并记入《麻醉术前访视记录》,告知患者及其家属麻醉适应证、麻醉目的、麻醉风险、可能出现的情况及其处理原则、替代方案等,签署《麻醉知情同意书》并归入病历。

(七)药品选择及使用时机

1. 抗菌药物应用　按照《抗菌药物临床应用指导原则》(卫医发[2004]285号)和《关于抗菌药物临床应用管理有关问题的通知》(卫办医政发[2009]38号)执行。根据患者病情不使用或选择合适的抗生素及抗生素应用的具体时间。

2. 使用时机　手术当天、术后预防性使用2天。

(八)手术日为住院第8天

1. 手术安全核对:患者入手术间后由手术医师、麻醉医师、巡回护士和患者本人共同核对患者身份、手术部位与标识、手术方式。手术医师、麻醉医师、巡回护士三方按《手术安全核对表》逐项核对,共同签名。

2. 麻醉方式:全身麻醉。

3. 术中用药:麻醉常规用药、镇痛药等。

4. 手术方式:乳房再造手术。

5. 手术器械:根据病变情况选择手术器械。

6. 患者术后回病房即刻,指导患者进行患肢康复训练。

7. 指导患者活动及生活注意事项。

8. 经治医师或手术医师应即刻完成术后首次病程记录,观察患者术后病情变化。

(九)术后住院恢复4天

1. *必要时复查的项目*　血常规、普通生化检验项目、C反应蛋白。

2. *术后用药*

(1)抗菌药物:应按照《抗菌药物临床应用指导原则》(卫医发[2004]285号)和《关于抗菌药物临床应用管理有关问题的通知》(卫办医政发[2009]38号)执行。根据患者病情不使用或选择合适的抗生素及抗生素应用的具体时间。使用时机为手术当天、术后预防性使用2天。

(2)其他对症药物:镇痛药、镇咳药、抗肿瘤药等。

3. *术后换药*　术后第1—4天给予清洁换药,并根据引流情况决定是否拔除引流管;其他时间根据手术切口渗出情况给予清洁换药。

4. *术后护理*　观察患者引流液的颜色及量等,伤口敷料有无渗出,患侧上肢疼痛、肿胀情况,并在有异常时立即通知医师处理。指导患者术后体位摆放及功能锻炼,如抬高患侧上肢、保持功能位等。

(十)出院标准

1. 患者体温正常,常规化验无明显异常。

2. 切口无异常。

3. 无与本病相关的其他并发症。

(十一)变异及原因分析

1. *患者原因导致的变异*　如不同意治疗方案、个人原因要求出(转)院、院外服用手术禁忌药、月经期、对诊疗计划不满要求出路径、相关检查或检验院外(门诊)已做等。

2. *围术期并发症*　出血、感染、神经损伤等造成住院时间延长和费用增加。

3. *内科合并症*　部分患者通常存在很多内科合并症,如脑血管疾病或心血管疾病、糖尿病、血栓等,手术可能导致这些疾病加重而需要治疗,从而延长治疗时间和增加住院费用。

4. *节假日*　术前患者如住院后赶上节假日,使手术推迟,延长住院时间,增加费用。

5. *辅诊科室原因导致的变异*　如检查、检验、手术、病理检查等(不及时、结果错报、操作部位或方式错误、标本不合格)、报告(不及时、结果错报、标本不合格)等原因延长住院时间、增加费用等。

6. *管理原因导致的变异*　如系统暂不支持、系统瘫痪、需要修订流程、需要修订制度等。

二、乳房缺如行乳房再造手术临床路径表单

<table>
<tr><td colspan="2">适用对象</td><td colspan="3">第一诊断为乳房缺如(ICD-10:Z90.101)拟行乳房再造手术(ICD-9-CM-3:85.8901)的患者</td></tr>
<tr><td colspan="2">患者基本信息</td><td colspan="2">姓名:____ 性别:____ 年龄:____ 门诊号:____
住院号:______ 过敏史:______
住院日期:____年____月____日
出院日期:____年____月____日</td><td>标准住院日:12 天</td></tr>
<tr><td colspan="2">时间</td><td>住院第 1—7 天
(术前日)</td><td>住院第 8 天
(手术日)</td><td>住院第 9—12 天
(术后第 1—4 天)</td></tr>
<tr><td>主要诊疗工作</td><td>制度落实</td><td>□ 入院 2 小时内经治医师或值班医师完成接诊
□ 入院 24 小时内主管医师完成检诊
□ 专科会诊(必要时)
□ 完成术前准备
□ 组织术前讨论
□ 手术部位标识</td><td>□ 三级医师查房
□ 手术安全核查</td><td>□ 手术医师查房</td></tr>
<tr><td rowspan="4">主要诊疗工作</td><td>病情评估</td><td>□ 经治医师询问病史与体格检查</td><td></td><td>□ 上级医师进行治疗效果、预后和出院评估
□ 出院宣教</td></tr>
<tr><td>病历书写</td><td>□ 入院 8 小时内完成首次病程记录
□ 入院 24 小时内完成入院记录
□ 完成主管医师查房记录
□ 完成术前讨论、术前小结</td><td>□ 术者或第一助手术后 24 小时内完成手术记录(术者签名)
□ 术后即刻完成术后首次病程记录</td><td>□ 术后病程记录,出院前 1 天或当天病程记录(有上级医师指示出院)
□ 出院后 24 小时内完成出院记录
□ 出院后 24 小时内完成病案首页</td></tr>
<tr><td>知情同意</td><td>□ 患者或其家属在入院记录单上签字
□ 术前谈话,告知患者及其家属病情和围术期注意事项并签署《手术知情同意书》《授权委托书》(患者本人不能签名时)《自费用品协议书》(必要时)《军人目录外耗材审批单》(必要时)等文件</td><td>□ 告知患者及其家属手术情况及术后注意事项</td><td>□ 告知患者及其家属手术情况及术后注意事项</td></tr>
<tr><td>手术治疗</td><td>□ 预约手术</td><td>□ 实施手术(手术安全核查记录、手术清点记录)</td><td></td></tr>
</table>

（续　表）

<table>
<tr><td>主要诊疗工作</td><td colspan="2">其他</td><td>□ 及时通知上级医师检诊
□ 经治医师检查、整理病历资料</td><td>□ 术后病情交接
□ 观察手术切口及引流液情况</td><td>□ 通知出院
□ 开具出院介绍信
□ 开具诊断证明书
□ 出院带药
□ 预约门诊复诊时间</td></tr>
<tr><td rowspan="9">重点医嘱</td><td rowspan="4">长期医嘱</td><td>护理医嘱</td><td>□ 按普通外科护理常规
□ 三级护理</td><td>□ 按普通外科术后护理常规
□ 一级护理</td><td></td></tr>
<tr><td>处置医嘱</td><td>□ 静脉抽血送检</td><td>□ 抬高患肢
□ 记录引流量</td><td></td></tr>
<tr><td>膳食医嘱</td><td>□ 普食
□ 糖尿病饮食
□ 低盐、低脂饮食
□ 低盐、低脂、糖尿病饮食</td><td></td><td></td></tr>
<tr><td>药物医嘱</td><td>□ 自带药（必要时）</td><td>□ 镇痛药</td><td></td></tr>
<tr><td rowspan="4">临时医嘱</td><td>检查检验</td><td>□ 血常规（含 C 反应蛋白＋IL-6）
□ 尿常规
□ 粪常规
□ 血型
□ 凝血四项
□ 普通生化检验项目
□ 血清术前八项
□ 性腺功能
□ 胸部正位 X 线片
□ 心电图检查（多导心电图）
□ 乳腺超声
□ MRI（必要时）</td><td></td><td></td></tr>
<tr><td>药物医嘱</td><td></td><td></td><td></td></tr>
<tr><td>手术医嘱</td><td>□ 常规明日在全身麻醉下行左或右侧乳房再造手术</td><td></td><td></td></tr>
<tr><td>处置医嘱</td><td>□ 静脉抽血送检
□ 备皮（$>30cm^2$）</td><td></td><td>□ 大换药
□ 出院</td></tr>
<tr><td>主要护理工作</td><td colspan="2">健康宣教</td><td>□ 入院宣教（住院环境、规章制度）
□ 进行护理安全指导
□ 进行等级护理、活动范围指导
□ 进行饮食指导
□ 进行关于疾病知识的宣教
□ 检查、检验项目的目的和意义</td><td>□ 术前宣教
□ 术后心理疏导
□ 指导患者术后康复训练
□ 指导患者术后注意事项</td><td>□ 出院宣教（康复训练方法、用药指导、换药时间及注意事项、复查时间等）</td></tr>
</table>

（续　表）

<table>
<tr><td rowspan="6">主要护理工作</td><td>护理处置</td><td>□ 患者身份核对
□ 佩戴腕带
□ 建立入院病历，通知医师
□ 入院介绍：介绍责任护士，病区环境、设施、规章制度、基础护理服务项目
□ 询问病史，填写护理记录单首页
□ 观察病情
□ 测量基本生命体征
□ 抽血、留取标本
□ 心理护理与生活护理
□ 根据评估结果采取相应的护理措施
□ 通知检查项目及注意事项</td><td>□ 术前患者准备（手术前沐浴、更衣、备皮）
□ 检查术前物品准备
□ 与手术室护士交接
□ 术后观察病情变化
□ 测量基本生命体征
□ 心理护理与生活护理
□ 指导并监督患者治疗与康复训练
□ 遵医嘱用药
□ 根据评估结果采取相应的护理措施
□ 完成护理记录</td><td>□ 观察患者情况
□ 核对患者医疗费用
□ 协助患者办理出院手续
□ 指导并监督患者康复训练
□ 整理床单位</td></tr>
<tr><td>护理评估</td><td>□ 一般评估：生命体征、神志、皮肤、药物过敏史等
□ 专科评估：生活自理能力
□ 风险评估：评估有无跌倒、坠床、褥疮风险
□ 心理评估
□ 营养评估
□ 疼痛评估
□ 康复评估</td><td>□ 评估术侧乳腺皮肤颜色、温度变化，并采取相应的护理措施
□ 评估伤口疼痛情况
□ 观察伤口敷料有无渗出并报告医师
□ 风险评估：评估有无跌倒、坠床、褥疮、导管滑脱、液体外渗的风险</td><td></td></tr>
<tr><td>专科护理</td><td>□ 观察患侧上肢情况
□ 指导患者功能锻炼</td><td>□ 手术后心理护理与生活护理
□ 指导患者功能锻炼</td><td>□ 手术后心理护理与生活护理
□ 指导患者功能锻炼</td></tr>
<tr><td>饮食指导</td><td>□ 根据医嘱通知配餐员准备膳食
□ 协助患者进餐</td><td>□ 协助患者进餐</td><td></td></tr>
<tr><td>活动体位</td><td>□ 根据护理等级指导患者活动</td><td>□ 根据护理等级指导患者活动</td><td></td></tr>
<tr><td>洗浴要求</td><td>□ 协助患者洗澡、更换病员服</td><td>□ 协助患者晨、晚间护理
□ 协助患者洗澡、更换病员服
□ 告知患者切口处伤口保护方法</td><td></td></tr>
<tr><td colspan="2">病情变异记录</td><td>□ 无　□ 有，原因：
□ 患者　□ 疾病　□ 医疗
□ 护理　□ 保障　□ 管理</td><td>□ 无　□ 有，原因：
□ 患者　□ 疾病　□ 医疗
□ 护理　□ 保障　□ 管理</td><td>□ 无　□ 有，原因：
□ 患者　□ 疾病　□ 医疗
□ 护理　□ 保障　□ 管理</td></tr>
</table>

（续　表）

护士签名	白班	小夜班	大夜班	白班	小夜班	大夜班	白班	小夜班	大夜班
医师签名									

乳头内陷行矫正手术临床路径

一、乳头内陷行矫正手术临床路径标准住院流程

（一）适用对象

第一诊断为乳头内陷（ICD-10：N64.502）拟行乳头内陷矫正手术（ICD-9-CM-3：85.8703）的患者。

（二）诊断依据

根据《临床医疗护理常规——外科诊疗常规》（中华医学会编著，人民卫生出版社，2012年版）。

1. 病史　发现乳头内陷。

2. 体格检查　乳头内陷。

3. 辅助检查　乳腺X线、磁共振检查，发现乳头内陷。

（三）治疗方案的选择及依据

根据《临床医疗护理常规——外科诊疗常规》（中华医学会编著，人民卫生出版社，2012年版）。

1. 符合乳头内陷诊断。

2. 全身状况允许手术。

（四）标准住院日为12天

（五）进入路径标准

1. 第一诊断必须符合乳头内陷（ICD-10：N64.502）拟行乳头内陷矫正手术（ICD-9-CM-3：85.8703）。

2. 排除其他乳腺良性疾病，如乳腺导管周围炎、硬化性腺病。

3. 除外对手术治疗有较大影响的疾病，如心脑血管疾病。

（六）术前准备（术前评估）1～7天

1. 术前评估　术前24小时内完成术前病情评估，完成必要的检查，做出术前小结、术前讨论。

（1）必须检查的项目：①血常规、尿常规、粪常规、血型、凝血功能检查、普通生化、血清术前八项。②胸部X线片、心电图。③乳腺超声、乳腺X线检查，必要时行MRI检查。

（2）根据患者病情可选择的检查项目：①超声心动图、血气分析或肺功能（年龄＞70岁或既往有心、肺病史者）。②有相关疾病者必要时请相关科室医师会诊。

（3）营养评估：根据《解放军总医院新入院患者营养风险筛查表（NRS-2002）》为新入院患者进行营养评估，评分＞3分者告知医师，必要时行营养支持。

（4）心理评估：由心理科医师根据病情需要实施评估。

(5)疼痛评估：根据《视觉模拟评分(VAS)》实施疼痛评估，评分>7分者给予处置，必要时请疼痛科医师会诊。

(6)康复评估：根据《入院患者康复筛查和评估表》在患者入院后24小时内进行康复筛查和评估。任何一项结果为“是”，告知医师，申请康复科医师会诊。

2. 术前准备

(1)术前谈话：术者应在术前1天与患者及其亲属谈话，告知手术方案、相关风险、用血计划、术后转归、置入材料、手术费用和患者及亲属权益，并履行书面知情同意手续。告知高值耗材的使用及费用。

(2)术前抗血小板药物负荷应用。

(3)通知手术室准备手术间、手术药品、手术物品及特殊耗材。

(4)护士做心理护理，交代注意事项：防褥疮、防跌倒、指导患者戒烟(若患者吸烟)等，并进行术前宣教。

(5)手术部位标识：术者、第一助手或经治医师在术前1天应对手术部位做体表标识，急诊手术由接诊医师或会诊外科医师标记，标记过程应有责任护士、患者及其亲属共同参与，并记入手术安排表。

(6)术前1天麻醉医师访视：制订麻醉计划、完成评估、确定麻醉方式，并记入《麻醉术前访视记录》，告知患者及其家属麻醉适应证、麻醉目的、麻醉风险、可能出现的情况及其处理原则、替代方案等，签署《麻醉知情同意书》并归入病历。

(七)药品选择及使用时机

1. 抗菌药物　应按照《抗菌药物临床应用指导原则》(卫医发[2004]285号)和《关于抗菌药物临床应用管理有关问题的通知》(卫办医政发[2009]38号)执行。根据患者病情不使用或选择合适的抗生素及抗生素应用的具体时间。

2. 使用时机　手术当天、术后预防性使用2天。

(八)手术日为入院第8天

1. 手术安全核对：患者入手术间后由手术医师、麻醉医师、巡回护士和患者本人共同核对患者身份、手术部位与标识、手术方式。手术医师、麻醉医师、巡回护士三方按《手术安全核对表》逐项核对，共同签名。

2. 麻醉方式：全身麻醉。

3. 术中用药：麻醉常规用药、镇痛药等。

4. 手术方式：乳头内陷矫正手术。

5. 手术器械：根据病变情况选择手术器械。

6. 患者术后回病房后，即刻指导患者进行患侧肢体康复训练。

7. 指导患者活动及生活注意事项。

8. 经治医师或手术医师应即刻完成术后首次病程记录，观察患者术后病情变化。

(九)术后住院恢复4天

1. 必要时复查的项目　血常规、普通生化检验项目、C反应蛋白。

2. 术后用药

(1)抗菌药物：应按照《抗菌药物临床应用指导原则》(卫医发[2004]285号)和《关于抗菌药物临床应用管理有关问题的通知》(卫办医政发[2009]38号)执行。根据患者病情不使用或选择合适的抗生素及抗生素应用的具体时间。手术当天、术后预防性使用抗菌药物2天。

(2)其他对症药物：镇痛药、镇咳药、抗肿瘤药等。

3．*术后换药*　术后第1—4天给予清洁换药，并根据引流情况决定是否拔除引流管；其他时间根据手术切口渗出情况给予清洁换药。

4．*术后护理*　观察患者引流液的颜色、流量等，伤口敷料有无渗出，患侧上肢疼痛、肿胀情况，并在有异常时立即通知医师处理，指导患者术后体位摆放及功能锻炼，如抬高患侧上肢、保持功能位等。

(十)出院标准

1．患者体温正常，常规化验无明显异常。

2．切口无异常。

3．无与本病相关的其他并发症。

(十一)变异及原因分析

1．*患者原因导致的变异*　如不同意治疗方案、个人原因要求出(转)院、院外服用手术禁忌药、月经期、对诊疗计划不满要求出路径、相关检查或检验院外(门诊)已做等。

2．*围术期并发症*　出血、感染、神经损伤等造成住院时间延长和费用增加。

3．*内科合并症*　部分患者通常存在很多内科合并症，如脑血管疾病或心血管疾病、糖尿病、血栓等，手术可能导致这些疾病加重而需要治疗，从而延长治疗时间和增加住院费用。

4．*节假日*　术前患者如住院后赶上节假日，使手术推迟，延长住院时间，增加费用。

5．*辅诊科室原因导致的变异*　如检查、检验、手术、病理检查等(不及时、结果错报、操作部位或方式错误、标本不合格)、报告(不及时、结果错报、标本不合格)等原因延长住院时间、增加费用等。

6．*管理原因导致的变异*　如系统暂不支持、系统瘫痪、需要修订流程、需要修订制度等。

二、乳头内陷行矫正手术临床路径表单

<table>
<tr><td colspan="2">适用对象</td><td colspan="3">第一诊断为乳头内陷(ICD-10：N64.502)行乳头内陷矫正手术(ICD-9-CM-3：85.8703)的患者</td></tr>
<tr><td colspan="2">患者基本信息</td><td colspan="2">姓名：____　性别：____　年龄：____　门诊号：____
住院号：______　过敏史：______
住院日期：____年____月____日
出院日期：____年____月____日</td><td>标准住院日：12天</td></tr>
<tr><td colspan="2">时间</td><td>住院第1—7天</td><td>住院第8天
(手术日)</td><td>住院第9—12天
(术后第1—4天)</td></tr>
<tr><td>主要诊疗工作</td><td>制度落实</td><td>□ 入院2小时内经治医师或值班医师完成接诊
□ 入院24小时内主管医师完成检诊
□ 专科会诊(必要时)
□ 完成术前准备
□ 组织术前讨论
□ 手术部位标识</td><td>□ 三级医师查房
□ 手术安全核查</td><td>□ 手术医师查房</td></tr>
</table>

（续　表）

<table>
<tr><td rowspan="6">主要诊疗工作</td><td colspan="2">病情评估</td><td>□ 经治医师询问病史与体格检查</td><td></td><td>□ 上级医师进行治疗效果、预后和出院评估
□ 出院宣教</td></tr>
<tr><td colspan="2">病历书写</td><td>□ 入院8小时内完成首次病程记录
□ 入院24小时内完成入院记录
□ 完成主管医师查房记录
□ 完成术前讨论、术前小结</td><td>□ 术者或第一助手术后24小时内完成手术记录(术者签名)
□ 术后即刻完成术后首次病程记录</td><td>□ 术后病程记录，出院前1天或当天病程记录(有上级医师指示出院)
□ 出院后24小时内完成出院记录
□ 出院后24小时内完成病案首页</td></tr>
<tr><td colspan="2">知情同意</td><td>□ 患者或其家属在入院记录单上签字
□ 术前谈话，告知患者及其家属病情和围术期注意事项并签署《手术知情同意书》《授权委托书》(患者本人不能签名时)《自费用品协议书》(必要时)《军人目录外耗材审批单》(必要时)</td><td>□ 告知患者及其家属手术情况及术后注意事项</td><td>□ 告知患者及其家属出院后注意事项</td></tr>
<tr><td colspan="2">手术治疗</td><td>□ 预约手术</td><td>□ 实施手术(手术安全核查记录、手术清点记录)</td><td></td></tr>
<tr><td colspan="2">其他</td><td>□ 及时通知上级医师检诊
□ 经治医师检查、整理病历资料</td><td>□ 术后病情交接
□ 观察手术切口及引流液情况</td><td>□ 通知出院
□ 开具出院介绍信
□ 开具诊断证明书
□ 出院带药
□ 预约门诊复诊时间</td></tr>
<tr><td colspan="5"></td></tr>
<tr><td rowspan="4">重点医嘱</td><td rowspan="4">长期医嘱</td><td>护理医嘱</td><td>□ 按普通外科护理常规
□ 三级护理</td><td>□ 按普通外科术后护理常规
□ 二级护理</td><td></td></tr>
<tr><td>处置医嘱</td><td>□ 静脉抽血送检</td><td>□ 抬高患侧肢体
□ 记录引流量</td><td></td></tr>
<tr><td>膳食医嘱</td><td>□ 普食
□ 糖尿病饮食
□ 低盐、低脂饮食
□ 低盐、低脂、糖尿病饮食</td><td></td><td></td></tr>
<tr><td>药物医嘱</td><td>□ 自带药(必要时)</td><td>□ 镇痛药</td><td></td></tr>
</table>

（续　表）

<table>
<tr><td rowspan="5">重点医嘱</td><td rowspan="5">临时医嘱</td><td>检查检验</td><td>□ 血常规(含 C 反应蛋白＋IL-6)
□ 尿常规
□ 粪常规
□ 血型
□ 凝血四项
□ 普通生化检验项目
□ 血清术前八项
□ 性腺功能
□ 胸部正位 X 线片
□ 心电图检查(多导心电图)
□ 乳腺超声
□ MRI(必要时)</td><td></td><td></td></tr>
<tr><td>药物医嘱</td><td></td><td></td><td></td></tr>
<tr><td>手术医嘱</td><td>□ 常规明日在全身麻醉下行左或右侧乳头内陷矫正手术</td><td></td><td></td></tr>
<tr><td>处置医嘱</td><td>□ 静脉抽血送检
□ 术前日备皮(＞30cm²)</td><td></td><td>□ 大换药
□ 出院</td></tr>
<tr><td colspan="2" style="display:none"></td></tr>
<tr><td rowspan="2">主要护理工作</td><td colspan="2">健康宣教</td><td>□ 入院宣教(住院环境、规章制度)
□ 进行护理安全指导
□ 进行等级护理、活动范围指导
□ 进行饮食指导
□ 进行关于疾病知识的宣教
□ 检查、检验项目的目的和意义
□ 术前宣教</td><td>□ 术后心理疏导
□ 指导术后康复训练
□ 指导术后注意事项</td><td>□ 出院宣教(康复训练方法、用药指导、换药时间及注意事项、复查时间等)</td></tr>
<tr><td colspan="2">护理处置</td><td>□ 患者身份核对
□ 佩戴腕带
□ 建立入院病历，通知医师
□ 入院介绍：介绍责任护士，病区环境、设施、规章制度、基础护理服务项目
□ 询问病史，填写护理记录单首页
□ 观察病情
□ 测量基本生命体征
□ 抽血、留取标本
□ 心理护理与生活护理
□ 根据评估结果采取相应的护理措施
□ 通知检查项目及注意事项
□ 术前患者准备(手术前沐浴、更衣、备皮)</td><td>□ 检查术前物品准备
□ 与手术室护士交接
□ 术后观察病情变化
□ 测量基本生命体征
□ 心理护理与生活护理
□ 指导并监督患者治疗与康复训练
□ 遵医嘱用药
□ 根据评估结果采取相应的护理措施
□ 完成护理记录</td><td>□ 观察患者情况
□ 核对患者医疗费用
□ 协助患者办理出院手续
□ 指导并监督患者康复训练
□ 整理床单位</td></tr>
</table>

（续　表）

<table>
<tr><td rowspan="5">主要护理工作</td><td>护理评估</td><td colspan="3">□ 一般评估：生命体征、神志、皮肤、药物过敏史等
□ 专科评估：生活自理能力
□ 风险评估：评估有无跌倒、坠床、褥疮风险
□ 心理评估
□ 营养评估
□ 疼痛评估
□ 康复评估</td><td colspan="3">□ 评估术侧乳腺皮肤颜色、温度变化，并采取相应的护理措施
□ 评估伤口疼痛情况
□ 观察伤口敷料有无渗出并报告医师
□ 风险评估：评估有无跌倒、坠床、褥疮、导管滑脱、液体外渗的风险</td><td colspan="3"></td></tr>
<tr><td>专科护理</td><td colspan="3">□ 观察患侧上肢情况
□ 指导功能锻炼</td><td colspan="3">□ 手术后心理护理与生活护理
□ 指导功能锻炼</td><td colspan="3">□ 手术后心理护理与生活护理
□ 指导功能锻炼</td></tr>
<tr><td>饮食指导</td><td colspan="3">□ 根据医嘱通知配餐员准备膳食
□ 协助患者进餐</td><td colspan="3">□ 协助患者进餐</td><td colspan="3"></td></tr>
<tr><td>活动体位</td><td colspan="3">□ 根据护理等级指导患者活动</td><td colspan="3">□ 根据护理等级指导患者活动</td><td colspan="3"></td></tr>
<tr><td>洗浴要求</td><td colspan="3">□ 协助患者洗澡、更换病员服</td><td colspan="3">□ 协助患者晨、晚间护理
□ 协助患者洗澡、更换病员服
□ 告知患者切口处伤口保护方法</td><td colspan="3"></td></tr>
<tr><td colspan="2">病情变异记录</td><td colspan="3">□ 无　□ 有，原因：
□ 患者　□ 疾病　□ 医疗
□ 护理　□ 保障　□ 管理</td><td colspan="3">□ 无　□ 有，原因：
□ 患者　□ 疾病　□ 医疗
□ 护理　□ 保障　□ 管理</td><td colspan="3">□ 无　□ 有，原因：
□ 患者　□ 疾病　□ 医疗
□ 护理　□ 保障　□ 管理</td></tr>
<tr><td colspan="2" rowspan="2">护士签名</td><td>白班</td><td>小夜班</td><td>大夜班</td><td>白班</td><td>小夜班</td><td>大夜班</td><td>白班</td><td>小夜班</td><td>大夜班</td></tr>
<tr><td></td><td></td><td></td><td></td><td></td><td></td><td></td><td></td><td></td></tr>
<tr><td colspan="2">医师签名</td><td colspan="3"></td><td colspan="3"></td><td colspan="3"></td></tr>
</table>

第五章　胰腺疾病

门静脉高压行脾切除术、贲门周围血管离断术临床路径

一、门静脉高压行脾切除术、贲门周围血管离断术临床路径标准住院流程

(一)适用对象

第一诊断为门静脉高压伴上消化道出血(ICD-10:K76.602 伴 I85.001/I86.402),无黄疸及明显腹水的患者。

食管胃底静脉破裂大出血的患者,尤其是多次出血者。门静脉高压并发食管或胃底静脉破裂出血,药物治疗和内镜治疗无效需行急症手术止血者,行脾切除术、贲门周围血管离断术(ICD-9-CM-3:44.9103/44.9104/伴 41.5 01)。

(二)诊断依据

根据《临床诊疗指南——外科学分册》(中华医学会编著,人民卫生出版社)和《黄家驷外科学》(第 7 版,人民卫生出版社)。

1. 症状和体征　本病一般病程较长,发展缓慢,逐渐出现门静脉高压的各种表现。但多有脾大、脾功能亢进、呕血或黑粪、腹水或非特异性全身症状(如疲乏、嗜睡、厌食)。如有黄疸、腹水和前腹壁静脉曲张等体征,表示门静脉高压严重。

2. 实验室检查　可有脾功能亢进性外周血细胞计数下降,以白细胞计数降至 $3\times10^9/L$ 以下和血小板计数降至$(70\sim80)\times10^9/L$ 以下为明显。血浆清蛋白降低而球蛋白增高,清蛋白/球蛋白比例倒置、凝血酶原时间延长等肝功能受损表现。

3. 辅助检查　上消化道造影可显示食管胃底静脉曲张,食管充盈时,曲张静脉使食管的轮廓呈虫蚀样改变;食管排空时,曲张静脉的表现为蚯蚓样或串珠样改变。内镜检查是识别食管胃底静脉曲张的金标准。腹部超声、CTA、MRA 或门静脉系统造影提示食管胃底静脉曲张、肝硬化表现。术中直接测定自由门脉压(FPP)是最可靠的诊断方法。如果$>30cmH_2O$ 水柱,则诊断成立。

(三)治疗方案的选择及依据

根据《临床诊疗指南——外科学分册》(中华医学会编著,人民卫生出版社)和《黄家驷外科学》(第 7 版,人民卫生出版社)。

1. 非手术治疗　对于有黄疸、大量腹水、肝功能严重受损的患者发生大出血,尤其是肝功能储备 Child C 级的患者应采用非手术疗法。如药物治疗、三腔两囊管压迫止血、内镜套扎或

硬化剂注射。

2. 手术治疗(脾切除＋贲门周围血管离断术)　适用于:①无黄疸及明显腹水的患者(Child A 级或 B 级)。②门静脉高压并发食管或胃底静脉破裂出血,药物治疗和内镜治疗无效需行急症手术止血者。③食管胃底静脉破裂大出血的患者,尤其是多次出血者。④脾静脉病变引起的区域性门静脉高压患者。

(四)标准住院日为 14～18 天

(五)进入路径标准

1. 第一诊断必须符合门静脉高压伴上消化道出血(ICD-10:K76.602 伴 I85.001/I86.402)行脾切除术、贲门周围血管离断术(ICD-9-CM-3:44.9103/44.9104/伴 41.5 01),且无手术禁忌证。

2. 当同时患有其他疾病,但在住院期间不需要特殊处理也不影响第一诊断的临床路径流程实施时,可以进入路径。合并比较严重的或复杂的疾病除外,如合并脾动脉瘤、血管畸形、食管胃底广泛静脉瘤形成、腹膜后广泛侧支循环建立、重症胰腺炎等严重胰腺疾病(包括肿瘤)后门静脉高压、肝肿瘤或肝转移肿瘤、胃肠道恶性肿瘤、严重糖尿病,需要同时处理的心脑血管疾病及影响造血功能和凝血功能的血液疾病。

(六)术前准备 4 天

1. 术前评估　术前 24 小时内完成术前病情评估,完成必要的检查,做出术前小结、术前讨论。

(1)检查、检验评估:①必须检查、检验的项目包括血常规、尿常规、粪常规＋隐血试验、生化检验项目、甲胎蛋白、血氨、凝血功能、感染性疾病筛查(乙型病毒性肝炎、丙型病毒性肝炎、艾滋病、梅毒等)、血型、胸部正位 X 线片、心电图、腹部超声、腹部增强 CT、CTA 或 MRA、上消化道钡剂造影、胃镜检查。②根据患者病情可选择的检查、检验项目包括超声心动图、血气和肺功能、术前配血(悬浮红细胞、血小板、血浆、冷沉淀)。有相关疾病者及时请相关科室医师会诊。

(2)营养评估:根据《解放军总医院新入院患者营养风险筛查表(NRS-2002)》为新入院患者进行营养评估,评分＞3 分者告知医师,必要时申请营养科医师会诊。

(3)心理评估:由心理科医师根据病情需要实施评估。

(4)疼痛评估:根据《视觉模拟评分(VAS)》实施疼痛评估,评分＞7 分者给予处置,必要时请疼痛科医师会诊。

(5)康复评估:根据《入院患者康复筛查和评估表》,在患者入院后 24 小时内进行康复筛查和评估。任何一项结果为“是”,告知医师,申请康复科医师会诊。

(6)深静脉血栓栓塞症风险评估:根据专科《深静脉血栓栓塞症评估量表》,在患者入院后 24 小时内进行风险筛查和评估。风险结果为“高危”者,则申请血管外科或介入导管室医师会诊。

2. 术前准备

(1)术前准备:术前 24 小时内完成术前病情评估,完成必要的检查,做出术前小结、术前讨论。

(2)术前谈话:术者应在术前 1 天与患者及其亲属谈话,告知手术方案、相关风险、用血计划、术后转归、手术费用和患者及亲属权益,并履行书面知情同意手续。告知高值耗材的使用及费用。

(3)通知手术室准备手术间、手术药品、手术物品及特殊耗材。

(4)护士做术前护理、备皮,交代注意事项:防褥疮、防跌倒、指导患者戒烟(若患者吸烟)等,并进行术后康复宣教。

(5)手术部位标识:术者、第一助手或经治医师在术前1天应对手术部位做体表标识,急诊手术由接诊医师或会诊外科医师标记,标记过程应有责任护士、患者及其亲属共同参与,并记入手术安排表。

(6)术前1天麻醉医师访视:制订麻醉计划、完成评估、确定麻醉方式,并记入《麻醉术前访视记录》,告知患者及其家属麻醉适应证、麻醉目的、麻醉风险、可能出现的情况及其处理原则、替代方案等,签署《麻醉知情同意书》并归入病历。

(七)药品选择及使用时机

1. 抗菌药物 按照2015年国家卫生和计划生育委员会《抗菌药物临床应用指导原则》执行,并结合患者的病情决定抗菌药物的选择和使用时间。预防性抗生素选择二代头孢、三代头孢或其他药物(青霉素、头孢过敏者)。

2. 使用时机 手术当天、术后预防性使用3~5天。

(八)手术日为住院第5天

1. 手术安全核对:患者入手术间后由手术医师、麻醉医师、巡回护士和患者本人共同核对患者身份、手术部位与标识、手术方式。手术医师、麻醉医师、巡回护士三方按《手术安全核对表》逐项核对,共同签名。

2. 手术方式:脾切除术、贲门周围血管离断术。

3. 麻醉方式:气管插管全身麻醉。

4. 术中用药:麻醉常规用药、镇痛药等。

5. 手术器械:根据病变情况选择手术器械。

6. 指导患者活动及生活注意事项。

7. 经治医师或手术医师术后24小时内完成手术记录、术后首次病程记录,观察患者术后病情变化。

(九)术后住院恢复9~13天

1. 必须复查的检查项目:血常规、凝血指标+D-二聚体、血生化检验项目(蛋白、肝功能、肾功能、电解质)、血氨指标。

2. 必要时行胃镜检查、门静脉系统血管造影。

3. 术后用药

(1)抗菌药物:一般不常规使用。

(2)其他对症药物:止血药、镇痛药等。

4. 术后处理

(1)抗菌药物:按照2015年国家卫生和计划生育委员会《抗菌药物临床应用指导原则》执行,并结合患者的病情决定抗菌药物的选择和使用时间。预防性抗生素选择二代头孢、三代头孢或其他药物(青霉素、头孢过敏者)。

(2)降血小板药:视术后血小板变化情况而定。

(3)根据患者情况使用保肝药、抑酸药、抑制胰腺分泌药物、支链氨基酸、白蛋白。

5. 术者在术后24小时内完成手术记录,特殊情况可由第一助手完成,术者签名确认并归入病历。

6. 上级医师在术后3天内至少查房1次，根据术中和术后情况修订术后治疗计划。

7. 麻醉医师术后3天内访视患者，如有特殊情况应详细记录，及时与手术医师或重症监护室医师沟通并迅速处理。

8. 术后护理：按照护理等级进行日常护理，监测患者生命体征，观察引流管引流情况、伤口敷料有无渗出。

（十）出院标准

1. 患者生命体征稳定、一般情况好，已进半流食。

2. 伤口愈合良好，引流管拔除，伤口无感染征象（或可在门诊处理的伤口情况）、无皮瓣坏死。

3. 脾功能亢进和（或）消化道出血已治愈。

4. 无严重腹水。

5. 不需要住院处理的并发症和（或）合并症。

（十一）变异及原因分析

1. 患者原因导致的变异：如不同意治疗方案、个人原因要求出（转）院、院外服用手术禁忌药、月经期、对诊疗计划不满要求出路径、相关检查或检验院外（门诊）已做等。

2. 围术期并发症：出血、感染等手术并发症，需要进行相关的诊断和治疗，导致住院时间延长、费用增加。

3. 考虑行肝移植者，退出本路径。

4. 内科合并症：部分患者通常存在很多内科合并症，如脑血管疾病或心血管疾病、糖尿病、血栓等，手术可能导致这些疾病加重而需要治疗，从而延长治疗时间和增加住院费用。

5. 节假日：术前患者如住院后赶上节假日，使手术推迟，延长住院时间，增加费用。

6. 辅诊科室原因导致的变异：如检查、检验、手术、病理检查等（不及时、结果错报、操作部位或方式错误、标本不合格）原因延长住院时间、增加费用等。

7. 管理原因导致的变异：如系统暂不支持、系统瘫痪、需要修订流程、需要修订制度等。

二、门静脉高压行脾切除术、贲门周围血管离断术临床路径表单

<table>
<tr><td colspan="2">适用对象</td><td colspan="3">第一诊断为门静脉高压伴上消化道出血（ICD-10：K76.602伴I85.001/I86.402）行脾切除术、贲门周围血管离断术（ICD-9-CM-3：44.9103/44.9104/伴41.5 01）的患者</td></tr>
<tr><td colspan="2">患者基本信息</td><td colspan="2">姓名：____ 性别：____ 年龄：____ 门诊号：____
住院号：______ 过敏史：______
住院日期：____年____月____日
出院日期：____年____月____日</td><td>标准住院日：14～18天</td></tr>
<tr><td colspan="2">时间</td><td>住院第1—3天</td><td>住院第4天（术前日）</td><td>住院第5天（手术日）</td></tr>
<tr><td>主要诊疗工作</td><td>制度落实</td><td>□ 入院2小时内经治医师或值班医师完成接诊
□ 入院后24小时内主管医师完成检诊
□ 专科会诊（必要时）</td><td>□ 经治医师查房（早、晚各1次）
□ 主诊医师查房
□ 完成术前准备
□ 组织术前讨论
□ 手术部位标识</td><td>□ 手术安全核查</td></tr>
</table>

（续　表）

主要诊疗工作	病情评估		□ 经治医师询问病史及体格检查	□ 术前一般状况及生命体征评估	
	病历书写		□ 入院8小时内完成首次病程记录 □ 入院24小时内完成入院记录 □ 完成上级医师查房记录	□ 完成主诊医师查房记录 □ 完成术前讨论、术前小结	□ 术者或第一助手术后24小时内完成手术记录(术者签名) □ 术后即刻完成术后首次病程记录
	知情同意		□ 病情告知 □ 患者及其家属签署授权委托书 □ 患者或其家属在入院记录单上签字	□ 术者术前谈话，告知患者及其家属病情和围术期注意事项，签署《手术知情同意书》《授权委托书》《自费用品协议书》(必要时)《军人目录外耗材审批单》(必要时)、输血同意书》等文件	□ 告知患者及其家属手术过程概况及术后注意事项
	手术治疗			□ 预约手术	□ 实施手术(手术安全核查记录、手术清点记录)
	其他		□ 及时通知上级医师检诊 □ 经治医师检查、整理病历资料	□ 检查住院押金使用情况 □ 备血(悬浮红细胞、血小板、血浆、冷沉淀)	□ 术后病情交接 □ 观察手术切口及引流情况
重点医嘱	长期医嘱	护理医嘱	□ 按普通外科护理常规 □ 二级护理或三级护理	□ 按普通外科护理常规 □ 二级护理或三级护理	□ 按普通外科术后护理常规 □ 一级护理
		处置医嘱			□ 持续心电、血压、呼吸、血氧饱和度监测 □ 留置导尿管并记录尿量 □ 留置胃管并记录液体量 □ 留置切口引流并记录引流量 □ 吸氧、雾化
		膳食医嘱	□ 软食 □ 糖尿病软食 □ 低盐低脂软食 □ 低盐低脂糖尿病软食	□ 禁食、水(22:00以后)	□ 禁食、水
		药物医嘱	□ 自带药(必要时)		□ 镇痛药、镇吐药、化痰药 □ 补液 □ 保肝药、抑酸药 □ 抗生素 □ 抗血小板药(必要时)

（续 表）

重点医嘱	临时医嘱	检查检验	□ 血常规、尿常规、粪常规 □ 血型 □ 生化检验项目 □ 血清术前八项 □ 血氨 □ 凝血四项、D-二聚体 □ 心电图检查(多导心电图) □ 胸部正位 X 线片 □ 腹部增强 CT □ CTA 或 MRA □ 胃镜或上消化道钡剂造影 □ 腹部超声 □ 肺功能(必要时) □ 超声心动图(必要时)		
		药物医嘱		□ 抗生素(术中带药) □ 肠道准备药物 □ 液状石蜡(外用)	□ 白蛋白(必要时)
		手术医嘱		□ 常规准备明日在全身麻醉下行脾切除术、贲门周围血管离断术	
		处置医嘱	□ 静脉抽血送检	□ 备皮(>$30cm^2$) □ 阿托品注射 □ 留置胃管	□ 输血(视病情)
主要护理工作	健康宣教		□ 入院宣教(住院环境、规章制度) □ 进行护理安全指导 □ 进行等级护理、活动范围指导 □ 进行饮食指导 □ 进行关于疾病知识的宣教 □ 检查、检验项目的目的和意义	□ 术前宣教 □ 术前心理辅导	□ 术后宣教 □ 术后心理疏导 □ 指导术后注意事项
	护理处置		□ 患者身份核对 □ 佩戴腕带 □ 建立入院病历,通知医师 □ 入院介绍:介绍责任护士,病区环境、设施、规章制度、基础护理服务项目 □ 询问病史,填写护理记录单首页 □ 观察病情 □ 测量基本生命体征	□ 术前患者准备(手术前沐浴、更衣、备皮) □ 检查术前物品准备 □ 指导患者准备手术后所需用品,贵重物品交由家属保管 □ 指导患者进行肠道准备并检查准备效果 □ 告知入手术室前取下活动义齿	□ 晨起测量生命体征并记录 □ 确认无感冒症状,女患者确认无月经来潮 □ 与手术室护士交接病历、影像资料、术中带药等 □ 术前补液(必要时) □ 嘱患者入手术室前排空膀胱

（续　表）

<table>
<tr><td rowspan="6">主要护理工作</td><td>护理处置</td><td colspan="3">□ 抽血、留取标本
□ 心理护理与生活护理
□ 根据评估结果采取相应的护理措施
□ 通知检查项目及检查注意事项</td><td colspan="3">□ 测量基本生命体征
□ 抗生素皮试
□ 注射阿托品
□ 放置胃管</td><td colspan="3">□ 与手术室护士交接
□ 术后测量生命体征
□ 术后心电监护
□ 各类管道护理
□ 术后心理护理与生活护理</td></tr>
<tr><td>风险评估</td><td colspan="3">□ 一般评估：生命体征、神志、皮肤、药物过敏史等
□ 专科评估：腹围大小，有无腹水及下肢水肿；有无黄疸、肝掌、蜘蛛痣；有无呕血及黑粪
□ 风险评估：评估有无跌倒、坠床、褥疮风险
□ 营养评估
□ 心理评估
□ 疼痛评估
□ 康复评估</td><td colspan="3">□ 评估患者心理状态</td><td colspan="3">□ 评估意识情况
□ 评估伤口疼痛情况
□ 评估引流情况
□ 风险评估：评估有无坠床、褥疮、导管滑脱、液体外渗的风险</td></tr>
<tr><td>专科护理</td><td colspan="3">□ 提醒患者合理休息，避免劳累
□ 禁烟、酒
□ 测量腹围与体重
□ 避免腹压增高动作及诱因，如咳嗽、便秘等</td><td colspan="3">□ 指导患者掌握床上翻身的方法
□ 指导患者术后排痰的方法
□ 指导患者掌握床上排便的方法</td><td colspan="3">□ 与手术室护士共同评估皮肤、伤口敷料、输液及引流情况
□ 指导患者掌握床上排尿、排便的方法</td></tr>
<tr><td>饮食指导</td><td colspan="3">□ 忌粗糙、干、硬及刺激性食物
□ 少食含钠高的食物，低盐、低脂饮食</td><td colspan="3">□ 通知患者 22:00 后禁食、水</td><td colspan="3">□ 禁食、水，患者口干时协助其湿润口唇</td></tr>
<tr><td>活动体位</td><td colspan="3">□ 根据护理等级指导患者活动</td><td colspan="3"></td><td colspan="3">□ 根据手术及麻醉方式，安置患者取合适体位
□ 指导患者掌握床上翻身的方法</td></tr>
<tr><td>洗浴要求</td><td colspan="3">□ 协助患者洗澡、更换病员服</td><td colspan="3">□ 协助患者晨、晚间护理</td><td colspan="3"></td></tr>
<tr><td colspan="2">病情变异记录</td><td colspan="3">□ 无　□ 有，原因：
□ 患者　□ 疾病　□ 医疗
□ 护理　□ 保障　□ 管理</td><td colspan="3">□ 无　□ 有，原因：
□ 患者　□ 疾病　□ 医疗
□ 护理　□ 保障　□ 管理</td><td colspan="3">□ 无　□ 有，原因：
□ 患者　□ 疾病　□ 医疗
□ 护理　□ 保障　□ 管理</td></tr>
<tr><td colspan="2" rowspan="2">护士签名</td><td>白班</td><td>小夜班</td><td>大夜班</td><td>白班</td><td>小夜班</td><td>大夜班</td><td>白班</td><td>小夜班</td><td>大夜班</td></tr>
<tr><td></td><td></td><td></td><td></td><td></td><td></td><td></td><td></td><td></td></tr>
<tr><td colspan="2">医师签名</td><td colspan="3"></td><td colspan="3"></td><td colspan="3"></td></tr>
</table>

（续　表）

<table>
<tr><td colspan="3">时间</td><td>住院第 6 天(术后第 1 天)</td><td>住院第 7 天(术后第 2 天)</td><td>住院第 8 天(术后第 3 天)</td></tr>
<tr><td rowspan="6">主要诊疗工作</td><td colspan="2">制度落实</td><td>□ 手术医师查房
□ 专科会诊(必要时)</td><td>□ 主管医师查房</td><td>□ 主诊医师查房</td></tr>
<tr><td colspan="2">病情评估</td><td></td><td></td><td></td></tr>
<tr><td colspan="2">病历书写</td><td>□ 术后第 1 天病程记录</td><td>□ 术后第 2 天病程记录</td><td>□ 术后第 3 天病程记录</td></tr>
<tr><td colspan="2">知情同意</td><td></td><td></td><td></td></tr>
<tr><td colspan="2">手术治疗</td><td></td><td></td><td></td></tr>
<tr><td colspan="2">其他</td><td>□ 观察伤口情况,是否存在渗出、红肿等情况
□ 观察引流液颜色及量
□ 观察 24 小时出入量及体液平衡情况
□ 观察呼吸、心率、体温、血压等生命体征
□ 复查血常规、凝血四项、D-二聚体、生化检验项目</td><td>□ 观察伤口情况,是否存在渗出、红肿等情况
□ 观察引流液颜色及量
□ 观察 24 小时出入量及体液平衡情况
□ 观察呼吸、心率、体温、血压等生命体征
□ 复查血常规、凝血四项、D-二聚体、生化检验项目
□ 根据患者情况,如贫血严重及时输血,低蛋白血症、低钾血症及时补充蛋白、血钾</td><td>□ 观察伤口情况,是否存在渗出、红肿等情况
□ 观察引流液颜色及量
□ 观察意识、呼吸、心率、体温、血压等生命体征
□ 复查血常规、凝血功能、生化检验项目(如贫血严重及时输血,低蛋白血症、低钾血症及时补充蛋白、血钾)
□ 指导患者下地活动</td></tr>
<tr><td rowspan="8">重点医嘱</td><td rowspan="4">长期医嘱</td><td>护理医嘱</td><td>□ 按普通外科术后护理常规
□ 一级护理</td><td>□ 按普通外科术后护理常规
□ 二级护理</td><td>□ 按普通外科术后护理常规
□ 二级护理</td></tr>
<tr><td>处置医嘱</td><td>□ 更换切口引流袋并记录引流量
□ 观察胃液并记录液体量
□ 观察引流液并记录引流量</td><td>□ 记 24 小时出入量</td><td>□ 拔除导尿管
□ 拔除胃管</td></tr>
<tr><td>膳食医嘱</td><td>□ 饮食医嘱(禁食、水)</td><td>□ 饮食医嘱(禁食)
□ 若排气后可饮少量温开水</td><td>□ 流食</td></tr>
<tr><td>药物医嘱</td><td>□ 抗生素
□ 补液
□ 镇痛药、镇吐药、化痰药
□ 保肝药、抑酸药</td><td>□ 抗生素
□ 补液
□ 镇痛药、镇吐药、化痰药
□ 保肝药、抑酸药</td><td>□ 抗生素
□ 补液
□ 保肝药、抑酸药
□ 化痰药</td></tr>
<tr><td rowspan="4">临时医嘱</td><td>检查检验</td><td>□ 复查血常规、凝血四项、生化检验项目、D-二聚体</td><td>□ 复查血常规、凝血四项、生化检验项目、D-二聚体</td><td>□ 复查血常规、凝血四项、生化检验项目、D-二聚体</td></tr>
<tr><td>药物医嘱</td><td>□ 抗血小板(必要时)
□ 补钾(必要时)
□ 补白蛋白(必要时)</td><td>□ 抗血小板(必要时)
□ 补钾(必要时)
□ 补白蛋白(必要时)</td><td>□ 镇痛(必要时)
□ 补钾(必要时)
□ 补白蛋白(必要时)</td></tr>
<tr><td>手术医嘱</td><td></td><td></td><td></td></tr>
<tr><td>处置医嘱</td><td>□ 大换药(必要时)
□ 输血(必要时)</td><td>□ 大换药(必要时)
□ 输血(必要时)</td><td>□ 大换药</td></tr>
</table>

（续 表）

<table>
<tr><td rowspan="7">主要护理工作</td><td>健康宣教</td><td colspan="3">□ 告知患者护理风险
□ 进行褥疮预防知识宣教</td><td colspan="3">□ 褥疮预防知识宣教</td><td colspan="3">□ 防跌倒知识宣教</td></tr>
<tr><td>护理处置</td><td colspan="3">□ 按一级护理要求完成基础护理项目
□ 监测生命体征
□ 留取标本
□ 观察伤口疼痛情况，检测镇痛泵运转情况
□ 观察静脉输液情况
□ 观察留置胃管、尿管引流情况
□ 妥善固定各类管道
□ 观察伤口引流情况，并记录引流液的量及性状
□ 观察伤口敷料，有渗出时立即报告医师处理
□ 术后心理护理与生活护理</td><td colspan="3">□ 按护理等级完成基础护理项目
□ 监测生命体征
□ 留取标本
□ 观察伤口疼痛情况，检测镇痛泵运转情况
□ 观察静脉输液情况
□ 妥善固定各类管道
□ 观察伤口敷料，有渗出时立即报告医师处理并观察患者情况
□ 提供基础护理服务
□ 术后心理护理与生活护理</td><td colspan="3">□ 按护理等级完成基础护理项目
□ 观察伤口敷料，有渗出时立即报告医师处理
□ 观察静脉输液情况，停用镇痛泵
□ 术后心理护理与生活护理</td></tr>
<tr><td>护理评估</td><td colspan="3">□ 评估患者意识、生命体征及一般状况，有异常时立即报告医师处理
□ 评估出入液体平衡情况及营养状况
□ 评估褥疮风险</td><td colspan="3">□ 评估患者意识、生命体征及一般状况，有异常时立即报告医师处理
□ 评估出入液体平衡情况及营养状况
□ 评估褥疮风险</td><td colspan="3">□ 评估患者一般状况及营养情况，有异常时立即报告医师处理
□ 评估跌倒风险
□ 评估褥疮风险</td></tr>
<tr><td>专科护理</td><td colspan="3">□ 指导患者术后排痰
□ 测量腹围
□ 预防下肢静脉血栓
□ 指导患者进行床上翻身
□ 防褥疮护理</td><td colspan="3">□ 指导患者术后排痰
□ 测量腹围
□ 指导患者进行自主排尿训练
□ 指导患者进行床上翻身
□ 防褥疮护理</td><td colspan="3">□ 指导患者下床活动
□ 防褥疮护理
□ 防跌倒护理</td></tr>
<tr><td>饮食指导</td><td colspan="3">□ 根据医嘱（禁食、水）</td><td colspan="3">□ 根据医嘱（禁食）</td><td colspan="3">□ 根据医嘱（流食）</td></tr>
<tr><td>活动体位</td><td colspan="3"></td><td colspan="3"></td><td colspan="3"></td></tr>
<tr><td colspan="2">病情变异记录</td><td colspan="3">□ 无 □ 有，原因：
□ 患者 □ 疾病 □ 医疗
□ 护理 □ 保障 □ 管理</td><td colspan="3">□ 无 □ 有，原因：
□ 患者 □ 疾病 □ 医疗
□ 护理 □ 保障 □ 管理</td><td colspan="3">□ 无 □ 有，原因：
□ 患者 □ 疾病 □ 医疗
□ 护理 □ 保障 □ 管理</td></tr>
<tr><td colspan="2" rowspan="2">护士签名</td><td>白班</td><td>小夜班</td><td>大夜班</td><td>白班</td><td>小夜班</td><td>大夜班</td><td>白班</td><td>小夜班</td><td>大夜班</td></tr>
<tr><td></td><td></td><td></td><td></td><td></td><td></td><td></td><td></td><td></td></tr>
<tr><td colspan="2">医师签名</td><td colspan="3"></td><td colspan="3"></td><td colspan="3"></td></tr>
</table>

<table>
<tr><td colspan="2">时间</td><td>住院第 9－13 天（术后第 4－8 天）</td><td>住院第 14－18 天（出院日）</td></tr>
<tr><td rowspan="2">主要诊疗工作</td><td>制度落实</td><td>□ 上级医师查房（主管医师查房，每日 1 次）
□ 专科会诊（必要时）</td><td>□ 上级医师查房（主管医师、主诊医师查房）进行手术及伤口评估，确定有无手术并发症和伤口愈合不良情况，明确是否出院</td></tr>
<tr><td>病情评估</td><td></td><td></td></tr>
</table>

（续 表）

主要诊疗工作	病历书写	□ 出院前1天有上级医师指示出院的病程记录	□ 出院当天病程记录（有上级医师指示出院） □ 出院后24小时内完成出院记录 □ 出院后24小时内完成病案首页 □ 完成出院介绍信 □ 开具诊断证明书
	知情同意		□ 向患者交代出院后的注意事项（复诊的时间、地点，发生紧急情况时的处理等）
	手术治疗		
	其他	□ 观察伤口情况，是否存在渗出、红肿等情况 □ 根据患者情况，如贫血严重及时输血，低蛋白血症、低钾血症及时补充蛋白、血钾	□ 复查血常规、凝血功能、生化检验项目 □ 出院带药 □ 嘱患者拆线、换药（根据出院时间决定） □ 门诊复查 □ 如有不适，随时来诊
重点医嘱	长期医嘱 护理医嘱		
	长期医嘱 处置医嘱	□ 拔除引流管 □ 伤口拆线（术后7～8天，视刀口情况而定）	
	长期医嘱 膳食医嘱		
	长期医嘱 药物医嘱	□ 抗生素 □ 补液 □ 保肝药物（必要时）	
	临时医嘱 检查检验		□ 复查血常规、凝血功能、生化检验项目
	临时医嘱 药物医嘱	□ 补钾（必要时） □ 补白蛋白（必要时）	
	临时医嘱 手术医嘱		
	临时医嘱 处置医嘱	□ 大换药（必要时）	□ 大换药 □ 出院
主要护理工作	健康宣教	□ 术后心理疏导 □ 指导术后注意事项	□ 出院宣教（康复训练方法、用药指导、换药时间及注意事项、复查时间等）
	护理处置	□ 按护理等级完成基础护理项目 □ 观察伤口敷料，有渗出时立即报告医师处理 □ 术后心理护理与生活护理	□ 按护理等级完成基础护理项目 □ 观察伤口敷料，有渗出时立即报告医师处理 □ 观察患者情况 □ 协助患者办理出院手续 □ 指导并监督患者活动 □ 整理床单位

（续 表）

主要护理工作	风险评估	□ 评估一般状况，有异常时立即报告医师处理 □ 评估跌倒风险		□ 评估一般状况，有异常时立即报告医师处理 □ 评估跌倒风险		
	专科护理	□ 指导患者正确使用腹带 □ 防跌倒护理		□ 告知患者出院后注意事项并附书面出院指导1份		
	饮食指导	□ 协助患者进餐				
	活动体位	□ 根据护理等级指导患者活动				
病情变异记录		□ 无 □ 有，原因： □ 患者 □ 疾病 □ 医疗 □ 护理 □ 保障 □ 管理		□ 无 □ 有，原因： □ 患者 □ 疾病 □ 医疗 □ 护理 □ 保障 □ 管理		
护士签名		白班	小夜班	大夜班	白班	小夜班	大夜班
医师签名							

脾占位行脾切除或脾部分切除术临床路径

一、脾占位行脾切除或脾部分切除术临床路径标准住院流程

（一）适用对象

第一诊断为脾占位（ICD-10：D73.901），行脾切除或脾部分切除术（ICD-9-CM-3：41.4301/41.4201/41.5 01）的患者。

（二）诊断依据

根据《临床诊疗指南——外科学分册》（中华医学会编著，人民卫生出版社）和《黄家驷外科学》（第7版，人民卫生出版社）。

1. 症状和体征　可有上腹部不适或疼痛感，可有脾大或不规则质地感。

2. 实验室检查　脾功能亢进者可出现外周血细胞计数或血小板计数下降。

3. 特殊检查　结合超声、CTA、MRA 显示脾占位病变，结果明确。

（三）治疗方案的选择及依据

根据《临床诊疗指南——外科学分册》（中华医学会编著，人民卫生出版社）和《黄家驷外科学》（第7版，人民卫生出版社）。

1. 对脾小囊肿或3cm以下的血管瘤可行暂时观察或局部硬化剂治疗。

2. 手术治疗

（1）脾切除。

（2）脾部分切除术。

（四）标准住院日为13～16天

（五）进入路径标准

1. 第一诊断必须符合脾占位（ICD-10：D73.901）需行脾切除或脾部分切除术（ICD-9-CM-

3:41.4301/41.4201/41.5 01),且无手术治疗禁忌证。

2. 当患者同时具有其他疾病诊断,但在住院期间不需要特殊处理也不影响第一诊断的临床路径流程实施时,可以进入路径。合并比较严重的或复杂的疾病除外,如合并脾动脉瘤、血管畸形、脾梗死后与周围组织器官广泛粘连、食管胃底广泛静脉瘤形成、腹膜后广泛侧支循环建立、重症胰腺炎等严重胰腺疾病(包括肿瘤)后脾疾病、其他部位原发肿瘤合并脾转移肿瘤、严重糖尿病、需要同时处理的心脑血管疾病。

(六)术前准备(术前评估)3～5 天

1. *术前评估* 术前3～5天完成术前病情评估,完成必要的检查,做出术前小结、术前讨论。

(1)检查、检验评估:①必须检查、检验的项目包括血常规、尿常规、粪常规＋隐血试验、肝功能、肾功能、电解质、血型、凝血功能、甲胎蛋白、各种肝炎病毒学指标检测(乙肝五项、乙肝DNA 定量、抗 HCV)、感染性疾病筛查(抗 HIV、TPHA)、X 线胸片、心电图、腹部超声、上消化道造影、胃镜、腹部 CT(增强及血管重建)和(或)MRA 检查。②根据患者情况可选择的检查或检验项目包括超声心动图和肺功能等。

(2)根据《解放军总医院新入院患者营养风险筛查表(NRS-2002)》为新入院患者进行营养评估,评分≥3 分者给予处置,必要时申请营养科医师会诊。

(3)心理评估:由心理科医师根据病情需要实施评估。

(4)疼痛评估:根据《视觉模拟评分(VAS)》实施疼痛评估,评分＞7 分者给予处置,必要时请疼痛科医师会诊。

(5)康复评估:根据《入院患者康复筛查和评估表》在患者入院后 24 小时内进行康复筛查和评估。任何一项结果为"是",告知医师,申请康复科医师会诊。

(6)深静脉血栓栓塞症风险评估:根据专科《深静脉血栓栓塞症评估量表》,在患者入院后 24 小时内进行风险筛查和评估。风险结果为"高危"者,则申请血管外科或介入导管室医师会诊。

2. *术前准备*

(1)术前准备:术前 24 小时内完成术前病情评估,完成必要的检查,做出术前小结、术前讨论。

(2)术前谈话:术者应在术前 1 天与患者及其亲属谈话,告知手术方案、相关风险、用血计划、术后转归、手术费用和患者及亲属权益,并履行书面知情同意手续。告知高值耗材的使用及费用。

(3)通知手术室:准备手术间、手术药品、手术物品及特殊耗材。

(4)护士做心理护理,交代注意事项:防褥疮、防跌倒、指导患者戒烟(若患者吸烟)等,并进行术前宣教。

(5)手术部位标识:术者、第一助手或经治医师在术前 1 天应对手术部位做体表标识,急诊手术由接诊医师或会诊外科医师标记,标记过程应有责任护士、患者及其亲属共同参与,并记入手术安排表。

(6)术前 1 天麻醉医师访视:制订麻醉计划、完成评估、确定麻醉方式,并记入《麻醉术前访视记录》,告知患者及其家属麻醉适应证、麻醉目的、麻醉风险、可能出现的情况及其处理原则、替代方案等,签署《麻醉知情同意书》并归入病历。

(七)选择用药

1. 抗菌药物应用,按照《抗菌药物临床应用指导原则》和《关于抗菌药物临床应用管理有关问题的通知》执行。

2. 预防性抗菌药物应用

(1)不常规预防性应用抗生素，如手术时间超过3小时，视情况必要时可应用，但病程记录中需要写明应用抗生素的原因。

(2)术后72小时内停止使用抗菌药物。

(八)手术日为住院第6天

1. 手术安全核对：患者入手术间后由手术医师、麻醉医师、巡回护士和患者本人共同核对患者身份、手术部位与标识、手术方式。手术医师、麻醉医师、巡回护士三方按《手术安全核对表》逐项核对，共同签名。

2. 手术方式：脾切除或脾部分切除术。

3. 麻醉方式：全身麻醉。

4. 术中用药：麻醉常规用药、镇痛药等。

5. 手术器械：根据病变情况选择手术器械。

6. 指导患者活动及生活注意事项。

7. 经治医师或手术医师应即刻完成术后首次病程记录，观察患者术后病情变化。

(九)术后住院恢复7～10天

1. *必须复查的检查项目* 血常规、肝功能、肾功能、电解质、血氨、凝血功能、上消化道造影、腹部增强CT、MRA。

2. *术后用药*

(1)抗菌药物：按照《抗菌药物临床应用指导原则》执行，并结合患者的病情决定抗菌药物的选择和使用时间。

(2)降血小板药：视术后血小板变化情况而定。

(3)根据患者情况使用化疗药物、护肝药、抑酸药、抑制胰腺分泌药物、支链氨基酸、白蛋白。

3. *术后换药* 术后第1天及出院当天给予清洁换药；其他时间根据拔除引流管时间给予清洁换药。

4. *术后护理* 观察患者伤口敷料有无渗出、疼痛情况，并在有异常时立即通知医师处理。

(十)出院标准

1. 患者一般情况好，可进半流食。

2. 伤口愈合良好，无皮下积液(或门诊可处理的少量积液)，引流管已拔除。

3. 脾功能亢进已治愈。

4. 没有需住院处理的并发症和(或)合并症。

(十一)变异及原因分析

1. *患者原因导致的变异* 如不同意治疗方案、个人原因要求出(转)院、院外服用手术禁忌药、月经期、对诊疗计划不满要求出路径、相关检查或检验院外(门诊)已做等。

2. *围术期并发症* 出血、感染等手术并发症造成住院时间延长和费用增加。

3. *内科合并症* 部分患者通常存在很多内科合并症，如脑血管疾病或心血管、糖尿病、血栓等，手术可能导致这些疾病加重而需要治疗，从而延长治疗时间和增加住院费用。

4. *节假日* 术前患者如住院后赶上节假日，使手术推迟，延长住院时间，增加费用。

5. *辅诊科室原因导致的变异* 如检查、检验、手术、病理检查等(不及时、结果错报、操作部位或方式错误、标本不合格)原因延长住院时间、增加费用等。

6. 管理原因导致的变异　如系统暂不支持、系统瘫痪、需要修订流程、需要修订制度等。

二、脾占位行脾切除或脾部分切除术临床路径表单

<table>
<tr><td colspan="2">适用对象</td><td colspan="3">第一诊断为脾占位（ICD-10：D73.901），行脾切除或脾部分切除术（ICD-9-CM-3：41.4301/41.4201/41.5 01）的患者</td></tr>
<tr><td colspan="2">患者基本信息</td><td colspan="2">姓名：____　性别：____　年龄：____　门诊号：____
住院号：______　过敏史：______
住院日期：____年____月____日
出院日期：____年____月____日</td><td>标准住院日：13～16 天</td></tr>
<tr><td colspan="2">时间</td><td>住院第 1 天</td><td>住院第 2－5 天
（手术准备日）</td><td>住院第 6 天（手术日）</td></tr>
<tr><td rowspan="6">主要诊疗工作</td><td>制度落实</td><td>□ 入院 2 小时内经治医师或值班医师完成接诊
□ 入院 24 小时内主管医师完成检诊</td><td>□ 上级医师查房
□ 改善肝储备功能
□ 组织术前讨论，确定手术方案</td><td>□ 手术
□ 向患者及其家属简单交代手术过程及术后注意事项
□ 上级医师查房
□ 麻醉医师查房</td></tr>
<tr><td>病情评估</td><td>□ 经治医师询问病史与体格检查
□ 完成深静脉血栓栓塞症风险评分</td><td>□ 上级医师进行术前评估</td><td>□ 观察有无术后并发症并做相应处理</td></tr>
<tr><td>病历书写</td><td>□ 入院 8 小时内完成首次病程记录
□ 入院 24 小时内完成入院记录
□ 完成主管医师查房记录</td><td>□ 住院医师完成上级医师查房记录、术前小结、术前讨论等</td><td>□ 术者完成手术记录
□ 住院医师完成术后病程记录</td></tr>
<tr><td>知情同意</td><td>□ 患者或其家属在入院记录单上签名</td><td>□ 向患者及其家属交代围术期注意事项并签署《手术知情同意书》《自费用品协议书》《输血同意书》《委托书》（患者本人不能签名时）
□ 麻醉医师查房，向患者或其家属交代麻醉注意事项并签署《麻醉知情同意书》</td><td>□ 告知患者及其家属手术情况及术后注意事项</td></tr>
<tr><td>手术治疗</td><td></td><td>□ 预约手术</td><td>□ 实施手术（手术安全核查记录、手术清点记录）</td></tr>
<tr><td>其他</td><td>□ 及时通知上级医师检诊
□ 经治医师整理病历资料</td><td></td><td></td></tr>
</table>

（续　表）

<table>
<tr><td rowspan="9">重点医嘱</td><td rowspan="4">长期医嘱</td><td>护理医嘱</td><td>□ 普外科护理常规
□ 三级护理</td><td>□ 普外科护理常规
□ 三级护理</td><td>□ 普外科术后护理常规
□ 一级护理</td></tr>
<tr><td>处置医嘱</td><td></td><td></td><td>□ 雾化吸入
□ 床旁备气管切开包
□ 留置腹部引流管并记录引流量
□ 中换药
□ 心电监护</td></tr>
<tr><td>膳食医嘱</td><td>□ 普食
□ 糖尿病饮食
□ 低盐、低脂饮食
□ 低盐、低脂、糖尿病饮食</td><td>□ 普食
□ 糖尿病饮食
□ 低盐、低脂饮食
□ 低盐、低脂、糖尿病饮食</td><td>□ 流食</td></tr>
<tr><td>药物医嘱</td><td>□ 自带药（必要时）</td><td>□ 自带药（必要时）</td><td>□ 自带药（必要时）
□ 补液
□ 胃黏膜保护药、抑酸药
□ 抗凝血药</td></tr>
<tr><td rowspan="4">临时医嘱</td><td>检查检验</td><td>□ 血常规（含 C 反应蛋白＋IL-6）
□ 尿常规
□ 粪常规
□ 血生化检验项目
□ 凝血四项
□ 血清术前八项
□ 肿瘤标志物
□ 血型
□ X 线胸片
□ 心电图
□ 腹部超声
□ 超声心动图（必要时）
□ 血气分析（必要时）
□ 肺功能（必要时）
□ 腹部 CT</td><td></td><td></td></tr>
<tr><td>药物医嘱</td><td></td><td>□ 术前常规用药，如阿托品</td><td>□ 抗生素（必要时）
□ 止血药
□ 镇吐药</td></tr>
<tr><td>手术医嘱</td><td></td><td>□ 准备明日在全身麻醉下行脾切除或脾部分切除术
□ 术前禁食、水
□ 术前用抗生素皮试（必要时）</td><td></td></tr>
<tr><td>处置医嘱</td><td>□ 静脉抽血送检</td><td>□ 术区备皮</td><td>□ 吸氧</td></tr>
</table>

（续　表）

主要护理工作	健康宣教	□ 入院宣教(住院环境、规章制度) □ 进行护理安全指导 □ 进行等级护理、活动范围指导 □ 进行饮食指导 □ 进行关于疾病知识的宣教 □ 检查、检验项目的目的和意义	□ 术前宣教	□ 观察患者病情变化并立即报告医师 □ 术后心理疏导 □ 指导术后注意事项
	护理处置	□ 患者身份核对 □ 佩戴腕带 □ 建立入院病历,通知医师 □ 入院介绍:介绍责任护士,病区环境、设施、规章制度、基础护理服务项目 □ 询问病史,填写护理记录单首页 □ 观察病情 □ 测量基本生命体征 □ 抽血、留取标本 □ 心理护理与生活护理 □ 根据评估结果采取相应的护理措施 □ 通知检查项目及注意事项	□ 做好备皮等术前准备,交代注意事项 □ 提醒患者术前禁食、水 □ 术前心理护理	□ 与手术室护士交接 □ 术后观察病情变化 □ 测量基本生命体征 □ 心理护理与生活护理 □ 指导并监督患者治疗,遵医嘱用药 □ 根据评估结果采取相应的护理措施 □ 完成护理记录
	护理评估	□ 一般评估:生命体征、神志、皮肤、药物过敏史等 □ 专科评估:生活自理能力,足背动脉搏动、肤温、指(趾)端末梢感觉情况 □ 风险评估:评估有无跌倒、坠床、褥疮风险 □ 心理评估 □ 营养评估 □ 疼痛评估 □ 康复评估	□ 进行术前护理评估	□ 评估伤口疼痛情况 □ 观察伤口敷料有无渗出并报告医师 □ 风险评估:评估有无跌倒、坠床、引流管滑脱、液体外渗的风险
	专科护理	□ 观察腹部情况 □ 指导患者戒烟(吸烟者)	□ 协助患者洗澡、更换病员服	□ 手术后心理护理与生活护理
	饮食指导	□ 根据医嘱通知配餐员准备膳食 □ 协助患者进餐	□ 提醒患者术前禁食、水	□ 禁食、水
	活动体位		□ 根据护理等级指导患者活动	□ 根据护理等级指导患者活动
	洗浴要求	□ 协助患者洗澡、更换病员服		

（续　表）

<table>
<tr><td colspan="3">病情变异记录</td><td colspan="3">□ 无　□ 有，原因：
□ 患者　□ 疾病　□ 医疗
□ 护理　□ 保障　□ 管理</td><td colspan="3">□ 无　□ 有，原因：
□ 患者　□ 疾病　□ 医疗
□ 护理　□ 保障　□ 管理</td><td colspan="3">□ 无　□ 有，原因：
□ 患者　□ 疾病　□ 医疗
□ 护理　□ 保障　□ 管理</td></tr>
<tr><td colspan="3" rowspan="2">护士签名</td><td>白班</td><td>小夜班</td><td>大夜班</td><td>白班</td><td>小夜班</td><td>大夜班</td><td>白班</td><td>小夜班</td><td>大夜班</td></tr>
<tr><td></td><td></td><td></td><td></td><td></td><td></td><td></td><td></td><td></td></tr>
<tr><td colspan="3">医师签名</td><td colspan="3"></td><td colspan="3"></td><td colspan="3"></td></tr>
<tr><td colspan="3">时间</td><td colspan="3">住院第 7－10 天
（术后第 1－4 天）</td><td colspan="3">住院第 11－12 天
（术后第 5－6 天）</td><td colspan="3">住院第 13－16 天
（出院日）</td></tr>
<tr><td rowspan="7">主要诊疗工作</td><td colspan="2">制度落实</td><td colspan="3">□ 上级医师查房</td><td colspan="3">□ 上级医师查房</td><td colspan="3">□ 手术医师查房</td></tr>
<tr><td colspan="2">病情评估</td><td colspan="3">□ 观察伤口情况、引流量及体温等生命体征情况，并做相应处理
□ 鼓励患者早期下床活动</td><td colspan="3">□ 观察伤口情况、引流量，并做相应处理（如拔除引流管）</td><td colspan="3">□ 上级医师进行治疗效果、预后和出院评估
□ 出院宣教</td></tr>
<tr><td colspan="2">病历书写</td><td colspan="3">□ 住院医师完成上级医师查房记录</td><td colspan="3">□ 住院医师完成上级医师查房记录</td><td colspan="3">□ 出院前 1 天病程记录（有上级医师指示出院）
□ 出院后 24 小时内完成出院记录
□ 出院后 24 小时内完成病案首页</td></tr>
<tr><td colspan="2">知情同意</td><td colspan="3"></td><td colspan="3"></td><td colspan="3">□ 告知患者及其家属出院后注意事项（指导出院后功能锻炼、复诊的时间、地点，发生紧急情况时的处理等）</td></tr>
<tr><td colspan="2">手术治疗</td><td colspan="3"></td><td colspan="3"></td><td colspan="3"></td></tr>
<tr><td colspan="2">其他</td><td colspan="3"></td><td colspan="3"></td><td colspan="3">□ 通知出院
□ 开具出院介绍信
□ 开具诊断证明书
□ 出院带药
□ 预约门诊复诊时间</td></tr>
<tr><td colspan="2"></td><td colspan="3"></td><td colspan="3"></td><td colspan="3"></td></tr>
<tr><td rowspan="4">重点医嘱</td><td rowspan="4">长期医嘱</td><td>护理医嘱</td><td colspan="3">□ 按普通外科术后护理常规
□ 一级护理</td><td colspan="3">□ 按普通外科术后护理常规
□ 二级护理</td><td colspan="3">□ 按普通外科术后护理常规
□ 二级护理</td></tr>
<tr><td>处置医嘱</td><td colspan="3"></td><td colspan="3"></td><td colspan="3"></td></tr>
<tr><td>膳食医嘱</td><td colspan="3">□ 流食</td><td colspan="3">□ 半流食</td><td colspan="3">□ 半流食</td></tr>
<tr><td>药物医嘱</td><td colspan="3">□ 自带药（必要时）
□ 补液
□ 胃黏膜保护药，抑酸药</td><td colspan="3"></td><td colspan="3"></td></tr>
</table>

（续　表）

<table>
<tr><td rowspan="4">重点医嘱</td><td rowspan="4">临时医嘱</td><td>检查检验</td><td colspan="3">□ 血常规
□ 凝血功能</td><td colspan="3"></td><td colspan="3"></td></tr>
<tr><td>药物医嘱</td><td colspan="3">□ 抗生素(必要时)</td><td colspan="3"></td><td colspan="3"></td></tr>
<tr><td>手术医嘱</td><td colspan="3"></td><td colspan="3"></td><td colspan="3"></td></tr>
<tr><td>处置医嘱</td><td colspan="3">□ 静脉抽血送检
□ 吸氧</td><td colspan="3">□ 大换药</td><td colspan="3">□ 拆线、换药
□ 嘱患者术后2周复查血常规，注意血小板变化(脾切除术后)
□ 出院</td></tr>
<tr><td rowspan="8">主要护理工作</td><td colspan="2">健康宣教</td><td colspan="3">□ 术后心理疏导
□ 指导患者术后注意事项</td><td colspan="3">□ 术后心理疏导
□ 指导患者术后注意事项</td><td colspan="3">□ 出院宣教(康复训练方法、用药指导、换药时间及注意事项、复查时间等)</td></tr>
<tr><td colspan="2">护理处置</td><td colspan="3">□ 心理护理与生活护理
□ 指导并监督患者治疗，遵医嘱用药
□ 根据评估结果采取相应的护理措施
□ 完成护理记录</td><td colspan="3">□ 心理护理与生活护理
□ 指导并监督患者治疗，遵医嘱用药
□ 根据评估结果采取相应的护理措施
□ 完成护理记录</td><td colspan="3">□ 观察患者情况
□ 核对患者医疗费用
□ 协助患者办理出院手续
□ 整理床单位</td></tr>
<tr><td colspan="2">护理评估</td><td colspan="3">□ 评估伤口疼痛情况
□ 观察伤口敷料有无渗出并报告医师</td><td colspan="3">□ 评估伤口疼痛情况
□ 观察伤口敷料有无渗出并报告医师</td><td colspan="3"></td></tr>
<tr><td colspan="2">专科护理</td><td colspan="3">□ 手术后心理护理与生活护理</td><td colspan="3">□ 手术后心理护理与生活护理</td><td colspan="3">□ 手术后心理护理与生活护理</td></tr>
<tr><td colspan="2">饮食指导</td><td colspan="3">□ 协助患者进餐</td><td colspan="3">□ 协助患者进餐</td><td colspan="3"></td></tr>
<tr><td colspan="2">活动体位</td><td colspan="3">□ 根据护理等级指导患者活动</td><td colspan="3">□ 根据护理等级指导患者活动</td><td colspan="3"></td></tr>
<tr><td colspan="2">洗浴要求</td><td colspan="3">□ 告知患者切口处伤口保护方法</td><td colspan="3">□ 告知患者切口处伤口保护方法</td><td colspan="3"></td></tr>
<tr><td colspan="3">病情变异记录</td><td colspan="3">□ 无 □ 有，原因：
□ 患者 □ 疾病 □ 医疗
□ 护理 □ 保障 □ 管理</td><td colspan="3">□ 无 □ 有，原因：
□ 患者 □ 疾病 □ 医疗
□ 护理 □ 保障 □ 管理</td><td colspan="3">□ 无 □ 有，原因：
□ 患者 □ 疾病 □ 医疗
□ 护理 □ 保障 □ 管理</td></tr>
<tr><td colspan="3" rowspan="2">护士签名</td><td>白班</td><td>小夜班</td><td>大夜班</td><td>白班</td><td>小夜班</td><td>大夜班</td><td>白班</td><td>小夜班</td><td>大夜班</td></tr>
<tr><td></td><td></td><td></td><td></td><td></td><td></td><td></td><td></td><td></td></tr>
<tr><td colspan="3">医师签名</td><td colspan="3"></td><td colspan="3"></td><td colspan="3"></td></tr>
</table>

胰岛素瘤行胰腺肿瘤切除术临床路径

一、胰岛素瘤行胰腺肿瘤切除术临床路径标准住院流程

(一)适用对象

第一诊断为胰岛素瘤(ICD-10:D13.601,M81510/0)行胰腺肿瘤切除术(ICD-9-CM-3:52.2202)的患者。

(二)诊断依据

根据《临床诊疗指南——外科学分册》(中华医学会编著,人民卫生出版社)。

1. 临床表现　主要表现为Whipple三联征。

(1)自发性周期性发作性低血糖症状,多在空腹或在运动后发作。

(2)发作时血糖<2.8mmol/L。

(3)口服或静脉注射葡萄糖后症状缓解。

另外,由于低血糖致脑细胞能量缺乏引起神志不清、昏迷或昏睡;因低血糖诱发儿茶酚胺释放引起出冷汗、心慌、面色苍白、震颤。经常性低血糖,使脑细胞发生退行性变,出现记忆力减退、嗜睡、痴呆、幻想、狂躁等。

2. 诊断　典型者依据临床表现即可诊断。对于不典型者可行下列检查。

(1)反复血糖检测,均<2.8mmol/L。

(2)葡萄糖耐量试验可呈低平曲线。

(3)饥饿试验,48小时内可诱发症状。

(4)血胰岛素测定:正常值为35.8~143.5pmol/L,升高70%以上提示此病;B超检查,尤其对术中定位有帮助;CT及MRI:可显示直径>1cm的肿瘤。

3. 鉴别诊断　与其他胰腺内分泌肿瘤相鉴别,如胃泌素瘤、胰高血糖素瘤等;肝、胆和胃肠道疾病及内分泌疾病之间的相关鉴别。

(三)治疗方案的选择及依据

根据《临床诊疗指南——外科学分册》(中华医学会编著,人民卫生出版社),行手术治疗。一经确诊,尽早手术切除,以免长期低血糖发作造成中枢神经系统不可逆性损害。

(四)标准住院日为18~20天

(五)进入路径标准

1. 胰岛素瘤(ICD-10:D13.601,M81510/0)行胰腺肿瘤切除术(ICD-9-CM-3:52.2202)。

2. 年龄:18—80岁。

3. 当患者同时具有其他疾病诊断,但在住院期间不需要特殊处理也不影响第一诊断的临床路径流程实施时,可以进入路径。

(六)术前准备(术前评估)4~5天

1. 术前评估　术前4~5天完成术前病情评估,完成必要的检查,做出术前小结、术前讨论。

(1)检查检验评估:①血常规、尿常规、粪常规;②肝功能、肾功能、电解质、血糖、血型、凝血功能、感染性疾病筛查(乙型病毒性肝炎、丙型病毒性肝炎、梅毒、艾滋病等)及相关的激素水平

测定；③心电图及正位 X 线胸片，腹部肝、胆、胰、脾 B 超，腹部 CT、MRI，胃肠造影，血管造影和介入；④根据患者病情可选择的检查项目包括肺功能、超声心动图。

(2)营养评估：根据《解放军总医院新入院患者营养风险筛查表(NRS-2002)》为新入院患者进行营养评估，评分＞3 分者告知医师，必要时申请营养科医师会诊。

(3)心理评估：由心理科医师根据病情需要实施评估。

(4)疼痛评估：根据《视觉模拟评分(VAS)》实施疼痛评估，评分＞7 分者给予处置，必要时请疼痛科医师会诊。

(5)康复评估：根据《入院患者康复筛查和评估表》在患者入院后 24 小时内进行康复筛查和评估。任何一项结果为"是"，告知医师，申请康复科医师会诊。

(6)深静脉血栓栓塞症风险评估：根据专科《深静脉血栓栓塞症评估量表》，在患者入院后 24 小时内进行风险筛查和评估。风险结果为"高危"者，则申请血管外科或介入导管室医师会诊。

2. 术前准备

(1)术前准备：术前 24 小时内完成术前病情评估，完成必要的检查，做出术前小结、术前讨论。

(2)术前谈话：术者应在术前 1 天与患者及其亲属谈话，告知手术方案、相关风险、用血计划、术后转归、手术费用和患者及亲属权益，并履行书面知情同意手续。告知高值耗材的使用及费用。

(3)通知手术室：准备手术间、手术药品、手术物品及特殊耗材。

(4)护士做心理护理，交代注意事项：防褥疮、防跌倒、指导患者戒烟(若患者吸烟)等，并进行术前宣教。

(5)手术部位标识：术者、第一助手或经治医师在术前 1 天应对手术部位做体表标识，急诊手术由接诊医师或会诊外科医师标记，标记过程应有责任护士、患者及其亲属共同参与，并记入手术安排表。

(6)术前 1 天麻醉医师访视：制订麻醉计划、完成评估、确定麻醉方式，并记入《麻醉术前访视记录》，告知患者及其家属麻醉适应证、麻醉目的、麻醉风险、可能出现的情况及其处理原则、替代方案等，签署《麻醉知情同意书》并归入病历。

(七)药品选择及使用时机

1. 抗菌药物　按照《抗菌药物临床应用指导原则》(卫医发[2004]285 号)和《关于抗菌药物临床应用管理有关问题的通知》(卫办医政发[2009]38 号)执行。

2. 预防性抗菌药物应用　预防性用药时间为手术前 0.5 小时，必要时术前 1 天可给予预防性用药。

(八)手术日为住院第 7 天

1. 手术安全核对：患者入手术间后由手术医师、麻醉医师、巡回护士和患者本人共同核对患者身份、手术部位与标识、手术方式。手术医师、麻醉医师、巡回护士三方按《手术安全核对表》逐项核对，共同签名。

2. 手术方式：胰腺肿瘤切除术。

3. 麻醉方式：全身麻醉。

4. 术中用药：麻醉常规用药、镇痛药等。

5. 手术器械：根据病变情况选择手术器械。

6. 指导患者术后活动及生活注意事项。

7. 经治医师或手术医师应即刻完成术后首次病程记录，观察患者术后病情变化。

（九）术后住院恢复 11～13 天

1. 必须复查的检查项目　血常规、血生化检验项目。

2. 必要时复查的项目　根据患者的症状和体征而定。

3. 术后用药

（1）抗菌药物：按照《抗菌药物临床应用指导原则》（卫医发[2004]285 号）执行。

（2）其他对症药物：止血药、镇痛药等。

4. 术后换药　术后第 1 天及出院当天给予清洁换药，其他时间根据拔除引流管时间以清洁换药。

5. 术后护理　观察患者伤口敷料有无渗出、疼痛情况，并在有异常时立即通知医师处理。

（十）出院标准

1. 患者无发热，饮食及大、小便正常。

2. 体格检查：生命体征平稳。切口对合好，无红肿、渗液、裂开及大面积皮下淤血情况。

（十一）变异及原因分析

1. 患者原因导致的变异　如不同意治疗方案、个人原因要求出（转）院、院外服用手术禁忌药、月经期、对诊疗计划不满要求出路径、相关检查或检验院外（门诊）已做等。

2. 围术期并发症　出血、感染、切口感染等造成住院时间延长和费用增加。

3. 内科合并症　部分患者通常存在很多内科合并症，如脑血管疾病或心血管疾病、糖尿病、血栓等，手术可能导致这些疾病加重而需要治疗，从而延长治疗时间和增加住院费用。

4. 节假日　术前患者如住院后赶上节假日，使手术推迟，延长住院时间，增加费用。

5. 辅诊科室原因导致的变异　如检查、检验、手术、病理检查等（不及时、结果错报、操作部位或方式错误、标本不合格）、报告（不及时、结果错报、标本不合格）等原因延长住院时间、增加费用等。

6. 管理原因导致的变异　如系统暂不支持、系统瘫痪、需要修订流程、需要修订制度等。

二、胰岛素瘤行胰腺肿瘤切除术临床路径表单

适用对象		第一诊断为胰岛素瘤(ICD-10:D13.601,M81510/0)行胰腺肿瘤切除术(ICD-9-CM-3:52.2202)的患者		
患者基本信息		姓名:____ 性别:____ 年龄:____ 门诊号:____ 住院号:______ 过敏史:______ 住院日期:____年____月____日 出院日期:____年____月____日		标准住院日:18～20天
时间		住院第1天	住院第2－6天(术前日)	住院第7天(手术日)
主要诊疗工作	制度落实	□ 入院2小时内经治医师或值班医师完成接诊 □ 入院24小时内主管医师完成检诊	□ 上级医师查房 □ 组织术前讨论、术前评估和决定手术方案 □ 完善术前准备	□ 手术 □ 向患者及其家属交代手术过程及术后注意事项 □ 上级医师查房 □ 麻醉医师查房
	病情评估	□ 经治医师询问病史与体格检查 □ 完成深静脉血栓栓塞症风险评分	□ 上级医师进行术前评估	□ 观察有无术后并发症并做相应处理
	病历书写	□ 入院8小时内完成首次病程记录 □ 入院24小时内完成入院记录 □ 完成主管医师查房记录	□ 住院医师完成上级医师查房记录、术前小结、术前讨论等	□ 术者完成手术记录 □ 住院医师完成术后病程记录
	知情同意	□ 患者或其家属在入院记录单上签字	□ 向患者及其家属交代围术期注意事项并签署《手术知情同意书》《自费用品协议书》《输血同意书》《委托书》(患者本人不能签名时) □ 麻醉医师查房,向患者及其家属交代麻醉注意事项并签署《麻醉知情同意书》	□ 告知患者及其家属手术情况及术后注意事项
	手术治疗		□ 预约手术	□ 实施手术(手术安全核查记录、手术清点记录)
	其他	□ 及时通知上级医师检诊 □ 经治医师检查、整理病历资料		

（续　表）

<table>
<tr><td rowspan="9">重点医嘱</td><td rowspan="4">长期医嘱</td><td>护理医嘱</td><td>□ 按普通外科护理常规
□ 二级护理</td><td>□ 按普通外科护理常规
□ 二级护理</td><td>□ 按普通外科术后护理常规
□ 一级护理</td></tr>
<tr><td>处置医嘱</td><td></td><td></td><td>□ 大换药
□ 心电监护</td></tr>
<tr><td>膳食医嘱</td><td>□ 普食
□ 糖尿病饮食
□ 低盐、低脂饮食
□ 低盐、低脂、糖尿病饮食</td><td>□ 普食
□ 糖尿病饮食
□ 低盐、低脂饮食
□ 低盐、低脂、糖尿病饮食</td><td>□ 禁食、水</td></tr>
<tr><td>药物医嘱</td><td>□ 自带药(必要时)</td><td>□ 自带药(必要时)</td><td>□ 自带药(必要时)
□ 补液</td></tr>
<tr><td rowspan="4">临时医嘱</td><td>检查检验</td><td></td><td></td><td></td></tr>
<tr><td>药物医嘱</td><td></td><td>□ 预防性抗菌药物应用</td><td>□ 抗生素(必要时)</td></tr>
<tr><td>手术医嘱</td><td></td><td>□ 术前医嘱
□ 准备明日在全身麻醉下行胰腺肿瘤切除术
□ 术前禁食、水
□ 术前用抗生素皮试(必要时)</td><td></td></tr>
<tr><td>处置医嘱</td><td>□ 静脉抽血送检</td><td>□ 术区备皮</td><td>□ 伤口换药</td></tr>
<tr><td rowspan="2">主要护理工作</td><td colspan="2">健康宣教</td><td>□ 入院宣教(住院环境、规章制度)
□ 进行护理安全指导
□ 进行等级护理、活动范围指导
□ 进行饮食指导
□ 进行关于疾病知识的宣教
□ 检查、检验项目的目的和意义</td><td>□ 术前宣教</td><td>□ 观察患者病情变化并及时报告医师
□ 术后心理疏导
□ 指导术后注意事项</td></tr>
<tr><td colspan="2">护理处置</td><td>□ 患者身份核对
□ 佩戴腕带
□ 建立入院病历，通知医师
□ 入院介绍：介绍责任护士，病区环境、设施、规章制度、基础护理服务项目
□ 询问病史，填写护理记录单首页
□ 观察病情变化
□ 测量基本生命体征
□ 抽血、留取标本
□ 心理护理与生活护理
□ 根据评估结果采取相应的护理措施
□ 通知检查项目及注意事项</td><td>□ 做好备皮等术前准备，交代注意事项
□ 提醒患者术前禁食、水
□ 术前心理护理</td><td>□ 与手术室护士交接
□ 术后观察病情变化
□ 测量基本生命体征
□ 心理护理与生活护理
□ 指导并监督患者治疗，遵医嘱用药
□ 根据评估结果采取相应的护理措施
□ 完成护理记录</td></tr>
</table>

（续 表）

主要护理工作	护理评估	□ 一般评估：生命体征、神志、皮肤、药物过敏史等 □ 专科评估：生活自理能力 □ 风险评估：评估有无跌倒、坠床、褥疮风险 □ 心理评估 □ 营养评估 □ 疼痛评估 □ 康复评估	□ 进行术前护理评估	□ 评估伤口疼痛情况 □ 观察伤口敷料有无渗出并报告医师 □ 风险评估：评估有无跌倒、坠床、引流管滑脱、液体外渗的风险
	专科护理	□ 观察患者颈部情况 □ 指导患者戒烟（吸烟者）	□ 备皮后协助患者洗澡、更换病员服	□ 手术后心理护理与生活护理
	饮食指导	□ 根据医嘱通知配餐员准备膳食 □ 协助患者进餐	□ 提醒患者术前禁食、水	□ 提醒患者术前禁食、水
	活动体位		□ 根据护理等级指导患者活动	□ 根据护理等级指导患者活动
	洗浴要求	□ 协助患者洗澡、更换病员服		
病情变异记录		□ 无 □ 有，原因： □ 患者 □ 疾病 □ 医疗 □ 护理 □ 保障 □ 管理	□ 无 □ 有，原因： □ 患者 □ 疾病 □ 医疗 □ 护理 □ 保障 □ 管理	□ 无 □ 有，原因： □ 患者 □ 疾病 □ 医疗 □ 护理 □ 保障 □ 管理
护士签名		白班 小夜班 大夜班	白班 小夜班 大夜班	白班 小夜班 大夜班
医师签名				
时间		住院第 8 天 （术后第 1 天）	住院第 9—17 天 （术后第 2—10 天）	住院第 18—20 天 （出院日）
主要诊疗工作	制度落实	□ 上级医师查房	□ 上级医师查房	□ 手术医师查房
	病情评估	□ 观察伤口情况、引流量及体温等生命体征情况，并做出相应处理 □ 鼓励患者早期下床活动	□ 观察伤口情况、引流量，并做相应处理（如拔除引流管）	□ 上级医师进行治疗效果、预后和出院评估 □ 出院宣教
	病历书写	□ 住院医师完成上级医师查房记录	□ 住院医师完成上级医师查房记录	□ 出院前 1 天病程记录（有上级医师指示出院） □ 出院后 24 小时内完成出院记录 □ 出院后 24 小时内完成病案首页
	知情同意			□ 告知患者及其家属出院后注意事项（指导出院后功能锻炼，复诊的时间、地点，发生紧急情况时的处理等）

（续 表）

主要诊疗工作	手术治疗				
	其他				□ 通知出院 □ 开具出院介绍信 □ 开具诊断证明书 □ 出院带药 □ 预约门诊复诊时间
重点医嘱	长期医嘱	护理医嘱	□ 按普通外科术后护理常规 □ 一级护理	□ 按普通外科术后护理常规 □ 二级护理	□ 按普通外科术后护理常规 □ 二级护理
		处置医嘱			
		膳食医嘱	□ 流食	□ 半流食	□ 半流食
		药物医嘱	□ 自带药（必要时） □ 补液		
	临时医嘱	检查检验	□ 血常规、血生化检验项目		
		药物医嘱	□ 抗生素（必要时）		
		手术医嘱			
		处置医嘱	□ 静脉抽血送检 □ 吸氧		□ 大换药 □ 出院
主要护理工作	健康宣教		□ 术后心理疏导 □ 指导患者术后注意事项	□ 术后心理疏导 □ 指导患者术后注意事项	□ 出院宣教（康复训练方法、用药指导、换药时间及注意事项、复查时间等）
	护理处置		□ 心理护理与生活护理 □ 指导并监督患者治疗，遵医嘱用药 □ 根据评估结果采取相应的护理措施 □ 完成护理记录	□ 心理护理与生活护理 □ 指导并监督患者治疗，遵医嘱用药 □ 根据评估结果采取相应的护理措施 □ 完成护理记录	□ 观察患者情况 □ 核对患者医疗费用 □ 协助患者办理出院手续 □ 整理床单位
	护理评估		□ 评估伤口疼痛情况 □ 观察伤口敷料有无渗出并报告医师	□ 评估伤口疼痛情况 □ 观察伤口敷料有无渗出并报告医师	
	专科护理		□ 手术后心理护理与生活护理	□ 手术后心理护理与生活护理	□ 手术后心理护理与生活护理
	饮食指导		□ 协助患者进餐	□ 协助患者进餐	
	活动体位		□ 根据护理等级指导患者活动	□ 根据护理等级指导患者活动	
	洗浴要求		□ 告知患者切口处伤口保护方法	□ 告知患者切口处伤口保护方法	

（续　表）

病情变异记录	□ 无　□ 有，原因： □ 患者　□ 疾病　□ 医疗 □ 护理　□ 保障　□ 管理			□ 无　□ 有，原因： □ 患者 □ 疾病 □ 医疗 □ 护理 □ 保障 □ 管理			□ 无　□ 有，原因： □ 患者 □ 疾病 □ 医疗 □ 护理 □ 保障 □ 管理		
护士签名	白班	小夜班	大夜班	白班	小夜班	大夜班	白班	小夜班	大夜班
医师签名									

胰高血糖素瘤行胰腺肿瘤切除术临床路径

一、胰高血糖素瘤行胰腺肿瘤切除术临床路径标准住院流程

（一）适用对象

第一诊断为胰高血糖素瘤（ICD-10：D13.601，M81520/0）行胰腺肿瘤切除术（ICD-9-CM-3：52.2202）的患者。

（二）诊断依据

根据《临床诊疗指南——外科学分册》（中华医学会编著，人民卫生出版社）。

1．临床表现　以坏死性迁移性红斑为皮肤病变的主要特征。红斑形态不定，先起红斑，后生水疱，多个水疱可融合，疱破结痂，愈合后有色素沉着。全身均可出现，多见于腹股沟、会阴、舌部等处。其他尚有口角、唇、舌等发炎，指甲松离等。此外，尚可有糖尿、贫血。患者可有精神压抑状态，偶有静脉血栓形成等。

2．辅助检查　实验室检查测定血清中特定的激素水平及胰腺CT、MRI、超声检查和血管造影等。

3．鉴别诊断　与胰腺各种内分泌肿瘤、肝胆和胃肠道疾病、内分泌疾病及皮肤病相鉴别。

（三）治疗方案的选择及依据

根据《临床诊疗指南——外科学分册》（中华医学会编著，人民卫生出版社），行手术治疗。一经确诊，尽早手术切除。

（四）标准住院日为18～20天

（五）进入路径标准

1．胰高血糖素瘤（ICD-10：D13.601，M81520/0）行胰腺肿瘤切除术（ICD-9-CM-3：52.2202）。

2．年龄：18－80岁。

3．当患者同时具有其他疾病诊断，但在住院期间不需要特殊处理也不影响第一诊断的临床路径流程实施时，可以进入路径。

（六）术前准备（术前评估）4～5天

1．术前评估　术前4～5天完成术前病情评估，完成必要的检查，做出术前小结、术前讨论。

（1）检查检验评估：①血常规、尿常规、粪常规；②肝功能、肾功能、电解质、血糖、血型、凝血功能、感染性疾病筛查（乙型病毒性肝炎、丙型病毒性肝炎、梅毒、艾滋病等）及相关的激素水平

测定；③心电图及正位X线胸片，腹部肝、胆、胰、脾B超检查，腹部CT、MRI检查，胃肠造影，血管造影和介入检查；④根据患者病情可选择检查项目包括肺功能、超声心动图。

(2)营养评估：根据《解放军总医院新入院患者营养风险筛查表(NRS-2002)》为新入院患者进行营养评估，评分＞3分者告知医师，必要时申请营养科医师会诊。

(3)心理评估：由心理科医师根据病情需要实施评估。

(4)疼痛评估：根据《视觉模拟评分(VAS)》实施疼痛评估，评分＞7分者给予处置，必要时请疼痛科医师会诊。

(5)康复评估：根据《入院患者康复筛查和评估表》在患者入院后24小时内进行康复筛查和评估。任何一项结果为“是”，告知医师，申请康复科医师会诊。

(6)深静脉血栓栓塞症风险评估：根据专科《深静脉血栓栓塞症评估量表》，在患者入院后24小时内进行风险筛查和评估。风险结果为“高危”者，则申请血管外科或介入导管室医师会诊。

2. 术前准备

(1)术前准备：术前24小时内完成术前病情评估，完成必要的检查，做出术前小结、术前讨论。

(2)术前谈话：术者应在术前1天与患者及其亲属谈话，告知手术方案、相关风险、用血计划、术后转归、手术费用和患者及亲属权益，并履行书面知情同意手续。告知高值耗材的使用及费用。

(3)通知手术室：准备手术间、手术药品、手术物品及特殊耗材。

(4)护士做心理护理，交代注意事项：防褥疮、防跌倒、指导患者戒烟(若患者吸烟)等，并进行术前宣教。

(5)手术部位标识：术者、第一助手或经治医师在术前1天应对手术部位做体表标识，急诊手术由接诊医师或会诊外科医师标记，标记过程应有责任护士、患者及其亲属共同参与，并记入手术安排表。

(6)术前1天麻醉医师访视：制订麻醉计划、完成评估、确定麻醉方式，并记入《麻醉术前访视记录》，告知患者及其家属麻醉适应证、麻醉目的、麻醉风险、可能出现的情况及其处理原则、替代方案等，签署《麻醉知情同意书》并归入病历。

(七)药品选择及使用时机

1. 抗菌药物　应按照《抗菌药物临床应用指导原则》(卫医发[2004]285号)和《关于抗菌药物临床应用管理有关问题的通知》(卫办医政发[2009]38号)执行。

2. 预防性抗菌药物应用　预防性用药时间为手术前0.5小时，必要时术前1天可给予预防性用药。

(八)手术日为住院第7天

1. 手术安全核对：患者入手术间后由手术医师、麻醉医师、巡回护士和患者本人共同核对患者身份、手术部位与标识、手术方式。手术医师、麻醉医师、巡回护士三方按《手术安全核对表》逐项核对，共同签名。

2. 手术方式：胰腺肿瘤切除术。

3. 麻醉方式：全身麻醉。

4. 术中用药：麻醉常规用药、镇痛药等。

5. 手术器械：根据病变情况选择手术器械。

6. 指导患者术后活动及生活注意事项。

7. 经治医师或手术医师应即刻完成术后首次病程记录，观察患者术后病情变化。

(九)术后住院恢复 11～13 天

1. 必须复查的检查项目 血常规、血生化检验项目。

2. 必要时复查的项目 根据患者的症状和体征而定。

3. 术后用药

(1)抗菌药物：按照《抗菌药物临床应用指导原则》(卫医发[2004]285 号)执行。

(2)其他对症药物：止血药、镇痛药等。

4. 术后换药 术后第 1 天及出院当天给予清洁换药；其他时间根据拔除引流管时间以清洁换药。

5. 术后护理 观察患者伤口敷料有无渗出、疼痛情况，并在有异常时立即通知医师处理。

(十)出院标准

1. 患者无发热，饮食及大、小便正常。

2. 体格检查：生命体征平稳。切口对合好，无红肿、渗液、裂开及大面积皮下淤血情况。

(十一)变异及原因分析

1. 患者原因导致的变异 如不同意治疗方案、个人原因要求出(转)院、院外服用手术禁忌药、月经期、对诊疗计划不满要求出路径、相关检查或检验院外(门诊)已做等。

2. 围术期并发症 出血、感染等造成住院时间延长和费用增加。

3. 内科合并症 部分患者通常存在很多内科合并症，如脑血管疾病或心血管疾病、糖尿病、血栓等，手术可能导致这些疾病加重而需要治疗，从而延长治疗时间和增加住院费用。

4. 节假日 术前患者如住院后赶上节假日，使手术推迟，延长住院时间，增加费用。

5. 辅诊科室原因导致的变异 如检查、检验、手术、病理检查等(不及时、结果错报、操作部位或方式错误、标本不合格)、报告(不及时、结果错报、标本不合格)等原因延长住院时间、增加费用等。

6. 管理原因导致的变异 如系统暂不支持、系统瘫痪、需要修订流程、需要修订制度等。

二、胰高血糖素瘤行胰腺肿瘤切除术临床路径表单

<table>
<tr><td colspan="2">适用对象</td><td colspan="3">第一诊断为胰高血糖素瘤(ICD-10：D13.601，M81520/0)行胰腺肿瘤切除术(ICD-9-CM-3：52.2202)的患者</td></tr>
<tr><td colspan="2">患者基本信息</td><td colspan="2">姓名：____ 性别：____ 年龄：____ 门诊号：____
住院号：______ 过敏史：______
住院日期：____年____月____日
出院日期：____年____月____日</td><td>标准住院日：18～20 天</td></tr>
<tr><td colspan="2">时间</td><td>住院第 1 天</td><td>住院第 2－6 天(术前日)</td><td>住院第 7 天(手术日)</td></tr>
<tr><td>主要诊疗工作</td><td>制度落实</td><td>□ 入院 2 小时内经治医师或值班医师完成接诊
□ 入院 24 小时内主管医师完成检诊</td><td>□ 上级医师查房
□ 组织术前讨论、术前评估和决定手术方案
□ 完善术前准备</td><td>□ 手术
□ 向患者及其家属交代手术过程及术后注意事项
□ 上级医师查房
□ 麻醉医师查房</td></tr>
</table>

（续 表）

主要诊疗工作	病情评估		□ 经治医师询问病史与体格检查 □ 完成深静脉血栓栓塞症风险评分	□ 上级医师进行术前评估	□ 观察有无术后并发症并做相应处理
	病历书写		□ 入院8小时内完成首次病程记录 □ 入院24小时内完成入院记录 □ 完成主管医师查房记录	□ 住院医师完成上级医师查房记录、术前小结、术前讨论等	□ 术者完成手术记录 □ 住院医师完成术后病程记录
	知情同意		□ 患者或其家属在入院记录单上签字	□ 向患者及其家属交代围术期注意事项并签署《手术知情同意书》《自费用品协议书》《输血同意书》《委托书》（患者本人不能签名时） □ 麻醉医师查房，向患者及其家属交代麻醉注意事项并签署《麻醉知情同意书》	□ 告知患者及其家属手术情况及术后注意事项
	手术治疗			□ 预约手术	□ 实施手术（手术安全核查记录、手术清点记录）
	其他		□ 及时通知上级医师检诊 □ 经治医师检查、整理病历资料		
重点医嘱	长期医嘱	护理医嘱	□ 按普通外科护理常规 □ 二级护理	□ 按普通外科护理常规 □ 二级护理	□ 按普通外科术后护理常规 □ 一级护理
		处置医嘱			□ 大换药 □ 心电监护
		膳食医嘱	□ 普食 □ 糖尿病饮食 □ 低盐、低脂饮食 □ 低盐、低脂、糖尿病饮食	□ 普食 □ 糖尿病饮食 □ 低盐、低脂饮食 □ 低盐、低脂、糖尿病饮食	□ 禁食、水
		药物医嘱	□ 自带药（必要时）	□ 自带药（必要时）	□ 自带药（必要时） □ 补液
	临时医嘱	检查检验			
		药物医嘱		□ 预防性抗菌药物应用	□ 抗生素（必要时）
		手术医嘱		□ 准备明日在全身麻醉下行胰腺肿瘤切除术 □ 术前禁食、水 □ 术前用抗生素皮试（必要时）	
		处置医嘱	□ 静脉抽血送检	□ 术区备皮	□ 伤口换药

（续　表）

主要护理工作	健康宣教	□ 入院宣教（住院环境、规章制度） □ 进行护理安全指导 □ 进行等级护理、活动范围指导 □ 进行饮食指导 □ 进行关于疾病知识的宣教 □ 检查、检验项目的目的和意义	□ 术前宣教	□ 观察患者病情变化并及时报告医师 □ 术后心理疏导 □ 指导患者术后注意事项
	护理处置	□ 患者身份核对 □ 佩戴腕带 □ 建立入院病历，通知医师 □ 入院介绍：介绍责任护士，病区环境、设施、规章制度、基础护理服务项目 □ 询问病史，填写护理记录单首页 □ 观察病情变化 □ 测量基本生命体征 □ 抽血、留取标本 □ 心理护理与生活护理 □ 根据评估结果采取相应的护理措施 □ 通知检查项目及注意事项	□ 做好备皮等术前准备，交代注意事项 □ 提醒患者术前禁食、水 □ 术前心理护理	□ 与手术室护士交接 □ 术后观察病情变化 □ 测量基本生命体征 □ 心理护理与生活护理 □ 指导并监督患者治疗，遵医嘱用药 □ 根据评估结果采取相应的护理措施 □ 完成护理记录
	护理评估	□ 一般评估：生命体征、神志、皮肤、药物过敏史等 □ 专科评估：生活自理能力 □ 风险评估：评估有无跌倒、坠床、褥疮风险 □ 心理评估 □ 营养评估 □ 疼痛评估 □ 康复评估	□ 进行术前护理评估	□ 评估伤口疼痛情况 □ 观察伤口敷料有无渗出并报告医师 □ 风险评估：评估有无跌倒、坠床、引流管滑脱、液体外渗的风险
	专科护理	□ 观察颈部情况 □ 指导患者戒烟（吸烟者）	□ 备皮后协助患者洗澡、更换病员服	□ 手术后心理护理与生活护理
	饮食指导	□ 根据医嘱通知配餐员准备膳食 □ 协助患者进餐	□ 提醒患者术前禁食、水	□ 禁食、水
	活动体位		□ 根据护理等级指导患者活动	□ 根据护理等级指导患者活动
	洗浴要求	□ 协助患者洗澡、更换病员服		

（续　表）

病情变异记录			□ 无　□ 有，原因： □ 患者　□ 疾病　□ 医疗 □ 护理　□ 保障　□ 管理			□ 无　□ 有，原因： □ 患者　□ 疾病　□ 医疗 □ 护理　□ 保障　□ 管理			□ 无　□ 有，原因： □ 患者　□ 疾病　□ 医疗 □ 护理　□ 保障　□ 管理
护士签名			白班	小夜班	大夜班	白班	小夜班	大夜班	白班	小夜班	大夜班
医师签名											
时间			住院第 8 天 （术后第 1 天）			住院第 9－17 天 （术后第 2－10 天）			住院第 18－20 天 （出院日）		
主要诊疗工作	制度落实		□ 上级医师查房			□ 上级医师查房			□ 手术医师查房		
主要诊疗工作	病情评估		□ 观察伤口情况、引流量和体温等生命体征情况，并做相应处理 □ 鼓励患者早期下床活动			□ 观察伤口情况、引流量，并做相应处理（如拔除引流管）			□ 上级医师进行治疗效果、预后和出院评估 □ 出院宣教		
主要诊疗工作	病历书写		□ 住院医师完成上级医师查房记录			□ 住院医师完成上级医师查房记录			□ 出院前 1 天病程记录（有上级医师指示出院） □ 出院后 24 小时内完成出院记录 □ 出院后 24 小时内完成病案首页		
主要诊疗工作	知情同意								□ 告知患者及其家属出院后注意事项（指导出院后功能锻炼，复诊的时间、地点，发生紧急情况时的处理等）		
主要诊疗工作	手术治疗										
主要诊疗工作	其他								□ 通知出院 □ 开具出院介绍信 □ 开具诊断证明书 □ 出院带药 □ 预约门诊复诊时间		
重点医嘱	长期医嘱	护理医嘱	□ 按普通外科术后护理常规 □ 一级护理			□ 按普通外科术后护理常规 □ 二级护理			□ 按普通外科术后护理常规 □ 二级护理		
重点医嘱	长期医嘱	处置医嘱									
重点医嘱	长期医嘱	膳食医嘱	□ 流食			□ 半流食			□ 半流食		
重点医嘱	长期医嘱	药物医嘱	□ 自带药（必要时） □ 补液								
重点医嘱	临时医嘱	检查检验	□ 血常规、血生化检验项目								
重点医嘱	临时医嘱	药物医嘱	□ 抗生素（必要时）								
重点医嘱	临时医嘱	手术医嘱									
重点医嘱	临时医嘱	处置医嘱	□ 静脉抽血送检 □ 吸氧						□ 大换药 □ 出院		

（续　表）

<table>
<tr><td rowspan="7">主要护理工作</td><td>健康宣教</td><td colspan="3">□ 术后心理疏导
□ 指导患者术后注意事项</td><td colspan="3">□ 术后心理疏导
□ 指导患者术后注意事项</td><td colspan="3">□ 出院宣教(康复训练方法、用药指导、换药时间及注意事项、复查时间等)</td></tr>
<tr><td>护理处置</td><td colspan="3">□ 心理护理与生活护理
□ 指导并监督患者治疗，遵医嘱用药
□ 根据评估结果采取相应的护理措施
□ 完成护理记录</td><td colspan="3">□ 心理护理与生活护理
□ 指导并监督患者治疗，遵医嘱用药
□ 根据评估结果采取相应的护理措施
□ 完成护理记录</td><td colspan="3">□ 观察患者情况
□ 核对患者医疗费用
□ 协助患者办理出院手续
□ 整理床单位</td></tr>
<tr><td>护理评估</td><td colspan="3">□ 评估伤口疼痛情况
□ 观察伤口敷料有无渗出并报告医师</td><td colspan="3">□ 评估伤口疼痛情况
□ 观察伤口敷料有无渗出并报告医师</td><td colspan="3"></td></tr>
<tr><td>专科护理</td><td colspan="3">□ 手术后心理护理与生活护理</td><td colspan="3">□ 手术后心理护理与生活护理</td><td colspan="3">□ 手术后心理护理与生活护理</td></tr>
<tr><td>饮食指导</td><td colspan="3">□ 协助患者进餐</td><td colspan="3">□ 协助患者进餐</td><td colspan="3"></td></tr>
<tr><td>活动体位</td><td colspan="3">□ 根据护理等级指导患者活动</td><td colspan="3">□ 根据护理等级指导患者活动</td><td colspan="3"></td></tr>
<tr><td>洗浴要求</td><td colspan="3">□ 告知患者切口处伤口保护方法</td><td colspan="3">□ 告知患者切口处伤口保护方法</td><td colspan="3"></td></tr>
<tr><td colspan="2">病情变异记录</td><td colspan="3">□ 无　□ 有，原因：
□ 患者　□ 疾病　□ 医疗
□ 护理　□ 保障　□ 管理</td><td colspan="3">□ 无　□ 有，原因：
□ 患者　□ 疾病　□ 医疗
□ 护理　□ 保障　□ 管理</td><td colspan="3">□ 无　□ 有，原因：
□ 患者　□ 疾病　□ 医疗
□ 护理　□ 保障　□ 管理</td></tr>
<tr><td colspan="2" rowspan="2">护士签名</td><td>白班</td><td>小夜班</td><td>大夜班</td><td>白班</td><td>小夜班</td><td>大夜班</td><td>白班</td><td>小夜班</td><td>大夜班</td></tr>
<tr><td></td><td></td><td></td><td></td><td></td><td></td><td></td><td></td><td></td></tr>
<tr><td colspan="2">医师签名</td><td colspan="3"></td><td colspan="3"></td><td colspan="3"></td></tr>
</table>

第六章　腹外疝疾病

腹股沟直疝行腹股沟直疝修补术或腹腔镜辅助下腹股沟直疝修补术临床路径

一、腹股沟直疝行腹股沟直疝修补术或腹腔镜辅助下腹股沟直疝修补术临床路径标准住院流程

(一)适用对象

第一诊断为腹股沟直疝(ICD-10:K40.901)行腹股沟直疝修补术或腹腔镜辅助下腹股沟直疝修补术(ICD-9-CM-3:53.0102/53.0103/53.0302/53.0303/53.0304/53.1101/53.1401)的患者。

(二)诊断依据

根据《临床诊疗指南——外科学分册》(中华医学会编著,人民卫生出版社)和《外科学》(第8版,人民卫生出版社)。

1. 病史　体检或无意中发现腹股沟区时隐时现性包块。

2. 体征　腹股沟区包块,进或不进入阴囊。

3. 辅助检查　腹股沟区B超、下腹部CT。

(三)治疗方案的选择及依据

根据《临床诊疗指南——外科学分册》(中华医学会编著,人民卫生出版社)和《外科学》(第8版,人民卫生出版社)。

腹股沟直疝修补术适应证:①腹股沟直疝;②无明确手术禁忌证;③已征得患者和家属同意。

(四)标准住院日为8～10天

(五)进入路径标准

1. 第一诊断必须符合腹股沟直疝(ICD-10:K40.901),行腹股沟直疝修补术或腹腔镜辅助下腹股沟直疝修补术(ICD-9-CM-3:53.0102/53.0103/53.0302/53.0303/53.0304/53.1101/53.1401)。

2. 年龄:适宜诊疗年龄为16—80岁。

3. 专科指征

(1)病史:体检或无意中发现腹股沟区时隐时现性包块。

(2)体征:腹股沟区包块,进或不进入阴囊。

(3)影像学检查:腹股沟区B超、下腹部CT等阳性结果。

(4)患者同时具有其他疾病诊断,但在住院期间不需要特殊处理也不影响第一诊断临床路径流程实施时,可以进入路径。

4. 手术禁忌证:同时伴有高血压、糖尿病、心律失常等慢性病,内科评估为手术禁忌证不宜入路径。

(六)术前准备(术前评估)1～2天

1. 术前评估

(1)检查或检验评估:①必须检查的项目,包括血常规、尿常规、粪常规＋隐血试验;肝功能、肾功能、电解质、凝血功能、血型、感染性疾病筛查(乙型病毒性肝炎、丙型病毒性肝炎、艾滋病、梅毒等),必要时血气分析;双侧腹股沟区超声、下腹部CT;心电图、胸部正位X线片。②根据患者病情选择肺功能测定、超声心动图、泌尿系超声等检查。

(2)营养评估:根据《解放军总医院新入院患者营养风险筛查表(NRS-2002)》为新入院患者进行营养评估,评分≥3分者给予处置,必要时申请营养科医师会诊。

(3)心理评估:根据新入院患者情况申请心理科医师会诊。

(4)疼痛评估:根据《视觉模拟评分(VAS)》实施疼痛评估,评分＞7分者给予处置,必要时请疼痛科医师会诊。

(5)康复评估:根据《入院患者康复筛查和评估表》,在患者入院后24小时内进行康复筛查和评估。任何一项结果为"是",则申请康复科医师会诊。

(6)深静脉血栓栓塞症风险评估:根据专科《深静脉血栓栓塞症评估量表》,在患者入院后24小时内进行风险筛查和评估。风险结果为"高危"者,则申请血管外科或介入导管室医师会诊。

2. 术前准备

(1)术前准备:术前24小时内完成术前病情评估,完成必要的检查,做出术前小结、术前讨论。

(2)术前谈话:术者应在术前1天与患者及其亲属谈话,告知手术方案、相关风险、用血计划、术后转归、置入材料、手术费用和患者及亲属权益,并履行书面知情同意手续。告知高值耗材的使用及费用。

(3)通知手术室:准备手术间、手术药品、手术物品及特殊耗材。

(4)护士做心理护理,交代注意事项:防褥疮、防跌倒、指导患者戒烟(若患者吸烟)等,并进行术前宣教。

(5)手术部位标识:术者、第一助手或经治医师在术前1天应对手术部位做体表标识,急诊手术由接诊医师或会诊外科医师标记,标记过程应有责任护士、患者及其亲属共同参与,并记入手术安排表。

(6)术前1天麻醉医师访视:制订麻醉计划、完成评估、确定麻醉方式,并记入《麻醉术前访视记录》,告知患者及其家属麻醉适应证、麻醉目的、麻醉风险、可能出现的情况及其处理原则、替代方案等,签署《麻醉知情同意书》并归入病历。

3. 主要护理工作　专科护理特色。

(七)药物选择与使用时机

1. 应用抗菌药物,应按照《抗菌药物临床应用指导原则》(卫医发[2004]285号)和《关于抗菌药物临床应用管理有关问题的通知》(卫办医政发[2009]38号)执行。

2. 预防性抗菌药物应用

(1)不常规预防性应用抗生素，如符合抗菌药物应用指导原则，按应用要求使用药物，但病程记录中需要写明应用抗生素的原因。

(2)术后72小时内停止使用抗菌药物。

(八)手术日为住院第3天

1. 手术安全核对：患者入手术间后由手术医师、麻醉医师、巡回护士和患者本人共同核对患者身份、手术部位与标识、手术方式。手术医师、麻醉医师、巡回护士三方按《手术安全核对表》逐项核对，共同签名。

(1)手术方式：腹股沟直疝修补术或腹腔镜下腹股沟直疝修补术。

(2)麻醉方式：局部麻醉或硬膜外麻醉或全身麻醉。

(3)手术植入物：疝修补补片。

(4)术中用药：麻醉常规用药、镇痛药等。

(5)手术器械：根据手术方式选择手术器械。

(6)指导患者生活及活动注意事项。

2. 经治医师或手术医师应即刻完成术后首次病程记录，观察患者术后病情变化。

(九)术后住院恢复5～7天

1. 患者术后病情平稳后转回普通病房。

2. 术后诊断。

3. 术后必要时复查的检查项目：血常规、肝功能、肾功能、电解质。

4. 术后用药：一般不常规使用抗菌药物，可对症给予镇痛药等。

5. 术后注意事项：术后加压包扎切口，并用疝气带固定；避免腹压急剧增加；定期清洁换药。

(十)出院标准

1. 患者生命体征、临床症状改善。

2. 患者饮食情况良好。

3. 伤口愈合稳定。

4. 已完成必要的复查项目，且无异常。

5. 无与本病相关的其他并发症或合并症。

(十一)变异及原因分析

1. 医疗原因导致的变异　如改变诊疗方案、转科治疗、操作失误、误诊等。

2. 患者原因导致的变异　如不同意治疗方案、个人原因要求出(转)院、院外服用手术禁忌药、月经期、对诊疗计划不满要求出路径、相关检查或检验院外(门诊)已做等。

3. 并发症原因导致的变异　如感染、瘘、出血、血肿、愈合不良、梗阻等。

4. 病情原因导致的变异　如基础疾病复杂、病情恶化、病情平稳好转、抢救、会诊等。

5. 辅诊科室原因导致的变异　如检查、检验、手术、病理检查等(不及时、结果错报、操作部位或方式错误、标本不合格)、报告(不及时、结果错报、标本不合格)等原因延长住院时间、增加费用等。

6. 管理原因导致的变异　如系统暂不支持、系统瘫痪、需要修订流程、需要修订制度等。

二、腹股沟直疝行腹股沟直疝修补术或腹腔镜辅助下腹股沟直疝修补术临床路径表单

<table>
<tr><td colspan="2">适用对象</td><td colspan="3">第一诊断为腹股沟直疝(ICD-10:K40.901)行腹股沟直疝修补术或腹腔镜辅助下腹股沟直疝修补术(ICD-9-CM-3:53.0102/53.0103/53.0302/53.0303/53.0304/53.1101/53.1401)的患者</td></tr>
<tr><td colspan="2">患者基本信息</td><td colspan="2">姓名:____ 性别:____ 年龄:____ 门诊号:____
住院号:______ 过敏史:______
住院日期:____年____月____日
出院日期:____年____月____日</td><td>标准住院日:8～10 天</td></tr>
<tr><td colspan="2">时间</td><td>住院第 1 天</td><td>住院第 1—2 天(术前日)</td><td>住院第 3 天(手术日)</td></tr>
<tr><td rowspan="6">主要诊疗工作</td><td>制度落实</td><td>□ 入院 2 小时内经治医师或值班医师完成接诊
□ 入院 24 小时内主管医师完成检诊</td><td>□ 上级医师查房
□ 组织术前讨论、术前评估和决定手术方案</td><td>□ 手术
□ 向患者或其家属交代手术过程及术后注意事项
□ 上级医师查房
□ 麻醉医师查房</td></tr>
<tr><td>病情评估</td><td>□ 经治医师询问病史与体格检查
□ 完成深静脉血栓栓塞症风险评分</td><td>□ 上级医师进行术前评估</td><td>□ 观察有无术后并发症并做相应处理</td></tr>
<tr><td>病历书写</td><td>□ 入院 8 小时内完成首次病程记录
□ 入院 24 小时内完成入院记录
□ 完成主管医师查房记录</td><td>□ 住院医师完成上级医师查房记录、术前小结、术前讨论等</td><td>□ 术者完成手术记录
□ 住院医师完成术后病程记录</td></tr>
<tr><td>知情同意</td><td>□ 患者或其家属在入院记录单上签名</td><td>□ 向患者或其家属交代围术期注意事项并签署《手术知情同意书》《自费用品协议书》《输血同意书》《委托书》(患者本人不能签名时)
□ 麻醉医师查房,向患者或其家属交代麻醉注意事项并签署《麻醉知情同意书》</td><td>□ 告知患者及其家属手术情况及术后注意事项</td></tr>
<tr><td>手术治疗</td><td></td><td>□ 预约手术</td><td>□ 实施手术(手术安全核查记录、手术清点记录)</td></tr>
<tr><td>其他</td><td>□ 及时通知上级医师检诊
□ 经治医师检查、整理病历资料</td><td></td><td></td></tr>
</table>

（续　表）

<table>
<tr><td rowspan="9">重点医嘱</td><td rowspan="4">长期医嘱</td><td>护理医嘱</td><td>□ 按普通外科护理常规
□ 三级护理</td><td>□ 按普通外科护理常规
□ 三级护理</td><td>□ 按普通外科术后护理常规
□ 一级护理</td></tr>
<tr><td>处置医嘱</td><td></td><td></td><td>□ 雾化吸入（必要时）
□ 腹股沟区加压包扎或用疝气带固定
□ 中换药
□ 心电监护</td></tr>
<tr><td>膳食医嘱</td><td>□ 普食
□ 糖尿病饮食
□ 低盐、低脂饮食
□ 低盐、低脂、糖尿病饮食</td><td>□ 普食
□ 糖尿病饮食
□ 低盐、低脂饮食
□ 低盐、低脂、糖尿病饮食</td><td>□ 流食
□ 禁食、水</td></tr>
<tr><td>药物医嘱</td><td>□ 自带药（必要时）</td><td>□ 自带药（必要时）</td><td>□ 自带药（必要时）
□ 补液
□ 胃黏膜保护药，抑酸药（必要时）</td></tr>
<tr><td rowspan="4">临时医嘱</td><td>检查检验</td><td>□ 血常规、尿常规、粪常规＋隐血试验
□ 肝功能、肾功能、电解质、凝血功能、血型、感染性疾病筛查
□ 双侧腹股沟彩超
□ 心电图、胸部正位 X 线片
□ 下腹部 CT（必要时）
□ 超声心动图（必要时）
□ 肺功能（必要时）
□ 血气分析（必要时）</td><td></td><td>□ 肝功能、肾功能、血常规、电解质</td></tr>
<tr><td>药物医嘱</td><td></td><td>□ 术前常规用药，如阿托品
□ 留置导尿</td><td>□ 抗生素（必要时）
□ 止血药
□ 镇痛药</td></tr>
<tr><td>手术医嘱</td><td></td><td>□ 准备明日在全身麻醉或硬膜外麻醉或局部麻醉下行腹股沟直疝修补术或腹腔镜辅助下腹股沟直疝修补术
□ 术前禁食、水
□ 术前用抗生素皮试（必要时）</td><td></td></tr>
<tr><td>处置医嘱</td><td>□ 静脉抽血送检</td><td>□ 术区备皮</td><td>□ 吸氧</td></tr>
</table>

（续　表）

主要护理工作	健康宣教	□ 入院宣教（住院环境、规章制度） □ 进行护理安全指导 □ 进行等级护理、活动范围指导 □ 进行饮食指导 □ 进行关于疾病知识的宣教 □ 检查、检验项目的目的和意义	□ 术前宣教	□ 观察患者病情变化并及时报告医师 □ 术后心理疏导 □ 指导术后注意事项
	护理处置	□ 患者身份核对 □ 佩戴腕带 □ 建立入院病历，通知医师 □ 入院介绍：介绍责任护士，病区环境、设施、规章制度、基础护理服务项目 □ 询问病史，填写护理记录单首页 □ 观察病情 □ 测量基本生命体征 □ 抽血、留取标本 □ 心理护理与生活护理 □ 根据评估结果采取相应的护理措施 □ 通知检查项目及注意事项	□ 做好备皮等术前准备，交代注意事项 □ 提醒患者术前禁食、水 □ 术前心理护理	□ 与手术室护士交接 □ 术后观察病情变化 □ 测量基本生命体征 □ 心理护理与生活护理 □ 指导并监督患者治疗，遵医嘱用药 □ 根据评估结果采取相应的护理措施 □ 完成护理记录
	护理评估	□ 一般评估：生命体征、神志、皮肤、药物过敏史等 □ 专科评估：生活自理能力，患肢屈曲、伸直功能，足背动脉搏动、肤温、指（趾）端末梢感觉情况 □ 风险评估：评估有无跌倒、坠床、褥疮风险 □ 心理评估 □ 营养评估 □ 疼痛评估 □ 康复评估	□ 进行术前护理评估	□ 评估伤口疼痛情况 □ 观察伤口敷料有无渗出并报告医师 □ 风险评估：评估有无跌倒、坠床、引流管滑脱、液体外渗的风险
	专科护理	□ 观察腹股沟情况 □ 指导患者戒烟（吸烟者）	□ 协助患者洗澡、更换病员服	□ 手术后心理护理与生活护理
	饮食指导	□ 根据医嘱通知配餐员准备膳食 □ 协助患者进餐	□ 提醒患者术前禁食、水	□ 根据医嘱通知配餐员准备膳食 □ 协助患者进餐
	活动体位		□ 根据护理等级指导患者活动	□ 根据护理等级指导患者活动
	洗浴要求	□ 协助患者洗澡、更换病员服		

（续 表）

<table>
<tr><td colspan="3">病情变异记录</td><td colspan="3">□ 无 □ 有，原因：
□ 患者 □ 疾病 □ 医疗
□ 护理 □ 保障 □ 管理</td><td colspan="3">□ 无 □ 有，原因：
□ 患者 □ 疾病 □ 医疗
□ 护理 □ 保障 □ 管理</td><td colspan="3">□ 无 □ 有，原因：
□ 患者 □ 疾病 □ 医疗
□ 护理 □ 保障 □ 管理</td></tr>
<tr><td colspan="3" rowspan="2">护士签名</td><td>白班</td><td>小夜班</td><td>大夜班</td><td>白班</td><td>小夜班</td><td>大夜班</td><td>白班</td><td>小夜班</td><td>大夜班</td></tr>
<tr><td></td><td></td><td></td><td></td><td></td><td></td><td></td><td></td><td></td></tr>
<tr><td colspan="3">医师签名</td><td colspan="3"></td><td colspan="3"></td><td colspan="3"></td></tr>
<tr><td colspan="3">时间</td><td colspan="3">住院第 4 天
（术后第 1 天）</td><td colspan="3">住院第 5—7 天
（术后第 2—4 天）</td><td colspan="3">住院第 8—10 日
（出院日）</td></tr>
<tr><td rowspan="6">主要诊疗工作</td><td colspan="2">制度落实</td><td colspan="3">□ 上级医师查房</td><td colspan="3">□ 上级医师查房</td><td colspan="3">□ 手术医师查房</td></tr>
<tr><td colspan="2">病情评估</td><td colspan="3">□ 观察伤口和体温等生命体征情况，并做相应处理
□ 鼓励患者早期下床活动（无张力疝修补术或腹腔镜辅助下疝修补术）</td><td colspan="3">□ 观察伤口情况，换药并做相应处理</td><td colspan="3">□ 上级医师进行治疗效果、预后和出院评估
□ 出院宣教</td></tr>
<tr><td colspan="2">病历书写</td><td colspan="3">□ 住院医师完成上级医师查房记录</td><td colspan="3">□ 住院医师完成上级医师查房记录</td><td colspan="3">□ 出院前 1 天病程记录（有上级医师指示出院）
□ 出院后 24 小时内完成出院记录
□ 出院后 24 小时内完成病案首页</td></tr>
<tr><td colspan="2">知情同意</td><td colspan="3"></td><td colspan="3"></td><td colspan="3">□ 告知患者及其家属出院后注意事项（指导出院后功能锻炼，复诊的时间、地点，发生紧急情况时的处理等）</td></tr>
<tr><td colspan="2">手术治疗</td><td colspan="3"></td><td colspan="3"></td><td colspan="3"></td></tr>
<tr><td colspan="2">其他</td><td colspan="3"></td><td colspan="3"></td><td colspan="3">□ 通知出院
□ 开具出院介绍信
□ 开具诊断证明书
□ 出院带药
□ 预约门诊复诊时间</td></tr>
<tr><td rowspan="4">重点医嘱</td><td rowspan="4">长期医嘱</td><td>护理医嘱</td><td colspan="3">□ 按普通外科术后护理常规
□ 二级护理</td><td colspan="3">□ 按普通外科术后护理常规
□ 三级护理</td><td colspan="3">□ 按普通外科术后护理常规
□ 二级护理</td></tr>
<tr><td>处置医嘱</td><td colspan="3"></td><td colspan="3"></td><td colspan="3"></td></tr>
<tr><td>膳食医嘱</td><td colspan="3">□ 流食</td><td colspan="3">□ 半流食</td><td colspan="3">□ 半流食</td></tr>
<tr><td>药物医嘱</td><td colspan="3">□ 自带药（必要时）
□ 补液
□ 胃黏膜保护药、抑酸药</td><td colspan="3"></td><td colspan="3"></td></tr>
</table>

（续　表）

<table>
<tr><td rowspan="4">重点医嘱</td><td rowspan="4">临时医嘱</td><td>检查检验</td><td colspan="3"></td><td colspan="3"></td><td colspan="3"></td></tr>
<tr><td>药物医嘱</td><td colspan="3">□ 抗生素(必要时)
□ 止血药(必要时)
□ 镇痛药</td><td colspan="3"></td><td colspan="3"></td></tr>
<tr><td>手术医嘱</td><td colspan="3"></td><td colspan="3"></td><td colspan="3"></td></tr>
<tr><td>处置医嘱</td><td colspan="3">□ 静脉抽血送检</td><td colspan="3"></td><td colspan="3">□ 大换药(根据切口情况 7 天拆线)
□ 出院</td></tr>
<tr><td rowspan="8">主要护理工作</td><td colspan="2">健康宣教</td><td colspan="3">□ 术后心理疏导
□ 指导术后注意事项</td><td colspan="3">□ 术后心理疏导
□ 指导术后注意事项</td><td colspan="3">□ 出院宣教(康复训练方法、用药指导、换药时间及注意事项、复查时间及拆线时间等)</td></tr>
<tr><td colspan="2">护理处置</td><td colspan="3">□ 心理护理与生活护理
□ 指导并监督患者治疗，遵医嘱用药
□ 根据评估结果采取相应的护理措施
□ 完成护理记录</td><td colspan="3">□ 心理护理与生活护理
□ 指导并监督患者治疗，遵医嘱用药
□ 根据评估结果采取相应的护理措施
□ 完成护理记录</td><td colspan="3">□ 观察患者情况
□ 核对患者医疗费用
□ 协助患者办理出院手续
□ 整理床单位</td></tr>
<tr><td colspan="2">护理评估</td><td colspan="3">□ 评估伤口疼痛情况
□ 观察伤口敷料有无渗出并报告医师</td><td colspan="3">□ 评估伤口疼痛情况
□ 观察伤口敷料有无渗出并报告医师</td><td colspan="3"></td></tr>
<tr><td colspan="2">专科护理</td><td colspan="3">□ 手术后心理护理与生活护理</td><td colspan="3">□ 手术后心理护理与生活护理</td><td colspan="3">□ 手术后心理护理与生活护理</td></tr>
<tr><td colspan="2">饮食指导</td><td colspan="3">□ 协助患者进餐</td><td colspan="3">□ 协助患者进餐</td><td colspan="3"></td></tr>
<tr><td colspan="2">活动体位</td><td colspan="3">□ 根据护理等级指导患者活动</td><td colspan="3">□ 根据护理等级指导患者活动</td><td colspan="3"></td></tr>
<tr><td colspan="2">洗浴要求</td><td colspan="3">□ 告知患者切口处伤口保护方法</td><td colspan="3">□ 告知患者切口处伤口保护方法</td><td colspan="3"></td></tr>
<tr><td colspan="2"></td><td colspan="3"></td><td colspan="3"></td><td colspan="3"></td></tr>
<tr><td colspan="3">病情变异记录</td><td colspan="3">□ 无　□ 有，原因：
□ 患者　□ 疾病　□ 医疗
□ 护理　□ 保障　□ 管理</td><td colspan="3">□ 无　□ 有，原因：
□ 患者　□ 疾病　□ 医疗
□ 护理　□ 保障　□ 管理</td><td colspan="3">□ 无　□ 有，原因：
□ 患者　□ 疾病　□ 医疗
□ 护理　□ 保障　□ 管理</td></tr>
<tr><td colspan="3" rowspan="2">护士签名</td><td>白班</td><td>小夜班</td><td>大夜班</td><td>白班</td><td>小夜班</td><td>大夜班</td><td>白班</td><td>小夜班</td><td>大夜班</td></tr>
<tr><td></td><td></td><td></td><td></td><td></td><td></td><td></td><td></td><td></td></tr>
<tr><td colspan="3">医师签名</td><td colspan="3"></td><td colspan="3"></td><td colspan="3"></td></tr>
</table>

腹股沟斜疝行腹股沟斜疝修补术或腹腔镜辅助下腹股沟斜疝修补术临床路径

一、腹股沟斜疝行腹股沟斜疝修补术或腹腔镜辅助下腹股沟斜疝修补术临床路径标准住院流程

(一)适用对象

第一诊断为腹股沟斜疝(ICD-10:K40.902),行腹股沟斜疝修补术或腹腔镜辅助下腹股沟斜疝修补术(ICD-9-CM-3:53.0202-53.1502)的患者。

(二)诊断依据

根据《临床诊疗指南——外科学分册》(中华医学会编著,人民卫生出版社)和《外科学》(第7版,人民卫生出版社)。

1. 症状及体征　体检或无意中发现腹股沟区时隐时现性包块。腹股沟区包块,进入阴囊。

2. 影像学检查　主要依靠腹股沟区B超、下腹部CT诊断。

(三)治疗方案的选择及依据

根据《临床诊疗指南——外科学分册》(中华医学会编著,人民卫生出版社)和《外科学》(第7版,人民卫生出版社)。

腹股沟斜疝修补术适应证:①腹股沟斜疝;②无明确手术禁忌证;③征得患者和家属的同意。

(四)标准住院日为8～10天

(五)进入路径标准

1. 第一诊断符合腹股沟斜疝(ICD-10:K40.902)行腹股沟斜疝修补术或腹腔镜辅助下腹股沟斜疝修补术(ICD-9-CM-3:53.0202-53.1502)。

2. 当患者同时具有其他疾病诊断,但在住院期间不需要特殊处理也不影响第一诊断的临床路径流程实施时,可以进入路径。

(六)术前准备(术前评估)1～2天

1. 术前评估　术前1～2天完成术前病情评估,完成必要的检查,做出术前小结、术前讨论。

(1)检查或检验的评估:①必须完成的项目,包括血常规、尿常规、粪常规＋隐血试验;肝功能、肾功能、电解质、凝血功能、血型、感染性疾病筛查(乙型病毒性肝炎、丙型病毒性肝炎、艾滋病、梅毒等);双侧腹股沟区超声、下腹部CT、心电图、胸部正位X线片。②根据患者病情选择超声心动图、肺功能和血气分析(年龄＞70岁或既往有心、肺病史者)。有相关疾病者必要时请相关科室医师会诊。

(2)营养评估:由护士根据《解放军总医院新入院患者营养风险筛查表(NRS-2002)》为新入院患者进行营养评估,评分＞3分者告知医师,必要时申请心理科医师会诊。

(3)心理评估:由心理科医师根据病情需要实施评估。

(4)疼痛评估:根据《视觉模拟评分(VAS)》实施疼痛评估,评分＞7分者给予处置,必要时

请疼痛科医师会诊。

(5)康复评估:根据《入院患者康复筛查和评估表》在患者入院后 24 小时内进行康复筛查和评估。任何一项结果为“是”,告知医师,申请康复科医师会诊。

(6)深静脉血栓栓塞症风险评估:根据专科《深静脉血栓栓塞症评估量表》,在患者入院后 24 小时内进行风险筛查和评估。风险结果为“高危”者,则申请血管外科或介入导管室医师会诊。

2. 术前准备

(1)术前准备:术前 24 小时内完成术前病情评估,完成必要的检查,做出术前小结、术前讨论。

(2)术前谈话:术者应在术前 1 天与患者及其亲属谈话,告知手术方案、相关风险、用血计划、术后转归、手术费用和患者及亲属权益,并履行书面知情同意手续。告知高值耗材的使用及费用。

(3)通知手术室:准备手术间、手术药品、手术物品及特殊耗材。

(4)护士做心理护理,交代注意事项:防褥疮、防跌倒、指导患者戒烟(若患者吸烟)等,并进行术前宣教。

(5)手术部位标识:术者、第一助手或经治医师在术前 1 天应对手术部位做体表标识,急诊手术由接诊医师或会诊外科医师标记,标记过程应有责任护士、患者及其亲属共同参与,并记入手术安排表。

(6)术前 1 天麻醉医师访视:制订麻醉计划、完成评估、确定麻醉方式,并记入《麻醉术前访视记录》,告知患者及其家属麻醉适应证、麻醉目的、麻醉风险、可能出现的情况及其处理原则、替代方案等,签署《麻醉知情同意书》并归入病历。

(七)药品选择及使用时机

1. 应用抗菌药物,应按照《抗菌药物临床应用指导原则》(卫医发[2004]285 号)和《关于抗菌药物临床应用管理有关问题的通知》(卫办医政发[2009]38 号)执行。

2. 预防性抗菌药物应用

(1)不常规预防性应用抗生素,如手术时间超过 3 小时,视情况必要时可应用,但病程记录中需要写明应用抗生素的原因。

(2)术后 72 小时内停止使用抗菌药物。

(八)手术日为住院第 3 天

1. 手术安全核对:患者入手术间后由手术医师、麻醉医师、巡回护士和患者本人共同核对患者身份、手术部位与标识、手术方式。手术医师、麻醉医师、巡回护士三方按《手术安全核对表》逐项核对,共同签名。

2. 手术方式:腹股沟斜疝修补术或腹腔镜辅助下腹股沟斜疝修补术。

3. 麻醉方式:局部麻醉或硬膜外麻醉或全身麻醉。

4. 术中用药:麻醉常规用药、镇痛药等。

5. 手术器械:根据病变情况选择手术器械。

6. 指导患者活动及生活注意事项。

7. 经治医师或手术医师应即刻完成术后首次病程记录,观察患者术后病情变化。

（九）术后住院恢复4～7天

1. 必要时复查的检查项目　血常规、肝功能、肾功能、电解质。

2. 术后用药

（1）抗菌药物：一般不常规使用。

（2）其他对症药物：止血药、镇痛药等。

3. 术后换药　术后第1天及出院当日给予清洁换药；其他时间根据切口情况以清洁换药。

4. 术后护理　观察患者伤口敷料有无渗出、疼痛情况，并在异常时立即通知医师处理。术后加压包扎切口24小时。

（十）出院标准

1. 患者无发热，进食良好，无腹痛、腹胀，无切口疼痛，大、小便正常。

2. 查体：生命体征平稳，腹部切口无红肿及渗出，Ⅰ级或甲级愈合。

（十一）变异及原因分析

1. 患者原因导致的变异：如不同意治疗方案、个人原因要求出（转）院、院外服用手术禁忌药、月经期、对诊疗计划不满要求出路径、相关检查或检验院外（门诊）已做等。术前合并其他基础疾病影响手术的患者，需要进行相关的诊断和治疗。

2. 围术期并发症：出血、感染、神经损伤等造成住院时间延长和费用增加。

3. 有并发症（出血、感染、术后疼痛、精索及输精管损伤等）的腹股沟斜疝修补术患者，则转入相应临床路径。

4. 内科合并症：部分患者常存在很多内科合并症，如脑血管病或心血管病、糖尿病、血栓等，手术可能导致这些疾病加重而需要治疗，从而延长治疗时间和增加住院费用。

5. 节假日：术前患者如住院后赶上节假日，使手术推迟，延长住院时间，增加费用。

6. 辅诊科室原因导致的变异：如检查、检验、手术、病理检查等（不及时、结果错报、操作部位或方式错误、标本不合格）、报告（不及时、结果错报、标本不合格）等原因延长住院天数、增加费用等。

7. 管理原因导致的变异：如系统暂不支持、系统瘫痪、需要修订流程、需要修订制度等。

二、腹股沟斜疝行腹股沟斜疝修补术或腹腔镜辅助下腹股沟斜疝修补术临床路径表单

<table>
<tr><td colspan="2">适用对象</td><td colspan="3">第一诊断为腹股沟斜疝(ICD-10:K40.902)行腹股沟斜疝修补术或腹腔镜辅助下腹股沟斜疝修补术(ICD-9-CM-3:53.0202-53.1502)的患者</td></tr>
<tr><td colspan="2">患者基本信息</td><td colspan="2">姓名:____ 性别:____ 年龄:____ 门诊号:____
住院号:______ 过敏史:______
住院日期:____年____月____日
出院日期:____年____月____日</td><td>标准住院日:8～10 天</td></tr>
<tr><td colspan="2">时间</td><td>住院第 1 天</td><td>住院第 2 天(术前日)</td><td>住院第 3 天(手术日)</td></tr>
<tr><td rowspan="6">主要诊疗工作</td><td>制度落实</td><td>□ 入院 2 小时内经治医师或值班医师完成接诊
□ 入院 24 小时内主管医师完成检诊</td><td>□ 上级医师查房
□ 组织术前讨论、术前评估和决定手术方案</td><td>□ 手术
□ 向患者或其家属交代手术过程及术后注意事项
□ 上级医师查房
□ 麻醉医师查房</td></tr>
<tr><td>病情评估</td><td>□ 经治医师询问病史与体格检查</td><td>□ 上级医师进行术前评估</td><td>□ 观察有无术后并发症并做相应处理</td></tr>
<tr><td>病历书写</td><td>□ 入院 8 小时内完成首次病程记录
□ 入院 24 小时内完成入院记录
□ 完成主管医师查房记录</td><td>□ 住院医师完成上级医师查房记录、术前小结、术前讨论等</td><td>□ 术者完成手术记录
□ 住院医师完成术后病程记录</td></tr>
<tr><td>知情同意</td><td>□ 患者或其家属在入院记录单上签名</td><td>□ 向患者或其家属交代围术期注意事项并签署《手术知情同意书》《自费用品协议书》《输血同意书》《委托书》(患者本人不能签名时)
□ 麻醉医师查房,向患者或其家属交代麻醉注意事项并签署《麻醉知情同意书》</td><td>□ 告知患者及其家属手术情况及术后注意事项</td></tr>
<tr><td>手术治疗</td><td></td><td>□ 预约手术</td><td>□ 实施手术(手术安全核查记录、手术清点记录)</td></tr>
<tr><td>其他</td><td>□ 及时通知上级医师检诊
□ 经治医师检查、整理病历资料</td><td></td><td></td></tr>
</table>

（续　表）

重点医嘱	长期医嘱	护理医嘱	□ 按普通外科护理常规 □ 三级护理	□ 按普通外科护理常规 □ 三级护理	□ 按普通外科术后护理常规 □ 一级护理
		处置医嘱			□ 雾化吸入（必要时） □ 腹股沟区加压包扎或用疝气带固定 □ 中换药 □ 心电监护
		膳食医嘱	□ 普食 □ 糖尿病饮食 □ 低盐、低脂饮食 □ 低盐、低脂、糖尿病饮食	□ 普食 □ 糖尿病饮食 □ 低盐、低脂饮食 □ 低盐、低脂、糖尿病饮食	□ 禁食、水
		药物医嘱	□ 自带药（必要时）	□ 自带药（必要时）	□ 自带药（必要时） □ 补液 □ 胃黏膜保护药、抑酸药
	临时医嘱	检查检验	□ 血常规、尿常规、粪常规＋隐血试验 □ 肝功能、肾功能、电解质、凝血功能、血型、感染性疾病筛查 □ 双侧腹股沟彩超、下腹部CT □ 心电图、胸部正位X线片 □ 超声心动图、肺功能和血气分析（年龄＞70岁或既往有心、肺病史者）		□ 肝功能、肾功能、血常规、电解质
		药物医嘱		□ 术前常规用药，如阿托品 □ 留置导尿	□ 抗生素（必要时） □ 止血药 □ 镇痛药
		手术医嘱		□ 准备明日在局部麻醉或硬膜外麻醉或全身麻醉下行腹股沟斜疝修补术或腹腔镜辅助下腹股沟斜疝修补术 □ 术前禁食、水 □ 术前用抗生素皮试（必要时）	
		处置医嘱	□ 静脉抽血送检	□ 术区备皮	□ 吸氧

（续　表）

主要护理工作	健康宣教	□ 入院宣教(住院环境、规章制度) □ 进行护理安全指导 □ 进行等级护理、活动范围指导 □ 进行饮食指导 □ 进行关于疾病知识的宣教 □ 检查、检验项目的目的和意义	□ 术前宣教	□ 观察患者病情变化并及时报告医师 □ 术后心理疏导 □ 指导术后注意事项
	护理处置	□ 患者身份核对 □ 佩戴腕带 □ 建立入院病历，通知医师 □ 入院介绍：介绍责任护士，病区环境、设施、规章制度、基础护理服务项目 □ 询问病史，填写护理记录单首页 □ 观察病情 □ 测量基本生命体征 □ 抽血、留取标本 □ 心理护理与生活护理 □ 根据评估结果采取相应的护理措施 □ 通知检查项目及注意事项	□ 做好备皮等术前准备，交代注意事项 □ 提醒患者术前禁食、水 □ 术前心理护理	□ 与手术室护士交接 □ 术后观察病情变化 □ 测量基本生命体征 □ 心理护理与生活护理 □ 指导并监督患者治疗，遵医嘱用药 □ 根据评估结果采取相应的护理措施 □ 完成护理记录
	护理评估	□ 一般评估：生命体征、神志、皮肤、药物过敏史等 □ 专科评估：生活自理能力，患肢屈曲、伸直功能，足背动脉搏动、肤温、指(趾)端末梢感觉情况 □ 风险评估：评估有无跌倒、坠床、褥疮风险 □ 心理评估 □ 营养评估 □ 疼痛评估 □ 康复评估	□ 进行术前护理评估	□ 评估伤口疼痛情况 □ 观察伤口敷料有无渗出并报告医师 □ 风险评估：评估有无跌倒、坠床、引流管滑脱、液体外渗的风险
	专科护理	□ 观察腹股沟情况 □ 指导患者戒烟(吸烟者)	□ 协助患者洗澡、更换病员服	□ 手术后心理护理与生活护理
	饮食指导	□ 根据医嘱通知配餐员准备膳食 □ 协助患者进餐	□ 提醒患者术前禁食、水	□ 根据医嘱通知配餐员准备膳食 □ 协助患者进餐
	活动体位		□ 根据护理等级指导患者活动	□ 根据护理等级指导患者活动
	洗浴要求	□ 协助患者洗澡、更换病员服		

（续　表）

<table>
<tr><td colspan="3">病情变异记录</td><td colspan="3">□ 无　□ 有，原因：
□ 患者　□ 疾病　□ 医疗
□ 护理　□ 保障　□ 管理</td><td colspan="3">□ 无　□ 有，原因：
□ 患者 □ 疾病 □ 医疗
□ 护理 □ 保障 □ 管理</td><td colspan="3">□ 无　□ 有，原因：
□ 患者 □ 疾病 □ 医疗
□ 护理 □ 保障 □ 管理</td></tr>
<tr><td colspan="3" rowspan="2">护士签名</td><td>白班</td><td>小夜班</td><td>大夜班</td><td>白班</td><td>小夜班</td><td>大夜班</td><td>白班</td><td>小夜班</td><td>大夜班</td></tr>
<tr><td></td><td></td><td></td><td></td><td></td><td></td><td></td><td></td><td></td></tr>
<tr><td colspan="3">医师签名</td><td colspan="3"></td><td colspan="3"></td><td colspan="3"></td></tr>
<tr><td colspan="3">时间</td><td colspan="3">住院第 4 天
（术后第 1 天）</td><td colspan="3">住院第 5—7 天
（术后第 2—4 天）</td><td colspan="3">住院第 8—10 天
（出院日）</td></tr>
<tr><td rowspan="7">主要诊疗工作</td><td colspan="2">制度落实</td><td colspan="3">□ 上级医师查房</td><td colspan="3">□ 上级医师查房</td><td colspan="3">□ 手术医师查房</td></tr>
<tr><td colspan="2">病情评估</td><td colspan="3">□ 观察伤口和体温等生命体征情况，并做相应处理
□ 鼓励患者早期下床活动（无张力疝修补术或腹腔镜辅助下疝修补术）</td><td colspan="3">□ 观察伤口情况、换药，并做相应处理</td><td colspan="3">□ 上级医师进行治疗效果、预后和出院评估
□ 出院宣教</td></tr>
<tr><td colspan="2">病历书写</td><td colspan="3">□ 住院医师完成上级医师查房记录</td><td colspan="3">□ 住院医师完成上级医师查房记录</td><td colspan="3">□ 出院前 1 天病程记录（有上级医师指示出院）
□ 出院后 24 小时内完成出院记录
□ 出院后 24 小时内完成病案首页</td></tr>
<tr><td colspan="2">知情同意</td><td colspan="3"></td><td colspan="3"></td><td colspan="3">□ 告知患者及其家属出院后注意事项（指导出院后功能锻炼，复诊的时间、地点，发生紧急情况时的处理等）</td></tr>
<tr><td colspan="2">手术治疗</td><td colspan="3"></td><td colspan="3"></td><td colspan="3"></td></tr>
<tr><td colspan="2">其他</td><td colspan="3"></td><td colspan="3"></td><td colspan="3">□ 通知出院
□ 开具出院介绍信
□ 开具诊断证明书
□ 出院带药
□ 预约门诊复诊时间</td></tr>
<tr><td colspan="2"></td><td colspan="3"></td><td colspan="3"></td><td colspan="3"></td></tr>
<tr><td rowspan="4">重点医嘱</td><td rowspan="4">长期医嘱</td><td>护理医嘱</td><td colspan="3">□ 按普通外科术后护理常规
□ 一级护理</td><td colspan="3">□ 按普通外科术后护理常规
□ 二级护理</td><td colspan="3">□ 按普通外科术后护理常规
□ 二级护理</td></tr>
<tr><td>处置医嘱</td><td colspan="3"></td><td colspan="3"></td><td colspan="3"></td></tr>
<tr><td>膳食医嘱</td><td colspan="3">□ 流食</td><td colspan="3">□ 半流食</td><td colspan="3">□ 半流食</td></tr>
<tr><td>药物医嘱</td><td colspan="3">□ 自带药（必要时）
□ 补液
□ 胃黏膜保护药、抑酸药</td><td colspan="3"></td><td colspan="3"></td></tr>
</table>

（续 表）

<table>
<tr><td rowspan="4">重点医嘱</td><td rowspan="4">临时医嘱</td><td>检查检验</td><td colspan="3">□ 血常规（必要时复查）
□ 血生化检验项目（必要时复查）</td><td colspan="3"></td><td colspan="3"></td></tr>
<tr><td>药物医嘱</td><td colspan="3">□ 抗生素（必要时）
□ 止血药（必要时）
□ 镇痛药</td><td colspan="3"></td><td colspan="3"></td></tr>
<tr><td>手术医嘱</td><td colspan="3"></td><td colspan="3"></td><td colspan="3"></td></tr>
<tr><td>处置医嘱</td><td colspan="3">□ 静脉抽血送检</td><td colspan="3">□ 大换药</td><td colspan="3">□ 大换药（根据切口情况7天拆线）
□ 出院</td></tr>
<tr><td rowspan="7">主要护理工作</td><td colspan="2">健康宣教</td><td colspan="3">□ 术后心理疏导
□ 指导术后注意事项</td><td colspan="3">□ 术后心理疏导
□ 指导术后注意事项</td><td colspan="3">□ 出院宣教（康复训练方法、用药指导、换药时间及注意事项、复查时间及拆线时间等）</td></tr>
<tr><td colspan="2">护理处置</td><td colspan="3">□ 心理护理与生活护理
□ 指导并监督患者治疗，遵医嘱用药
□ 根据评估结果采取相应的护理措施
□ 完成护理记录</td><td colspan="3">□ 心理护理与生活护理
□ 指导并监督患者治疗，遵医嘱用药
□ 根据评估结果采取相应的护理措施
□ 完成护理记录</td><td colspan="3">□ 观察患者情况
□ 核对患者医疗费用
□ 协助患者办理出院手续
□ 整理床单位</td></tr>
<tr><td colspan="2">护理评估</td><td colspan="3">□ 评估伤口疼痛情况
□ 观察伤口敷料有无渗出并报告医师</td><td colspan="3">□ 评估伤口疼痛情况
□ 观察伤口敷料有无渗出并报告医师</td><td colspan="3"></td></tr>
<tr><td colspan="2">专科护理</td><td colspan="3">□ 手术后心理护理与生活护理</td><td colspan="3">□ 手术后心理护理与生活护理</td><td colspan="3">□ 手术后心理护理与生活护理</td></tr>
<tr><td colspan="2">饮食指导</td><td colspan="3">□ 协助患者进餐</td><td colspan="3">□ 协助患者进餐</td><td colspan="3"></td></tr>
<tr><td colspan="2">活动体位</td><td colspan="3">□ 根据护理等级指导患者活动</td><td colspan="3">□ 根据护理等级指导患者活动</td><td colspan="3"></td></tr>
<tr><td colspan="2">洗浴要求</td><td colspan="3">□ 告知患者切口处伤口保护方法</td><td colspan="3">□ 告知患者切口处伤口保护方法</td><td colspan="3"></td></tr>
<tr><td colspan="3">病情变异记录</td><td colspan="3">□ 无 □ 有，原因：
□ 患者 □ 疾病 □ 医疗
□ 护理 □ 保障 □ 管理</td><td colspan="3">□ 无 □ 有，原因：
□ 患者 □ 疾病 □ 医疗
□ 护理 □ 保障 □ 管理</td><td colspan="3">□ 无 □ 有，原因：
□ 患者 □ 疾病 □ 医疗
□ 护理 □ 保障 □ 管理</td></tr>
<tr><td colspan="3" rowspan="2">护士签名</td><td>白班</td><td>小夜班</td><td>大夜班</td><td>白班</td><td>小夜班</td><td>大夜班</td><td>白班</td><td>小夜班</td><td>大夜班</td></tr>
<tr><td></td><td></td><td></td><td></td><td></td><td></td><td></td><td></td><td></td></tr>
<tr><td colspan="3">医师签名</td><td colspan="3"></td><td colspan="3"></td><td colspan="3"></td></tr>
</table>

双侧腹股沟疝行腹股沟疝修补术或腹腔镜辅助下双侧腹股沟疝修补术临床路径

一、双侧腹股沟疝行腹股沟疝修补术或腹腔镜辅助下双侧腹股沟疝修补术临床路径标准住院流程

(一)适用对象

第一诊断为腹股沟疝(ICD-10:K40.001/K40.002/40.101/40.201)行腹股沟疝修补术(ICD-9-CM-3:53.1002-53.1603)的患者。

(二)诊断依据

根据《临床诊疗指南——外科学分册》(中华医学会编著,人民卫生出版社)和《外科学》(第8版,人民卫生出版社)。

1. 病史　体检或无意中发现腹股沟区时隐时现性包块。

2. 体征　腹股沟区包块,进或不进入阴囊。

3. 辅助检查　腹股沟区B超、下腹部CT。

(三)治疗方案的选择及依据

根据《临床诊疗指南——外科学分册》(中华医学会编著,人民卫生出版社)和《外科学》(第8版,人民卫生出版社)。

双侧腹股沟疝修补术适应证:双侧腹股沟直疝或腹股沟斜疝。

(四)标准住院日为8～10天

(五)进入路径标准

1. 第一诊断必须符合双侧腹股沟疝(ICD-10:K40.001/K40.002/40.101/40.201),行腹股沟疝修补术或腹腔镜辅助下双侧腹股沟疝修补术(ICD-9-CM-3:53.1002-53.1603)。

2. 年龄:适宜诊疗年龄为16－80岁。

3. 专科指征

(1)病史:体检或无意中发现腹股沟区时隐时现性包块。

(2)体征:腹股沟区包块,进或不进入阴囊。检查腹股沟区B超、下腹部CT等阳性结果。

(3)患者同时具有其他疾病诊断,但在住院期间不需要特殊处理也不影响第一诊断临床路径流程实施时,可以进入路径。

4. 手术禁忌证:同时伴有高血压、糖尿病、心律失常等慢性病内科评估为手术禁忌证,不宜入路径。

(六)术前准备(术前评估)1～3天

1. 术前评估

(1)检查或检验评估:①必须检查的项目,包括血常规、尿常规、粪常规＋隐血试验;肝功能、肾功能、电解质、凝血功能、血型、感染性疾病筛查(乙型病毒性肝炎、丙型病毒性肝炎、艾滋病、梅毒等),必要时血气分析;双侧腹股沟区超声、下腹部CT;心电图、胸部正位X线片。②根据患者病情选择肺功能测定、超声心动图、泌尿系超声等检查。

(2)营养评估:根据《解放军总医院新入院患者营养风险筛查表(NRS-2002)》为新入院患

者进行营养评估，评分≥3分者给予处置，必要时申请营养科医师会诊。

（3）心理评估：根据新入院患者情况申请心理科医师会诊评估。

（4）疼痛评估：根据《视觉模拟评分（VAS）》实施疼痛评估，评分＞7分者给予处置，必要时请疼痛科医师会诊。

（5）康复评估：根据《入院患者康复筛查和评估表》，在患者入院后24小时内进行康复筛查和评估。任何一项结果为“是”，则申请康复科医师会诊。

（6）深静脉血栓栓塞症风险评估：根据专科《深静脉血栓栓塞症评估量表》，在患者入院后24小时内进行风险筛查和评估。风险结果为“高危”者，则申请血管外科或介入导管室医师会诊。

2. 术前准备

（1）术前准备：术前24小时内完成术前病情评估，完成必要的检查，做出术前小结、术前讨论。

（2）术前谈话：术者应在术前1天与患者及其亲属谈话，告知手术方案、相关风险、用血计划、术后转归、置入材料、手术费用和患者及亲属权益，并履行书面知情同意手续。告知高值耗材的使用及费用。

（3）通知手术室：准备手术间、手术药品、手术物品及特殊耗材。

（4）护士做心理护理，交代注意事项：防褥疮、防跌倒、指导患者戒烟（若患者吸烟）等，并进行术前宣教。

（5）手术部位标识：术者、第一助手或经治医师在术前1天应对手术部位做体表标识，急诊手术由接诊医师或会诊外科医师标记，标记过程应有责任护士、患者及其亲属共同参与，并记入手术安排表。

（6）术前1天麻醉医师访视：制订麻醉计划、完成评估、确定麻醉方式，并记入《麻醉术前访视记录》，告知患者及其家属麻醉适应证、麻醉目的、麻醉风险、可能出现的情况及其处理原则、替代方案等，签署《麻醉知情同意书》并归入病历。

3. 主要护理工作　专科护理特色。

（七）药物选择与使用时机

1. 抗菌药物应用，按照《抗菌药物临床应用指导原则》（卫医发[2004]285号）和《关于抗菌药物临床应用管理有关问题的通知》（卫办医政发[2009]38号）执行。

2. 预防性抗菌药物应用

（1）不常规预防性应用抗生素，如符合抗菌药物应用指导原则，按应用要求使用药物，但病程记录中需要写明应用抗生素的原因。

（2）术后72小时内停止使用抗菌药物。

（八）手术日为住院第3天

1. 手术安全核对：患者入手术间后由手术医师、麻醉医师、巡回护士和患者本人共同核对患者身份、手术部位与标识、手术方式。手术医师、麻醉医师、巡回护士三方按《手术安全核对表》逐项核对，共同签名。

（1）手术方式：双侧腹股沟疝修补术或腹腔镜辅助下双侧腹股沟疝修补术。

（2）麻醉方式：局部麻醉或硬膜外麻醉或全身麻醉。

（3）手术植入物：疝修补补片。

(4)术中用药:麻醉常规用药、镇痛药等。

(5)手术器械:根据手术方式选择手术器械。

(6)指导生活及活动注意事项。

2. 经治医师或手术医师应即刻完成术后首次病程记录,术后观察患者病情变化。

(九)术后住院恢复或必须复查的检查项目

1. 患者术后病情平稳后转回普通病房。

2. 患者术后诊断。

3. 患者术后必要时复查的检查项目:血常规、肝功能、肾功能、电解质。

4. 患者术后用药:一般不常规使用抗菌药物,可对症给予镇痛等治疗。

5. 患者术后注意事项:①术后加压包扎切口,并用疝气带固定;②避免腹压急剧增加;③定期清洁换药。

(十)出院标准

1. 患者生命体征、临床症状改善。

2. 患者饮食情况良好。

3. 患者伤口愈合稳定。

4. 患者已完成必要的复查项目,且无异常

5. 患者无与本病相关的其他并发症或合并症。

(十一)变异及原因分析

1. 医疗原因导致的变异　如改变诊疗方案、转科治疗、操作失误、误诊等。

2. 患者原因导致的变异　如不同意治疗方案、个人原因要求出(转)院、院外服用手术禁忌药、月经期、对诊疗计划不满要求出路径、相关检查或检验院外(门诊)已做等。

3. 并发症原因导致的变异　如感染、瘘、出血、血肿、愈合不良、梗阻等。

4. 病情原因导致的变异　如基础疾病复杂、病情恶化、病情平稳好转、抢救、会诊等。

5. 辅诊科室原因导致的变异　如检查、检验(不及时、结果错报、标本不合格)、报告(不及时、结果错报、标本不合格)等原因延长住院时间、增加费用等。

6. 管理原因导致的变异　如系统暂不支持、系统瘫痪、需要修订流程、需要修订制度等。

二、双侧腹股沟疝行双侧腹股沟疝修补术或腹腔镜辅助下双侧腹股沟疝修补术临床路径表单

<table>
<tr><td colspan="2">适用对象</td><td colspan="3">第一诊断为双侧腹股沟疝（ICD-10：K40.001/K40.002/40.101/40.201）行双侧腹股沟疝修补术或腹腔镜辅助下双侧腹股沟疝修补术（ICD-9-CM-3：53.1002-53.1603）的患者</td></tr>
<tr><td colspan="2">患者基本信息</td><td colspan="2">姓名：____ 性别：____ 年龄：____ 门诊号：____
住院号：______ 过敏史：______
住院日期：____年____月____日
出院日期：____年____月____日</td><td>标准住院日：8～10 天</td></tr>
<tr><td colspan="2">时间</td><td>住院第 1 天</td><td>住院第 2 天（术前日）</td><td>住院第 3 天（手术日）</td></tr>
<tr><td rowspan="6">主要诊疗工作</td><td>制度落实</td><td>□ 入院 2 小时内经治医师或值班医师完成接诊
□ 入院 24 小时内主管医师完成检诊</td><td>□ 上级医师查房
□ 组织术前讨论、术前评估和决定手术方案</td><td>□ 手术
□ 向患者或其家属交代手术过程及术后注意事项
□ 上级医师查房
□ 麻醉医师查房</td></tr>
<tr><td>病情评估</td><td>□ 经治医师询问病史与体格检查
□ 完成深静脉血栓栓塞症风险评分</td><td>□ 上级医师进行术前评估</td><td>□ 观察有无术后并发症并做相应处理</td></tr>
<tr><td>病历书写</td><td>□ 入院 8 小时内完成首次病程记录
□ 入院 24 小时内完成入院记录
□ 完成主管医师查房记录</td><td>□ 住院医师完成上级医师查房记录、术前小结、术前讨论等</td><td>□ 术者完成手术记录
□ 住院医师完成术后病程记录</td></tr>
<tr><td>知情同意</td><td>□ 患者或其家属在入院记录单上签名</td><td>□ 向患者或其家属交代围术期注意事项并签署《手术知情同意书》《自费用品协议书》《输血同意书》《委托书》（患者本人不能签名时）
□ 麻醉医师查房，向患者或其家属交代麻醉注意事项并签署《麻醉知情同意书》</td><td>□ 告知患者及其家属手术情况及术后注意事项</td></tr>
<tr><td>手术治疗</td><td></td><td>□ 预约手术</td><td>□ 实施手术（手术安全核查记录、手术清点记录）</td></tr>
<tr><td>其他</td><td>□ 及时通知上级医师检诊
□ 经治医师检查、整理病历资料</td><td></td><td></td></tr>
</table>

（续　表）

重点医嘱	长期医嘱	护理医嘱	□ 按普通外科护理常规 □ 三级护理	□ 按普通外科护理常规 □ 三级护理	□ 按普通外科术后护理常规 □ 一级护理
		处置医嘱			□ 雾化吸入（必要时） □ 腹股沟区加压包扎或用疝气带固定 □ 中换药 □ 心电监护
		膳食医嘱	□ 普食 □ 糖尿病饮食 □ 低盐、低脂饮食 □ 低盐、低脂、糖尿病饮食	□ 普食 □ 糖尿病饮食 □ 低盐、低脂饮食 □ 低盐、低脂、糖尿病饮食	□ 禁食、水
		药物医嘱	□ 自带药（必要时）	□ 自带药（必要时）	□ 自带药（必要时） □ 补液 □ 胃黏膜保护药、抑酸药
	临时医嘱	检查检验	□ 血常规、尿常规、粪常规＋隐血试验 □ 肝功能、肾功能、电解质、凝血功能、血型、感染性疾病筛查 □ 双腹股沟超声 □ 心电图、胸部正位 X 线片 □ 下腹部 CT（必要时） □ 超声心动图（必要时） □ 肺功能（必要时） □ 血气分析（必要时）		□ 肝功能、肾功能、血常规、电解质
		药物医嘱		□ 术前常规用药，如阿托品 □ 留置导尿	□ 抗生素（必要时） □ 止血药 □ 镇痛药
		手术医嘱		□ 准备明日在全身麻醉或局部麻醉或硬膜外麻醉下行双侧腹股沟疝修补术或腹腔镜辅助下双侧腹股沟疝修补术 □ 术前禁食、水 □ 术前用抗生素皮试（必要时）	
		处置医嘱	□ 静脉抽血送检	□ 术区备皮	□ 吸氧

（续　表）

主要护理工作	健康宣教	□ 入院宣教(住院环境、规章制度) □ 进行护理安全指导 □ 进行等级护理、活动范围指导 □ 进行饮食指导 □ 进行关于疾病知识的宣教 □ 检查、检验项目的目的和意义	□ 术前宣教	□ 观察患者病情变化并及时报告医师 □ 术后心理疏导 □ 指导术后注意事项
	护理处置	□ 患者身份核对 □ 佩戴腕带 □ 建立入院病历，通知医师 □ 入院介绍：介绍责任护士，病区环境、设施、规章制度、基础护理服务项目 □ 询问病史，填写护理记录单首页 □ 观察病情 □ 测量基本生命体征 □ 抽血、留取标本 □ 心理护理与生活护理 □ 根据评估结果采取相应的护理措施 □ 通知检查项目及注意事项	□ 做好备皮等术前准备，交代注意事项 □ 提醒患者术前禁食、水 □ 术前心理护理	□ 与手术室护士交接 □ 术后观察患者病情变化 □ 测量基本生命体征 □ 心理护理与生活护理 □ 指导并监督患者治疗，遵医嘱用药 □ 根据评估结果采取相应的护理措施 □ 完成护理记录
	护理评估	□ 一般评估：生命体征、神志、皮肤、药物过敏史等 □ 专科评估：生活自理能力，患肢屈曲、伸直功能，足背动脉搏动、肤温、指(趾)端末梢感觉情况 □ 风险评估：评估有无跌倒、坠床、褥疮风险 □ 心理评估 □ 营养评估 □ 疼痛评估 □ 康复评估	□ 进行术前护理评估	□ 评估伤口疼痛情况 □ 观察伤口敷料有无渗出并报告医师 □ 风险评估：评估有无跌倒、坠床、引流管滑脱、液体外渗的风险
	专科护理	□ 观察腹股沟情况 □ 指导患者戒烟(吸烟者)	□ 观察腹股沟情况 □ 指导患者戒烟(吸烟者)	□ 手术后心理护理与生活护理
	饮食指导	□ 根据医嘱通知配餐员准备膳食 □ 协助患者进餐	□ 提醒患者术前禁食、水	□ 根据医嘱通知配餐员准备膳食 □ 协助患者进餐
	活动体位		□ 根据护理等级指导患者活动	□ 根据护理等级指导患者活动
	洗浴要求	□ 协助患者洗澡、更换病员服	□ 协助患者洗澡、更换病员服	

（续　表）

病情变异记录			□ 无　□ 有，原因： □ 患者　□ 疾病　□ 医疗 □ 护理　□ 保障　□ 管理	□ 无　□ 有，原因： □ 患者　□ 疾病　□ 医疗 □ 护理　□ 保障　□ 管理	□ 无　□ 有，原因： □ 患者　□ 疾病　□ 医疗 □ 护理　□ 保障　□ 管理
护士签名			白班　小夜班　大夜班	白班　小夜班　大夜班	白班　小夜班　大夜班
医师签名					
时间			住院第4天 （术后第1天）	住院第5—7天 （第2—4天）	住院第8—10天 （出院日）
主要诊疗工作	制度落实		□ 上级医师查房	□ 上级医师查房	□ 手术医师查房
	病情评估		□ 观察伤口和体温等生命体征情况，并做相应处理 □ 鼓励患者早期下床活动（无张力疝修补术或腹腔镜辅助下疝修补术）	□ 观察伤口情况，换药并做相应处理	□ 上级医师进行治疗效果、预后和出院评估 □ 出院宣教
	病历书写		□ 住院医师完成上级医师查房记录	□ 住院医师完成上级医师查房记录	□ 出院前一天病程记录（有上级医师指示出院） □ 出院后24小时内完成出院记录 □ 出院后24小时内完成病案首页
	知情同意				□ 告知患者及其家属出院后注意事项（指导出院后功能锻炼，复诊的时间、地点，发生紧急情况时的处理等）
	手术治疗				
	其他				□ 通知出院 □ 开具出院介绍信 □ 开具诊断证明书 □ 出院带药 □ 预约门诊复诊时间
重点医嘱	长期医嘱	护理医嘱	□ 按普通外科术后护理常规 □ 二级护理	□ 按普通外科术后护理常规 □ 三级护理	□ 按普通外科术后护理常规 □ 三级护理
		处置医嘱			
		膳食医嘱	□ 流食	□ 半流食	□ 半流食
		药物医嘱	□ 自带药（必要时） □ 补液 □ 胃黏膜保护药、抑酸药		

（续　表）

重点医嘱	临时医嘱	检查检验			
		药物医嘱	□ 抗生素（必要时） □ 止血药（必要时） □ 镇痛药		
		手术医嘱			
		处置医嘱	□ 静脉抽血送检		□ 大换药（根据切口情况 7 天拆线） □ 出院
主要护理工作	健康宣教		□ 术后心理疏导 □ 指导术后注意事项	□ 术后心理疏导 □ 指导术后注意事项	□ 出院宣教（康复训练方法、用药指导、换药时间及注意事项、复查时间及拆线时间等）
	护理处置		□ 心理护理与生活护理 □ 指导并监督患者治疗，遵医嘱用药 □ 根据评估结果采取相应的护理措施 □ 完成护理记录	□ 心理护理与生活护理 □ 指导并监督患者治疗，遵医嘱用药 □ 根据评估结果采取相应的护理措施 □ 完成护理记录	□ 观察患者情况 □ 核对患者医疗费用 □ 协助患者办理出院手续 □ 整理床单位
	护理评估		□ 评估伤口疼痛情况 □ 观察伤口敷料有无渗出并报告医师	□ 评估伤口疼痛情况 □ 观察伤口敷料有无渗出并报告医师	
	专科护理		□ 手术后心理护理与生活护理	□ 手术后心理护理与生活护理	□ 手术后心理护理与生活护理
	饮食指导		□ 协助患者进餐	□ 协助患者进餐	
	活动体位		□ 根据护理等级指导患者活动	□ 根据护理等级指导患者活动	
	洗浴要求		□ 告知患者切口处伤口保护方法	□ 告知患者切口处伤口保护方法	
病情变异记录			□ 无　□ 有，原因： □ 患者　□ 疾病　□ 医疗 □ 护理　□ 保障　□ 管理	□ 无　□ 有，原因： □ 患者　□ 疾病　□ 医疗 □ 护理　□ 保障　□ 管理	□ 无　□ 有，原因： □ 患者　□ 疾病　□ 医疗 □ 护理　□ 保障　□ 管理
护士签名			白班　小夜班　大夜班	白班　小夜班　大夜班	白班　小夜班　大夜班
医师签名					

腹股沟疝行腹股沟疝修补术临床路径

一、腹股沟疝行腹股沟疝修补术临床路径标准住院流程

(一)适用对象

第一诊断为腹股沟疝(ICD-10:K40)行腹股沟疝修补术(ICD-9-CM-3:53.0-53.1)的患者。

(二)诊断依据

根据《临床诊疗指南——外科学分册》(中华医学会编著,人民卫生出版社)和《外科学》(第8版,人民卫生出版社)及《胃肠外科学》(人民卫生出版社)。

1. 症状及体征　腹股沟区可复性肿块,可伴有局部坠胀感、消化不良和便秘症状;患者站立时,可见腹股沟区包块,可回纳或部分不能回纳。

2. 影像学检查　主要依靠腹股沟彩超、下腹部CT诊断。

(三)治疗方案的选择及依据

根据《临床诊疗指南——外科学分册》(中华医学会编著,人民卫生出版社)和《外科学》(第8版,人民卫生出版社)及《胃肠外科学》(人民卫生出版社)。

1. 疝囊高位结扎。

2. 疝修补术。

3. 疝成形术。

(四)标准住院日为6~7天

(五)进入路径标准

1. 第一诊断为腹股沟疝(ICD-10:K40)行腹股沟疝修补术(ICD-9-CM-3:53.0-53.1)。

2. 当患者同时具有其他疾病诊断,但在住院期间不需要特殊处理也不影响第一诊断的临床路径流程实施时,可以进入路径。

(六)术前准备(术前评估)1~2天

1. 术前评估　术前1~2天完成术前病情评估,完成必要的检查,做出术前小结、术前讨论。

(1)检查或检验评估:①必须检查或检验的项目,包括血常规、尿常规、粪常规、血生化检验项目、感染性疾病筛查、凝血功能、胸部X线片、心电图、腹股沟超声、下腹部CT。②根据患者情况可选择的检查或检验项目,包括超声心动图、血气分析或肺功能(年龄>70岁或既往有心、肺病史者)。有相关疾病者必要时请相关科室医师会诊。

(2)营养评估:由护士根据《解放军总医院新入院患者营养风险筛查表(NRS-2002)》为新入院患者进行营养评估,评分>3分者告知医师,必要时申请营养科医师会诊。

(3)心理评估:由心理科医师根据病情需要实施评估。

(4)疼痛评估:根据《视觉模拟评分(VAS)》实施疼痛评估,评分>7分者给予处置,必要时请疼痛科医师会诊。

(5)康复评估:由护士根据《入院患者康复筛查和评估表》,在患者入院后24小时内进行康复筛查和评估。任何一项结果为"是",告知医师,申请康复科医师会诊。

(6)深静脉血栓栓塞症风险评估:根据专科《深静脉血栓栓塞症评估量表》,在患者入院后

24 小时内进行风险筛查和评估。风险结果为“高危”的，则申请血管外科或介入导管室医师会诊。

2. 术前准备

(1)术前准备：术前 24 小时内完成术前病情评估，完成必要的检查，做出术前小结、术前讨论。

(2)术前谈话：术者应在术前 1 天与患者及其亲属谈话，告知手术方案、相关风险、用血计划、术后转归、置入材料、手术费用和患者及亲属权益，并履行书面知情同意手续。告知高值耗材的使用及费用。

(3)通知手术室：准备手术间、手术药品、手术物品及特殊耗材。

(4)护士做心理护理，交代注意事项：防褥疮、防跌倒、指导患者戒烟(若患者吸烟)等，并进行术前宣教。

(5)手术部位标识：术者、第一助手或经治医师在术前 1 天应对手术部位做体表标识，急诊手术由接诊医师或会诊外科医师标记，标记过程应有责任护士、患者及其亲属共同参与，并记入手术安排表。

(6)术前 1 天麻醉医师访视：制订麻醉计划、完成评估、确定麻醉方式，并记入《麻醉术前访视记录》，告知患者及其家属麻醉适应证、麻醉目的、麻醉风险、可能出现的情况及其处理原则、替代方案等，签署《麻醉知情同意书》并归入病历。

(七)预防性抗菌药物选择与使用时机

1. 应按照《抗菌药物临床应用指导原则》(卫医发[2004]285 号)和《关于抗菌药物临床应用管理有关问题的通知》(卫办医政发[2009]38 号)执行。

2. 预防性抗菌药物应用

(1)不常规预防性应用抗生素，如手术时限超过 3 小时，视情况必要时可应用，但病程记录中需要写明应用抗生素的原因。

(2)术后 72 小时内停止使用抗菌药物。

(八)手术日为住院第 3 天

1. 手术安全核对：患者入手术间后由手术医师、麻醉医师、巡回护士和患者本人共同核对患者身份、手术部位与标识、手术方式。手术医师、麻醉医师、巡回护士三方按《手术安全核对表》逐项核对，共同签名。

2. 手术方式：腹股沟疝修补术。

3. 麻醉方式：局部麻醉＋监测麻醉或硬膜外麻醉。

4. 手术内固定物：疝修补补片。

5. 术中用药：麻醉常规用药。

6. 手术器械：根据病变情况选择手术器械。

7. 指导患者活动及生活注意事项。

8. 经治医师或手术医师应即刻完成术后首次病程记录，观察患者术后病情变化。

(九)术后住院恢复 4 天

1. 必要时复查的项目　根据患者的症状和体征而定。

2. 术后用药

(1)抗菌药物：一般不常规使用。

(2)其他对症药物：止血药、镇痛药等。

3. 术后换药　术后第 1 天及出院当日给予清洁换药；其他时间根据情况清洁换药。

4. 术后护理　观察患者伤口敷料有无渗出、疼痛情况，并在异常时立即通知医师处理。

(十)出院标准

1. 患者生命体征平稳，无发热，进食良好。

2. 切口无红肿及渗出，Ⅰ级或甲级愈合。

3. 没有需要住院处理的并发症和(或)合并症。

(十一)变异及原因分析

1. 患者原因导致的变异　如不同意治疗方案、个人原因要求出(转)院、院外服用手术禁忌药、月经期、对诊疗计划不满要求出路径、相关检查或检验院外(门诊)已做等。

2. 围术期并发症　出血、感染等造成住院时间延长和费用增加。

3. 内科合并症　部分患者常存在很多内科合并症，如脑血管病或心血管病、糖尿病、血栓等，手术可能导致这些疾病加重而需要治疗，从而延长治疗时间和增加住院费用。

4. 节假日　术前患者如住院后赶上节假日，使手术推迟，延长住院时间，增加费用。

5. 辅诊科室原因导致的变异　如检查、检验、手术等原因延长住院天数、增加费用等。

6. 管理原因导致的变异　如系统暂不支持、系统瘫痪、需要修订流程、需要修订制度等。

二、腹股沟疝行腹股沟疝修补术临床路径表单

适用对象		第一诊断为腹股沟疝(ICD-10：K40)行腹股沟疝修补术(ICD-9-CM-3：53.0-53.1)的患者		
患者基本信息		姓名：____　性别：____　年龄：____　门诊号：____ 住院号：______　过敏史：______ 住院日期：____年____月____日 出院日期：____年____月____日		标准住院日：6～7 天
时间		住院第 1 天	住院第 2 天(术前日)	住院第 3 天(手术日)
主要诊疗工作	制度落实	□ 入院 2 小时内经治医师或值班医师完成接诊 □ 入院 24 小时内主管医师完成检诊	□ 上级医师查房 □ 组织术前讨论、术前评估和决定手术方案	□ 手术 □ 向患者或其家属交代手术过程及术后注意事项 □ 上级医师查房 □ 麻醉医师查房
	病情评估	□ 经治医师询问病史与体格检查	□ 上级医师进行术前评估	□ 观察有无术后并发症并做相应处理
	病历书写	□ 入院 8 小时内完成首次病程记录 □ 入院 24 小时内完成入院记录 □ 完成主管医师查房记录 □ 完成必要的相关科室医师会诊	□ 住院医师完成上级医师查房记录、术前小结、术前讨论等	□ 术者完成手术记录 □ 住院医师完成术后病程记录

（续 表）

<table>
<tr><td rowspan="3">主要诊疗工作</td><td colspan="2">知情同意</td><td>□ 患者或其家属在入院记录单上签名</td><td>□ 向患者或其家属交代围术期注意事项并签署《手术知情同意书》《自费用品协议书》《委托书》(患者本人不能签名时)
□ 麻醉医师查房，向患者或其家属交代麻醉注意事项并签署《麻醉知情同意书》</td><td>□ 告知患者及其家属手术情况及术后注意事项</td></tr>
<tr><td colspan="2">手术治疗</td><td></td><td>□ 预约手术</td><td>□ 实施手术(手术安全核查记录、手术清点记录)</td></tr>
<tr><td colspan="2">其他</td><td>□ 及时通知上级医师检诊
□ 经治医师检查、整理病历资料</td><td></td><td></td></tr>
<tr><td rowspan="8">重点医嘱</td><td rowspan="4">长期医嘱</td><td>护理医嘱</td><td>□ 按普通外科护理常规
□ 二级护理</td><td>□ 按普通外科护理常规
□ 二级护理</td><td>□ 按普通外科术后护理常规
□ 一级护理</td></tr>
<tr><td>处置医嘱</td><td></td><td></td><td>□ 中换药</td></tr>
<tr><td>膳食医嘱</td><td>□ 普食
□ 糖尿病饮食
□ 低盐、低脂饮食
□ 低盐、低脂、糖尿病饮食</td><td>□ 普食
□ 糖尿病饮食
□ 低盐、低脂饮食
□ 低盐、低脂、糖尿病饮食</td><td>□ 饮食：根据病情而定</td></tr>
<tr><td>药物医嘱</td><td>□ 自带药(必要时)</td><td>□ 自带药(必要时)</td><td>□ 自带药(必要时)</td></tr>
<tr><td rowspan="4">临时医嘱</td><td>检查检验</td><td></td><td></td><td></td></tr>
<tr><td>药物医嘱</td><td></td><td>□ 术前常规用药，如阿托品</td><td>□ 抗生素(必要时)</td></tr>
<tr><td>手术医嘱</td><td></td><td>□ 拟明日在局部麻醉＋监测麻醉或硬膜外麻醉下行腹股沟疝修补术
□ 术前禁食、水
□ 预防性抗菌药物(必要时)
□ 其他特殊医嘱</td><td></td></tr>
<tr><td>处置医嘱</td><td>□ 静脉抽血送检</td><td>□ 术区备皮</td><td>□ 吸氧、心电监护(必要时)
□ 切口处加压包扎
□ 观察伤口情况
□ 其他特殊医嘱</td></tr>
</table>

（续　表）

主要护理工作	健康宣教	□ 入院宣教（住院环境、规章制度） □ 进行护理安全指导 □ 进行等级护理、活动范围指导 □ 进行饮食指导 □ 进行关于疾病知识的宣教 □ 检查、检验项目的目的和意义	□ 术前宣教	□ 观察患者病情变化并及时报告医师 □ 术后心理疏导 □ 指导术后注意事项
	护理处置	□ 患者身份核对 □ 佩戴腕带 □ 建立入院病历，通知医师 □ 入院介绍：介绍责任护士，病区环境、设施、规章制度、基础护理服务项目 □ 询问病史，填写护理记录单首页 □ 观察病情 □ 测量基本生命体征 □ 抽血、留取标本 □ 心理护理与生活护理 □ 根据评估结果采取相应的护理措施 □ 通知检查项目及注意事项	□ 做好备皮等术前准备，交代注意事项 □ 提醒患者术前禁食、水 □ 术前心理护理	□ 与手术室护士交接 □ 术后观察病情 □ 测量基本生命体征 □ 心理护理与生活护理 □ 指导并监督患者治疗，遵医嘱用药 □ 根据评估结果采取相应的护理措施 □ 完成护理记录
	护理评估	□ 一般评估：生命体征、神志、皮肤、药物过敏史等 □ 专科评估：生活自理能力，患肢屈曲、伸直功能，足背动脉搏动、肤温、指（趾）端末梢感觉情况 □ 风险评估：评估有无跌倒、坠床、褥疮风险 □ 心理评估 □ 营养评估 □ 疼痛评估 □ 康复评估	□ 进行术前护理评估	□ 评估伤口疼痛情况 □ 观察伤口敷料有无渗出并报告医师 □ 风险评估：评估有无跌倒、坠床、液体外渗的风险
	专科护理	□ 观察腹部情况 □ 指导患者戒烟（吸烟者）	□ 观察患者腹部情况 □ 指导患者戒烟（吸烟者）	□ 手术后心理护理与生活护理
	饮食指导	□ 根据医嘱通知配餐员准备膳食 □ 协助患者进餐	□ 提醒患者术前禁食、水	
	活动体位		□ 根据护理等级指导患者活动	□ 根据护理等级指导患者活动
	洗浴要求	□ 协助患者洗澡、更换病员服	□ 协助患者洗澡、更换病员服	

（续　表）

病情变异记录			□ 无 □ 有，原因： □ 患者 □ 疾病 □ 医疗 □ 护理 □ 保障 □ 管理	□ 无 □ 有，原因： □ 患者 □ 疾病 □ 医疗 □ 护理 □ 保障 □ 管理	□ 无 □ 有，原因： □ 患者 □ 疾病 □ 医疗 □ 护理 □ 保障 □ 管理
护士签名			白班 小夜班 大夜班	白班 小夜班 大夜班	白班 小夜班 大夜班
医师签名					
时间			住院第 4 天 （术后第 1 天）	住院第 5－6 天 （术后第 2－3 天）	住院第 7 天 （出院日）
主要诊疗工作	制度落实		□ 上级医师查房	□ 上级医师查房	□ 手术医师查房
	病情评估		□ 观察伤口和体温等生命体征情况，并做相应处理 □ 鼓励患者早期下床活动	□ 观察伤口并做相应处理	□ 上级医师进行治疗效果、预后和出院评估 □ 出院宣教
	病历书写		□ 住院医师完成上级医师查房记录	□ 住院医师完成上级医师查房记录	□ 出院前 1 天病程记录（有上级医师指示出院） □ 出院后 24 小时内完成出院记录 □ 出院后 24 小时内完成病案首页
	知情同意				□ 告知患者及其家属出院后注意事项（指导出院后功能锻炼，复诊的时间、地点，发生紧急情况时的处理等）
	手术治疗				
	其他				□ 通知出院 □ 开具出院介绍信 □ 开具诊断证明书 □ 出院带药 □ 预约门诊复诊时间
重点医嘱	长期医嘱	护理医嘱	□ 按普通外科术后护理常规 □ 一级护理或二级护理	□ 按普通外科术后护理常规 □ 一级护理或二级护理	□ 按普通外科术后护理常规 □ 二级护理
		处置医嘱			
		膳食医嘱	□ 普食（流食或半流食）	□ 普食（流食或半流食）	□ 普食（流食或半流食）
		药物医嘱	□ 自带药（必要时）		
	临时医嘱	检查检验	□ 血常规（必要时复查）		
		药物医嘱	□ 抗生素（必要时）		
		手术医嘱			
		处置医嘱	□ 静脉抽血送检		□ 中换药 □ 出院

（续　表）

主要护理工作	健康宣教	□ 术后心理疏导 □ 指导术后注意事项	□ 术后心理疏导 □ 指导术后注意事项	□ 出院宣教（康复训练方法、用药指导、换药时间及注意事项、复查时间等）
	护理处置	□ 心理护理与生活护理 □ 指导并监督患者治疗，遵医嘱用药 □ 根据评估结果采取相应的护理措施 □ 完成护理记录	□ 心理护理与生活护理 □ 指导并监督患者治疗，遵医嘱用药 □ 根据评估结果采取相应的护理措施 □ 完成护理记录	□ 观察患者情况 □ 核对患者医疗费用 □ 协助患者办理出院手续 □ 整理床单位
	护理评估	□ 评估伤口疼痛情况 □ 观察伤口敷料有无渗出并报告医师	□ 评估伤口疼痛情况 □ 观察伤口敷料有无渗出并报告医师	
	专科护理	□ 手术后心理护理与生活护理	□ 手术后心理护理与生活护理	□ 手术后心理护理与生活护理
	饮食指导	□ 协助患者进餐	□ 协助患者进餐	
	活动体位	□ 根据护理等级指导患者活动	□ 根据护理等级指导患者活动	
	洗浴要求	□ 告知患者切口处伤口保护方法	□ 告知患者切口处伤口保护方法	
病情变异记录		□ 无　□ 有，原因： □ 患者　□ 疾病　□ 医疗 □ 护理　□ 保障　□ 管理	□ 无　□ 有，原因： □ 患者　□ 疾病　□ 医疗 □ 护理　□ 保障　□ 管理	□ 无　□ 有，原因： □ 患者　□ 疾病　□ 医疗 □ 护理　□ 保障　□ 管理
护士签名		白班　小夜班　大夜班	白班　小夜班　大夜班	白班　小夜班　大夜班
医师签名				

腹股沟股疝行腹股沟股疝修补术临床路径

一、腹股沟股疝行腹股沟股疝修补术临床路径标准住院流程

（一）适用对象

第一诊断为腹股沟股疝（ICD-10：K41）行腹股沟股疝修补术（ICD-9-CM-3：53.2904/53.3901）的患者。

（二）诊断依据

根据《临床诊疗指南——外科学分册》（中华医学会编著，人民卫生出版社）和《外科学》（第8版，人民卫生出版社）及《胃肠外科学》（人民卫生出版社）。

1. *症状及体征*　体检或无意中发现腹股沟区时隐时现性包块，不进入阴囊。

2．影像学检查　主要依靠腹股沟彩超、下腹部 CT 诊断。

（三）治疗方案的选择及依据

根据《临床诊疗指南——外科学分册》（中华医学会编著，人民卫生出版社）和《外科学》（第 8 版，人民卫生出版社）及《胃肠外科学》（人民卫生出版社），行腹股沟股疝修补术。

（四）标准住院日为 12 天

（五）进入路径标准

1．腹股沟股疝（ICD-10：K41）行腹股沟股疝修补术（ICD-9-CM-3：53.2904/53.3901 ）。

2．当患者同时具有其他疾病诊断，但在住院期间不需要特殊处理也不影响第一诊断的临床路径流程实施时，可以进入路径。

（六）术前准备（术前评估）1～5 天

1．术前评估　术前 1～5 天完成术前病情评估，完成必要的检查，做出术前小结、术前讨论。

（1）检查检验评估：①必须检查或检验的项目，包括血常规、尿常规、粪常规、血生化检验项目、感染性疾病筛查、凝血功能、胸部 X 线片、心电图、腹股沟超声、下腹部 CT。②根据患者情况可选择的检查或检验项目，包括超声心动图、血气分析或肺功能（年龄＞70 岁或既往有心、肺病史者）。有相关疾病者必要时请相关科室医师会诊。

（2）营养评估：由护士根据《解放军总医院新入院患者营养风险筛查表（NRS-2002）》为新入院患者进行营养评估，评分＞3 分者告知医师，必要时申请营养科医师会诊。

（3）心理评估：由心理科医师根据病情需要实施评估。

（4）疼痛评估：根据《视觉模拟评分（VAS）》实施疼痛评估，评分＞7 分者给予处置，必要时请疼痛科医师会诊。

（5）康复评估：由护士根据《入院患者康复筛查和评估表》在患者入院后 24 小时内进行康复筛查和评估。任何一项结果为“是”，告知医师，申请康复科医师会诊。

（6）深静脉血栓栓塞症风险评估：根据专科《深静脉血栓栓塞症评估量表》，在患者入院后 24 小时内进行风险筛查和评估。风险结果为“高危”的，则申请血管外科或介入导管室医师会诊。

2．术前准备

（1）术前准备：术前 24 小时内完成术前病情评估，完成必要的检查，做出术前小结、术前讨论。

（2）术前谈话：术者应在术前 1 天与患者及其亲属谈话，告知手术方案、相关风险、用血计划、术后转归、植入材料、手术费用和患者及亲属权益，并履行书面知情同意手续。告知高值耗材的使用及费用。

（3）通知手术室：准备手术间、手术药品、手术物品及特殊耗材。

（4）护士做心理护理，交代注意事项：防褥疮、防跌倒、指导患者戒烟（若患者吸烟）等，并进行术前宣教。

（5）手术部位标识：术者、第一助手或经治医师在术前 1 天应对手术部位做体表标识，急诊手术由接诊医师或会诊外科医师标记，标记过程应有责任护士、患者及其亲属共同参与，并记入手术安排表。

（6）术前 1 天麻醉医师访视：制订麻醉计划、完成评估、确定麻醉方式，并记入《麻醉术前访视记录》，告知患者及其家属麻醉适应证、麻醉目的、麻醉风险、可能出现的情况及其处理原则、替代方案等，签署《麻醉知情同意书》并归入病历。

（七）药物选择与使用时机

1. 应按照《抗菌药物临床应用指导原则》（卫医发[2004]285 号）和《关于抗菌药物临床应用管理有关问题的通知》（卫办医政发[2009]38 号）执行。

2. 预防性抗菌药物应用

（1）不常规预防性应用抗生素，如手术时间超过 3 小时，视情况必要时可应用，但病程记录中需要写明应用抗生素的原因。

（2）术后 72 小时内停止使用抗菌药物。

（八）手术日为住院第 6 天

1. 手术安全核对：患者入手术间后由手术医师、麻醉医师、巡回护士和患者本人共同核对患者身份、手术部位与标识、手术方式。手术医师、麻醉医师、巡回护士三方按《手术安全核对表》逐项核对，共同签名。

2. 手术方式：腹股沟股疝修补术。

3. 麻醉方式：全身麻醉。

4. 手术内固定物：疝修补补片。

5. 术中用药：麻醉常规用药、术中镇痛等。

6. 手术器械：根据病变情况选择手术器械。

7. 指导活动及生活注意事项。

8. 经治医师或手术医师应即刻完成术后首次病程记录，观察患者术后病情变化。

（九）术后住院恢复 6 天或必须复查的检查项目

1. 必要时复查的项目：血常规、肝功能、肾功能、电解质。

2. 术后用药

（1）抗菌药物：一般不常规使用。

（2）其他对症药物：止血药、镇痛药等。

3. 术后换药：术后第 1 天及出院当给予清洁换药；其他时间根据情况清洁换药。

4. 术后局部加压包扎切口。

5. 术后护理：观察患者伤口敷料有无渗出、疼痛情况，并在异常时立即通知医师处理。

（十）出院标准

1. 生命体征平稳，无发热，患者进食良好。

2. 切口无红肿及渗出，Ⅰ级或甲级愈合。

3. 没有需要住院处理的并发症和（或）合并症。

（十一）变异及原因分析

1. *患者原因导致的变异*　如不同意治疗方案、个人原因要求出（转）院、院外服用手术禁忌药、月经期、对诊疗计划不满要求出路径、相关检查或检验院外（门诊）已做等。

2. *围术期并发症*　出血、感染等造成住院时间延长和费用增加。

3. *内科合并症*　部分患者常存在很多内科合并症，如脑血管病或心血管病、糖尿病、血栓等，手术可能导致这些疾病加重而需要治疗，从而延长治疗时间和增加住院费用。

4. *节假日*　术前患者如住院后赶上节假日，使手术推迟，延长住院时间，增加费用。

5. 辅诊科室原因导致的变异 如检查、检验、手术等原因延长住院天数、增加费用等。

6. 管理原因导致的变异 如系统暂不支持、系统瘫痪、需要修订流程、需要修订制度等。

二、腹股沟股疝行腹股沟股疝修补术临床路径表单

<table>
<tr><td colspan="2">适用对象</td><td colspan="3">第一诊断为腹股沟股疝（ICD-10：K41）行腹股沟股疝修补术（ICD-9-CM-3：53.2904/53.3901）的患者</td></tr>
<tr><td colspan="2">患者基本信息</td><td colspan="2">姓名：____ 性别：____ 年龄：____ 门诊号：____
住院号：______ 过敏史：______
住院日期：____年____月____日
出院日期：____年____月____日</td><td>标准住院日：12 天</td></tr>
<tr><td colspan="2">时间</td><td>住院第 1 天</td><td>住院第 2—5 天（术前日）</td><td>住院第 6 天（手术日）</td></tr>
<tr><td rowspan="6">主要诊疗工作</td><td>制度落实</td><td>□ 入院 2 小时内经治医师或值班医师完成接诊
□ 入院 24 小时内主管医师完成检诊</td><td>□ 上级医师查房
□ 组织术前讨论、术前评估和决定手术方案</td><td>□ 手术
□ 向患者或其家属交代手术过程及术后注意事项
□ 上级医师查房
□ 麻醉医师查房</td></tr>
<tr><td>病情评估</td><td>□ 经治医师询问病史与体格检查</td><td>□ 上级医师进行术前评估</td><td>□ 观察有无术后并发症并做相应处理</td></tr>
<tr><td>病历书写</td><td>□ 入院 8 小时内完成首次病程记录
□ 入院 24 小时内完成入院记录
□ 完成主管医师查房记录
□ 完成必要的相关科室会诊</td><td>□ 住院医师完成上级医师查房记录、术前小结、术前讨论等</td><td>□ 术者完成手术记录
□ 住院医师完成术后病程记录</td></tr>
<tr><td>知情同意</td><td>□ 患者或其家属在入院记录单上签名</td><td>□ 向患者或其家属交代围术期注意事项并签署《手术知情同意书》《自费用品协议书》《委托书》（患者本人不能签名时）
□ 麻醉医师查房，向患者或其家属交代麻醉注意事项并签署《麻醉知情同意书》</td><td>□ 告知患者及其家属手术情况及术后注意事项</td></tr>
<tr><td>手术治疗</td><td></td><td>□ 预约手术</td><td>□ 实施手术（手术安全核查记录、手术清点记录）</td></tr>
<tr><td>其他</td><td>□ 及时通知上级医师检诊
□ 经治医师检查、整理病历资料</td><td></td><td></td></tr>
</table>

（续 表）

<table>
<tr><td rowspan="9">重点医嘱</td><td rowspan="4">长期医嘱</td><td>护理医嘱</td><td>□ 按普通外科护理常规
□ 二级护理</td><td>□ 按普通外科护理常规
□ 二级护理</td><td>□ 按普通外科术后护理常规
□ 一级护理</td></tr>
<tr><td>处置医嘱</td><td></td><td></td><td>□ 中换药
□ 一次性导尿(必要时)</td></tr>
<tr><td>膳食医嘱</td><td>□ 普食
□ 糖尿病饮食
□ 低盐、低脂饮食
□ 低盐、低脂、糖尿病饮食</td><td>□ 普食
□ 糖尿病饮食
□ 低盐、低脂饮食
□ 低盐、低脂、糖尿病饮食</td><td>□ 饮食:根据病情而定</td></tr>
<tr><td>药物医嘱</td><td>□ 自带药(必要时)</td><td>□ 自带药(必要时)</td><td>□ 自带药(必要时)</td></tr>
<tr><td rowspan="4">临时医嘱</td><td>检查检验</td><td></td><td></td><td></td></tr>
<tr><td>药物医嘱</td><td></td><td>□ 术前常规用药:如阿托品</td><td>□ 抗生素(必要时)</td></tr>
<tr><td>手术医嘱</td><td></td><td>□ 拟明日在全身麻醉下行腹股沟股疝修补术,术前禁食、水
□ 预防性抗菌药物(必要时)
□ 其他特殊医嘱</td><td></td></tr>
<tr><td>处置医嘱</td><td>□ 静脉抽血送检</td><td>□ 术区备皮</td><td>□ 吸氧、心电监护
□ 切口处加压包扎
□ 观察伤口情况
□ 其他特殊医嘱</td></tr>
<tr><td rowspan="2">主要护理工作</td><td colspan="2">健康宣教</td><td>□ 入院宣教(住院环境、规章制度)
□ 进行护理安全指导
□ 进行等级护理、活动范围指导
□ 进行饮食指导
□ 进行关于疾病知识的宣教
□ 检查、检验项目的目的和意义</td><td>□ 术前宣教</td><td>□ 观察患者病情变化并及时报告医师
□ 术后心理疏导
□ 指导术后注意事项</td></tr>
<tr><td colspan="2">护理处置</td><td>□ 患者身份核对
□ 佩戴腕带
□ 建立入院病历,通知医师
□ 入院介绍:介绍责任护士,病区环境、设施、规章制度、基础护理服务项目
□ 询问病史,填写护理记录单首页
□ 观察病情
□ 测量基本生命体征
□ 抽血、留取标本
□ 心理护理与生活护理
□ 根据评估结果采取相应的护理措施
□ 通知检查项目及注意事项</td><td>□ 做好备皮等术前准备,交代注意事项
□ 提醒患者术前禁食、水
□ 术前心理护理</td><td>□ 与手术室护士交接
□ 术后观察病情变化
□ 测量基本生命体征
□ 心理护理与生活护理
□ 指导并监督患者治疗,遵医嘱用药
□ 根据评估结果采取相应的护理措施
□ 完成护理记录</td></tr>
</table>

（续　表）

主要护理工作	护理评估	□ 一般评估：生命体征、神志、皮肤、药物过敏史等 □ 专科评估：生活自理能力，患肢屈曲、伸直功能，足背动脉搏动、肤温、指(趾)端末梢感觉情况 □ 风险评估：评估有无跌倒、坠床、褥疮风险 □ 心理评估 □ 营养评估 □ 疼痛评估 □ 康复评估	□ 进行术前护理评估	□ 评估伤口疼痛情况 □ 观察伤口敷料有无渗出并报告医师 □ 风险评估：评估有无跌倒、坠床、液体外渗的风险
	专科护理	□ 观察腹部情况 □ 指导患者戒烟(吸烟者)	□ 协助患者洗澡、更换病员服	□ 手术后心理护理与生活护理
	饮食指导	□ 根据医嘱通知配餐员准备膳食 □ 协助患者进餐	□ 提醒患者术前禁食、水	
	活动体位		□ 根据护理等级指导患者活动	□ 根据护理等级指导患者活动
	洗浴要求	□ 协助患者洗澡、更换病员服		
病情变异记录		□ 无　□ 有，原因： □ 患者　□ 疾病　□ 医疗 □ 护理　□ 保障　□ 管理	□ 无　□ 有，原因： □ 患者　□ 疾病　□ 医疗 □ 护理　□ 保障　□ 管理	□ 无　□ 有，原因： □ 患者　□ 疾病　□ 医疗 □ 护理　□ 保障　□ 管理
护士签名		白班　小夜班　大夜班	白班　小夜班　大夜班	白班　小夜班　大夜班
医师签名				
时间		住院第7天 (术后第1天)	住院第8—11天 (术后第2—5天)	住院第12日 (出院日)
主要诊疗工作	制度落实	□ 上级医师查房	□ 上级医师查房	□ 手术医师查房
	病情评估	□ 观察伤口和体温等生命体征情况，并做相应处理 □ 鼓励患者早期下床活动	□ 观察伤口并做相应处理	□ 上级医师进行治疗效果、预后和出院评估 □ 出院宣教
	病历书写	□ 住院医师完成上级医师查房记录	□ 住院医师完成上级医师查房记录	□ 出院前1天病程记录(有上级医师指示出院) □ 出院后24小时内完成出院记录 □ 出院后24小时内完成病案首页

（续　表）

主要诊疗工作	知情同意				□ 告知患者及其家属出院后注意事项（指导出院后功能锻炼，复诊的时间、地点，发生紧急情况时的处理等）
	手术治疗				
	其他				□ 通知出院 □ 开具出院介绍信 □ 开具诊断证明书 □ 出院带药 □ 预约门诊复诊时间
重点医嘱	长期医嘱	护理医嘱	□ 按普通外科术后护理常规 □ 一级护理	□ 按普通外科术后护理常规 □ 一级护理或二级护理	□ 按普通外科术后护理常规 □ 二级护理
		处置医嘱			
		膳食医嘱	□ 普食（流食或半流食）	□ 普食（流食或半流食）	□ 普食（流食或半流食）
		药物医嘱	□ 自带药（必要时）		
	临时医嘱	检查检验	□ 血常规（必要时复查）		
		药物医嘱	□ 抗生素（必要时）		
		手术医嘱			
		处置医嘱	□ 静脉抽血送检		□ 中换药 □ 出院
主要护理工作	健康宣教		□ 术后心理疏导 □ 指导术后注意事项	□ 术后心理疏导 □ 指导术后注意事项	□ 出院宣教（康复训练方法、用药指导、换药时间及注意事项、复查时间等）
	护理处置		□ 心理护理与生活护理 □ 指导并监督患者治疗，遵医嘱用药 □ 根据评估结果采取相应的护理措施 □ 完成护理记录	□ 心理护理与生活护理 □ 指导并监督患者治疗，遵医嘱用药 □ 根据评估结果采取相应的护理措施 □ 完成护理记录	□ 观察患者情况 □ 核对患者医疗费用 □ 协助患者办理出院手续 □ 整理床单位
	护理评估		□ 评估伤口疼痛情况 □ 观察伤口敷料有无渗出并报告医师	□ 评估伤口疼痛情况 □ 观察伤口敷料有无渗出并报告医师	
	专科护理		□ 手术后心理护理与生活护理	□ 手术后心理护理与生活护理	□ 手术后心理护理与生活护理
	饮食指导			□ 协助患者进餐	

（续　表）

主要护理工作	活动体位	□ 根据护理等级指导患者活动			□ 根据护理等级指导患者活动				
	洗浴要求	□ 告知患者切口处伤口保护方法			□ 告知患者切口处伤口保护方法				
病情变异记录		□ 无 □ 有，原因： □ 患者 □ 疾病 □ 医疗 □ 护理 □ 保障 □ 管理			□ 无 □ 有，原因： □ 患者 □ 疾病 □ 医疗 □ 护理 □ 保障 □ 管理			□ 无 □ 有，原因： □ 患者 □ 疾病 □ 医疗 □ 护理 □ 保障 □ 管理		
护士签名		白班	小夜班	大夜班	白班	小夜班	大夜班	白班	小夜班	大夜班
医师签名										

腹股沟复发疝行腹股沟复发疝修补术或腹腔镜辅助下腹股沟复发疝修补术临床路径

一、腹股沟复发疝行腹股沟复发疝修补术或腹腔镜辅助下腹股沟复发疝修补术临床路径标准住院流程

（一）适用对象

第一诊断为腹股沟复发疝（ICD-10：K40）行腹股沟复发疝修补术或腹腔镜辅助下腹股沟复发疝修补术（ICD-9-CM-3：53.0-53.1）的患者。

（二）诊断依据

根据《成人腹股沟疝指南（2014 年版）》（中华医学会外科学分会疝和腹壁外科学组）腹股沟复发疝诊断标准。

1. 病史　既往腹股沟疝修补手术史，体检或无意中发现腹股沟区包块。

2. 体征　腹股沟区包块，进入或不进入阴囊。

3. 辅助检查　腹股沟区 B 超、下腹部和盆腔 CT。

（三）治疗方案的选择及依据

根据《成人腹股沟疝指南（2014 年版）》（中华医学会外科学分会疝和腹壁外科学组），行腹股沟复发疝修补术或腹腔镜辅助下腹股沟复发疝修补术。

1. 既往腹股沟疝手术史，发现同侧腹股沟疝复发，伴或不伴局部疼痛症状。

2. 无明确手术禁忌证。

3. 患者及其家属知情同意。

（四）标准住院日为 8 天

（五）进入路径标准

1. 第一诊断必须符合腹股沟复发疝（ICD-10：K40），行腹股沟复发疝修补术或腹腔镜辅助下腹股沟复发疝修补术（ICD-9-CM-3：53.0-53.1）。

2. 专科指征：既往腹股沟疝手术史，发现同侧腹股沟区包块，可进入阴囊，伴或不伴疼痛，腹股沟区超声及下腹部 CT 检查证实同侧腹股沟疝复发。

3. 合并严重高血压、心脏病、糖尿病、呼吸功能衰竭等内科疾病为手术禁忌证不宜入路径，当患者同时具有其他疾病诊断，但在住院期间不需要特殊处理也不影响第一诊断的临床路径流程实施时，可以进入路径。

（六）术前准备（术前评估）1～3 天

1. 术前评估

（1）检查检验评估：①血常规、尿常规、粪常规＋隐血试验；②肝功能、肾功能、电解质、凝血功能、血型、感染性疾病筛查（乙型病毒性肝炎、丙型病毒性肝炎、艾滋病、梅毒等）；③双侧腹股沟区超声、下腹部 CT、腹部彩超；④心电图、胸部正位 X 线片；⑤根据患者病情可选择血气分析、肺功能测定、超声心动图、动态心电图等检查。

（2）营养评估：根据《解放军总医院新入院患者营养风险筛查表（NRS-2002）》为新入院患者进行营养评估，评分≥3 分者给予处置，必要时申请营养科医师会诊。

（3）心理评估：根据新入院患者情况申请心理科医师会诊评估。

（4）疼痛评估：根据《视觉模拟评分（VAS）》实施疼痛评估，评分＞7 分者给予处置，必要时请疼痛科医师会诊。

（5）康复评估：根据《入院患者康复筛查和评估表》，在患者入院后 24 小时内进行康复筛查和评估。任何一项结果为“是”，则申请康复科医师会诊。

（6）深静脉血栓栓塞症风险评估：根据专科《深静脉血栓栓塞症评估量表》，在患者入院后 24 小时内进行风险筛查和评估。风险结果为“高危”的，则申请血管外科或介入导管室医师会诊。

2. 术前准备

（1）术前评估：术前 24 小时内完成术前病情评估，完成必要的检查，做出术前小结、术前讨论。

（2）术前谈话：术者应在术前 1 天与患者及其亲属谈话，告知手术方案、相关风险、用血计划、术后转归、置入材料、手术费用和患者及亲属权益，并履行书面知情同意手续。告知高值耗材的使用及费用。

（3）通知手术室：准备手术间、手术药品、手术物品及特殊耗材。

（4）护士做心理护理，交代注意事项：防褥疮、防跌倒、指导患者戒烟（若患者吸烟）等，并进行术前宣教。

（5）手术部位标识：术者、第一助手或经治医师在术前 1 天应对手术部位做体表标识，急诊手术由接诊医师或会诊外科医师标记，标记过程应有责任护士、患者及其亲属共同参与，并记入手术安排表。

（6）术前 1 天麻醉医师访视：制订麻醉计划、完成评估、确定麻醉方式，并记入《麻醉术前访视记录》，告知患者及其家属麻醉适应证、麻醉目的、麻醉风险、可能出现的情况及其处理原则、替代方案等，签署《麻醉知情同意书》并归入病历。

（七）药品选择及使用时机

1. 止血药　术后存在出血可能或高危出血风险患者可选用。

2. 镇痛药　术后疼痛时应用。

3. 抗菌药物使用　应按照《抗菌药物临床应用指导原则》(卫医发[2004]285 号)和《关于抗菌药物临床应用管理有关问题的通知》(卫办医政发[2009]38 号)执行,不常规预防应用抗生素,如病情较复杂,手术考虑存在肠管损伤的可能性时可应用,但病程记录中需要写明应用抗生素的原因。术后 72 小时内停止使用抗菌药物。

(八)手术日为住院第 4 天

1. 手术安全核对:患者入手术间后由手术医师、麻醉医师、巡回护士和患者本人共同核对患者身份、手术部位与标识、手术方式。手术医师、麻醉医师、巡回护士三方按《手术安全核对表》逐项核对,共同签名。

2. 手术方式:腹股沟复发疝修补术或腹腔镜辅助下腹股沟复发疝修补术。

3. 麻醉方式:全身麻醉或硬膜外麻醉或局部麻醉。

4. 手术植入物:腹股沟疝补片

5. 术中用药:麻醉常规用药应用。

6. 经治医师或手术医师应即刻完成术后首次病程记录,观察患者术后病情变化。

(九)术后住院恢复或必须复查的检查项目

1. 必须复查的检查或检验项目:血常规、肝功能、肾功能、电解质。

2. 术后用药

(1)抗菌药物:如术中出现肠管损伤则按照《抗菌药物临床应用指导原则》(卫医发[2004]285 号)选用抗菌药物,应用时间一般不超过 72 小时。

(2)镇痛药:术后疼痛时应用。

(3)止血药:术后存在出血可能或高危出血风险患者可选用。

3. 术后局部用疝气带加压包扎,定期换药。

(十)出院标准

1. 无发热,患者进食良好。

2. 切口愈合良好。

3. 复查血常规、肝功能、肾功能、电解质无明显异常。

4. 没有需要住院处理的并发症或合并症。

(十一)变异及原因分析

1. 医疗原因导致的变异　如术前相关科室会诊评估改变诊疗方案、转科治疗等。

2. 患者原因导致的变异　如不同意治疗方案、个人原因要求出(转)院、服用手术禁忌药、月经期等。

3. 并发症原因导致的变异　如切口感染、出血、血肿、愈合不良等。

4. 病情原因导致的变异　如基础疾病复杂、病情恶化等。

5. 辅诊科室原因导致的变异　如检查、检验等(不及时)、报告(不及时)等原因延长住院时间、增加费用等。

6. 管理原因导致的变异　如系统瘫痪等。

二、腹股沟复发疝行腹股沟复发疝修补术或腹腔镜辅助下腹股沟复发疝修补术临床路径表单

<table>
<tr><td colspan="2">适用对象</td><td colspan="3">第一诊断为腹股沟复发疝(ICD-10:K40)行腹股沟复发疝修补术或腹腔镜辅助下腹股沟复发疝修补术(ICD-9-CM-3:53.0-53.1)的患者</td></tr>
<tr><td colspan="2">患者基本信息</td><td colspan="2">姓名:____ 性别:____ 年龄:____ 门诊号:____
住院号:______ 过敏史:______
住院日期:____年____月____日
出院日期:____年____月____日</td><td>标准住院日:8 天</td></tr>
<tr><td colspan="2">时间</td><td>住院第 1—3 天(术前日)</td><td>住院第 4 天(手术日)</td><td>住院第 5 天(术后第 1 天)</td></tr>
<tr><td rowspan="4">主要诊疗工作</td><td>制度落实</td><td>□ 入院 2 小时内经治医师或值班医师完成接诊
□ 入院 24 小时内主管医师完成检诊
□ 上级医师查房
□ 组织术前讨论、术前评估和决定手术方案</td><td>□ 手术
□ 向患者或其家属交代手术过程及术后注意事项
□ 三级医师查房
□ 麻醉医师查房</td><td>□ 术者或上级医师查房</td></tr>
<tr><td>病情评估</td><td>□ 检查检验评估
□ 营养评估
□ 心理评估
□ 疼痛评估
□ 康复评估
□ 深静脉血栓栓塞症风险评估</td><td>□ 观察有无术后并发症并做相应处理</td><td>□ 观察有无术后并发症并做相应处理</td></tr>
<tr><td>病历书写</td><td>□ 入院 8 小时内完成首次病程记录
□ 入院 24 小时内完成入院记录
□ 完成主管医师查房记录
□ 住院医师完成上级医师查房记录、术前小结、术前讨论等</td><td>□ 术后即刻完成术后首次病程记录
□ 术者或第一助手 24 小时内完成手术记录</td><td>□ 术后连续 3 天病程记录
□ 病情稳定的患者每 3 天记录 1 次病程记录
□ 主管医师查房记录每周 1 次
□ 主诊医师查房记录每周 1 次</td></tr>
<tr><td>知情同意</td><td>□ 患者或其家属在入院记录单上签名
□ 向患者和(或)家属交代围术期注意事项并签署《手术知情同意书》《自费用品协议书》《输血同意书》《委托书》(患者本人不能签名时)
□ 麻醉医师查房,向患者或其家属交代麻醉注意事项并签署《麻醉知情同意书》</td><td>□ 告知患者及其家属手术情况及术后注意事项</td><td></td></tr>
</table>

（续　表）

<table>
<tr><td rowspan="2">主要诊疗工作</td><td colspan="2">手术治疗</td><td>□ 预约手术</td><td>□ 实施手术（手术安全核查记录、手术清点记录）</td><td></td></tr>
<tr><td colspan="2">其他</td><td>□ 及时通知上级医师检诊
□ 经治医师检查、整理病历资料</td><td>□ 麻醉诱导
□ 观察术中出血量、输液量等</td><td>□ 术后病情交接
□ 观察手术切口及周围情况</td></tr>
<tr><td rowspan="9">重点医嘱</td><td rowspan="4">长期医嘱</td><td>护理医嘱</td><td>□ 按普通外科护理常规
□ 三级护理</td><td>□ 按普通外科术后护理常规
□ 一级护理</td><td>□ 按普通外科术后护理常规
□ 二级护理</td></tr>
<tr><td>处置医嘱</td><td></td><td></td><td></td></tr>
<tr><td>膳食医嘱</td><td>□ 普食
□ 糖尿病饮食
□ 低盐、低脂饮食
□ 低盐、低脂、糖尿病饮食</td><td>□ 禁食、水</td><td>□ 流食</td></tr>
<tr><td>药物医嘱</td><td>□ 自带药（必要时）</td><td>□ 自带药（必要时）
□ 补液</td><td>□ 自带药（必要时）
□ 补液</td></tr>
<tr><td rowspan="4">临时医嘱</td><td>检查检验</td><td>□ 血常规、尿常规、粪常规＋隐血试验
□ 肝功能、肾功能、电解质、凝血功能、血型、感染性疾病筛查
□ X线胸片、心电图
□ 腹股沟区超声、下腹部CT
□ 血气分析、肺功能、超声心动图、动态心电图（必要时）</td><td>□ 血常规
□ 肝功能、肾功能
□ 电解质</td><td></td></tr>
<tr><td>药物医嘱</td><td>□ 预防性抗菌药（必要时）
□ 术前常规用药，如阿托品</td><td>□ 镇痛药（必要时）
□ 止血药（必要时）
□ 抗菌药物（必要时）</td><td>□ 镇痛药（必要时）
□ 止血药（必要时）
□ 抗菌药物（必要时）</td></tr>
<tr><td>手术医嘱</td><td>□ 准备明日在全身麻醉或硬膜外麻醉或局部麻醉下行腹股沟复发疝修补术或腹腔镜辅助下腹股沟复发疝修补术
□ 术前禁食、水
□ 术前用抗生素皮试（必要时）</td><td></td><td></td></tr>
<tr><td>处置医嘱</td><td>□ 静脉抽血送检
□ 术区备皮</td><td>□ 吸氧
□ 静脉抽血送检
□ 局部用疝气带加压包扎</td><td>□ 换药</td></tr>
</table>

（续　表）

主要护理工作	健康宣教	□ 入院宣教（住院环境、规章制度） □ 进行护理安全指导 □ 进行等级护理、活动范围指导 □ 进行饮食指导 □ 进行关于疾病知识的宣教 □ 检查、检验项目的目的和意义 □ 术前宣教		□ 观察患者病情变化并及时报告医师 □ 术后心理疏导 □ 指导术后注意事项
	护理处置			
	护理评估			
	专科护理			
	饮食指导			
	活动体位			
	洗浴要求			
病情变异记录		□ 无　□ 有，原因： □ 患者　□ 疾病　□ 医疗 □ 护理　□ 保障　□ 管理	□ 无　□ 有，原因： □ 患者　□ 疾病　□ 医疗 □ 护理　□ 保障　□ 管理	□ 无　□ 有，原因： □ 患者　□ 疾病　□ 医疗 □ 护理　□ 保障　□ 管理
护士签名		白班 / 小夜班 / 大夜班	白班 / 小夜班 / 大夜班	白班 / 小夜班 / 大夜班
医师签名				

时间		住院第 6—7 天（术后第 2—3 天）	住院第 8 天（出院日）
主要诊疗工作	制度落实	□ 上级医师查房	□ 上级医师查房
	病情评估	□ 观察有无术后并发症并做相应处理	□ 上级医师进行治疗效果、预后和出院评估 □ 出院宣教
	病历书写	□ 术后连续 3 天病程记录 □ 病情稳定患者每 3 天记录 1 次病程记录 □ 主管医师查房记录每周记录 1 次 □ 主诊医师查房记录每周记录 1 次	□ 出院前 1 天病程记录（有上级医师指示出院） □ 出院后 24 小时内完成出院记录 □ 出院后 24 小时内完成病案首页
	知情同意		□ 告知患者及其家属出院后注意事项（指导出院后功能锻炼，复诊的时间、地点，发生紧急情况时的处理等）
	手术治疗		
	其他	□ 观察手术切口及周围情况	□ 通知出院 □ 开具出院介绍信 □ 开具诊断证明书 □ 出院带药 □ 预约门诊复诊时间

（续 表）

重点医嘱	长期医嘱	护理医嘱	□ 按普通外科术后护理常规 □ 二级护理	□ 按普通外科术后护理常规 □ 二级护理
		处置医嘱		
		膳食医嘱	□ 半流食	□ 半流食
		药物医嘱	□ 自带药(必要时)	
	临时医嘱	检查检验	□ 血常规(必要时复查) □ 肝功能、肾功能(必要时复查) □ 电解质(必要时复查)	
		药物医嘱	□ 抗菌药物(必要时)	
		手术医嘱		
		处置医嘱	□ 静脉抽血送检(必要时) □ 换药	□ 大换药 □ 出院
主要护理工作	健康宣教		□ 术后心理疏导 □ 指导术后注意事项	□ 出院宣教(康复训练方法、用药指导、换药时间及注意事项、复查时间等)
	护理处置		□ 心理护理与生活护理 □ 指导并监督患者治疗,遵医嘱用药 □ 根据评估结果采取相应的护理措施 □ 完成护理记录	□ 观察患者情况 □ 核对患者医疗费用 □ 协助患者办理出院手续 □ 整理床单位
	护理评估		□ 评估伤口疼痛情况 □ 观察伤口敷料有无渗出并报告医师	
	专科护理		□ 手术后心理护理与生活护理	□ 手术后心理护理与生活护理
	饮食指导		□ 协助患者进餐	
	活动体位		□ 根据护理等级指导患者活动	
	洗浴要求		□ 告知患者切口处伤口保护方法	
病情变异记录			□ 无 □ 有,原因: □ 患者 □ 疾病 □ 医疗 □ 护理 □ 保障 □ 管理	□ 无 □ 有,原因: □ 患者 □ 疾病 □ 医疗 □ 护理 □ 保障 □ 管理
护士签名			白班 小夜班 大夜班	白班 小夜班 大夜班
医师签名				

腹壁切口疝行腹壁切口疝补片修补术、腹壁切口疝修补术、腹腔镜辅助下腹壁切口疝修补术、腹腔镜辅助下腹壁切口疝补片修补术临床路径

一、腹壁切口疝行腹壁切口疝补片修补术、腹壁切口疝修补术、腹腔镜辅助下腹壁切口疝修补术、腹腔镜辅助下腹壁切口疝补片修补术临床路径标准住院流程

（一）适用对象

第一诊断为腹壁切口疝（ICD-10：K43.902）行腹壁切口疝补片修补术、腹壁切口疝修补术、腹腔镜辅助下腹壁切口疝修补术、腹腔镜辅助下腹壁切口疝补片修补术（ICD-9-CM-3：53.5101-53.5103/53.6101/53.6102）的患者。

（二）诊断依据

根据《临床诊疗指南——外科学分册》（中华医学会编著，人民卫生出版社）和《外科学》（第7版，人民卫生出版社）。

1. *病史*　腹部手术后切口处逐渐膨隆，有卧隐立现性包块出现。

2. *体征*　腹壁切口处膨隆，可触及包块及腹壁缺损。

3. *辅助检查*　腹部超声、腹部CT。

（三）治疗方案的选择及依据

根据《临床诊疗指南——外科学分册》（中华医学会编著，人民卫生出版社）和《外科学》（第7版，人民卫生出版社）。

腹壁切口疝手术适应证：原则上应手术治疗。根据患者病情，结合各项化验、检查及患者和家属意愿，选择开腹手术或腹腔镜辅助下手术治疗。

（四）标准住院日为14天

（五）进入路径标准

1. 第一诊断为腹壁切口疝（ICD-10：K43.902）行腹壁切口疝补片修补术、腹壁切口疝修补术、腹腔镜辅助下腹壁切口疝修补术、腹腔镜辅助下腹壁切口疝补片修补术（ICD-9-CM-3：53.5101-53.5103/53.6101/53.6102）。

2. 当患者同时具有其他疾病诊断，但在住院期间不需要特殊处理也不影响第一诊断的临床路径流程实施时，可以进入路径。

（六）术前准备4天

1. *术前评估*　术前1～2天完成术前病情评估，完成必要的检查，做出术前小结、术前讨论。

（1）检查检验评估：①必须检查或检验的项目：血常规、尿常规、粪常规、血生化检验项目、感染性疾病筛查、凝血功能、甲状腺功能、胸部X线片、心电图、甲状腺超声。②根据患者情况可选择的检查或检验项目有超声心动图、血气分析或肺功能检查（年龄＞70岁或既往有心、肺病史者），如果肿瘤比较大可行颈部CT检查。有相关疾病者必要时请相关科室医师会诊。

(2)营养评估:由护士根据《解放军总医院新入院患者营养风险筛查表(NRS-2002)》为新入院患者进行营养评估,评分>3 分者告知医师,必要时申请营养科医师会诊。

(3)心理评估:由心理科医师根据病情需要实施评估。

(4)疼痛评估:根据《视觉模拟评分(VAS)》实施疼痛评估,评分>7 分者给予处置,必要时请疼痛科医师会诊。

(5)康复评估:由护士根据《入院患者康复筛查和评估表》在患者入院后 24 小时内进行康复筛查和评估。任何一项结果为"是",告知医师,申请康复科医师会诊。

(6)深静脉血栓栓塞症风险评估:根据专科《深静脉血栓栓塞症评估量表》,在患者入院后 24 小时内进行风险筛查和评估。风险结果为"高危"者,则申请血管外科或介入导管室医师会诊。

2. 术前准备

(1)术前准备:术前 24 小时内完成术前病情评估,完成必要的检查,做出术前小结、术前讨论。

(2)术前谈话:术者应在术前 1 天与患者和其亲属谈话,告知手术方案、相关风险、用血计划、术后转归、手术费用和患者及亲属权益,并履行书面知情同意手续。告知高值耗材的使用及费用。

(3)通知手术室:准备手术间、手术药品、手术物品及特殊耗材。

(4)护士做心理护理,交代注意事项:防褥疮、防跌倒、指导患者戒烟(若患者吸烟)等,并进行术前宣教。

(5)手术部位标识:术者、第一助手或经治医师在术前 1 天应对手术部位做体表标识,急诊手术由接诊医师或会诊外科医师标记,标记过程应有责任护士、患者及其亲属共同参与,并记入手术安排表。

(6)术前 1 天麻醉医师访视:制订麻醉计划、完成评估、确定麻醉方式,并记入《麻醉术前访视记录》,告知患者及其家属麻醉适应证、麻醉目的、麻醉风险、可能出现的情况及其处理原则、替代方案等,签署《麻醉知情同意书》并归入病历。

(七)选择用药

抗菌药物应用,按照《抗菌药物临床应用指导原则》(卫医发[2004]285 号)执行,并结合患者的病情决定抗菌药物的选择,预防性用药时间为 1 天。

(八)手术日为住院第 5 天

1. 麻醉方式　气管插管全麻或硬膜外麻醉。

2. 手术内固定物　根据术中探查情况决定是否用补片修补。

3. 术中用药　麻醉常规用药、术后镇痛药的应用。

4. 输血　视术中情况而定。

(九)术后住院恢复 9 天

1. 必须复查的检查项目

(1)血常规、肝功能、肾功能、电解质。

(2)出院 1 个月后门诊复诊。

(3)出院 3 个月后复查。

2. 术后用药:抗菌药物应用,按照《抗菌药物临床应用指导原则》(卫医发[2004]285 号)选用药物,用药时间为 1 天。

3. 术后恢复指导。

4. 术后换药：术后第1天及出院当日给予清洁换药；其他时间根据拔除引流管时间给予清洁换药。

5. 术后护理：观察患者伤口敷料有无渗出、疼痛情况，并在异常时立即通知医师处理。

（十）出院标准

1. 无发热，站立时腹壁无肿物膨出，无腹部牵拉感。

2. 切口愈合良好。

3. 没有需要住院处理的并发症和（或）合并症。

（十一）变异及原因分析

1. 术前合并其他基础疾病影响手术的患者，需要进行相关的诊断和治疗。

2. 术前需确定手术方式（开放手术或腹腔镜辅助下手术）。

3. 节假日：术前患者如住院后赶上节假日，使手术推迟，延长住院时间，增加费用。

二、腹壁切口疝行腹壁切口疝补片修补术、腹壁切口疝修补术、腹腔镜辅助下腹壁切口疝修补术、腹腔镜辅助下腹壁切口疝补片修补术临床路径表单

适用对象		第一诊断为腹壁切口疝（ICD-10：K43.902）行腹壁切口疝补片修补术、腹壁切口疝修补术、腹腔镜辅助下腹壁切口疝修补术、腹腔镜辅助下腹壁切口疝补片修补术（ICD-9-CM-3：53.5101-53.5103/53.6101/53.6102）的患者		
患者基本信息		姓名：____　性别：____　年龄：____　门诊号：____ 住院号：______　过敏史：______ 住院日期：____年____月____日 出院日期：____年____月____日		标准住院日：14天
时间		住院第1天	住院第2—4天（术前日）	住院第5天（手术日）
主要诊疗工作	制度落实	□ 入院2小时内经治医师或值班医师完成接诊 □ 入院24小时内主管医师完成检诊	□ 上级医师查房 □ 组织术前讨论、术前评估和决定手术方案 □ 请相应科室医师会诊	□ 手术 □ 向患者或其家属交代手术过程及术后注意事项 □ 上级医师查房 □ 麻醉医师查房
	病情评估	□ 经治医师询问病史与体格检查	□ 上级医师进行术前评估	□ 观察有无术后并发症并做相应处理
	病历书写	□ 入院8小时内完成首次病程记录 □ 入院24小时内完成入院记录 □ 完成主管医师查房记录	□ 住院医师完成上级医师查房记录、术前小结、术前讨论等	□ 术者完成手术记录 □ 住院医师完成术后病程记录

（续　表）

主要诊疗工作	知情同意		□ 患者或其家属在入院记录单上签名	□ 向患者和(或)家属交代围术期注意事项并签署《手术知情同意书》《自费用品协议书》《输血同意书》《委托书》(患者本人不能签名时) □ 麻醉医师查房,向患者或其家属交代麻醉注意事项并签署《麻醉知情同意书》	□ 告知患者及其家属手术情况及术后注意事项
	手术治疗			□ 预约手术	□ 实施手术(手术安全核查记录、手术清点记录)
	其他		□ 及时通知上级医师检诊 □ 经治医师检查、整理病历资料		
重点医嘱	长期医嘱	护理医嘱	□ 按普通外科护理常规 □ 二级护理	□ 按普通外科护理常规 □ 二级护理	□ 按普通外科术后护理常规 □ 一级护理
		处置医嘱			□ 今日在硬膜外麻醉或全身麻醉下行(腹腔镜辅助下)腹壁切口疝补片修补术、(腹腔镜辅助下)腹壁切口疝修补术 □ 普通外科术后常规护理 □ 记录 24 小时出入量 □ 留置胃管、胃肠减压并记录液体量 □ 雾化吸入
		膳食医嘱	□ 普食 □ 糖尿病饮食 □ 低盐、低脂饮食 □ 低盐、低脂、糖尿病饮食	□ 普食 □ 糖尿病饮食 □ 低盐、低脂饮食 □ 低盐、低脂、糖尿病饮食	□ 禁食、水
		药物医嘱	□ 自带药(必要时)	□ 自带药(必要时)	□ 自带药(必要时) □ 补液 □ 胃黏膜保护药,抑酸药 □ 补钙

（续　表）

<table>
<tr><td rowspan="4">重点医嘱</td><td rowspan="4">临时医嘱</td><td>检查检验</td><td>□ 血常规、尿常规、粪常规＋隐血试验
□ 肝功能、肾功能、电解质、凝血功能、血型、感染性疾病筛查
□ 胃镜、腹部超声、上消化道钡剂造影
□ 心电图、X线胸片
□ 肺功能测定和超声心动图（必要时）</td><td></td><td>□ 术后急查肝功能、肾功能、血常规</td></tr>
<tr><td>药物医嘱</td><td></td><td>□ 术前常规用药：如阿托品</td><td>□ 抗生素（必要时）
□ 止血药
□ 镇吐药</td></tr>
<tr><td>手术医嘱</td><td></td><td>□ 准备明日在硬膜外麻醉或全身麻醉下行（腹腔镜辅助下）腹壁切口疝补片修补术、（腹腔镜辅助下）腹壁切口疝修补术
□ 今日流食，术前禁食、水
□ 术前用抗生素皮试（必要时）</td><td></td></tr>
<tr><td>处置医嘱</td><td>□ 静脉抽血送检</td><td>□ 术区备皮
□ 明晨留置胃管
□ 明晨留置尿管
□ 术前麻醉辅助药
□ 预防性抗菌药物</td><td>□ 心电监护、吸氧
□ 抗菌药物、补液</td></tr>
<tr><td>主要护理工作</td><td colspan="2">健康宣教</td><td>□ 入院宣教（住院环境、规章制度）
□ 进行护理安全指导
□ 进行等级护理、活动范围指导
□ 进行饮食指导
□ 进行关于疾病知识的宣教
□ 检查、检验项目的目的和意义</td><td>□ 术前宣教</td><td>□ 观察患者病情变化并及时报告医师
□ 术后心理疏导
□ 指导术后注意事项</td></tr>
</table>

（续　表）

<table>
<tr><td rowspan="6">主要护理工作</td><td>护理处置</td><td colspan="3">□ 患者身份核对
□ 佩戴腕带
□ 建立入院病历，通知医师
□ 入院介绍：介绍责任护士，病区环境、设施、规章制度、基础护理服务项目
□ 询问病史，填写护理记录单首页
□ 观察病情
□ 测量基本生命体征
□ 抽血、留取标本
□ 心理护理与生活护理
□ 根据评估结果采取相应的护理措施
□ 通知检查项目及注意事项</td><td colspan="3">□ 做好备皮等术前准备，交代注意事项
□ 提醒患者术前禁食、水
□ 术前心理护理
□ 静脉抽血送检
□ 术前指导
□ 术前准备：备皮、肠道准备等
□ 告知患者及家属术前流程及注意事项
□ 术前手术物品准备</td><td colspan="3">□ 与手术室护士交接
□ 术后观察病情
□ 测量基本生命体征
□ 心理护理与生活护理
□ 指导并监督患者治疗，遵医嘱用药
□ 根据评估结果采取相应的护理措施
□ 清洁肠道、保留胃管、尿管
□ 留置管道护理及指导
□ 记录 24 小时出入量
□ 完成护理记录</td></tr>
<tr><td>护理评估</td><td colspan="3">□ 一般评估：生命体征、神志、皮肤、药物过敏史等
□ 专科评估：生活自理能力，足背动脉搏动、肤温、指(趾)端末梢感觉情况
□ 风险评估：评估有无跌倒、坠床、褥疮风险
□ 心理评估
□ 营养评估
□ 疼痛评估
□ 康复评估</td><td colspan="3">□ 进行术前护理评估</td><td colspan="3">□ 评估伤口疼痛情况
□ 观察伤口敷料有无渗出并报告医师
□ 风险评估：评估有无跌倒、坠床、引流管滑脱、液体外渗的风险</td></tr>
<tr><td>专科护理</td><td colspan="3">□ 观察腹部情况
□ 指导患者戒烟(吸烟者)</td><td colspan="3">□ 协助患者洗澡、更换病员服</td><td colspan="3">□ 手术后心理护理与生活护理</td></tr>
<tr><td>饮食指导</td><td colspan="3">□ 根据医嘱通知配餐员准备膳食
□ 协助患者进餐</td><td colspan="3">□ 提醒患者术前禁食、水</td><td colspan="3">□ 根据医嘱通知配餐员准备膳食
□ 协助患者进餐</td></tr>
<tr><td>活动体位</td><td colspan="3"></td><td colspan="3">□ 根据护理等级指导患者活动</td><td colspan="3">□ 根据护理等级指导患者活动</td></tr>
<tr><td>洗浴要求</td><td colspan="3">□ 协助患者洗澡、更换病员服</td><td colspan="3"></td><td colspan="3"></td></tr>
<tr><td colspan="2">病情变异记录</td><td colspan="3">□ 无　□ 有，原因：
□ 患者　□ 疾病　□ 医疗
□ 护理　□ 保障　□ 管理</td><td colspan="3">□ 无　□ 有，原因：
□ 患者　□ 疾病　□ 医疗
□ 护理　□ 保障　□ 管理</td><td colspan="3">□ 无　□ 有，原因：
□ 患者　□ 疾病　□ 医疗
□ 护理　□ 保障　□ 管理</td></tr>
<tr><td colspan="2" rowspan="2">护士签名</td><td>白班</td><td>小夜班</td><td>大夜班</td><td>白班</td><td>小夜班</td><td>大夜班</td><td>白班</td><td>小夜班</td><td>大夜班</td></tr>
<tr><td></td><td></td><td></td><td></td><td></td><td></td><td></td><td></td><td></td></tr>
<tr><td colspan="2">医师签名</td><td colspan="3"></td><td colspan="3"></td><td colspan="3"></td></tr>
</table>

（续　表）

时间			住院第 6 天 （术后第 1 天）	住院第 7 天 （术后第 2 天）	住院第 8—9 天 （术后第 3—4 天）
主要诊疗工作	制度落实		□ 上级医师查房	□ 上级医师查房	□ 上级医师查房
	病情评估		□ 注意观察生命体征 □ 观察胃管、腹腔引流量及性状 □ 观察切口情况 □ 评估辅助检查结果	□ 注意胃管、腹腔引流量及性状 □ 注意观察体温、血压等生命体征 □ 观察肠功能恢复情况，根据肠功能恢复情况，逐步恢复到流质饮食，减少补液 □ 观察切口情况	□ 注意病情变化、引流量 □ 注意观察体温、血压等 □ 根据引流情况明确是否拔除引流管 □ 根据肠功能恢复情况，逐步恢复到流质饮食，减少补液
	病历书写		□ 住院医师完成上级医师查房记录	□ 住院医师完成上级医师查房记录	□ 住院医师完成上级医师查房记录
	知情同意				
	手术治疗				
	其他				
重点医嘱	长期医嘱	护理医嘱	□ 按普外科术后护理常规 □ 一级护理	□ 按普外科术后护理常规 □ 一级护理	□ 按普外科术后护理常规 □ 一级护理或二级护理
		处置医嘱	□ 记 24 小时出入量 □ 留置胃管、胃肠减压、胃管护理记量 □ 腹腔引流记量及护理 □ 尿管接袋记量 □ 会阴擦洗 □ 停心电监护、吸氧 □ 补液	□ 记 24 小时出入量 □ 留置胃管、胃肠减压、胃管记量（视情况早期拔除） □ 记腹腔引流量 □ 记尿管接袋量（视情况早期拔除） □ 补液	□ 停记引流量 □ 停记尿管接袋量 □ 停胃肠减压、胃管记量 □ 测血压、脉搏 □ 补液
		膳食医嘱	□ 禁食、水	□ 停禁食、水 □ 清流	□ 流食
		药物医嘱	□ 自带药（必要时） □ 补液 □ 胃黏膜保护药、抑酸药		
	临时医嘱	检查检验			□ 复查血常规、肝功能、肾功能、电解质
		药物医嘱	□ 抗生素（必要时）		
		手术医嘱			
		处置医嘱	□ 静脉抽血送检 □ 切口换药	□ 视情况早期拔除胃管、尿管	□ 切口换药 □ 拔除胃管、尿管（酌情）

（续　表）

主要护理工作	健康宣教	□ 术后心理疏导 □ 指导术后注意事项	□ 术后心理疏导 □ 指导术后注意事项	□ 出院宣教（康复训练方法、用药指导、换药时间及注意事项、复查时间等）
	护理处置	□ 密切观察患者病情变化 □ 观察胃肠功能恢复情况 □ 留置管道护理及指导 □ 生活护理与心理护理 □ 记录24小时出入量 □ 疼痛护理指导 □ 营养支持护理 □ 完成护理记录	□ 心理护理与生活护理 □ 指导并监督患者治疗，遵医嘱用药 □ 根据评估结果采取相应的护理措施 □ 留置管道护理及指导 □ 生活护理与心理护理 □ 记录24小时出入量 □ 疼痛护理指导 □ 营养支持护理 □ 密切观察患者病情变化 □ 观察胃肠功能恢复情况 □ 完成护理记录	□ 密切观察患者病情变化 □ 按医嘱进行静脉采血并送检 □ 按医嘱拔除胃管、尿管
	护理评估	□ 评估伤口疼痛情况 □ 观察伤口敷料有无渗出并报告医师	□ 评估伤口疼痛情况 □ 观察伤口敷料有无渗出并报告医师	□ 评估伤口疼痛情况 □ 观察伤口敷料有无渗出并报告医师
	专科护理	□ 手术后心理护理与生活护理	□ 手术后心理护理与生活护理	□ 手术后心理护理与生活护理
	饮食指导	□ 协助患者进餐	□ 协助患者进餐	□ 协助患者进餐
	活动体位	□ 根据护理等级指导患者活动 □ 体位：协助患者改变体位，取半卧位	□ 根据护理等级指导患者活动 □ 体位：协助患者改变体位，取半卧位或半坐卧位	□ 根据护理等级指导患者活动 □ 活动：取半卧位或半坐卧位，协助患者下地活动
	洗浴要求	□ 告知患者切口处伤口保护方法	□ 告知患者切口处伤口保护方法	□ 告知患者切口处伤口保护方法
病情变异记录		□ 无　□ 有，原因： □ 患者　□ 疾病　□ 医疗 □ 护理　□ 保障　□ 管理	□ 无　□ 有，原因： □ 患者　□ 疾病　□ 医疗 □ 护理　□ 保障　□ 管理	□ 无　□ 有，原因： □ 患者　□ 疾病　□ 医疗 □ 护理　□ 保障　□ 管理
护士签名		白班　小夜班　大夜班	白班　小夜班　大夜班	白班　小夜班　大夜班
医师签名				

（续　表）

<table>
<tr><td colspan="3">时间</td><td>住院第 10－11 天
（术后第 5－6 天）</td><td>住院第 12－13 天
（术后第 7－8 天）</td><td>住院第 14 天
（出院日）</td></tr>
<tr><td rowspan="7">主要诊疗工作</td><td colspan="2">制度落实</td><td>□ 上级医师查房</td><td>□ 上级医师查房</td><td>□ 手术医师查房</td></tr>
<tr><td colspan="2">病情评估</td><td>□ 观察伤口、体温和血压等生命体征情况，并做出相应处理
□ 确定有无手术并发症和手术切口感染</td><td>□ 观察伤口，确定有无手术并发症和手术切口感染</td><td>□ 上级医师查房，进行手术及伤口评估，确定有无手术并发症和切口愈合不良情况，明确是否出院
□ 出院宣教</td></tr>
<tr><td colspan="2">病历书写</td><td>□ 住院医师完成上级医师查房记录</td><td>□ 住院医师完成上级医师查房记录</td><td>□ 出院前 1 天病程记录（有上级医师指示出院）
□ 出院后 24 小时内完成出院记录
□ 出院后 24 小时内完成病案首页</td></tr>
<tr><td colspan="2">知情同意</td><td></td><td></td><td>□ 告知患者及其家属出院后注意事项（指导出院后功能锻炼，复诊的时间、地点，发生紧急情况时的处理等）</td></tr>
<tr><td colspan="2">手术治疗</td><td></td><td></td><td></td></tr>
<tr><td colspan="2">其他</td><td></td><td></td><td>□ 通知出院
□ 开具出院介绍信
□ 开具诊断证明书
□ 出院带药
□ 向患者及其家属交代出院后注意事项，预约复诊日期及拆线日期</td></tr>
<tr><td rowspan="8">重点医嘱</td><td rowspan="4">长期医嘱</td><td>护理医嘱</td><td>□ 按普通外科术后护理常规
□ 二级护理</td><td>□ 按普通外科术后护理常规
□ 二级护理</td><td>□ 按普通外科术后护理常规
□ 二级护理</td></tr>
<tr><td>处置医嘱</td><td></td><td></td><td></td></tr>
<tr><td>膳食医嘱</td><td>□ 半流食</td><td>□ 普食</td><td></td></tr>
<tr><td>药物医嘱</td><td>□ 自带药（必要时）
□ 补液</td><td>□ 自带药（必要时）
□ 补液</td><td></td></tr>
<tr><td rowspan="4">临时医嘱</td><td>检查检验</td><td></td><td>□ 复查血常规、电解质、肝功能、肾功能</td><td></td></tr>
<tr><td>药物医嘱</td><td>□ 抗生素（必要时）</td><td></td><td>□ 出院带药</td></tr>
<tr><td>手术医嘱</td><td></td><td></td><td></td></tr>
<tr><td>处置医嘱</td><td>□ 伤口换药</td><td></td><td>□ 根据患者全身状况选择检查项目
□ 拆线、换药
□ 出院</td></tr>
</table>

（续 表）

<table>
<tr><td rowspan="8">主要护理工作</td><td>健康宣教</td><td>□ 术后心理疏导
□ 指导术后注意事项</td><td>□ 术后心理疏导
□ 指导术后注意事项</td><td>□ 指导患者对疾病的认识及日常保健
□ 指导患者按时服药
□ 指导患者作息、饮食及活动
□ 指导患者复诊时间
□ 指导患者办理出院手续、结账等事项
□ 进行出院宣教</td></tr>
<tr><td>护理处置</td><td>□ 心理护理与生活护理
□ 指导并监督患者治疗，遵医嘱用药
□ 根据评估结果采取相应的护理措施
□ 营养支持护理
□ 留置深静脉导管护理
□ 完成护理记录</td><td>□ 心理护理与生活护理
□ 指导并监督患者治疗，遵医嘱用药
□ 根据评估结果采取相应的护理措施
□ 按医嘱拔除深静脉导管
□ 按医嘱进行静脉采血并送检
□ 完成护理记录</td><td>□ 观察患者情况
□ 核对患者医疗费用
□ 协助患者办理出院手续
□ 整理床单位</td></tr>
<tr><td>护理评估</td><td>□ 评估伤口疼痛情况
□ 观察伤口敷料有无渗出并报告医师</td><td>□ 评估伤口疼痛情况
□ 观察患者生命体征、伤口敷料、腹部体征
□ 观察伤口敷料有无渗出并报告医师</td><td></td></tr>
<tr><td>专科护理</td><td>□ 手术后心理护理与生活护理</td><td>□ 手术后心理护理与生活护理</td><td>□ 手术后心理护理与生活护理</td></tr>
<tr><td>饮食指导</td><td>□ 协助患者进餐</td><td>□ 指导普食饮食</td><td></td></tr>
<tr><td>活动体位</td><td>□ 根据护理等级指导患者活动</td><td>□ 根据护理等级指导患者活动</td><td></td></tr>
<tr><td>洗浴要求</td><td>□ 告知患者切口处伤口保护方法</td><td>□ 告知患者切口处伤口保护方法</td><td></td></tr>
<tr><td colspan="2">病情变异记录</td><td>□ 无 □ 有，原因：
□ 患者 □ 疾病 □ 医疗
□ 护理 □ 保障 □ 管理</td><td>□ 无 □ 有，原因：
□ 患者 □ 疾病 □ 医疗
□ 护理 □ 保障 □ 管理</td><td>□ 无 □ 有，原因：
□ 患者 □ 疾病 □ 医疗
□ 护理 □ 保障 □ 管理</td></tr>
<tr><td colspan="2">护士签名</td><td>白班 | 小夜班 | 大夜班</td><td>白班 | 小夜班 | 大夜班</td><td>白班 | 小夜班 | 大夜班</td></tr>
<tr><td colspan="2">医师签名</td><td></td><td></td><td></td></tr>
</table>

腹壁白线疝行腹壁白线疝修补或腹腔镜辅助下腹壁白线疝修补术临床路径

一、腹壁白线疝行腹壁白线疝修补术或腹腔镜辅助下腹壁白线疝修补术临床路径标准住院流程

(一)适用对象

第一诊断为腹壁白线疝(ICD-10:K43.901)行腹壁白线疝修补术或腹腔镜辅助下腹壁白线疝修补术(ICD-9-CM-3:53.5901/53.5903/53.6902)的患者。

(二)诊断依据

根据《临床诊疗指南——外科学分册》(中华医学会编著,人民卫生出版社)和《外科学》(人民卫生出版社)及《胃肠外科学》(人民卫生出版社)腹壁白线疝诊断标准。

1. 病史　既往有或无腹部手术史,腹部正中央白线处逐渐膨隆,有时隐时现包块出现。

2. 体征　腹壁白线处膨隆,可触及腹壁裂隙。

3. 辅助检查　腹部超声、腹部CT。

(三)治疗方案的选择及依据

根据《临床诊疗指南——外科学分册》(中华医学会编著,人民卫生出版社)和《外科学》(第8版,人民卫生出版社)及《胃肠外科学》(人民卫生出版社)选择行腹壁白线疝修补术或腹腔镜辅助下腹壁白线疝修补术。

1. 腹壁白线疝手术适应证:原则上均应选择手术治疗。

2. 无明确手术禁忌证。

3. 患者及其家属知情同意。

(四)标准住院日为10天

(五)进入路径标准

1. 第一诊断必须符合腹壁白线疝(ICD-10:K43.901)行腹壁白线疝修补或腹腔镜辅助下腹壁白线疝修补术(ICD-9-CM-3:53.5901/53.5903/53.6902)。

2. 专科指征:既往有或无腹部手术史,腹壁白线处膨隆,可触及腹壁裂隙。腹部超声、腹部CT证实腹壁裂隙和白线疝存在。

3. 合并严重高血压、心脏病、糖尿病、呼吸功能衰竭等内科疾病为手术禁忌证不宜入路径,当患者同时具有其他疾病诊断,但在住院期间不需要特殊处理也不影响第一诊断的临床路径流程实施时,可以进入路径。

(六)术前准备(术前评估)1~4天

1. 术前评估

(1)检查、检验评估:①血常规、尿常规、粪常规+隐血试验;②肝功能、肾功能、电解质、凝血功能、血型、感染性疾病筛查(乙型病毒性肝炎、丙型病毒性肝炎、艾滋病、梅毒等);③腹部CT、腹部彩超;④心电图、胸部正位X线片。根据患者病情可选择血气分析、肺功能测定、超声心动图、动态心电图等检查。

(2)营养评估:根据《解放军总医院新入院患者营养风险筛查表(NRS-2002)》为新入院患者进行营养评估,评分≥3分者给予处置,必要时申请营养科医师会诊。

(3)心理评估:根据新入院患者情况申请心理科医师会诊评估。

(4)疼痛评估:根据《视觉模拟评分(VAS)》实施疼痛评估,评分>7分者给予处置,必要时请疼痛科医师会诊。

(5)康复评估:根据《入院患者康复筛查和评估表》,在患者入院后24小时内进行康复筛查和评估。任何一项结果为"是",则申请康复科医师会诊。

(6)深静脉血栓栓塞症风险评估:根据专科《深静脉血栓栓塞症评估量表》,在患者入院后24小时内进行风险筛查和评估。风险结果为"高危"的,则申请血管外科或介入导管室医师会诊。

2. 术前准备

(1)术前准备:术前24小时内完成术前病情评估,完成必要的检查,做出术前小结、术前讨论。

(2)术前谈话:术者应在术前1天与患者及其亲属谈话,告知手术方案、相关风险、用血计划、术后转归、置入材料、手术费用和患者及亲属权益,并履行书面知情同意手续。告知高值耗材的使用及费用。

(3)通知手术室:准备手术间、手术药品、手术物品及特殊耗材。

(4)护士做心理护理,交代注意事项:防褥疮、防跌倒、指导患者戒烟(若患者吸烟)等,并进行术前宣教。

(5)手术部位标识:术者、第一助手或经治医师在术前1天应对手术部位做体表标识,急诊手术由接诊医师或会诊外科医师标记,标记过程应有责任护士、患者及其亲属共同参与,并记入手术安排表。

(6)术前1天麻醉医师访视:制订麻醉计划、完成评估、确定麻醉方式,并记入《麻醉术前访视记录》,告知患者及其家属麻醉适应证、麻醉目的、麻醉风险、可能出现的情况及其处理原则、替代方案等,签署《麻醉知情同意书》并归入病历。

(七)药品选择及使用时机

1. 止血药　术后存在出血可能或高危出血风险患者可选用。

2. 镇痛药物　术后疼痛时应用。

3. 抗菌药物使用　应按照《抗菌药物临床应用指导原则》(卫医发[2004]285号)和《关于抗菌药物临床应用管理有关问题的通知》(卫办医政发[2009]38号)执行,不常规预防性应用抗生素,如腹壁局部粘连较重,考虑存在肠管损伤可能性时可应用,但病程记录中需要写明应用抗生素的原因。术后72小时内停止使用抗菌药物。

(八)手术日为住院第5天

1. 手术安全核对:患者入手术间后由手术医师、麻醉医师、巡回护士和患者本人共同核对患者身份、手术部位与标识、手术方式。手术医师、麻醉医师、巡回护士三方按《手术安全核对表》逐项核对,共同签名。

2. 手术方式:腹壁白线疝修补术或腹腔镜辅助下腹壁白线疝修补术。

3. 麻醉方式:全身麻醉或硬膜外麻醉。

4. 手术植入物:疝补片。

5. 术中用药:麻醉常规用药。

6. 经治医师或手术医师应即刻完成术后首次病程记录,观察患者术后病情变化。

(九)术后住院恢复5天

1. 必须复查的检查、检验项目:血常规、肝功能、肾功能、电解质。

2. 术后用药

(1)抗菌药物:如术中出现肠管损伤则按照《抗菌药物临床应用指导原则》(卫医发[2004]285号)选用抗菌药物,应用时间一般不超过72小时。

(2)镇痛药:术后疼痛时应用。

(3)止血药:术后存在出血可能或高危出血风险患者可选用。

3. 术后局部用腹带加压包扎,定期换药。

(十)出院标准

1. 无发热,进食良好。

2. 切口愈合良好。

3. 复查血常规、肝功能、肾功能、电解质无明显异常。

4. 没有需要住院处理的并发症或合并症。

(十一)变异及原因分析

1. 医疗原因导致的变异　如术前相关科室会诊评估改变诊疗方案、转科治疗等。

2. 患者原因导致的变异　如不同意治疗方案、个人原因要求出(转)院、服用手术禁忌药、月经期等。

3. 并发症原因导致的变异　如切口感染、出血、血肿、愈合不良等。

4. 病情原因导致的变异　如基础疾病复杂、病情恶化等。

5. 辅诊科室原因导致的变异　如检查、检验(不及时)、报告(不及时)等原因延长住院天数、增加费用等。

6. 管理原因导致的变异　如系统瘫痪等。

二、腹壁白线疝行腹壁白线疝修补术或腹腔镜辅助下腹壁白线疝修补术临床路径表单

<table>
<tr><td colspan="2">适用对象</td><td colspan="3">第一诊断为腹壁白线疝(ICD-10:K43.901)行腹壁白线疝修补术或腹腔镜辅助下腹壁白线疝修补术(ICD-9-CM-3:53.5901/53.5903/53.6902)的患者</td></tr>
<tr><td colspan="2">患者基本信息</td><td colspan="2">姓名:____ 性别:____ 年龄:____ 门诊号:____
住院号:______ 过敏史:______
住院日期:____年____月____日
出院日期:____年____月____日</td><td>标准住院日:10 天</td></tr>
<tr><td colspan="2">时间</td><td>住院第 1—4 天</td><td>住院第 5 天(手术日)</td><td>住院第 6 天(术后第 1 天)</td></tr>
<tr><td rowspan="4">主要诊疗工作</td><td>制度落实</td><td>□ 入院 2 小时内经治医师或值班医师完成接诊
□ 入院 24 小时内主管医师完成检诊
□ 上级医师查房
□ 组织术前讨论、术前评估和决定手术方案</td><td>□ 手术
□ 向患者或其家属交代手术过程及术后注意事项
□ 三级医师查房
□ 麻醉医师查房</td><td>□ 术者或上级医师查房</td></tr>
<tr><td>病情评估</td><td>□ 检查检验评估
□ 营养评估
□ 心理评估
□ 疼痛评估
□ 康复评估
□ 深静脉血栓栓塞症风险评估</td><td>□ 观察有无术后并发症并做相应处理</td><td>□ 观察有无术后并发症并做相应处理</td></tr>
<tr><td>病历书写</td><td>□ 入院 8 小时内完成首次病程记录
□ 入院 24 小时内完成入院记录
□ 完成主管医师查房记录
□ 住院医师完成上级医师查房记录、术前小结、术前讨论等</td><td>□ 术后即刻完成术后首次病程记录
□ 术者或第一助手 24 小时内完成手术记录</td><td>□ 术后连续 3 天病程记录
□ 病情稳定患者每 3 天 1 个病程记录
□ 主管医师查房记录每周 1 次
□ 主诊医师查房记录每周 1 次</td></tr>
<tr><td>知情同意</td><td>□ 患者或其家属在入院记录单上签字
□ 向患者和(或)家属交代围术期注意事项并签署《手术知情同意书》《自费用品协议书》《输血同意书》《委托书》(患者本人不能签字时)
□ 麻醉医师查房,向患者或其家属交代麻醉注意事项并签署《麻醉知情同意书》</td><td>□ 告知患者及其家属手术情况及术后注意事项</td><td></td></tr>
</table>

（续　表）

主要诊疗工作	手术治疗		□ 预约手术	□ 实施手术（手术安全核查记录、手术清点记录	
	其他		□ 及时通知上级医师检诊 □ 经治医师检查、整理病历资料	□ 麻醉诱导 □ 观察术中出血量、输液量等	□ 术后病情交接 □ 观察手术切口及周围情况
重点医嘱	长期医嘱	护理医嘱	□ 按普外科护理常规 □ 三级护理	□ 按普外科术后护理常规 □ 一级护理	□ 按普外科术后护理常规 □ 二级护理
		处置医嘱			
		膳食医嘱	□ 普食 □ 糖尿病饮食 □ 低盐、低脂饮食 □ 低盐、低脂、糖尿病饮食	□ 禁食、水	□ 清流食
		药物医嘱	□ 自带药（必要时）	□ 自带药（必要时） □ 补液	□ 自带药（必要时） □ 补液
	临时医嘱	检查检验	□ 血常规、尿常规、粪便常规＋隐血试验 □ 肝功能、肾功能、电解质、凝血功能、血型、感染性疾病筛查 □ X线胸片、心电图 □ 腹部彩超、腹部CT □ 血气分析、肺功能、超声心动图、动态心电图（必要时）	□ 血常规 □ 肝功能、肾功能 □ 电解质	
		药物医嘱	□ 预防性抗菌药物（必要时） □ 术前常规用药：如阿托品	□ 镇痛药（必要时） □ 止血药（必要时） □ 抗菌药物（必要时）	□ 镇痛药（必要时） □ 止血药（必要时） □ 抗菌药物（必要时）
		手术医嘱	□ 准备明日在全身麻醉或硬膜外麻醉下行腹壁白线疝修补术或腹腔镜辅助下腹壁白线疝修补术 □ 术前禁食、水 □ 术前用抗生素皮试（必要时）		
		处置医嘱	□ 静脉抽血送检 □ 术区备皮	□ 吸氧 □ 静脉抽血送检 □ 局部疝气带加压包扎	□ 换药

（续　表）

<table>
<tr><td rowspan="7">主要护理工作</td><td>健康宣教</td><td colspan="3">□ 入院宣教(住院环境、规章制度)
□ 进行护理安全指导
□ 进行等级护理、活动范围指导
□ 进行饮食指导
□ 进行关于疾病知识的宣教
□ 检查、检验项目的目的和意义
□ 术前宣教</td><td colspan="3"></td><td colspan="3">□ 观察患者病情变化并及时报告医师
□ 术后心理疏导
□ 指导术后注意事项</td></tr>
<tr><td>护理处置</td><td colspan="3"></td><td colspan="3"></td><td colspan="3"></td></tr>
<tr><td>护理评估</td><td colspan="3"></td><td colspan="3"></td><td colspan="3"></td></tr>
<tr><td>专科护理</td><td colspan="3"></td><td colspan="3"></td><td colspan="3"></td></tr>
<tr><td>饮食指导</td><td colspan="3"></td><td colspan="3"></td><td colspan="3"></td></tr>
<tr><td>活动体位</td><td colspan="3"></td><td colspan="3"></td><td colspan="3"></td></tr>
<tr><td>洗浴要求</td><td colspan="3"></td><td colspan="3"></td><td colspan="3"></td></tr>
<tr><td colspan="2">病情变异记录</td><td colspan="3">□ 无　□ 有，原因：
□ 患者　□ 疾病　□ 医疗
□ 护理　□ 保障　□ 管理</td><td colspan="3">□ 无　□ 有，原因：
□ 患者　□ 疾病　□ 医疗
□ 护理　□ 保障　□ 管理</td><td colspan="3">□ 无　□ 有，原因：
□ 患者　□ 疾病　□ 医疗
□ 护理　□ 保障　□ 管理</td></tr>
<tr><td colspan="2" rowspan="2">护士签名</td><td>白班</td><td>小夜班</td><td>大夜班</td><td>白班</td><td>小夜班</td><td>大夜班</td><td>白班</td><td>小夜班</td><td>大夜班</td></tr>
<tr><td></td><td></td><td></td><td></td><td></td><td></td><td></td><td></td><td></td></tr>
<tr><td colspan="2">医师签名</td><td colspan="3"></td><td colspan="3"></td><td colspan="3"></td></tr>
</table>

<table>
<tr><td colspan="2">时间</td><td>住院第 7—9 天(术后日)</td><td>住院第 10 天(出院日)</td></tr>
<tr><td rowspan="6">主要诊疗工作</td><td>制度落实</td><td>□ 上级医师查房</td><td>□ 上级医师查房</td></tr>
<tr><td>病情评估</td><td>□ 观察有无术后并发症并做相应处理</td><td>□ 上级医师进行治疗效果、预后和出院评估
□ 出院宣教</td></tr>
<tr><td>病历书写</td><td>□ 术后连续 3 天的病程记录
□ 病情稳定患者每 3 天记录 1 次病程记录
□ 主管医师查房记录每周记录 1 次
□ 主诊医师查房记录每周记录 1 次</td><td>□ 出院前 1 天病程记录(有上级医师指示出院)
□ 出院后 24 小时内完成出院记录
□ 出院后 24 小时内完成病案首页</td></tr>
<tr><td>知情同意</td><td></td><td>□ 告知患者及其家属出院后注意事项(指导出院后功能锻炼，复诊的时间、地点，发生紧急情况时的处理等)</td></tr>
<tr><td>手术治疗</td><td></td><td></td></tr>
<tr><td>其他</td><td>□ 观察手术切口及周围情况</td><td>□ 通知出院
□ 开具出院介绍信
□ 开具诊断证明书
□ 出院带药
□ 预约门诊复诊时间</td></tr>
</table>

（续　表）

<table>
<tr><td rowspan="9">重点医嘱</td><td rowspan="4">长期医嘱</td><td>护理医嘱</td><td colspan="3">□ 按普外科术后护理常规
□ 二级护理</td><td colspan="3">□ 按普外科术后护理常规
□ 二级护理</td></tr>
<tr><td>处置医嘱</td><td colspan="3"></td><td colspan="3"></td></tr>
<tr><td>膳食医嘱</td><td colspan="3">□ 半流食</td><td colspan="3">□ 半流食</td></tr>
<tr><td>药物医嘱</td><td colspan="3">□ 自带药（必要时）</td><td colspan="3"></td></tr>
<tr><td rowspan="4">临时医嘱</td><td>检查检验</td><td colspan="3">□ 血常规（必要时复查）
□ 肝功能、肾功能（必要时复查）
□ 电解质（必要时复查）</td><td colspan="3"></td></tr>
<tr><td>药物医嘱</td><td colspan="3">□ 抗菌药物（必要时）</td><td colspan="3"></td></tr>
<tr><td>手术医嘱</td><td colspan="3"></td><td colspan="3"></td></tr>
<tr><td>处置医嘱</td><td colspan="3">□ 静脉抽血送检（必要时）
□ 换药</td><td colspan="3">□ 大换药
□ 出院</td></tr>
<tr><td colspan="2"></td><td colspan="3"></td><td colspan="3"></td></tr>
<tr><td rowspan="7">主要护理工作</td><td colspan="2">健康宣教</td><td colspan="3">□ 术后心理疏导
□ 指导术后注意事项</td><td colspan="3">□ 出院宣教（康复训练方法、用药指导、换药时间及注意事项、复查时间等）</td></tr>
<tr><td colspan="2">护理处置</td><td colspan="3">□ 心理护理与生活护理
□ 指导并监督患者治疗，遵医嘱用药
□ 根据评估结果采取相应的护理措施
□ 完成护理记录</td><td colspan="3">□ 观察患者情况
□ 核对患者医疗费用
□ 协助患者办理出院手续
□ 整理床单位</td></tr>
<tr><td colspan="2">护理评估</td><td colspan="3">□ 评估伤口疼痛情况
□ 观察伤口敷料有无渗出并报告医师</td><td colspan="3"></td></tr>
<tr><td colspan="2">专科护理</td><td colspan="3">□ 手术后心理护理与生活护理</td><td colspan="3">□ 手术后心理护理与生活护理</td></tr>
<tr><td colspan="2">饮食指导</td><td colspan="3">□ 协助患者进餐</td><td colspan="3"></td></tr>
<tr><td colspan="2">活动体位</td><td colspan="3">□ 根据护理等级指导患者活动</td><td colspan="3"></td></tr>
<tr><td colspan="2">洗浴要求</td><td colspan="3">□ 告知患者切口处伤口保护方法</td><td colspan="3"></td></tr>
<tr><td colspan="3">病情变异记录</td><td colspan="3">□ 无　□ 有，原因：
□ 患者　□ 疾病　□ 医疗
□ 护理　□ 保障　□ 管理</td><td colspan="3">□ 无　□ 有，原因：
□ 患者　□ 疾病　□ 医疗
□ 护理　□ 保障　□ 管理</td></tr>
<tr><td colspan="3" rowspan="2">护士签名</td><td>白班</td><td>小夜班</td><td>大夜班</td><td>白班</td><td>小夜班</td><td>大夜班</td></tr>
<tr><td></td><td></td><td></td><td></td><td></td><td></td></tr>
<tr><td colspan="3">医师签名</td><td colspan="3"></td><td colspan="3"></td></tr>
</table>

脐疝行脐疝手术临床路径

一、脐疝行脐疝手术临床路径标准住院流程

(一)适用对象

第一诊断为脐疝(ICD-10:K42)行脐疝手术(ICD-9-CM-3:53.49)的患者。

(二)诊断依据

根据《临床诊疗指南——外科学分册》(中华医学会编著,人民卫生出版社)和《成人腹股沟疝、股疝修补手术治疗方案(修订稿)》(中华外科分会疝与腹壁外科学组,2003年)。

1. 症状　脐区可复性肿块,可伴有局部坠胀感、消化不良和便秘症状。

2. 体征　患者站立时,可见脐区肿块,可回纳或部分不能回纳。

3. 鉴别诊断　脐区感染性疾病。

(三)治疗方案的选择

根据《临床诊疗指南——外科学分册》(中华医学会编著,人民卫生出版社),行手术治疗。

1. 脐疝传统修补术。

2. 腹腔镜辅助下脐疝无张力补片修补术。

(四)标准住院日为14天

(五)进入路径标准

1. 第一诊断为脐疝(ICD-10:K42)行脐疝手术(ICD-9-CM-3:53.49)。

2. 当患者同时具有其他疾病诊断,但在住院期间不需要特殊处理也不影响第一诊断的临床路径流程实施时,可以进入路径。

(六)术前准备1～5天

1. 术前评估

(1)检查或检验评估:①必须检查、检验的项目包括血常规、尿常规、粪常规、血生化检验项目、感染性疾病筛查、凝血功能、甲状腺功能、胸部X线片、心电图。②根据患者情况可选择的检查、检验项目包括超声心动图、血气分析或肺功能(年龄>70岁或既往有心、肺病史者)。有相关疾病者必要时请相关科室医师会诊。

(2)营养评估:由护士根据《解放军总医院新入院患者营养风险筛查表(NRS-2002)》为新入院患者进行营养评估,评分>3分者告知医师,必要时申请营养科医师会诊。

(3)心理评估:由心理科医师根据病情需要实施评估。

(4)疼痛评估:根据《视觉模拟评分(VAS)》实施疼痛评估,评分>7分者给予处置,必要时请疼痛科医师会诊。

(5)康复评估:根据《入院患者康复筛查和评估表》在患者入院后24小时内进行康复筛查和评估。任何一项结果为“是”,告知医师,申请康复科医师会诊。

(6)深静脉血栓栓塞症风险评估:根据专科《深静脉血栓栓塞症评估量表》在患者入院后24小时内进行风险筛查和评估。风险结果为“高危”者,则申请血管外科或介入导管室医师会诊。

2. 术前准备

(1)术前准备:术前24小时内完成术前病情评估,完成必要的检查,做出术前小结、术前讨论。

(2)术前谈话:术者应在术前1天与患者及其亲属谈话,告知手术方案、相关风险、用血计划、术后转归、手术费用和患者及亲属权益,并履行书面知情同意手续。告知高值耗材的使用及费用。

(3)通知手术室:准备手术间、手术药品、手术物品及特殊耗材。

(4)护士做心理护理,交代注意事项:防褥疮、防跌倒、指导患者戒烟(若患者吸烟)等,并进行术前宣教。

(5)手术部位标识:术者、第一助手或经治医师在术前1天应对手术部位做体表标识,急诊手术由接诊医师或会诊外科医师标记,标记过程应有责任护士、患者及其亲属共同参与,并记入手术安排表。

(6)术前1天麻醉医师访视:制订麻醉计划、完成评估、确定麻醉方式,并记入《麻醉术前访视记录》,告知患者及其家属麻醉适应证、麻醉目的、麻醉风险、可能出现的情况及其处理原则、替代方案等,签署《麻醉知情同意书》并归入病历。

(七)抗菌药物选择与使用时机

抗菌药物应用,按照《抗菌药物临床应用指导原则》(卫医发[2004]285号)执行,并结合患者的病情决定抗菌药物的选择。

(八)手术日为入院第6天

1. 手术安全核对:患者入手术间后由手术医师、麻醉医师、巡回护士和患者本人共同核对患者身份、手术部位与标识、手术方式。手术医师、麻醉医师、巡回护士三方按《手术安全核对表》逐项核对,共同签名。

2. 麻醉方式:全身麻醉。

3. 术中用药:麻醉常规用药、镇痛药等。

4. 手术内固定物:人工合成疝修补网片以及固定器。

5. 手术器械:根据病变情况选择手术器械。

6. 指导患者活动及生活注意事项。

7. 经治医师或手术医师应即刻完成术后首次病程记录,观察患者术后病情变化。

(九)术后住院恢复8天

1. *必须复查的检查项目*　根据患者的症状和体征而定。

2. *术后用药*　按照《抗菌药物临床应用指导原则》(卫医发[2004]285号)执行。

3. *术后换药*　术后第1天及出院当天给予清洁换药;其他时间根据拔除引流管时间以清洁换药。

4. *术后护理*　观察患者伤口敷料有无渗出、疼痛情况,并在有异常时立即通知医师处理。

(十)出院标准

1. 患者切口愈合好。

2. 没有需要住院处理的手术并发症。

(十一)变异及原因分析

1. 合并有影响脐区手术治疗的疾病或发生其他严重疾病,退出本路径。

2. 出现手术并发症,需要进行相关的诊断和治疗,导致住院时间延长和费用增加。

3. 节假日:术前患者如住院后赶上节假日,使手术推迟,延长住院时间,增加费用。

二、脐疝行脐疝手术临床路径表单

适用对象		第一诊断为脐疝(ICD-10:K42)行脐疝手术(ICD-9-CM-3:53.49)的患者		
患者基本信息		姓名:____ 性别:____ 年龄:____ 门诊号:____ 住院号:______ 过敏史:______ 住院日期:____年____月____日 出院日期:____年____月____日		标准住院日:14 天
时间		住院第 1 天	住院第 2—3 天(术前日)	住院第 4—5 天(术前日)
主要诊疗工作	制度落实	□ 入院 2 小时内经治医师或值班医师完成接诊 □ 入院 24 小时内主管医师完成检诊 □ 合并症会诊	□ 上级医师查房	□ 上级医师查房 □ 组织术前讨论、术前评估和决定手术方案
	病情评估	□ 经治医师询问病史与体格检查	□ 上级医师进行术前评估,根据评估结果确定手术方案	□ 上级医师进行术前评估
	病历书写	□ 入院 8 小时内完成首次病程记录 □ 入院 24 小时内完成入院记录 □ 完成主管医师查房记录	□ 住院医师完成上级医师查房记录 □ 主诊医师在患者入院 48 小时内完成检诊 □ 48 小时内患者家属在入院记录单上签名	□ 住院医师完成上级医师查房记录、术前小结、术前讨论等
	知情同意	□ 患者或其家属在入院记录单上签名		□ 向患者及其家属交代围术期注意事项并签署《手术知情同意书》《自费用品协议书》《输血同意书》《委托书》(患者本人不能签名时) □ 麻醉医师查房,向患者及其家属交代麻醉注意事项并签署《麻醉知情同意书》
	手术治疗			□ 预约手术
	其他	□ 及时通知上级医师检诊 □ 经治医师检查、整理病历资料	□ 及时通知上级医师检诊 □ 经治医师检查、整理病历资料	

（续　表）

<table>
<tr><td rowspan="9">重点医嘱</td><td rowspan="4">长期医嘱</td><td>护理医嘱</td><td>□ 按普通外科护理常规
□ 二级护理</td><td>□ 按普通外科护理常规
□ 二级护理</td><td>□ 按普通外科护理常规
□ 二级护理</td></tr>
<tr><td>处置医嘱</td><td></td><td></td><td></td></tr>
<tr><td>膳食医嘱</td><td>□ 普食
□ 糖尿病饮食
□ 低盐、低脂饮食
□ 低盐、低脂、糖尿病饮食</td><td>□ 普食
□ 糖尿病饮食
□ 低盐、低脂饮食
□ 低盐、低脂、糖尿病饮食</td><td>□ 普食
□ 糖尿病饮食
□ 低盐、低脂饮食
□ 低盐、低脂、糖尿病饮食</td></tr>
<tr><td>药物医嘱</td><td>□ 自带药(必要时)</td><td>□ 自带药(必要时)</td><td>□ 自带药(必要时)</td></tr>
<tr><td rowspan="4">临时医嘱</td><td>检查检验</td><td>□ 血常规、尿常规、粪常规
□ 肝功能、肾功能、电解质、血糖、血型、凝血功能、感染性疾病筛查
□ 心电图及正位 X 线胸片，腹部、肝、胆、胰、脾 B 超</td><td>□ 血常规、尿常规、粪常规
□ 肝功能、肾功能、电解质、血糖、血型、凝血功能、感染性疾病筛查
□ 必要时行肺功能、超声心动图、CT 检查</td><td></td></tr>
<tr><td>药物医嘱</td><td></td><td></td><td>□ 术前常规用药，如阿托品</td></tr>
<tr><td>手术医嘱</td><td></td><td></td><td>□ 术前医嘱
□ 准备明日在全身麻醉下行脐疝手术
□ 术前禁食、水
□ 常规皮肤准备
□ 术前用抗生素皮试(必要时)，必要时可给予泻药
□ 预防性抗菌药物应用</td></tr>
<tr><td>处置医嘱</td><td>□ 静脉抽血送检</td><td>□ 静脉抽血送检</td><td>□ 术区备皮</td></tr>
<tr><td></td><td></td><td></td><td></td><td></td></tr>
<tr><td>主要护理工作</td><td colspan="2">健康宣教</td><td>□ 入院宣教(住院环境、规章制度)
□ 进行护理安全指导
□ 进行等级护理、活动范围指导
□ 进行饮食指导
□ 进行关于疾病知识的宣教
□ 检查、检验项目的目的和意义</td><td>□ 宣教、备皮等术前准备
□ 手术前心理护理
□ 手术前物品准备
□ 提醒患者术前禁食、水</td><td>□ 术前宣教</td></tr>
</table>

（续 表）

主要护理工作	护理处置	□ 患者身份核对 □ 佩戴腕带 □ 建立入院病历，通知医师 □ 入院介绍：介绍责任护士，病区环境、设施、规章制度、基础护理服务项目 □ 询问病史，填写护理记录单首页 □ 观察病情 □ 测量基本生命体征 □ 抽血、留取标本 □ 心理护理与生活护理 □ 根据评估结果采取相应的护理措施 □ 通知检查项目及注意事项	□ 做好备皮等术前准备，交代注意事项 □ 提醒患者术前禁食、水 □ 术前心理护理	□ 做好备皮等术前准备，交代注意事项 □ 提醒患者术前禁食、水 □ 术前心理护理
	护理评估	□ 一般评估：生命体征、神志、皮肤、药物过敏史等 □ 专科评估：生活自理能力，足背动脉搏动、肤温、指(趾)端末梢感觉情况 □ 风险评估：评估有无跌倒、坠床、褥疮风险 □ 心理评估 □ 营养评估 □ 疼痛评估 □ 康复评估	□ 进行术前护理评估	□ 进行术前护理评估
	专科护理	□ 观察腹部情况 □ 指导患者戒烟(吸烟者)	□ 观察腹部情况 □ 指导患者戒烟(吸烟者)	□ 协助患者洗澡，更换病员服
	饮食指导	□ 根据医嘱通知配餐员准备膳食 □ 协助患者进餐	□ 根据医嘱通知配餐员准备膳食 □ 提醒患者术前禁食、水	□ 提醒患者术前禁食、水
	活动体位	□ 根据护理等级指导患者活动	□ 根据护理等级指导患者活动	□ 根据护理等级指导患者活动
	洗浴要求	□ 协助患者洗澡、更换病员服		
病情变异记录		□ 无 □ 有，原因： □ 患者 □ 疾病 □ 医疗 □ 护理 □ 保障 □ 管理	□ 无 □ 有，原因： □ 患者 □ 疾病 □ 医疗 □ 护理 □ 保障 □ 管理	□ 无 □ 有，原因： □ 患者 □ 疾病 □ 医疗 □ 护理 □ 保障 □ 管理
护士签名		白班 小夜班 大夜班	白班 小夜班 大夜班	白班 小夜班 大夜班
医师签名				

（续 表）

时间			住院第 6 天 （手术日）	住院第 7 天 （术后第 1 天）	住院第 8—9 天 （术后第 2—3 天）
主要诊疗工作	制度落实		□ 手术 □ 向患者及其家属交代手术过程及术后注意事项 □ 上级医师查房 □ 麻醉医师查房	□ 上级医师查房	□ 上级医师查房
	病情评估		□ 观察有无术后并发症并做相应处理	□ 上级医师查房，观察患者情况，进行手术及伤口评估，确定下一步治疗方案	□ 上级医师进行治疗效果、预后评估
	病历书写		□ 住院医师完成上级医师查房记录	□ 住院医师完成上级医师查房记录	□ 住院医师完成上级医师查房记录
	知情同意				
	手术治疗				
	其他				
重点医嘱	长期医嘱	护理医嘱	□ 按普通外科术后护理常规 □ 一级护理	□ 按普通外科术后护理常规 □ 一级护理	□ 按普通外科术后护理常规 □ 二级护理
		处置医嘱	□ 心电监护	□ 切口换药	□ 切口换药
		膳食医嘱	□ 禁食、水	□ 普食（流食或半流食）	□ 普食
		药物医嘱	□ 自带药（必要时） □ 补液 □ 胃黏膜保护药、抑酸药 □ 预防性抗菌药物应用	□ 自带药（必要时） □ 补液 □ 胃黏膜保护药、抑酸药 □ 预防性抗菌药物应用	□ 自带药（必要时） □ 补液 □ 胃黏膜保护药、抑酸药 □ 预防性抗菌药物应用
	临时医嘱	检查检验			
		药物医嘱	□ 抗生素（必要时） □ 止血药 □ 镇吐药	□ 镇痛药	
		手术医嘱			
		处置医嘱	□ 心电监护、吸氧（必要时） □ 切口处用沙袋加压 □ 观察伤口情况 □ 其他特殊医嘱	□ 切口换药	

（续　表）

主要护理工作	健康宣教	□ 观察患者病情变化并及时报告医师 □ 术后心理疏导 □ 指导术后注意事项	□ 观察患者病情变化并及时报告医师 □ 术后心理疏导 □ 指导术后注意事项	□ 术后心理疏导 □ 指导术后注意事项
	护理处置	□ 与手术室护士交接 □ 观察术后病情变化 □ 测量基本生命体征 □ 心理护理与生活护理 □ 指导并监督患者治疗，遵医嘱用药 □ 根据评估结果采取相应的护理措施 □ 完成护理记录	□ 心理护理与生活护理 □ 指导并监督患者治疗，遵医嘱用药 □ 根据评估结果采取相应的护理措施 □ 完成护理记录	□ 心理护理与生活护理 □ 指导并监督患者治疗，遵医嘱用药 □ 根据评估结果采取相应的护理措施 □ 完成护理记录
	护理评估	□ 评估伤口疼痛情况 □ 观察伤口敷料有无渗出并报告医师 □ 风险评估：评估有无跌倒、坠床、引流管滑脱、液体外渗的风险	□ 评估伤口疼痛情况 □ 观察伤口敷料有无渗出并报告医师 □ 风险评估：评估有无跌倒、坠床、引流管滑脱、液体外渗的风险	□ 评估伤口疼痛情况 □ 观察伤口敷料有无渗出并报告医师
	专科护理	□ 手术后心理护理与生活护理	□ 手术后心理护理与生活护理	□ 手术后心理护理与生活护理
	饮食指导	□ 禁食、水	□ 根据医嘱通知配餐员准备膳食 □ 协助患者进餐	□ 协助患者进餐
	活动体位	□ 根据护理等级指导患者活动	□ 根据护理等级指导患者活动	□ 根据护理等级指导患者活动
	洗浴要求	□ 告知患者切口处伤口保护方法	□ 告知患者切口处伤口保护方法	□ 告知患者切口处伤口保护方法
病情变异记录		□ 无　□ 有，原因： □ 患者　□ 疾病　□ 医疗 □ 护理　□ 保障　□ 管理	□ 无　□ 有，原因： □ 患者　□ 疾病　□ 医疗 □ 护理　□ 保障　□ 管理	□ 无　□ 有，原因： □ 患者　□ 疾病　□ 医疗 □ 护理　□ 保障　□ 管理
护士签名		白班　小夜班　大夜班	白班　小夜班　大夜班	白班　小夜班　大夜班
医师签名				
时间		住院第 10－11 天 （术后第 4－5 天）	住院第 12 天 （术后第 6 天）	住院第 13 天 （术后第 7 天）
主要诊疗工作	制度落实	□ 上级医师查房	□ 上级医师查房	□ 手术医师查房
	病情评估	□ 上级医师查房，进行手术及切口评估，确定有无手术并发症和切口愈合不良情况，根据引流情况明确是否拔除引流管	□ 上级医师查房，进行手术及切口评估，确定有无手术并发症和切口愈合不良情况，根据引流情况明确是否拔除引流管，明确是否出院	□ 上级医师查房，进行手术及切口评估，确定有无手术并发症和切口愈合不良情况，明确是否出院

（续　表）

<table>
<tr><td rowspan="4">主要诊疗工作</td><td colspan="2">病历书写</td><td colspan="3">□ 住院医师完成上级医师查房记录</td><td colspan="3">□ 住院医师完成上级医师查房记录</td><td colspan="3">□ 住院医师完成上级医师查房记录</td></tr>
<tr><td colspan="2">知情同意</td><td colspan="3"></td><td colspan="3"></td><td colspan="3"></td></tr>
<tr><td colspan="2">手术治疗</td><td colspan="3"></td><td colspan="3"></td><td colspan="3"></td></tr>
<tr><td colspan="2">其他</td><td colspan="3"></td><td colspan="3"></td><td colspan="3"></td></tr>
<tr><td rowspan="8">重点医嘱</td><td rowspan="4">长期医嘱</td><td>护理医嘱</td><td colspan="3">□ 按普通外科术后护理常规
□ 二级护理</td><td colspan="3">□ 按普通外科术后护理常规
□ 二级护理</td><td colspan="3">□ 按普通外科术后护理常规
□ 二级护理</td></tr>
<tr><td>处置医嘱</td><td colspan="3">□ 切口换药</td><td colspan="3">□ 切口换药</td><td colspan="3">□ 切口换药</td></tr>
<tr><td>膳食医嘱</td><td colspan="3">□ 普食</td><td colspan="3">□ 普食</td><td colspan="3">□ 普食</td></tr>
<tr><td>药物医嘱</td><td colspan="3">□ 自带药(必要时)
□ 补液
□ 胃黏膜保护药、抑酸药
□ 预防性抗菌药物应用</td><td colspan="3">□ 自带药(必要时)
□ 补液
□ 胃黏膜保护药、抑酸药
□ 预防性抗菌药物应用</td><td colspan="3">□ 自带药(必要时)
□ 补液
□ 胃黏膜保护药、抑酸药
□ 预防性抗菌药物应用</td></tr>
<tr><td rowspan="4">临时医嘱</td><td>检查检验</td><td colspan="3"></td><td colspan="3"></td><td colspan="3"></td></tr>
<tr><td>药物医嘱</td><td colspan="3">□ 抗生素(必要时)</td><td colspan="3">□ 抗生素(必要时)</td><td colspan="3">□ 抗生素(必要时)</td></tr>
<tr><td>手术医嘱</td><td colspan="3"></td><td colspan="3"></td><td colspan="3"></td></tr>
<tr><td>处置医嘱</td><td colspan="3"></td><td colspan="3"></td><td colspan="3"></td></tr>
<tr><td rowspan="8">主要护理工作</td><td colspan="2">健康宣教</td><td colspan="3">□ 术后心理疏导
□ 指导术后注意事项</td><td colspan="3">□ 术后心理疏导
□ 指导术后注意事项</td><td colspan="3">□ 术后心理疏导
□ 指导术后注意事项</td></tr>
<tr><td colspan="2">护理处置</td><td colspan="3">□ 心理护理与生活护理
□ 指导并监督患者治疗，遵医嘱用药
□ 根据评估结果采取相应的护理措施
□ 完成护理记录</td><td colspan="3">□ 心理护理与生活护理
□ 指导并监督患者治疗，遵医嘱用药
□ 根据评估结果采取相应的护理措施
□ 完成护理记录</td><td colspan="3">□ 心理护理与生活护理
□ 指导并监督患者治疗，遵医嘱用药
□ 根据评估结果采取相应的护理措施
□ 完成护理记录</td></tr>
<tr><td colspan="2">护理评估</td><td colspan="3">□ 评估伤口疼痛情况
□ 观察伤口敷料有无渗出并报告医师</td><td colspan="3">□ 评估伤口疼痛情况
□ 观察伤口敷料有无渗出并报告医师</td><td colspan="3">□ 评估伤口疼痛情况
□ 观察伤口敷料有无渗出并报告医师</td></tr>
<tr><td colspan="2">专科护理</td><td colspan="3">□ 手术后心理护理与生活护理</td><td colspan="3">□ 手术后心理护理与生活护理</td><td colspan="3">□ 手术后心理护理与生活护理</td></tr>
<tr><td colspan="2">饮食指导</td><td colspan="3">□ 协助患者进餐</td><td colspan="3">□ 协助患者进餐</td><td colspan="3">□ 协助患者进餐</td></tr>
<tr><td colspan="2">活动体位</td><td colspan="3">□ 根据护理等级指导患者活动</td><td colspan="3">□ 根据护理等级指导患者活动</td><td colspan="3">□ 根据护理等级指导患者活动</td></tr>
<tr><td colspan="2">洗浴要求</td><td colspan="3">□ 告知患者切口处伤口保护方法</td><td colspan="3">□ 告知患者切口处伤口保护方法</td><td colspan="3">□ 告知患者切口处伤口保护方法</td></tr>
<tr><td colspan="3">病情变异记录</td><td colspan="3">□ 无　□ 有，原因：
□ 患者　□ 疾病　□ 医疗
□ 护理　□ 保障　□ 管理</td><td colspan="3">□ 无　□ 有，原因：
□ 患者　□ 疾病　□ 医疗
□ 护理　□ 保障　□ 管理</td><td colspan="3">□ 无　□ 有，原因：
□ 患者　□ 疾病　□ 医疗
□ 护理　□ 保障　□ 管理</td></tr>
<tr><td colspan="3" rowspan="2">护士签名</td><td>白班</td><td>小夜班</td><td>大夜班</td><td>白班</td><td>小夜班</td><td>大夜班</td><td>白班</td><td>小夜班</td><td>大夜班</td></tr>
<tr><td></td><td></td><td></td><td></td><td></td><td></td><td></td><td></td><td></td></tr>
<tr><td colspan="3">医师签名</td><td colspan="3"></td><td colspan="3"></td><td colspan="3"></td></tr>
</table>

（续　表）

<table>
<tr><td colspan="3">时间</td><td>住院第 14 天(出院日)</td></tr>
<tr><td rowspan="6">主要诊疗工作</td><td colspan="2">制度落实</td><td>□ 手术医师查房</td></tr>
<tr><td colspan="2">病情评估</td><td>□ 上级医师进行治疗效果、预后和出院评估
□ 出院宣教</td></tr>
<tr><td colspan="2">病历书写</td><td>□ 出院前 1 天病程记录(有上级医师指示出院)
□ 出院后 24 小时内完成出院记录
□ 出院后 24 小时内完成病案首页</td></tr>
<tr><td colspan="2">知情同意</td><td>□ 告知患者及其家属出院后注意事项(指导出院后功能锻炼,复诊的时间、地点,发生紧急情况时的处理等)</td></tr>
<tr><td colspan="2">手术治疗</td><td></td></tr>
<tr><td colspan="2">其他</td><td>□ 通知出院
□ 开具出院介绍信
□ 开具诊断证明书
□ 出院带药
□ 预约门诊复诊时间</td></tr>
<tr><td rowspan="8">重点医嘱</td><td rowspan="4">长期医嘱</td><td>护理医嘱</td><td>□ 按普通外科术后护理常规
□ 二级护理</td></tr>
<tr><td>处置医嘱</td><td></td></tr>
<tr><td>膳食医嘱</td><td>□ 半流食</td></tr>
<tr><td>药物医嘱</td><td></td></tr>
<tr><td rowspan="4">临时医嘱</td><td>检查检验</td><td></td></tr>
<tr><td>药物医嘱</td><td></td></tr>
<tr><td>手术医嘱</td><td></td></tr>
<tr><td>处置医嘱</td><td>□ 大换药
□ 出院</td></tr>
<tr><td rowspan="7">主要护理工作</td><td colspan="2">健康宣教</td><td>□ 出院宣教(康复训练方法、用药指导、换药时间及注意事项、复查时间等)</td></tr>
<tr><td colspan="2">护理处置</td><td>□ 观察患者情况
□ 核对患者治疗费用
□ 协助患者办理出院手续
□ 整理床单位</td></tr>
<tr><td colspan="2">护理评估</td><td></td></tr>
<tr><td colspan="2">专科护理</td><td>□ 手术后心理护理与生活护理</td></tr>
<tr><td colspan="2">饮食指导</td><td></td></tr>
<tr><td colspan="2">活动体位</td><td></td></tr>
<tr><td colspan="2">洗浴要求</td><td></td></tr>
</table>

（续　表）

<table>
<tr><td>病情变异记录</td><td colspan="3">□ 无　□ 有，原因：
□ 患者　□ 疾病　□ 医疗
□ 护理　□ 保障　□ 管理</td></tr>
<tr><td rowspan="2">护士签名</td><td>白班</td><td>小夜班</td><td>大夜班</td></tr>
<tr><td></td><td></td><td></td></tr>
<tr><td>医师签名</td><td colspan="3"></td></tr>
</table>